薬学生のための
臨床
改訂第4版
化学

編集
藤田 芳一
大阪薬科大学名誉教授

眞野 成康
東北大学教授

南江堂

●編集者

| 藤田 芳一 | ふじた よしかず | 大阪薬科大学名誉教授，大阪信愛女学院 |
| 眞野 成康 | まの なりやす | 東北大学病院　教授・薬剤部長 |

●執筆者（執筆順）

眞野 成康	まの なりやす	東北大学病院　教授・薬剤部長
高木 康	たかぎ やすし	昭和大学医学部　教授
東 達也	ひがし たつや	東京理科大学薬学部　教授
池川 繁男	いけがわ しげお	株式会社　玄米酵素　顧問
小林 典裕	こばやし のりひろ	神戸薬科大学　教授
三田村 邦子	みたむら くにこ	近畿大学薬学部　准教授
佐久間 利治	さくま としはる	堺市立総合医療センター放射線技術科　技師長
油谷 健司	ゆたに けんじ	堺市立総合医療センター放射線診断科　部長
内藤 博昭	ないとう ひろあき	（公財）日本生命済生会付属日生病院　特任顧問
上甲 剛	じょうこう たけし	関西労災病院放射線科　部長
増田 喜一	ますだ よしかず	吉田小野原東診療所　検査室
三輪 一智	みわ いちとも	名城大学　名誉教授
田口 忠緒	たぐち ただお	名城大学薬学部　教授
千葉 仁志	ちば ひとし	北海道大学大学院保健科学研究院　教授
江川 祥子	えがわ さちこ	北海道薬科大学　教授
藤田 芳一	ふじた よしかず	大阪薬科大学名誉教授，大阪信愛女学院
小川 善資	おがわ ぜんすけ	北里大学　非常勤講師
山口 敬子	やまぐち たかこ	大阪薬科大学　講師
馬渡 一浩	まわたり かずひろ	元金沢大学医薬保健研究域　准教授
本間 啓子	ほんま けいこ	金沢大学医薬保健研究域　助教
豊田 行康	とよだ ゆきやす	名城大学薬学部　准教授
富岡 佳久	とみおか よしひさ	東北大学大学院薬学研究科　教授
曽川 一幸	そがわ かずゆき	麻布大学生命・環境科学部　講師
米田 孝司	よねだ こうじ	京都橘大学健康科学部　教授
上野 義之	うえの よしゆき	山形大学医学部内科学第二講座　教授
大和 進	やまと すすむ	新潟薬科大学薬学部　教授
豊原 敬文	とよはら たかふみ	東北大学大学院医工学研究科　特任助教
阿部 高明	あべ たかあき	東北大学大学院医工学研究科　教授
佐藤 博	さとう ひろし	東北大学大学院薬学研究科　教授
片山 善章	かたやま よしあき	大阪行岡医療専門学校臨床検査科　非常勤講師
上野 和行	うえの かずゆき	新潟薬科大学薬学部　教授
増田 智先	ますだ さとひろ	元九州大学病院薬剤部　教授・薬剤部長

改訂第4版の序

　医療において，健康かそうでないかの判断をできるだけ早期に，信頼性高く，しかも安心・安全に行うことがますます重要になってきており，そのため，医療現場における臨床化学の重要性が加速しています．再生医療，個別化医療（テーラーメイド医療），遺伝子治療などのことばが一般化してきていますが，科学技術振興機構（JST）は，2010年に「高齢化が世界で最も早く進むわが国こそ先制医療の推進が重要である」ことを謳っています．先制医療（Preemptive medicine）とは，病気と診断されるより以前の段階，すなわち何も症状がない発病以前の段階で，将来罹患する可能性の高い病気を見つけ，病気が表に出ないうちに抑えてしまおうという医療です．それには，バイオマーカーなどのように病気のわずかな変化を捉える指標や遺伝子診断や画像診断などが使われ，ここにも臨床化学の有意義性が明確に表わされています．

　臨床化学は，本来，基礎と臨床の間を取り結ぶものであり，基礎研究を臨床現場に橋渡しするトランスレーショナルリサーチやその逆のリバーストランスレーショナルリサーチに最も相応しい学問領域であるといえます．したがって臨床化学を学ぶには，分析化学，物理化学，有機化学，生化学，微生物学，放射化学，解剖生理学，薬理学，薬剤学，病態生理学，病理学など，基礎と臨床の両方の多岐にわたる分野の知識や理解が必要で，それらを関連させ，統合することが大切です．薬学は，医療分野の中でも，広範な科学的知識，科学的思考・考察が要求される領域であり，薬学において臨床化学を学ぶことは，大変意義深く，薬学の真骨頂であるといえます．さらに，これまでの臨床化学領域において，薬学が果たしてきた役割は，極めて大きく，これからさらに踏み込んで医療の一翼を担うことが求められる薬学生諸君は，本書のタイトルが，「薬学生のための臨床化学」であることを心に留め，是非，「臨床化学」に興味を持ち，修得して頂きたいと思います．

　今回，本書を出版するにあたっては，前版までの後藤順一（東北大学名誉教授），片山善章（神戸常盤大学客員教授）両先生の編集基本方針を踏襲しつつ，できるだけ新しい医療知識・情報を掲載するべく，現在活躍され，広い知識と深い洞察力を持たれた先生方に執筆をお願い致しました．その結果，単に検査値と疾患という枠組みを超えた，文字通り「薬学生のための臨床化学のバイブル」ができあがったと感じます．また，今回の新しい試みとして，項末に「学習課題」を掲げましたので，皆さんの学習内容の理解や知識の整理・定着の一助になればと思います．

　最後に本書を出版するにあたり，多大な御尽力，ご協力と御助言をいただきました南江堂教科書出版部諸氏に心から感謝申し上げます．

平成27年7月

編　者

初版の序

　臨床化学は，病因，病態を化学（分子）の目で把握，理解し，適切な治療法の設定に正確で的確な情報を提供することを目的とし，今日の医療の驚異的な発展に多大の貢献を果たしてきた．そればかりか，患者個々の Quality of Life（QOL）を重視した医療を行う上で，臨床化学の果たす役割は今後益々大きくなろう．薬学において臨床化学研究・教育の重要性が指摘され，実践されてから40年程になる．今日の臨床化学の発展は，この間の基礎，および臨床医学関連領域と協力したゆまざる努力の結果といえよう．一方，最近薬学教育において医薬品の適正使用に関わる医療薬学（臨床薬学）教育の重要性が強く叫ばれている．適正かつ合理的な薬物治療には，病態の的確な把握が前提であり，有効性と安全性に優れる医薬品の創製とその生産，管理をも含め，医薬に携わる薬学人にとって臨床化学の基礎知識は必須なものといえる．

　今回，こうした背景のもと，先に出版された南原利夫（東北大学名誉教授，現星薬科大学長），奥田潤（名城大学教授）編集『臨床化学』の基本方針を踏襲しつつ，医療薬学（臨床薬学）に視点をおいた薬学生のための臨床化学教育を目指して新たに本書を企画した．執筆には臨床化学関連教科の担当教官を中心として，臨床検査室，薬剤部の経験豊かな薬学出身者に専門分野を担当していただいた．

　臨床化学は大きく2本の柱，すなわち生化学的手法により病因，病態を追及する病理化学（病態化学）と，生体試料中の目的微量成分の特異的測定に関わる生体成分分析（臨床化学分析）よりなる．本書は，第1章総説，第2章生体成分の臨床化学，第3章器官機能と病態，第4章薬物と臨床化学より構成されており，生体内化学成分の変動と関連づけて病態を理解出来るように配慮した．また，各生体成分の測定法においては，その原理が十分理解されるよう構造式，反応式をできるかぎり示すこととした．さらに，薬物治療に必須となる薬物モニタリングについては，臨床化学と深く関わることから新たな章を立て，近年とみに進展の著しい遺伝子関連検査，及び脳疾患の診断に有用とされるポジトロン・エミッション・トモグラフィー（PET）についても記述した．

　本書が，医療の一端を担う人材の育成を大きな教育目標とする薬学において，薬学生が化学の目で疾病を理解するのに役立つならば編者にとって大きな喜びとするところである．

　本書を出版するにあたって，種々ご尽力いただいた南江堂 酒井越彦，河合真澄，山本理恵および松本岳の諸氏に心から謝意を表する．

　平成11年10月

編　者

目 次

第1章 総　説　　　　　　　　　　　　　　　　　　　　　　　1

1-1 ● 臨床化学とは (眞野成康)	1
1-2 ● 臨床検査の手順 (高木　康)	3
１ 臨床検査の目的	3
２ 診療と臨床検査	3
a. 基本的検査	4
b. 一次スクリーニング検査	5
c. 診断確定のための検査, 精密検査・特殊検査	5
d. フォローアップ検査	6
３ 検査項目の種類と分析方法	6
a. 臨床検査の種類	6
1) 検査材料の違いによる分類	6
2) 臨床的役割の違いによる分類	8
４ 検査室のシステム化	9
５ ベッドサイド検査	11
1-3 ● 検査試料 (高木　康)	13
１ 血液	13
a. 採血	13
1) 採血の種類	13
2) 採血時の患者の状態と検査値	13
3) 採血時の体位	15
4) 採血部位の影響	15
5) 点滴（輸液）や薬物による影響	15
b. 血液検体の取り扱い上の留意点	16
1) 抗凝固剤と凝固促進剤	16
2) 溶血	16
3) 検体の保存	17
4) 検体の保存方法	17
２ 尿検体	18
a. 採尿法	19
1) 自然尿	19
2) カテーテル尿（導尿）	19
b. 採尿時刻	19
1) 早朝第一尿	19
2) 随意尿（随時尿，スポット尿）	19
c. 尿の保存	19
1) 冷蔵保存，冷凍保存（-20℃〜-80℃）	20
2) 保存剤・防腐剤の使用	20
３ 糞便	21
a. 採便法	21
1) 潜血反応のための採便法	21
2) その他の採便法	21
b. 採便容器	21
c. 一般的性状	21
４ 喀痰	22
a. 採取法	22
b. 採取容器	22
c. 保存法	22
d. 一般的性状	22
５ 脳脊髄液	22
a. 採取法	23
b. 取扱い法	23
c. 各種髄膜炎での成分	23
６ 穿刺液（腹水, 胸水など）	23
a. 採取法	23
b. 保存法	24
c. 滲出液と漏出液	24
1-4 ● 精度管理	25
１ 内部精度管理	25
a. 内部精度管理の種類	25
b. 標準物質，トレーサビリティ	26
２ 外部精度管理（外部精度調査）	27
a. 外部精度管理調査の目的と評価	27
b. 外部精度管理調査の問題点	28
1-5 ● 前処理 (眞野成康)	29
１ 試料	29
２ 前処理	29
a. 除タンパク	30
b. 液液抽出	30
c. 固相抽出	30
d. 自動化	31
３ 夾雑物の影響	31
1-6 ● 解析法	32
１ 臨床化学分析法	32
a. クロマトグラフ法（クロマトグラフィー）(東　達也・池川繁男)	32
1) 高速液体クロマトグラフィー（HPLC）	33
2) 高速液体クロマトグラフィー／質量分析法（LC/MS）	37
b. 免疫測定法 (小林典裕)	39

1) 抗体	40
2) 免疫測定法の原理	41
3) 代表的な免疫測定法	44
4) 免疫測定法の妨害因子とバリデーション	49
c. その他　（池川繁男・三田村邦子）	49
1) 電気泳動法	49
2) センサー	52
3) ドライケミストリー	53
② 画像診断 (a〜f:佐久間利治・油谷健司・内藤博昭・上甲　剛, g:増田喜一)	55
a. X線検査	55
b. 胸部X線撮影検査	56
c. X線CT検査	57
d. 血管造影検査	59
e. 核医学検査	61
f. 磁気共鳴映像法 (MRI)	65

1) 原理	66
2) MRI装置のシステム構成	66
3) 撮像法	67
4) 造影剤	68
5) 代表的なMR画像	69
g. 超音波検査	72
1) 超音波検査（エコー検査）とは	72
2) 超音波の原理	72
3) エコー検査が広く用いられている理由	72
4) エコー検査の種類（方式）とその特徴	73
5) 主な超音波検査の対象臓器と適用	73
6) 検査における留意点	75
7) 腹部エコー検査	76
8) 心エコー図検査	76
9) その他のエコー検査	77

第2章　生体成分の臨床化学　79

A　体液成分の検査　79

2-A-1 ● 糖質　（三輪一智・田口忠緒）　79

① 生理化学と病態代謝　79
- a. D-グルコースの化学的特性　79
- b. D-グルコース代謝と血糖調節　81
- c. 糖尿病　82
- d. 血糖値異常　84
  - 1) 高血糖　84
  - 2) 低血糖　84
- e. 尿糖　85

② 血糖測定法　85
- a. グルコースオキシダーゼ/ペルオキシダーゼ (GOD–POD) 比色法　86
- b. グルコースオキシダーゼ (GOD) 電極法　86
- c. グルコースデヒドロゲナーゼ (GDH) UV法　87
- d. ヘキソキナーゼ/グルコース-6-リン酸デヒドロゲナーゼ (HK–G6PDH) UV法　87
- e. 簡易血糖測定器　88
- f. 持続血糖モニタリング　89

③ 糖質関連物質とその測定法　90
- 1) ヘモグロビンA1c　90
- 2) グリコアルブミン　90
- 3) 1,5-アンヒドロ-D-グルシトール　91
- 4) ケトン体　92

2-A-2 ● 脂質　（千葉仁志）　93

① 生理化学と検査　93
- a. リポタンパク質の構造と代謝　93
  - 1) ミセル構造　93
  - 2) リポタンパク質の種類　94
  - 3) アポリポタンパク質　94
  - 4) 脂肪細胞　96
- b. 脂質の構造と動態　96
  - 1) 脂質の吸収　96
  - 2) 脂質の種類　97
  - 3) 脂肪酸　97
  - 4) コレステロール　97
  - 5) 中性脂肪　97
  - 6) リン脂質　97
- c. 脂質異常症　98
  - 1) 脂質異常症の定義　98
  - 2) 脂質異常症の表現型分類 (WHO分類)　99
  - 3) 脂質異常症の原因分類　99
  - 4) 脂質異常症の管理　101

② 血清脂質測定法　101
- a. 採血と保管　101
- b. コレステロール　102
  - 1) 酵素法　102
  - 2) 化学法　102
- c. HDLコレステロール　103
- d. LDLコレステロール　103

e.	トリグリセリド	103	
f.	リン脂質	104	
g.	遊離脂肪酸	104	
h.	他の動脈硬化惹起性リポタンパク質の測定法	105	

2-A-3 ● タンパク質　　　（江川祥子）　106
1 タンパク質代謝と動的平衡　106
2 血清タンパク質　106
 a. 血漿中のタンパク質の種類と機能　106
 b. 血清タンパク質の変動と病態　107
  1） 血清総タンパク質　107
  2） アルブミン　108
  3） A/G 比　109
  4） タンパク分画　109
3 尿タンパク質　110
 a. 糸球体性タンパク尿　110
 b. 尿細管性タンパク尿　110
 c. 腎内因性タンパク尿　110
 d. 腎前性タンパク尿　111
4 タンパク質の測定法　111
 a. 血清総タンパク質　111
 b. A/G 比　111
 c. 電気泳動による血清タンパク質分画　112
 d. 尿試験紙法による尿タンパク質の測定　112
 e. ピロガロールレッド（PR）–Mo 錯体法による尿タンパク質測定法　112

2-A-4 ● 非タンパク質性窒素　　　（江川祥子）　114
1 NPN 総量　114
2 血液尿素窒素（BUN）　114
 a. 臨床上の意義　114
 b. 測定法　115
  1） ウレアーゼ–グルタミン酸デヒドロゲナーゼ（GLDH）法　116
  2） ウレアーゼ–ロイシンデヒドロゲナーゼ（LED）法　116
3 アンモニア　116
 a. 臨床上の意義　116
 b. 測定法　116
4 クレアチン，クレアチニン　116
 a. 臨床上の意義　116
 b. 測定法　118
  1） ヤッフェ法　118
  2） 酵素法　119
5 尿酸　120
 a. 臨床上の意義　120
 b. 測定法　121
  1） ウリカーゼ–ペルオキシダーゼ（POD）法　121
  2） ウリカーゼ–カタラーゼ法　122

2-A-5 ● ビリルビン　　　（藤田芳一）　123
1 ビリルビンの代謝　123
2 ビリルビンと病態　125
3 ビリルビンの測定　127

2-A-6 ● 酵素　　　（小川善資）　129
1 測定意義　129
2 単位　130
3 測定法　131
4 酵素の種類　131
 a. アミラーゼ　131
  1） 反応　131
  2） 局在とアイソエンザイム　131
  3） 臨床的意義　131
  4） 注意点　132
  5） 測定法　132
 b. 酸性およびアルカリ性ホスファターゼ　132
  1） 反応　133
  2） 局在とアイソエンザイム　133
  3） 臨床的意義　133
  4） 注意点　133
  5） 測定法　134
 c. γ-グルタミルトランスフェラーゼ　134
  1） 反応　134
  2） 局在とアイソエンザイム　134
  3） 臨床的意義　134
  4） 注意点　135
  5） 測定法　135
 d. クレアチンキナーゼ　135
  1） 反応　135
  2） 局在とアイソエンザイム　135
  3） 臨床的意義　136
  4） 注意点　136
  5） 測定法　136
 e. コリンエステラーゼ　137
  1） 反応　137
  2） 局在とアイソエンザイム　137
  3） 臨床的意義　137
  4） 注意点　137
  5） 測定法　137
 f. トランスアミナーゼ　138
  1） 反応　138
  2） 局在とアイソエンザイム　138
  3） 臨床的意義　139
  4） 注意点　139
  5） 測定法　139

viii 目次

g.	乳酸デヒドロゲナーゼ	140
	1) 反応	140
	2) 局在とアイソエンザイム	140
	3) 臨床的意義	140
	4) 注意点	140
	5) 測定法	141

2-A-7 ● 無機質　　　　（山口敬子）142

1 ナトリウム (Na) イオン，カリウム (K) イオン　143
　a. ナトリウム (Na)　143
　b. カリウム (K)　143
　c. ナトリウム，カリウムの測定法　143
　　1) イオン選択電極法　144
　　2) 炎光分析法　144
　　3) 酵素法　144

2 塩化物イオン (Cl⁻)，炭酸水素イオン (HCO₃⁻)　144
　a. 塩化物イオン (Cl⁻)　144
　b. 塩化物イオン (Cl⁻) の測定法　145
　　1) イオン選択電極法　145
　　2) 酵素法　145
　c. 炭酸水素イオン (HCO₃⁻)　146
　d. 炭酸水素イオン (HCO₃⁻) の測定法　147

3 カルシウム (Ca)，リン (P)，マグネシウム (Mg)　147
　a. カルシウム (Ca)　147
　b. カルシウム (Ca) の測定法　148
　　1) 原子吸光法　148
　　2) o-クレゾールフタレインコンプレクソン (o-CPC) 法　148
　　3) イオン選択電極法　148
　　4) 酵素法　149
　c. リン (P)　149
　d. 無機リン (P) の測定法　149
　　1) リン・モリブデンブルー法　149
　　2) 酵素法　149
　e. マグネシウム (Mg)　150
　f. マグネシウム (Mg) の測定法　150
　　1) 酵素法　150
　　2) キシリジルブルー法　150

4 鉄 (Fe)，銅 (Cu)　150
　a. 鉄 (Fe)　150
　b. 鉄 (Fe) の測定法　151
　　1) 血清鉄　151
　　2) 鉄結合能 (TIBC) および不飽和鉄結合能 (UIBC)　152
　c. 銅 (Cu)　152
　d. 銅 (Cu) の測定法　152

5 その他の無機質（微量元素）　153

2-A-8 ● ホルモン　　　（東　達也・馬渡一浩・本間啓子）154

1 生理作用　154
　a. 視床下部ホルモン　154
　b. 下垂体ホルモン　154
　　1) 成長ホルモン　157
　　2) プロラクチン　157
　　3) 甲状腺刺激ホルモン　157
　　4) 性腺刺激ホルモン　157
　　5) 副腎皮質刺激ホルモン　157
　　6) 抗利尿ホルモン　158
　　7) オキシトシン　158
　c. 甲状腺ホルモン　158
　d. 副甲状腺ホルモン　158
　e. 膵，消化管ホルモン　159
　　1) インスリン　159
　　2) グルカゴン　159
　　3) ガストリン　159
　f. 副腎皮質ホルモン　159
　g. 男性ホルモン　161
　h. 女性ホルモン　161
　i. 副腎髄質ホルモン　162
　j. その他　163
　　1) カルシトニン (CT)　163
　　2) 1α,25-ジヒドロキシビタミン D₃（カルシトリオール）　163
　　3) レニン-アンジオテンシン系　163
　　4) ナトリウム利尿ペプチド　163
　　5) インスリン様成長因子-I (IGF-I)　164
　　6) ヒト絨毛性性腺刺激ホルモン　164

2 測定法と検査値　164
　a. 視床下部ホルモン　164
　b. 下垂体ホルモン　164
　　1) 成長ホルモン (GH)　164
　　2) プロラクチン (PRL)　164
　　3) 甲状腺刺激ホルモン (TSH)　164
　　4) 性腺刺激ホルモン　164
　　5) 副腎皮質刺激ホルモン (ACTH)　165
　　6) 抗利尿ホルモン (ADH)　165
　　7) オキシトシン (OT)　165
　c. 甲状腺ホルモン (T₃, T₄)　165
　d. 副甲状腺ホルモン (PTH)　165
　e. 膵，消化管ホルモン　165
　　1) インスリン　165
　　2) グルカゴン　166
　　3) ガストリン　166
　f. 副腎皮質ホルモン　166

g. 男性ホルモン	166	
h. 女性ホルモン	166	
i. 副腎髄質ホルモン	166	
j. その他	167	
1) カルシトニン（CT）	167	
2) 1α,25-ジヒドロキシビタミン D₃ （カルシトリオール）	168	
3) レニン-アンジオテンシン系	168	
4) ナトリウム利尿ペプチド	168	
5) インスリン様増殖因子-I（IGF-I）	168	
6) ヒト絨毛性性腺刺激ホルモン （hCG）	168	
B　遺伝子関連検査	**169**	
1 染色体検査　（豊田行康）	169	
a. 染色体の基本構造と名称	169	
b. 染色体分染法	170	
c. 染色体異常	171	
d. FISH 法	172	
2 遺伝子（DNA）診断　（富岡佳久）	173	
a. 遺伝子診断とは	173	
b. 遺伝子診断の特徴	176	
c. 遺伝子診断の基本的手法	177	
d. DNA シーケンシング技術の進歩	178	
e. 遺伝子診断の分析対象分野	179	
3 SNPs　（富岡佳久）	180	
a. SNPs 解析の意義	180	
1) 疾患感受性と SNPs	180	
2) 薬物療法と SNPs	181	
b. SNPs 解析法	181	
1) TaqMan 法	181	
2) Invader 法	182	
3) DNA マイクロアレイ法	183	
c. SNPs のテーラーメード医療への応用	183	
C　微生物検査　（曽川一幸）	**184**	
1 毒素と酵素	184	
a. 外毒素	184	
b. エフェクター分子	185	
c. 内毒素	185	
2 定着因子	186	
a. 線毛	186	
3 質量分析計による細菌同定	186	
D　感染症検査　（米田孝司）	**189**	
1 ウイルス院内感染	189	
2 ウイルスの抗原および抗体測定法	189	
3 移植患者における感染症	191	
4 梅毒	192	
5 肝炎ウイルス	192	
6 ヒト T 細胞白血病ウイルス 1 型 （HTLV-1）	194	
7 ヒト免疫不全ウイルス（HIV）	194	
8 インフルエンザウイルス A, B	194	
9 ヘルペス科ウイルス	195	
a. 単純ヘルペスウイルス 1, 2 （HSV-1, 2）	195	
b. 水痘・帯状疱疹ウイルス（VZV）	196	
c. エプスタイン・バールウイルス （EBV）	196	
d. サイトメガロウイルス	196	

第 3 章　器官機能と病態　　197

3-1 ● 消化管機能と病態　（上野義之）	197	
1 各消化管の機能と病態	198	
a. 口腔	198	
b. 食道	198	
c. 胃	198	
d. 小腸	199	
e. 大腸	200	
2 胃液分泌の調節機構とその破綻による病態	200	
3 *Helicobacter pylori* による疾患	201	
4 消化管ホルモン	203	
5 ペプシノーゲン	204	
6 胃液検査	205	
7 内視鏡検査	205	
8 ABC 検診	206	
3-2 ● 肝・胆道機能と病態　（大和　進）	207	
1 肝臓の構造と機能	208	
2 肝・胆道系の病態	208	
a. 急性肝炎	208	
b. 慢性肝炎	208	
c. 肝硬変	208	
d. 肝癌	209	
e. 脂肪肝	209	
f. 胆汁うっ滞	209	
g. その他	209	
3 肝・胆道機能検査と病態	209	
a. 糖代謝	210	
b. 脂質代謝	210	
c. アミノ酸代謝	210	
d. タンパク質代謝	211	

1) アルブミン	211	
2) その他のタンパク質成分	211	
e. 胆汁酸代謝	212	
f. ビリルビン代謝	212	
g. 血清酵素	213	
1) 肝実質細胞の変性・壊死により，血中へ逸脱する酵素	213	
2) 胆汁流出障害に伴って血中へ遊離する酵素	214	
3) 肝酵素合成能の低下に伴い血中濃度が低下する酵素	214	
h. 色素排泄機能検査，ICG 試験	215	
i. 薬物代謝能の検査	215	
j. ウイルス性肝炎の検査	215	
k. その他の検査	216	
l. 肝機能検査の選択基準	216	

3-3 ● 腎機能と病態　（豊原敬文・阿部高明）　219
- 1 腎の構造と各部位の機能検査　220
  - a. 腎臓の構造　220
  - b. 腎臓各部位の検査　220
    - 1) 糸球体機能　220
    - 2) 近位尿細管機能　220
    - 3) 遠位尿細管, 集合管機能　221
- 2 腎疾患の病態と検査　222
  - a. GFR　222
    - 1) クレアチニンクリアランス (Ccr)　223
    - 2) 推算糸球体濾過量 (eGFR)　224
    - 3) シスタチン C　224
  - b. 尿検査　224
    - 1) 尿量　224
    - 2) 尿定性検査　225
    - 3) 尿沈渣検査　225
    - 4) タンパク尿　227

3-4 ● 膵機能と病態　（上野義之）　229
- 1 膵外分泌機能　229
- 2 膵内分泌機能　231
- 3 膵臓の検査　232
  - a. 膵外分泌酵素活性測定　232
  - b. 負荷試験　233
  - c. 膵内分泌機能　233

3-5 ● 内分泌異常と病態　（佐藤　博）　235
- 1 内分泌の概念と作用機構　235
  - a. 内分泌の定義, 概念　235
  - b. ホルモンの分泌調節　235
    - 1) フィードバックによる調節　235
    - 2) 神経系による調節　235
    - 3) 生体リズム　235
- 2 ホルモンの分泌異常とその病態　237
- 3 視床下部-下垂体系と病態　237
  - a. 視床下部-下垂体系の成り立ちと働き　237
    - 1) 視床下部　237
    - 2) 下垂体　238
  - b. 下垂体腺腫　238
    - 1) 先端巨大症・下垂体性巨人症 (GH 産生腺腫)　238
    - 2) プロラクチノーマ (PRL 産生腺腫)　238
    - 3) クッシング病 (ACTH 産生腺腫)　238
  - c. 下垂体前葉機能低下症　239
    - 1) 汎下垂体機能低下症　239
    - 2) 下垂体ホルモン単独欠損症　239
  - d. 尿崩症と SIADH（ADH 不適合分泌症候群）　240
    - 1) 尿崩症　240
    - 2) SIADH（ADH 不適合分泌症候群）　240
- 4 甲状腺疾患と病態　240
  - a. 甲状腺機能亢進症　240
    - 1) バセドウ病　240
    - 2) 亜急性甲状腺炎　241
    - 3) 無痛性甲状腺炎　241
  - b. 甲状腺機能低下症　241
- 5 副甲状腺疾患と病態　241
  - a. 副甲状腺機能亢進症　241
  - b. 副甲状腺機能低下症　242
- 6 副腎疾患と病態　242
  - a. 副腎性クッシング症候群　242
  - b. 原発性アルドステロン症　242
  - c. 副腎皮質機能低下症　243
  - d. 褐色細胞腫　244
- 7 多発性内分泌腫症　244

3-6 ● 循環器機能と病態 (脳を含む)　（米田孝司・片山善章）　245
- 1 不整脈　247
- 2 高血圧　248
- 3 静脈圧　248
- 4 チアノーゼ　248
- 5 ショック　249
- 6 心筋梗塞　250
- 7 心不全　252

第4章 薬物と臨床化学　　253

4-1 ● 治療薬物モニタリング（TDM）
（上野和行）　253

1. 概念と意義　253
2. 臨床的意義と有用性　254
3. TDMの対象薬物　255
4. 血中薬物濃度の測定　256
   a. 検体　256
   b. 検体採取・保存方法　256
      1) 採血時間　256
      2) 血液採血管の問題，血液採取時の注意点　257
      3) 測定法　257
      4) 測定値の解釈　258

4-2 ● 薬物代謝障害　（増田智先）　260
1. 薬物代謝障害　260
   a. 先天的（遺伝的）薬物代謝障害　261
   b. 後天的（疾患）薬物代謝障害　261
2. 肝血流速度の異常　261
3. チトクロームP450（CYP）と肝疾患　261
   a. CYP1A2　262
   b. CYP2A6　262
   c. CYP2C　262
   d. CYP2D6　263
   e. CYP3A　263

4-3 ● 臨床検査値への薬物干渉　（米田孝司）　265
1. 直接的な薬物干渉　265
   a. 尿検査および糞便検査　265
   b. 臨床化学検査　266
      1) 血糖　266
      2) 血清脂質　267
      3) 血清総タンパク質　267
      4) 血清電解質（Na, K, Cl）　267
      5) 含窒素化合物（BUN, クレアチニン）　267
      6) 血清酵素　268
      7) ホルモン　268
2. 間接的な薬物干渉　268
   1) 血糖　268
   2) 血清脂質　268
   3) 血清タンパク質　269
   4) 無機電解質（Na, K, Cl, Ca, P, Mg）　269
   5) 含窒素化合物（BUN, 尿酸, クレアチニン）　269
   6) 血清酵素　270
   7) ホルモン関連検査　271
3. 治療薬側から判断する検査値への影響　271

付表　273

略語一覧　273　　基準範囲一覧　278

参考図書　280

索引　284

和文索引　284　　欧文索引　293

1 総　　説

1-1 臨床化学とは

　医師は，患者と医療面接（問診）し，診察を経て病態と病名を推定して医行為を行う．しかしながら，それだけでは診断を確定できないこともあり，多くの場合，医行為を開始する前に，病因・病態を把握するために必要な検査を実施する．検査には臨床検査と画像検査があり，前者はさらに内視鏡検査や超音波検査，心電図検査などの生体を直接検査する生体検査と，生体から採取した検体を分析する検体検査に分けられる．検体検査の対象は，血液や尿，穿刺液，臓器，組織などであり，臨床化学検査，血液学的検査，免疫・血清学的検査，微生物検査，病理組織検査，遺伝子検査などがある．血液，尿などの体液中に含まれる生体成分は，病態によって質的にあるいは量的に変動することから，それらの変動を臨床検査値として的確に捉えることにより，病態を把握することができる．こうした検査の結果によってより正確な診断が可能となり，的確な医療を患者に提供することが可能となるのである．したがって，臨床検査は病歴確認と並ぶ医行為の出発点であり，それらの結果はそのまま治療方針を決める科学的根拠となることが多く，効果的に治療を進めるうえで極めて重要な役割を果たすことから，用いる検査法は精度・正確度に優れ，再現性の良いものでなくてはならない．

　臨床化学（clinical chemistry）とは，日常臨床において分析技術を基盤とした化学検査を支える「臨床」に立脚した学問であり，その発展は診断確度の向上のために新たな診断法を臨床現場に与え，また日常的に実施されている臨床検査の信頼度を支える重要な役割を果たす．人の死亡原因の多くを占める「癌」においては，外科的治療や放射線治療のほか，化学療法が急速に発展しており，癌の種類と病期によっては完治することも可能となってきた．こうした背景から，現在の癌治療成功の最も重要な鍵は早期発見となり，近年の腫瘍マーカー検査の普及も治療成績の向上に大きく貢献している．このように，今日の医学の急速な進歩には，検査診断法の進歩が大きな役割を果たしており，臨床化学の進展が医療の高度化，高質化に多大な影響を与えているのである．

　薬学領域において臨床化学の重要性が認識され始めたのは1960年代であり，1962（昭和37）年には日本薬学会年会においてシンポジウムが企画されている．当時，臨床の場では血圧，X線撮影などの物理的手法や，血糖測定などの初歩的な化学分析による極めて限定されたデータが，病態解析のための診断の根拠として利用されていた．その後，分析手法の発展と相俟って次々と新たな検査手法が考案され，今日では検査項目が極めて多岐にわたり，ま

た，血液，尿，脳脊髄液，胃液，唾液，胆汁，関節液，水疱液，羊水などの体液や，肝臓，腎臓，筋肉，赤血球，白血球，血小板，線維芽細胞などの組織や細胞に加え，遺伝子も検査対象になっており，多角的な情報から診断の信頼度の向上が図られている．さらに，半減期の極めて短い陽電子検出を利用するポジトロン断層法（positron emission tomography, PET）や核磁気共鳴撮像法（magnetic resonance imaging, MRI）をはじめとする新たな画像解析法も登場し，検査機器のロボット化やコンピューター技術の進化によって，現在では極めて多岐にわたる膨大な検査情報を瞬時に解析できるようになり，医療の高度化，迅速化および個別化に大きく貢献している．

今日，患者が安心して安全な治療を受けられるように，医療の質の向上が求められ，さらに患者ごとに最適な医療を提供する個別化医療の実践が不可欠となっている．これに伴い，チーム医療の中で薬物療法の中核を担う優れた薬剤師を養成するうえで，医療薬学教育が重要視されている．薬剤師には治療効果の管理のみならず，とくに副作用管理を担う役割が期待されており，こうした観点から臨床検査値を正しく読み解く能力が重要となる．検体検査によって得られる臨床検査値は，内因性分子の量に関連する値であるが，用いる分析法の特性によって異なる数値が得られることがある．例えば抗原抗体反応を利用するイムノアッセイにおいては，用いる抗体が異なると，同一の試料中の標的分子を測定しても，得られる数値が異なることがある．これは，抗体の特異性の差によって，交差反応性が異なるためであり，代謝物などの類似構造を有する物質の弁別能に差があることに起因する．薬剤師はこのような分析法の原理を理解し，得られた値の妥当性を自身の力で評価できる素養を身に付けている必要があり，そのような能力を有することにより，臨床検査値を見誤ることを回避できるのである．

薬剤師は，医薬品という化学物質を介して患者の状態や治療効果を捉え，患者の病気の治療と健康維持に寄与することを求められている．医療現場で，唯一「化学」を修めた医療者として，医師とは異なる視点で患者を見つめることができるのである．このような薬剤師の特性を医療現場で最大限に引き出すために，臨床化学を修め，臨床現場で実践しながらさらにその能力を磨くことが極めて重要である．

なお，わが国の臨床現場では，重量，容量，濃度などに関して，国際的な表記法であるSI単位とは異なる表記［例えばdL（0.1 L）あたりの重量］法が広く用いられている．そこで，国際化という観点から，本書では従来法の単位とともにSI単位も括弧内に併記した．

1–2 臨床検査の手順

1 臨床検査の目的

　医師が臨床検査を行う場合は表1-1に示すようなことが考えられる．医師が診療を行う手順は，①医療面接で患者の主訴・現病歴を聞き出し，②身体診察を行い，これらを総合的に判断して病態を推定し，診断する．明らかな診断が可能な場合は，直ちに③治療を開始して，患者を苦痛・苦しみから解放すべき行為を行う．しかし，診断が確定できない場合には，臨床検査や画像検査を行い，病気のために発生する患者の代謝異常，形態異常などの情報を加味することで診断を絞り込み，治療を開始する．これが一般的な診療の流れであり，臨床検査は診療補助情報を提供することで，正確な診断を可能とし，適切な治療の選択，さらにはその治療効果の判定や，予後予測の指標としても用いられている．

表1-1　臨床検査の目的・意義

1. 診断の補助・確定
2. 重症度判定・予後予測
3. 疾患の早期発見・発病前診断
4. 治療効果・治癒の判定
5. 治療の副作用の監視と評価
6. 法医学的検査

　初期診療における臨床検査の有用性について，Bauerは自身の内科外来患者診察の経験から患者の診断の的中率が「病歴と視診のみ」で55％，「身体所見」を加えればさらに20％，「臨床検査所見」でさらに20％上がるとした．福井も，胸痛を主訴として来院した患者を対象とした検討で，「問診と診察（打診，聴診）」で71％の診断が可能で，これに「尿検査，血算と10項目の生化学パネル」を加えると81％が診断可能となると報告している［福井次矢：日本公衆誌 37: 569-575, 1990］．

　このように，医師は病気を診断する（鑑別診断も含む）ために臨床検査を行うが，病気の進行具合の推定，適切な治療法の選択，治療効果や管理（薬剤の副作用など）の補助や予後の推定，あるいは隠れた疾患の発見などのためにも臨床検査を行っている．また，診療とは直接の関係は小さいが，法医学的目的のためにも臨床検査が用いられている．例えば，血液型検査であり，生化学項目であるハプトグロビンは遺伝型が知られており，家族・家系検証のために有用である．

2 診療と臨床検査

　診療における臨床検査を加味した医師による患者診療の流れは図1-1に示すとおりである．患者からの訴え（主訴，現病歴，既往歴など）を医療面接で聞いて，身体診察（視診，触診，打診，聴診）を行い"仮の診断"をする．このとき，簡単な「基本的検査」を行って"仮の診断"が正しいかの補足を行う．"仮の診断"が正しいかの確信がもてない場合には，病歴と身

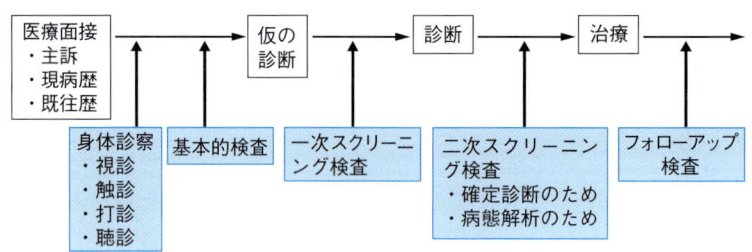

図1-1　診療と臨床検査

体診察所見，あるいは「基本的検査」からどの系列・臓器の病気かを推測して「一次スクリーニング検査」を適切に選択して実施し，必要ならば「診断確定のための検査」を行う．

診断が確定したなら，直ちに適切な治療を行う．この場合には治療法の選択を行うための「精密検査・特殊検査」を行う場合もある．そして，治療の経過を観察するために「フォローアップ検査」を行い，治療の有効性，副作用の有無，回復の程度や予後の判定を行う．

a. 基本的検査

「基本的検査」は，"いつでもどこでも必要な検査"である「基本的検査(1)」と"入院時あるいは外来初診時でも必要のあるときに行う"「基本的検査(2)」が日本臨床検査医学会から提唱されている．

「基本的検査(1)」は5検査12項目（表1-2）であり，12項目の検査から以下のことが把握できる．

① 一般状態：血清総タンパク質，アルブミン／グロブリン比（A/G比），およびヘモグロ

表1-2　日常初期診療における臨床検査の使い方—基本的検査

1. 基本的検査(1)
① 尿検査：タンパク質，糖，ウロビリノーゲン，潜血
② 血液検査：白血球数，ヘモグロビン，ヘマトクリット，赤血球数
③ 糞便検査：潜血
④ 赤沈とCRP検査
⑤ 血液化学検査：血清総タンパク質，アルブミン／グロブリン比（A/G比）
2. 基本的検査(2)
① 尿検査：色調，pH，比重，タンパク質，糖（食後2〜3時間尿），ウロビリノーゲン，潜血，亜硝酸塩，試験紙による白血球反応（エステラーゼ），沈渣（試験紙法で異常が認められた場合）
② 血液検査：
1) CRPとシアル酸（または赤沈）
2) 白血球数，ヘモグロビン，ヘマトクリット，赤血球数，赤血球恒数，血小板数，末梢血液像
3) 血清総タンパク質，血清タンパク質分画，総コレステロール，中性脂肪，AST，ALT，LD，ALP，γ-GT，尿素窒素，クレアチニン，尿酸
③ 糞便検査：潜血，虫卵（症状，既往歴から）
④ 血清検査：HBs抗原・抗体検査，梅毒血清反応
⑤ 胸部・腹部単純X線撮影
⑥ 心電図検査

ビンの 3 項目から把握できる．この 3 項目すべてが基準値であるなら，一般状態は良好であり，いずれも低下していれば一般状態は不良と判断できる．

② 感染症の有無：白血球数，CRP (C-reactive protein，C 反応性タンパク質)，赤血球沈降速度 (赤沈) で判断する．白血球数，CRP ともに異常高値であるなら，細菌感染症を疑う．
③ 貧血の有無：ヘモグロビン濃度，ヘマトクリット値および赤血球数で判断する．
④ 腎障害の有無：尿タンパク，潜血から判断する．
⑤ 肝・胆道系障害の有無：尿ウロビリノーゲン増加とビリルビン陽性であれば肝・胆道疾患を疑う．
⑥ 糖尿病の有無：尿糖で推定する．
⑦ 胃腸障害の有無：便潜血により判断する．

一方，「基本的検査 (2)」は "入院時あるいは初診時でも必要のあるときに行う" 検査であり，「臓器系統別一次スクリーニング検査」と重複することが少なくない．この「基本的検査 (2)」では，血液検査が大幅に追加され，胸部・腹部単純 X 線撮影や心電図などの画像診断も付け加えられている．このため，主たる生体臓器 (肝臓や腎臓，造血器など) の機能障害のスクリーニングが可能であり，しかも隠れている common disease を偶然発見することもある．

「基本的検査 (2)」の有用性については，初診患者 750 例の検討結果の報告がある．この「基本的検査 (2)」が初診の診断確定のために有用であった症例は 139 例 (18.5%) で，初診時の "仮の診断" がこの「基本的検査 (2)」から否定された症例は 78 例 (10.4%) であった．また，主訴とは直接関係ない疾患が新たに発見されたのは 238 例 (31.7%) であり，それらは脂質異常症 (高脂血症)，貧血，肝機能障害などであった [竹村讓ほか：臨床病理 40: 403-409, 1992]．

このように，基本的検査を行うことで "仮の診断" が適切か否かの判断が可能となり，主訴としては現れない隠れた疾患・臓器の機能障害が発見される．

b. 一次スクリーニング検査

スクリーニング検査の本来の意義は，新生児スクリーニングや癌検診など一見健康な多数の対象に対して，例えば前者ではフェニルケトンや TSH (甲状腺刺激ホルモン) を，後者では PSA (前立腺特異抗原) を検査し，フェニルケトン尿症やクレチン症，あるいは前立腺癌などを発見することである．しかし，一般診療においては，"仮の診断" がなされたときに，この "仮の診断を確実にする"，あるいは "病気の見落としの無い" ように，さらに "合併症や隠れた疾患の存在" を発見するために「一次スクリーニング検査」を行う．臓器別の病気の有無のスクリーニングの意味での「一次スクリーニング検査」ということになる．「基本的検査 (2)」とは重複する項目も多いが，臓器別のさらなる詳細な情報を与える項目を検査する．

c. 診断確定のための検査，精密検査・特殊検査

診断を確定するために，より詳細・精密な検査を行うこともある．例えば，白血病が疑われた患者は，「基本的検査 (1)」で貧血が認められる．「一次スクリーニング検査」ではさら

に白血球分類を行い，末梢血液中に芽球を始めとする未熟白血球出現の有無を検査し，血小板数減少などを検索する．そして，白血病の確定診断のためには，骨髄穿刺を行い，未熟な白血病細胞が骨髄中で増殖していることを確認する必要がある．そして，最近では病型や治療法の選択のためにモノクローナル抗体による白血病細胞の表面マーカー，骨髄細胞による染色体分析，遺伝子解析などが行われる．

また，糖尿病では，血糖，75 g 経口グルコース負荷試験（OGTT），グリコヘモグロビン（HbA1c）は診断基準項目であり，確定診断のためには必ず行う．これとは別に病態解析，適切な治療を選択するためにインスリン（IRI），C-ペプチド（CPR），抗ランゲルハンス島細胞抗体（anti-islet cell antibody），抗GAD抗体（anti-glutamic acid decarboxylase antibody）などが検査される．

このように，"仮の診断"を確定するために「一次スクリーニング検査」を行い，診断（一次診断）を行う．この一次診断の確度を上げるために，「確定診断のための検査」を行い，治療法の選択や予後推定のために「病態解析のための精密検査・特殊検査」を行う．これにより適切な治療法が選択され，治療が開始される．

d. フォローアップ検査

疾患の正確な診断が確定され，病態が解析されると，これに適した治療が直ちに開始される．そして，治療効果や治療によるコントロール状態や合併症などの判定のために「フォローアップ検査」が行われる．例えば，糖尿病では，必須のフォローアップ検査として，血糖（空腹時または随時），HbA1c，尿検査（糖やケトン体）がチェックされ，必要に応じて 1,5AG（1,5-アンヒドロ-D-グルシトール），グリコアルブミン，さらには合併症である糖尿病性腎症のマーカーである微量アルブミン（ミクロアルブミン）が検査される．また，糖尿病は動脈硬化性疾患の危険因子（リスクファクター）であるため，心電図，胸部 X 線撮影，血清脂質（総コレステロール，HDL-コレステロール）なども状況に応じて検査する．

3 検査項目の種類と分析手段

a. 臨床検査の種類

臨床検査は，生体を直接検査する生体検査と生体から採取した検体（血液や尿，穿刺液など）を検査する検体検査に分類される（表 1-3）．生体検査には，医師が患者に対して直接行う内視鏡検査や筋電図検査のほか，看護師や臨床検査技師も行うことのできる心電図や脳波検査，超音波検査，呼吸機能検査などがある．一方，検体検査は採取した血液，尿，あるいは穿刺液，臓器・組織を対象とする検査であり，分析する技法などにより生化学（臨床化学）検査，血液学的検査，免疫・血清学的検査，微生物検査，病理組織検査，遺伝子・核酸検査などに分類されている（現在ではこれらの垣根が必ずしもはっきりしていない）．

1）検査材料の違いによる分類

臨床化学検査は，化学反応を利用して血液や尿中の微量物質を測定する検査であり，臨床検査のなかでは血液学的検査と同様に最も早くから診療に用いられた検査である．日常検査

表 1-3　臨床検査の種類とその内容（検査材料による分類）

A. 検体検査	
1. 臨床化学検査	血液・尿・穿刺液（髄液など）中の微量物質の化学的測定
2. 血液学的検査	血球数算定，白血球分類，血液凝固・線溶検査など
3. 免疫・血清学的検査	病原体抗原・抗体，ホルモン，腫瘍マーカーなどを免疫学的手法で測定
4. 微生物検査	細菌，ウイルス，真菌の（同定）検査
5. 一般検査	尿・便・穿刺液の成分分析
6. 病理組織検査	臓器・組織診断，（剥離）細胞診
B. 生体検査	
1. 超音波検査	心臓，腹部，生殖器，血管，甲状腺など
2. 心電図検査	胸部誘導心電図，負荷心電図，ホルター心電図
3. 脳波検査	覚醒時・睡眠時記録，賦活（光，過呼吸）脳波
4. 呼吸機能検査	スパイロメトリー
5. 筋電図検査	
(6. 内視鏡検査)	（上部・下部消化管，呼吸器，泌尿・生殖器）

表 1-4　主な臨床化学検査（多くの検査室で測定されている項目）

●タンパク・非タンパク性窒素成分	●脂質
・総タンパク質 ・アルブミン ・血液尿素窒素（BUN） ・クレアチニン ・尿酸 ・アンモニア	・総コレステロール / 遊離型コレステロール ・HDL-コレステロール ・LDL-コレステロール ・トリグリセリド ・リン脂質
●色素	●糖質
・総ビリルビン ・直接ビリルビン	・グルコース
●電解質・微量金属	●酵素
・ナトリウム ・カリウム ・クロール ・カルシウム ・無機リン ・マグネシウム ・血清鉄 / 不飽和鉄結合能	・AST（アスパラギン酸アミノトランスフェラーゼ） ・ALT（アラニンアミノトランスフェラーゼ） ・乳酸デヒドロゲナーゼ（LD） ・アルカリホスファターゼ（ALP） ・γ-GT（γ-グルタミルトランスフェラーゼ） ・コリンエステラーゼ（ChE） ・アミラーゼ（AMY） ・クレアチンキナーゼ（CK） ・リパーゼ ・酸性ホスファターゼ（ACP）

として多くの検査室で測定されている臨床化学検査項目を表1-4に示した．全身状態，肝機能，腎機能，代謝状態などを反映する検査項目であり，医師からの検査依頼が多い項目である．これらの項目の測定に利用される化学反応は，従来は強酸や強アルカリを使用した化学反応であったが，最近では酵素の温和で特異性の高い反応を利用した測定系がほとんどである．そして，（酵素）反応系により最終的に生ずる吸光度変化を測定することで微量成分量を

算出する．検査室では多数の分光光度計を組み合わせて多数検体を同時に測定可能な分析装置が利用されている．また，一般検査と呼ばれているのは，尿や便あるいは穿刺液を対象とした検査であり，定性的検査を行うが，化学的に成分（糖，タンパク質など）を定量分析することもあり，臨床化学検査として扱うこともある．

血液学的検査は，赤血球，白血球，血小板の数を算定する検査，白血球の分類検査（塗抹標本による血球の形態・分類の検査）と血液凝固・線溶検査［プロトロンビン時間（PT），APTT（活性化部分トロンボプラスチン），FDP（フィブリン分解産物）など］がある．血球数や白血球分類は貧血，白血病などの診断のために行い，現在では自動分析装置が開発され，日常的に利用されている．血液凝固・線溶検査は止血能の判定に利用され，血友病や抗凝固療法（心筋梗塞や心臓手術でのワルファリン療法）のモニタリングとして検査されている．

免疫・血清学的検査は，病原体が生体に侵入したときに生体に産生される抗体を測定することで感染症罹患の有無を知る検査であり，血清学的検査と呼ばれていた．しかし，最近では抗原・抗体反応の鋭敏さを利用し，病原体そのものや産生される抗体を検出したり，ホルモンや腫瘍マーカーなど生体内の極微量成分（ng/mLオーダー）を免疫学的手法により検査・検出する項目も免疫・血清学的検査と呼ばれている．

微生物検査は，病原微生物の顕微鏡的検査や培養による菌種の同定検査，薬物の感受性試験などであり，最近では培養を必要としない遺伝子（核酸）の検出による検査も行われるようになった．

病理組織検査は，患者から摘出した臓器・組織を用いて作製した組織標本を顕微鏡的に観察して病気を診断する検査で，現在では種々の組織・細胞に親和性のあるモノクローナル抗体を用いた組織免疫化学的手法を用いて，より特異的な診断も可能となった．また，（擦過）細胞診は組織から採取した細胞の悪性度の有無を顕微鏡的に観察するもので，肺癌や子宮癌検診などで利用されている．

2）臨床的役割の違いによる分類

臨床検査は臨床的な役割から，日常検査，緊急（至急）検査，診察前検査，精密検査などに分類されている．

日常検査は一般的な病態把握のために行う検査であり，自検査室で検査可能な項目がこれに相当する．検査室の規模にもよるが，検体を提出したその日，あるいは翌日までに結果が返却される項目のほかに，数日を必要とする項目もある．

緊急（至急）検査は，緊急に病態を把握して適切な治療・処置を行うため，病態把握に直結した少数の項目（医師と検査室で設定）を短時間（30〜60分）で検査し，すぐに医師に結果を返却することが必要な検査である．緊急検査項目の例を表1-5に示した．検査室の規模，病院の特性によりこの項目は大きく異なるが，病気の診断，主要臓器の機能に直結した検査が主である．この緊急検査に類似するのが，診察前に病態のコントロールのために行っている診察前検査である．診察前に患者の現在の状態を把握し，行っている治療が適正かを判断し，疾患のコントロールを行うことを目的としている．糖尿病患者での血糖やHbA1c，術後悪性腫瘍患者あるいは化学療法患者での腫瘍マーカーなどがこの診察前検査として測定されており，診察前検査のデータにより行っている治療を持続したり，変更したりする．

表 1-5　緊急検査項目

1. 血液学的検査	白血球数，赤血球数，ヘモグロビン，ヘマトクリット，血小板数
2. 血液凝固・線溶検査	フィブリノーゲン，プロトロンビン時間，FDP（Dダイマー）
3. 臨床化学検査	ナトリウム，カリウム，クロール，グルコース，総ビリルビン，BUN，クレアチニン，アンモニア，CRP，AST，ALT，AMY，CK，CK-MB，トロポニン（TまたはI）
4. 感染症検査	HBs抗原，HCV抗体，梅毒検査，（HIV抗体），結核検査

　精密（特殊）検査は主に病態解析のための検査であり，煩雑かつ精密な測定系を用いて検査を行うためにこの名前で呼ばれていた．しかし，最近では従来精密検査とされていた検査が簡便・迅速に実施可能となり，どこまでがこのカテゴリーに入るかがあいまいになりつつある．自検査室で行わずに，特殊な検査項目を検査する衛生検査所への外注検査はこれに属する．

4　検査室のシステム化

　臨床検査は1950年代までは医局，診察室の片隅で医師が自分で行っていた．しかし，これでは多くの患者の多数項目を検査することが不可能であり，米国で確立されていた中央検査室システムが導入された．すなわち，臨床検査を専門職とする臨床検査技師が，各臨床医局・診療室から提出された検体を集めて，検査を行い，検査結果を医師・患者に返却するシステムである．このシステムにより効率的な検査が可能となった．また，臨床検査の診断上の有用性が増すとともに，診断上有用な検査が続々と開発されると，多数検体・多数項目の分析装置が必要となり，機械メーカーが続々と多数検体・多項目処理を可能とした自動分析装置を開発した．現在では，単位時間当たり1,000から10,000テストを測定可能な自動分

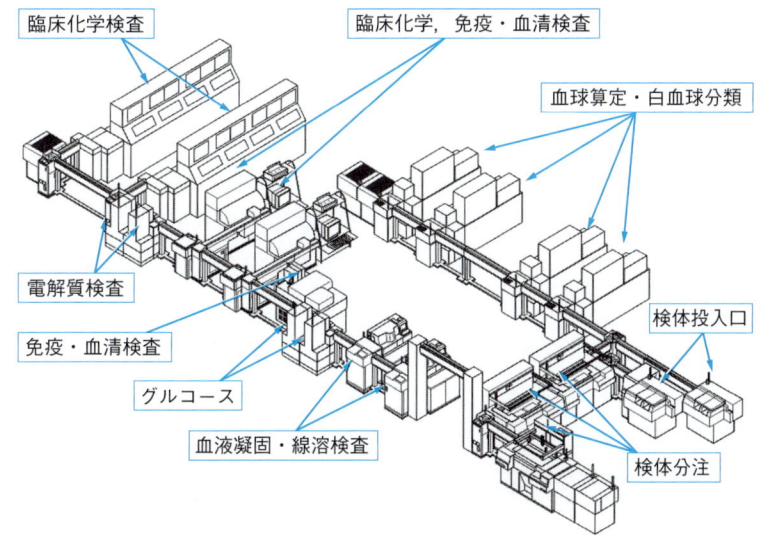

図 1-2　臨床検査自動分析システム

析装置が開発・販売され，多くの検査室で利用されている．そして，これら装置を組み合わせた自動分析システム（laboratory automation system, **LAS**）が構築されている検査室も多数ある．図1-2に示したのはその例であり，検査投入口に所定の検体（試験管あるいは専用カップ）を投入すると，オーダーされた検査項目について自動的に測定・検査が行われ，結果がプリントアウトあるいはホストコンピューターに入力される．このような完全自動化システムではなくても，臨床化学検査，免疫・血清学的検査，血液学的検査を分野別に結合させたシステムとしている検査室も少なくない．

一方，コンピューターシステムの発達は著しく，病院の医療情報，臨床検査の医療情報も密接に連携できるようなシステムが構築されるようになった．これらは病院情報システム（hospital information system, **HIS**），検査室情報システム（laboratory information system, **LIS**）と呼ばれている．LISについては，自動分析装置に内蔵されたコンピューターを検査室全体の情報を管理するコンピューターに連結することで検査情報が一元化され，これをHISに連結することで診療全体のシステム化が図られるようになった．

検体検査の手順は，①医師の検査オーダー依頼，②検体採取，③検体の検査室への搬送，④検体の検査室登録，⑤検体の前処理（遠心分離など），⑥分析・測定，⑦測定データのプリントアウト，あるいは装置付設のコンピューター画面上への表示，⑧プリント結果の依頼各科への返却，あるいはコンピューターを介した各科への結果送信，⑨医師のデータの確認と患者への情報提供，である．検体検査情報の有効的利用のためにこれらステップをできるだけ短時間で行えるように種々の工夫がなされている．①医師の検査オーダーは従来は紙ベースで行われていたが，直接LISに情報を入力することにより，伝達手段と時間が改善された．②検体採取のステップでは，バーコードによる検体管理が行われるようになり，これは④での検査室での登録時の時間削減ばかりでなく，依頼患者と検体とのミスマッチングを防止するうえでも有効な手段となっている．

このようなバーコード方式を含むコンピューターシステムの発達と，多数検体・多数項目検体を迅速に処理可能な自動分析装置の開発により，検体検査結果は迅速に患者へ返却されるようになった．現在では，「基本的検査」の検体採取医師への検査結果返却まで60分以内である検査室が少なくない．外来患者では診察前検査として，診察前に検体を採取し，医師の診察時にはその検査情報を参考にして診療できるようになった．また，この迅速返却システムにより，従前は検査結果の返却まで無駄に入院していた患者が，早期（リアルタイム）に退院可能となり，在院日数の短縮化により効率的な病室利用にも貢献している．

このコンピューターシステムによる検査結果の返却は，従来は臨床化学検査などの数値だけであったが，最近ではウェブ（WEB）によって画像データも送信することができるようになった．細菌塗抹検査（白血球貪食像），血液塗抹検査（異常白血球），病理細胞診（異常細胞），心電図，血清タンパク電気泳動像なども画像として医師へこれらの情報が返却され，診療に利用されている．なお，検体採取から検査結果報告までの時間はturnaround time（TAT）と呼ばれ，大病院検査室では遅くとも60分以内（30分前後の施設も多い）に一般検査結果を医師に返却している．

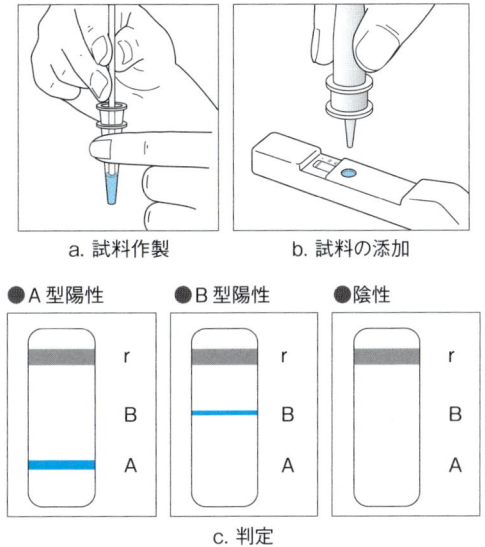

図1-3 インフルエンザ迅速測定キット

5 ベッドサイド検査

　検査データは医師が患者を診察するときに必要である．前述のとおり，検査の中央集中化に伴い，多数検体・多数項目が測定可能となったが，これらの検査は必ずしも疾患の診断のためではなく，全身状態を含めた各臓器の機能障害の程度なども推測するために検査されている．しかし，最近では「診断に直結した検査」が患者やベッドの傍で行われるようになった．このような検査はPOCT（point of care testing，ポイント オブ ケア検査）と呼ばれ，採取した検体をそのまま装置にセットすれば数分～十数分後に結果が得られる簡易装置が開発され利用されている．POCTの代表が血糖測定器である．また，抗原抗体反応を利用して，生ずる沈降線の有無を検出することで，極微量成分を定性的に測定可能なイムノクロマトグラフィーが種々の分野で利用されている．

　例えば，激しい胸痛で来院した患者で最も重篤かつ緊急性を有する疾患の1つに心筋梗塞（急性冠症候群 acute coronary syndrome, ACS）がある．心筋梗塞の診断のgold standardは心電図であるが，微小梗塞や心内膜下梗塞では異常所見に乏しい．この場合には心筋虚血・壊死により血中に遊出した心筋中の微量物質・心筋構成成分が指標となり，最良の指標とされるのは心筋トロポニン（TまたはI）とクレアチンキナーゼMB型アイソザイム（CK-MB）である．したがって，心筋梗塞を疑う場合には心筋トロポニンやCK-MBを検査することが大切であり，この心筋トロポニン検出のために，早期にイムノクロマトグラフィーが開発された．また，インフルエンザは適切な治療法の選択のためには迅速かつ正確な診断が必須であり，さらに型を同定することが大切である．そのため，咽頭粘液や鼻腔粘液を用いた簡易迅速キットが市販され，診療室で使用されている（図1-3）．インフルエンザ感染の有無，A型かB型かの鑑別にはきわめて有用であり，迅速に診断することで適切な治療・対応が可能となる．

表1-6 主なPOCT（分野と検査項目）

糖尿病関連	血糖，HbA1c
脂質関連	総コレステロール，トリグリセリド，HDL-コレステロール
心疾患関連	トロポニン（TまたはI），ミオグロビン，h-FABP（心臓型脂肪酸結合タンパク），CK-MB
妊娠関連	hCG
血液ガス	pH，$PaCO_2$，PaO_2
腫瘍マーカー	AFP（α-フェトプロテイン），CEA（癌胎児性抗原），PSA（前立腺特異抗原）
感染症	HBs抗原，インフルエンザウイルス抗原，ロタウイルス抗原，ノロウイルス抗原，HBs抗体，HCV抗体，HIV抗体など

　主なPOCTを表1-6にまとめた．イムノクロマトグラフィーばかりでなく，軽量で小型の分析装置も続々開発されている．これらPOCTでは結果が数値あるいは沈降線で表されるため，客観性に優れている．POCT検査として全身病態の把握のために重要視されているのが，動脈血ガス分析である．動脈血中のpH，酸素分圧（PaO_2），二酸化炭素分圧（$PaCO_2$），酸素飽和度（SaO_2），炭酸水素イオン濃度（HCO_3^-）から，肺のガス交換機能障害の有無，生体の酸塩基平衡を知る重要な検査であり，救急救命疾患では日常的に繰り返し検査されている．専用のガス分析装置で測定するが，動脈採血後には注射針を密栓して空気に触れさすことなく，搬送して分析を行うなど測定上の注意点がある．

　ただし，POCTは一般検査と比較して，専用の装置と試薬が必要であることから，比較的高価であるため，使用は緊急を要する病態に限って行われている．

　診療上，臨床検査情報が不可欠となった現在では，検査室のシステム化とPOCTの有機的な連携により，精確な検査成績が迅速に医師・患者に返却され，適切な診療が可能となってきている．

学習課題

- 診療における臨床検査の目的・意義を説明しなさい．
- 臨床検査の種類をその内容により分類し，具体的な項目を列挙しなさい．
- 臨床検査を臨床的役割の違いにより分類し，内容を説明しなさい．
- ベッドサイド検査を説明しなさい．

1–3 検査試料

臨床検査に供されている試料には全血，血清・血漿，尿，糞便，さらには脳脊髄液，腹水・胸水・関節液などの穿刺液がある．

1 血　液

血液を採血後放置すると，赤く固まった血餅部分と淡黄色の液体すなわち血清部分に分かれる．また，抗凝固剤を加えた血液を放置すると血球部分と血漿とに分かれる．

抗凝固剤に EDTA 塩（EDTA-2Na あるいは EDTA-2K）を用いた全血は血球数算定に用いられ，赤血球沈降速度の測定には 3.8% クエン酸ナトリウムと全血の 1：4 混合物が，また凝固検査には 3.2% クエン酸ナトリウムと全血の 1：9 混合物が用いられる．

血清は，臨床化学検査，免疫・血清学的検査に用いられる．

a. 採　血

1）採血の種類

採血は，その対象とする血管の種類から動脈採血，静脈採血，毛細血管採血の 3 種類に分類される．動脈採血は動脈血による検査が行われる動脈血ガス分析や血液細菌培養の際に行われる．

静脈採血は検査のための血液採取で一般的に用いられる．多量の血液を採取可能であり，血液学的検査や臨床化学検査，免疫・血清学的検査などの検体に広く用いられる．

毛細血管採血は指頭，耳朶などの皮膚を穿刺して，湧き出る毛細血管血液を採取する方法である．新生児・乳幼児で静脈採血が困難な患児で用いられるほか，糖尿病患者での自己血糖モニタリング（SMBG）でも用いられる．

2）採血時の患者の状態と検査値

採血時の患者条件が，検査値の大きな変動につながる検査項目も多い．採血時に問題となる患者の背景因子としては，生理学的変動，採血部位による変動，薬物などによる変動がある．

患者の生理的な条件で影響を受ける検査項目には，ホルモンなどのように著明な日内変動（リズム）を呈する項目や，食事・運動などにより大きく変動する検査項目がある．これらを表 1-7 に示した．最も有名なのがコルチゾールであり，早朝に高値で，深夜に低値となる．同様に ADH（抗利尿ホルモン）は早朝に高値で，夕方に最低値となる．この表以外にも，早朝から午前中に高値で，午後遅くから夕刻にかけて低値となるのが，テストステロン，アドレナリン，ノルアドレナリン，TSH などである．ホルモン以外に記憶する必要があるのが血清鉄で，早朝に高値で，夕方から深夜にかけて低値となり，その差は 20～50 µg/dL（3.58～8.95 µmol/L）である．血清鉄の基準範囲が 80～150 µg/dL（13.6～26.9 µmol/L）であり，かなりの変動幅であるため，夕方採血では血清鉄の偽低値と解釈をすることにもなりかねない．

食事や飲酒，筋肉運動，体位により変動する検査を表 1-8 に示した．ヒトは 1 日に 3 回食

表1-7 日内変動のある成分

成分	朝(午前中)	昼(午後)	夜
総タンパク質		↑	↓
尿素		↓	↑
尿酸	午前中↑		↓
カリウム		↑	↓
鉄	午前中↑		↓
トリグリセリド		↑	↓
遊離脂肪酸	早朝↑	↓	↑
ALP	↓		
アミラーゼ		↓	↑
コルチゾール	↑		↓
ACTH	↑		↓
アルドステロン	↑		↓
プロラクチン		↓	↑
ADH	↑		↓

↑：上昇，↓：低下

表1-8 食事，飲酒，運動，体位で変動する成分

成分	食事	飲酒	運動後	立位
グルコース	↑↑	↓	↓の後に↑↑	−
トリグリセリド	↑↑	↑↑	↓↓	↑
遊離脂肪酸	↓↓	↓	↑↑	↑
総コレステロール	↑（食習慣）	↑	→	↑
HDLコレステロール	↓もしくは↑（食習慣）	↑	→	↑
総タンパク質	↓	↓	→	↑↑
尿酸	↑（食習慣）	−	↑	→
尿素	↑（食習慣）	−	↑	→
AST	−	↑	↑↑	↑
ALT	−	↑		
CK	−	→	↑↑↑	↑
LD	−	↑	↑↑	↑
γ-GT	−	↑↑	→	−
無機リン	↑	−	↑	−

→：変化なし，↑：わずかに上昇，↑↑：上昇，↑↑↑：大きく上昇，
↓：わずかに低下，↓↓：低下，−：データなし

表1-9 採血部位により差を認める項目

項　目	採血部位による差
血　糖	動脈血＞毛細血管血＞静脈血
白血球数	毛細血管血＞静脈血
血液ガス	
・pH	動脈血＝毛細血管血＝静脈血
・PO_2	動脈血＞毛細血管血＞静脈血
・PCO_2	動脈血＜毛細血管血＜静脈血
アンモニア	動脈血＜静脈血

事をするので，これに伴って変動するのが糖質と脂質である．これらは消化管から吸収され，血中に移行するため，食後には上昇する．グルコースとトリグリセリドは著明に変動するため，安静空腹時採血が必須である．とくに食事によっては食後のトリグリセリドが3〜5倍に上昇することもあり，正確なトリグリセリド値の測定には12〜16時間の絶食が必要である．

　このような，日内変動の影響を最小限にするためにも，早朝空腹時に採血する．

　筋肉運動も血清検査値を大きく変動させる要因である．筋肉中には筋肉運動を行うために多くの酵素が含まれている．代表がクレアチンキナーゼ（CK），乳酸デヒドロゲナーゼ（LD），ASTであり，これらは筋肉のエネルギー供給の不足によっても筋肉中から血中へ逸脱するため，筋肉運動後上昇して，もとに戻るには1〜2日を必要とする．また，エネルギー供給のためにトリグリセリドは分解されて低下し，一方，遊離脂肪酸は逆に上昇する．

　1回の飲酒では大きな変動をきたさないが，γ-GTは飲酒習慣で上昇する．

3) 採血時の体位

　採血時の体位も検査結果に大きく影響する．立位・座位では重力により下肢の毛細血管圧が仰臥位に比較して上昇し，水分が血管内から間質に移動するため，高値となる．アルブミンでは，仰臥位と比較して立位で10%前後，座位で5%前後高値となる．

4) 採血部位の影響

　動脈血，毛細血管血，静脈血により測定値に差が認められる検査項目があり，これらを表1-9に示した．小児などで静脈採血が困難で毛細血管血での検査の場合にはこのことを医師・患者に注意喚起する必要がある．また，SMBGの結果は毛細血管血であり，静脈血より高値であることは患者に周知する必要がある．

5) 点滴（輸液）や薬物による影響

　患者に投与された薬物が臨床検査結果に影響を与えることも多い．とくに問題となるのは，患者が点滴静注を受けている場合である．輸液にはカリウムやグルコースを高濃度含むものもあり，偽高値となることがある．この場合には，採血者は輸液をしている反対側から採血を行い，影響を最小限にする．また，患者に使用されている薬剤が検査に直接的に影響を与える場合もある．思わぬ検査結果の場合にはこれらに十分に留意する必要がある．

表1-10 抗凝固剤の種類と使用法

作用機序	種類	使用法	目的検査	注意点・欠点
脱カルシウム作用	EDTA塩 （ナトリウム，カリウム）	血液1 mLに1 mg	・血球算定 ・アンモニア	・脱カルシウム作用強い ・凝固検査に不適
	クエン酸ナトリウム	3.2%水溶液：血液＝1：9 3.8%水溶液：血液＝1：4	・凝固検査 ・赤血球沈降速度	・希釈されるため血球算定，生化学検査に不適
	フッ化ナトリウム	血液1 mLに10 mg 通常は他の抗凝固剤と併用	血糖検査 （解糖阻止のため）	
抗トロンビン作用	ヘパリン （ナトリウム，リチウム塩）	血液1 mLに0.01～0.1 mg （多くは溶液で使用）	・血液ガス分析 ・緊急生化学検査	・膠質反応，脂質検査は不適 ・遺伝子検査に不適

b. 血液検体の取り扱い上の留意点

血液検体の取り扱いのうち，採血時に注意すべき点としては，抗凝固剤・凝固促進剤などの添加物の選択，溶血の防止，その後の検体保存である．

1）抗凝固剤と凝固促進剤

血液は採取した後放置すれば凝固する．全血または血漿を用いる検査では適切な抗凝固剤により凝固を阻止する．抗凝固剤の種類と使用法を表1-10に示した．抗凝固剤はその作用機序から脱カルシウム作用によるものと抗トロンビン作用によるものに分類できる．前者にはクエン酸ナトリウム，EDTA塩，フッ化ナトリウム（EDTA塩を付加する）の3つがあり，後者にはヘパリン塩がある．そして，これら抗凝固剤を使用した場合には，特定の検査項目では異常値となるので注意しなければならない．脱カルシウム作用の抗凝固剤では，カルシウム，マグネシウムなどの微量金属は偽低値となるばかりでなく，アルカリホスファターゼやアミラーゼなどの金属酵素あるいは金属を補酵素とする酵素の活性値が偽低値となる．

血清または血漿は，一般的に採血後の血液を3,000 rpm，10分間の条件で遠心することによって得られる．血清を得るには採血後，30分ほど放置してから遠心操作をしなければならない．これは採血してから血液が凝固するのに時間がかかるからである．最近では，この凝固時間を短くする凝固促進剤を用いる検査室も多くなってきた．凝固促進剤としては，乾燥状のトロンビンを試験管の内壁に塗布したり，シリカ樹脂コーティングを行ったものが汎用されている．

なお，血清と血漿の各成分の濃度差は，血液凝固に関連する血小板凝集によって血小板から放出される成分があるために生ずる．例えば，カリウムは血漿に比べ血清の方が高値であり，血小板 $10 \times 10^4/\mu L$ あたり，0.1～0.15 mEq/Lである．

2）溶血

遠心分離後の血清や血漿中に赤血球の破壊によるヘモグロビンが遊出してきた状態を溶血という．溶血は検査値に影響を与えるので注意が必要である．

赤血球中には血清・血漿中より高濃度に存在する成分がある．これら成分が溶血により血清・血漿中に遊出することで，偽高値となる．また，ヘモグロビンの色調（赤色）が比色測定を行う項目に影響を与える．赤血球と血漿の成分濃度比を図1-4に示した．LD（乳酸デヒドロゲナーゼ），アルドラーゼ，鉄，ACP（酸性ホスファターゼ），カリウム，ASTは赤血球中

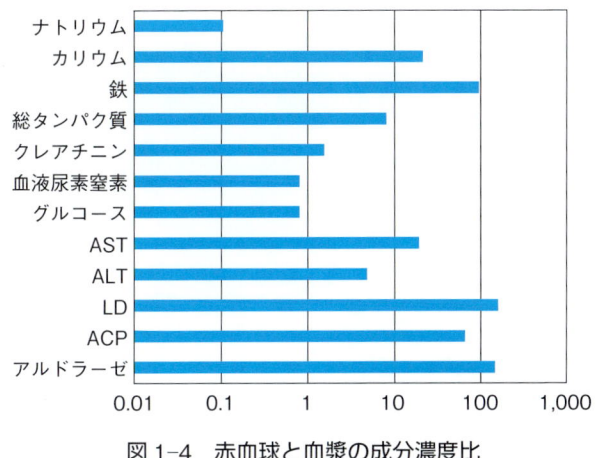

図1-4 赤血球と血漿の成分濃度比
(血漿成分を1とする)

に多量に存在するため，溶血では偽高値となる．とくに，LDやカリウムは溶血の影響を受けやすいので，溶血検体の場合には，検査室から医師にその旨の報告がなされる．

このほか，カタラーゼや還元型グルタチオンなども赤血球中に存在している．これらの成分はオキシダーゼ反応によって生成する過酸化水素を測定する反応に影響を及ぼすので偽低値となることもある．さらに，赤血球中にはインスリン分解酵素があるため，溶血検体ではインスリンが低値となる．

3）検体の保存

血液採取して血清分離後には直ちに検査に供するのが原則である．血清を不適切な条件で保存すると測定値が大きく変動する項目がある．このため，検体は適切な条件で保存する必要がある．

採血後，血液を放置することによって変動する成分の代表例として，中性脂肪（トリグリセリド，TG）と遊離脂肪酸（FFA），エステル型コレステロールがある．TGはリポタンパクリパーゼ（LPL）により加水分解されてFFAとグリセロールを生成するので，FFAは上昇し，グリセロールを消去する方法ではTG値は低値となる．また，コレステロールはHDL上のLCATによりエステル化されるため，エステル型コレステロールが増加する．

グルコース，乳酸，ピルビン酸，アンモニアなども採血後，全血を放置することによって変動する．アンモニアは，デアミナーゼによりタンパク質が分解されて生成するため，高値となる．このため，EDTA塩採血を行い，採血後は氷水中に保存して酵素の影響を抑え，迅速に血漿を分離して測定する．また，グルコースはNaFとEDTA塩を抗凝固剤として用いるが，NaFのF⁻が解糖系のエノラーゼを阻害することで血漿中のグルコースの消費を阻止して，正確なグルコースを測定可能である．また，乳酸，ピルビン酸は除タンパク剤入りの採血管で採血する必要がある．また，ビリルビン（とくに間接ビリルビン）は光に対して不安定であり，放置により低値となる．

4）検体の保存方法

検体は適切な条件で保存しなければならない．血清は大部分が冷蔵あるいは冷凍保存され

表 1-11 採血後の全血および血清（血漿）分離後の不安定成分

成　分	採血から分離まで（24 時間） 室温	採血から分離まで（24 時間） 冷蔵	分離後 室温	分離後 冷蔵	分離後 凍結
アンモニア	↗	↗	↗	→	→
総ビリルビン（TB）	↘	→	3 日後より↘	→	→
ナトリウム（Na）	↗	↘	→	→	→
カリウム（K）	→	↗	→	→	→
無機リン（IP）	12 時間後より↗	→	→	→	→
ピルビン酸	12 時間後より↗	→	→除タンパク	→	→
乳酸	↗	↗	→除タンパク	→	→
トリグリセリド（TG）	↘	→	↘	→	→
遊離脂肪酸（FFA）	↗	→	↗	→	→
総コレステロール（TC）	→	→	→	→	→
コレステロールエステル	↗	→	↗	→	→
遊離コレステロール（FC）	↘	→	↘	→	→
HDL-コレステロール（HDL-C）	→	→	↘	→	→
LD	12 時間後より↗	12 時間後より↗	→	→	→
CK	↘	↘	↘	→	↘
α-フェトプロテイン（AFP）	−	−	3 日後より↘	→	→
CA125	−	−	↘	→	→
SCC	−	−	↘	→	→
PSA（前立腺特異抗原）	−	−	↘	→	→
PAP（前立腺酸性ホスファターゼ）	−	−	↘	→	→

→：安定，↗：上昇，↘：低下

　る場合が多い．冷蔵は 4〜10℃，冷凍保存は −20℃，成分によっては −40℃〜−80℃ の超低温冷凍庫で保存する．

　凍結融解を繰り返すとリポタンパク質が変性し，酵素反応が十分に進行しないため，酵素法や界面活性剤を使用する直接法による脂質測定では測定値が低くなる．とくに HDL-コレステロールは 2，3 日の保存であれば，凍結よりも冷蔵が適している．

　このように，成分によって適切な条件下で保存する必要がある．採血後の全血放置および血清（血漿）分離後に不安定な成分について表 1-11 にまとめた．多くの成分は冷蔵で数日は安定であり，検査室では冷蔵保存して，医師からの追加検査依頼に備えている．

2　尿検体

　尿（urine）は，生体への侵襲性がなく，最も容易に採取できる検体であるが，生理的変動幅が大きいため，検査とその解釈には注意する必要がある．

a. 採尿法
1）自然尿

特別の器具を用いないで，自然に排出させた尿であり，排尿中のどの部位を採るかによりさらに中間尿採取，全尿採取，分杯尿採取の3つに分けられる．

中間尿採取は，排尿の最初と最後の部分は採尿せず，中間の部分を採取した尿である．とくに女性では外陰部や膣由来の成分（扁平上皮細胞や細菌など）が混入するので，最初の尿は捨てて，膀胱に貯まっている尿を検査するために用いる．

全尿採取は，24時間蓄尿や時間尿の採取に用いられる方法で，排尿されるすべての尿を採取する．タンパク質やホルモンの1日排泄量を測定したり，PSP試験［フェノールスルホンフタレイン（PSP）を静脈内に投与後，15分，30分，120分後の尿中排泄率を測定］などに用いる．

尿は均質ではなく，前半，中間，後半で異なり，前半は尿路の前半，後半は尿路の後半を反映する．**Thompsonの2杯分尿法**はこれを利用して血尿や膿尿の原因部位を推定するのに有用である．すなわち，血尿・膿尿が，前半尿だけに認められる場合には尿道，後半尿だけの場合は膀胱，両方の尿に認められた場合は腎臓に病変があると考える．

2）カテーテル尿（導尿）

膣分泌物や性器出血の混入が避けられない患者で，細菌検査や尿沈渣検査を行うときには，尿道カテーテルを用いて採尿する．尿閉（膀胱内に尿があるにもかかわらず，排尿できない状態）の患者や自由に採尿できない患者に対しても用いる．また，導尿が不可能な場合や小児に対しては膀胱穿刺により尿を採取する．

b. 採尿時刻
1）早朝第一尿

就寝時に排尿させ，早朝起床時の直後に排尿させて採取する尿である．就寝中は水分の摂取がないために，尿は最も濃縮されてpHも酸性傾向（睡眠時は呼吸数低下により二酸化炭素が蓄積して酸性になる）になり，細胞成分はよく保存されている．さらに各種成分が高濃度に含まれていることから異常物質の早期検出に優れている．

2）随意尿（随時尿，スポット尿）

排尿時刻をとくに気にせず，任意に採った尿である．尿の濃縮の程度や体動などの生理的条件が不明なため，尿検査の成績を定量的に比較することはできないが，多くの外来患者はこの随意尿でスクリーニング検査を行う．

c. 尿の保存

尿検査のための尿検体は原則的には保存しないで，すべて新鮮なうちに検査を行う．尿には少量の塩類，グルコース，タンパク質などが含まれており，細菌にとっては格好の繁殖場となるため，放置すれば速やかに細菌が増殖する．その他には表1-12に示したような成分の変化が生ずる．細菌や真菌の増殖でグルコースは消費され，酸を生ずるのでpHは酸性に傾くこともある．このようなpHの変化により細胞変性や共存物質の変化が起こる．

表 1-12 尿放置による変化

成　分	変　化	原因・機序
pH	アルカリ性化	細菌による尿素の分解で生じたアンモニアのため
グルコース	減少	細菌による消費のため
ウロビリノーゲン	減少	空気中の酸素によりウロビリンに酸化されるため
ビリルビン	減少	空気中の酸素によりビリベルジンに酸化され，光線で分解されるため
ケトン体	減少	アセトン，アセト酢酸の揮発のため
潜血反応	初め亢進し，後に陰性化	赤血球の溶血亢進のため，後にヘモグロビンの変性のため
亜硝酸塩	初め亢進し，後に陰性化	細菌による硝酸の還元亢進，長時間経つと分解して陰性化
沈渣成分　　　　　　　赤血球　　　　　　　白血球　　　　　　　上皮細胞　　　　　　　円柱　　　　　　　細菌・真菌	溶血，ゴースト化　　変性，崩壊　　変性，崩壊　　溶解，減少　　増加	pHの変化のため　　pHの変化と自己融解のため　　pHの変化と自己融解のため　　pHのアルカリ性化のため　　増殖のため

表 1-13 尿の防腐剤の種類と検査目的

種　類	使用量	検査目的
トルエン キシレン	蓄尿ビンに1〜2 mLを入れて蓄尿する (24時間尿)	糖，タンパク質，クレアチニン，エストロゲン，その他
ホルマリン	37% ホルムアルデヒドを尿 100 mL 当たり 0.5 mL 加える	尿沈渣
酢酸	蓄尿ビンに5 mLを入れて蓄尿する (24時間尿)	ほとんどの項目
塩酸 (6 mol/L)	蓄尿ビンに10 mLを入れて蓄尿する (24時間尿)	カテコールアミン，VMA (バニリルマンデル酸)，HVA (ホモバニリン酸)，5-HIAA (5-ヒドロキシインドール酢酸)，ステロイド
炭酸ナトリウム	5 g (24時間尿)	ウロビリノーゲン
石油エーテル	40 mL (24時間尿)	ポルフィリン体

1) 冷蔵保存，冷凍保存 (−20〜−80℃)

　　6〜12時間以内の冷蔵保存であれば，ほとんどの尿検査 (定性，定量，沈渣，細菌培養，細胞診) に適応できる．ただし，冷却により塩類 (とくに尿酸塩) が析出するため，尿沈渣検査や定量検査 (とくに無機イオンの測定時) の場合には40℃ぐらいで加温してそれらを溶解した後，検査に用いる．

　　1日以上の保存が必要な場合，とくに化学成分を検査する場合には冷凍保存する．検査項目にもよるが，6〜12か月程度の保存が可能である．ただし，細胞成分は凍結融解により破壊されるため，尿沈渣，尿細胞診では用いない．

2) 保存剤・防腐剤の使用

　　蓄尿に際しては種々の保存剤・防腐剤が用いられる．防腐剤の種類について表 1-13 にま

とめたが，成分によって異なる防腐剤を使用する．尿細胞成分の保存にはホルマリンを，糖，タンパク質，含窒素化合物，無機イオン，ホルモンなど多くの化学成分の保存にはトルエンを，カテコールアミン，VMA，HVA，5-HIAA などの定量を目的とする場合は塩酸を用いる．その他，タンパク質に対してはアジ化ナトリウムを，ポルフィリンやウロビリノーゲンに対しては炭酸ナトリウムを添加する．

3 糞　便

糞便 (feces) は尿と同様に患者に苦痛を与えることなく採取でき，消化管疾患，感染症，寄生虫症などの重要な情報を与える．

a. 採便法

1) 潜血反応のための採便法

潜血反応は消化管からの出血を調べる検査であり，① ヘモグロビンのペルオキシダーゼ様作用を利用した化学的方法と，② 抗ヒトヘモグロビン抗体を利用した免疫学的方法がある．化学的方法は動物由来の血液や筋タンパク質，あるいは鉄剤服用では偽陽性となるため，偽陽性反応を呈するような食物を含まない潜血食を通常採便 3 日前から摂取させ，鉄剤は中止させる．また古くなった糞便では，化学的方法ではヘモグロビンのペルオキシダーゼ様活性の低下のため，また免疫学的方法ではヘモグロビンの変性・分解のため，偽陰性となるので，なるべく早く検査する．

2) その他の採便法

虫卵検査を目的に採便する場合は指頭大ぐらい採る．下痢便で赤痢アメーバなどの原虫の栄養型が疑われる場合は冷やさぬよう排便直後に検査する．直ちに検査できない場合は 37℃の孵卵器に保存する．固形便ではシスト（囊子）が検出されるので，冷蔵庫に保存する．

細菌検査のためには指頭大ぐらいを清潔な容器に採るか，肛門に直接採便用スティックを挿入して採便する．また，脂肪定量や ^{131}I-トリオレイン検査では排便したすべてを容器に蓄える．

b. 採便容器

採便容器はすべて清潔で吸水性がなく，密封できるものがよく，排便後乾燥しないように注意する．

c. 一般的性状

健常者では通常排便回数は 1 日 1〜2 回，排便量は 100〜200 g である．有形軟便から軽度固形便であるが，直腸に癌や潰瘍のある場合には鉛筆状便となり，コレラやロタウイルス感染では米とぎ汁様便が特徴である．

糞便の色調は便中のウロビリン，ステルコビリンのために淡黄色から黄褐色であるが，時間を経ると暗褐色になる．閉塞性黄疸では灰白色となる．

また，腸内でタンパク質が異常に分解され，インドールやスカトールが産生されると強い腐敗臭を放つ．

4 喀　痰

a. 採取法

　　喀痰（sputum）の検査により肺の中の状態を知ることが目的であるため，唾液など上気道，口腔由来の成分の多い喀痰は質が悪く，これらではグラム染色で扁平上皮細胞が多く認められる．白血球が多い喀痰は質の良い喀痰である．

　　早朝起床時に歯をよく磨き，水道水で5～6回うがいをさせた後に喀出させる．数回深呼吸をして，深く息を吸い込んでから思い切り強く咳をすると痰が出やすくなる．また，冷蔵庫に顔を突っ込み冷気で冷やすと出やすくなる．健康診断などでは疾患を見逃さないためには3日間続けて行うのが良い．

　　痰が採れにくい場合や少ない時には10%食塩水や20%プロピレングリコール，キモトリプシンなどを吸入液とするエアゾール法が用いられる．また，鼻腔よりカテーテルを目的とする気管支部位までX線透視下で挿入し，注射筒で分泌液を吸引する気管支局所採痰法（直接擦過法）を用いる場合もある．

b. 採取容器

　　一般的には清浄な乾燥したシャーレ，またはディスポーザブルのポリ製喀痰容器を用いる．1日の喀痰量の測定には目盛り付喀痰容器を用いる．

c. 保存法

　　喀痰検査は原則的には保存せずに，できるだけ速やかに検査を行う．

　　細菌検査では一般細菌，結核菌とも，2～3時間なら室温放置でよい．それ以上では冷蔵庫に保存するが，検査可能な期間は1～3日まででそれ以上では菌数が減少する．また，細胞診検査では痰の状態で保存する場合は冷蔵庫に保存する．できれば塗抹標本を作製しておく．

d. 一般的性状

　　1日100 mL程度は排出している．吸いこんだホコリや細菌の種類により異なるが，通常は無色透明でやや白っぽく，やや粘り気がある．臭気はない．

5 脳脊髄液

　　脳脊髄液（cerebrospinal fluid, CSF）は脳室とクモ膜下腔内に存在する無色透明な液体で，中枢神経系を物理的衝撃から保護し，神経細胞の浸透圧平衡の保持，および代謝に重要な役割を果たしている．

表 1-14　各種髄膜炎での髄液所見

疾患	外観	細胞数	タンパク質	グルコース	Cl⁻
化膿性髄膜炎	混濁	↑↑（主に好中球）	↑↑	↓↓	正常〜↓
真菌性髄膜炎	混濁	↑↑（主にリンパ球）	↑↑	↓↓	↓
結核性髄膜炎	水様透明（日光微塵）	↑（リンパ球）	↑↑	↓↓	↓
ウイルス性髄膜炎	水様透明	↑（リンパ球）	正常〜↑	正常	正常

a. 採取法

腰椎穿刺（第3〜4腰椎間腔）により採取する．この部位では脊髄神経が馬尾神経となっており，穿刺針が神経を損傷する危険が少ない．採取時に医師は，液圧，外観，クエッケンシュテット（Queckenstedt）現象を観察し，検査のための髄液を採取する．

b. 取扱い法

髄液中の細胞は採取後，変性しやすいので細胞数は速やかに検査する．また，グルコース定量，タンパク質定量，クロール定量，グロブリン試験，タンパク質分画を検査する．細菌を多く含む髄液ではグルコースが消費されて低下するため，細胞数の検査が終了したら，直ちに遠心して，上清を冷蔵庫に保存する．

髄膜炎の原因菌を検索する場合には保存法が異なる．結核菌，真菌，一般細菌感染症が疑われる場合には冷蔵庫保存で良いが，髄膜炎感染が疑われる場合は，冷蔵庫ではなく，孵卵器に保存する．また，ウイルスの分離・同定では凍結する．

c. 各種髄膜炎での成分

各種髄膜炎の髄液所見を表1-14に示した．細菌性の場合には細菌の消費によりグルコースが低下し，ウイルス性では低下しない．また，化膿性の場合には主に好中球が増加するが，真菌性や結核性では単核球（リンパ球）が増加する．

6　穿刺液（腹水，胸水など）

通常は体腔の貯留がほとんどない部位に，体液が貯留した場合には医師はそれを採取して検査を行う．これには腹水（ascites）と胸水（pleural effusion）がある．

a. 採取法

医師は適切な穿刺部位を消毒し，局所麻酔後に穿刺し，腹水あるいは胸水を採取する．

表 1-15　滲出液と漏出液の鑑別

項　目	滲出液	漏出液
原因	炎症性	非炎症性
外観	混濁，血性	漿液性，清澄
比重	1.018 以上	1.015 以下
総タンパク量	4 g/dL 以上	2.5 g/dL 以下
Rivalta 反応	陽性	陰性
線維素	多量，凝固	少量
細胞数	1,000/μL 以上	1,000/μL 以下

b. 保存法

すべての検査は可能なかぎり検体採取後，速やかに行う．やむを得ない場合には，生化学成分は冷蔵保存し，細胞成分を目的とする場合には抗凝固剤（ヘパリン，EDTA 塩）を加え，凍結しないように保存する．

c. 滲出液と漏出液

穿刺液の性状を検査することで，滲出液と漏出液の鑑別が可能である．そして，滲出液か漏出液かで病気を推測できる．鑑別を表 1-15 に示した．滲出液の場合には胸膜炎，腹水，悪性腫瘍の転移など炎症性疾患が推測され，漏出液ではうっ血性心不全，ネフローゼ症候群，肝硬変など低タンパク血症を起こす非炎症性疾患が考えられる．

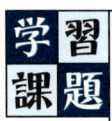

学習課題
- 臨床検査の材料を列挙し，採取法について説明しなさい．
- 検査値の生理的変動因子を列挙し，変動する項目とその変動（上昇あるいは低下）を説明しなさい．
- 血液検体を保存することにより変動する項目を列挙し，その理由を説明しなさい．

1-4 精度管理

臨床検査値は診療の重要な情報であるため，「いつでも」「どこでも」比較できる互換性のあることが必要である．すなわち，臨床検査値の変動により病態の改善や悪化を知ることができ，A診療所での検査値からB病院で病態を推測することも可能である．このために，検査室では，精度管理（quality control, **QC**）を日常的に行い，臨床検査値の正確性と精密性の管理を行っている．

従来は検査値の管理はこのQCを中心に行っていたが，検体採取から検体の搬送，処理，あるいは検査値の報告も含めた総合的精度管理（total quality control, **TQC**）の考え方が一般的になっており，さらには医師の検査依頼から検査値の利用までの一連の手順が検査であるとの考えから，現在では精度保証（quality assurance, **QA**）の概念が定着しつつある（図1-5）．

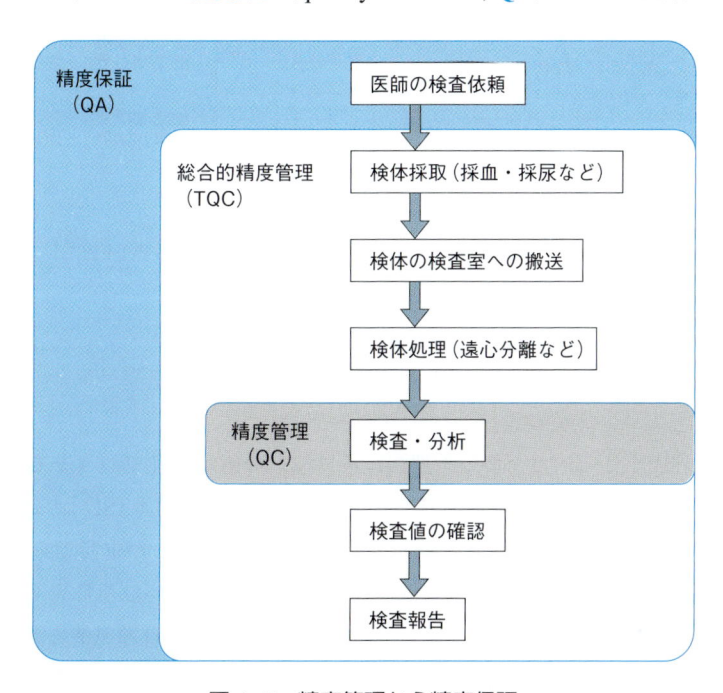

図1-5 精度管理から精度保証

1 内部精度管理

患者の過去，現在の検査値が比較できるように互換性を保証するために行うのが内部精度管理である．

a. 内部精度管理の種類

内部精度管理には，管理試料を用いる方法と患者検査値を用いる方法とがある（表1-16）．管理試料を用いる管理法の代表が $\bar{x}$–R（$\bar{x}$–Rs–R）管理図法である．これは，管理に用いる管理試料を予め20～25日，複数回連続測定して，連日の平均値から総平均値と標準偏差（SD）を算出する．また，連日の測定値の差（R）からその平均値とSDを求め，図1-6に示すよう

表1-16 内部精度管理法の種類

A. 管理試料を用いる方法	B. 患者試料を用いる方法
1. x̄-R (x̄-Rs-R) 管理図法 2. 累積話法 (cu-sum 法) 3. 双値法 (Youden プロット法)	1. 患者集団の検査値を用いる方法 　1) 基準値平均法 　2) ナンバープラス法 2. 個別患者試料・検査値を用いる方法 　1) ダブルチェック法 　2) 項目間チェック法 　3) デルタチェック法

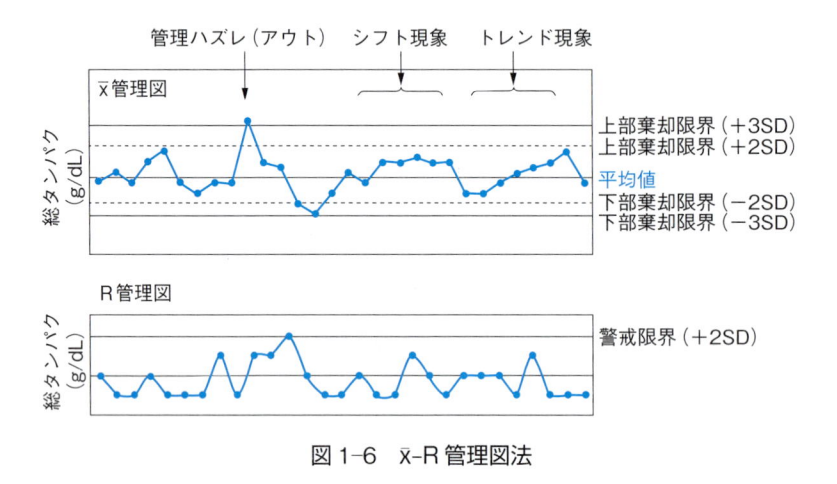

図1-6　x̄-R 管理図法

な x̄-R 管理図を作成する．この管理図に各日の平均値と R をプロットし，これらの値が管理幅に入っているかをリアルタイムに判定する．図中の平均値±3SD から外れた場合（アウト）にはいかなる原因で外れたかを究明して適切に対応することが重要である．また，±3SD 内でも連日高値あるいは低値に偏って（シフト）いたり，あるいは連日徐々に上昇あるいは下降する（トレンド）場合にも原因を追求（トレンドの場合には管理血清の濃縮など）して適切な処置を行う．また，自動分析装置を用いている検査室では，x̄-R 管理図法ではなく，前日の平均値との差を観察して日間の精密性を管理する x̄-Rs-R 管理図法を用いている施設もある．

b. 標準物質，トレーサビリティ

現在では，臨床化学検査では多くの項目で基準となる測定操作法と標準物質が整備されている．成分の精確な測定法（基準法，常用基準法）があり，この下位に日常検査法がある．そして，それぞれの測定方法間で標準物質による正確さの伝播が行われ，測定値が標準化されている．

検査室で用いられている方法による測定値の正確さの根拠を上位の測定方法へと辿っていくことで，最終的には基準法に帰着して測定値を検証することが可能である．このことをトレーサビリティ（traceability）の連鎖と呼んでいる（図1-7）．

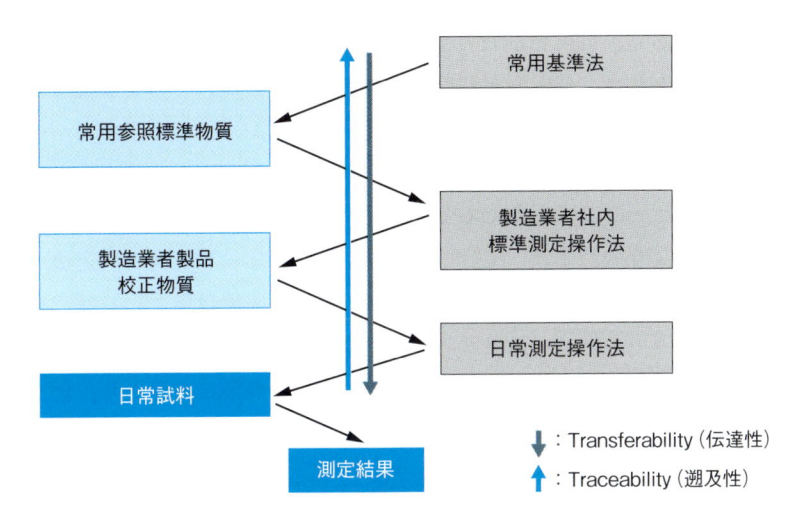

図1-7 トレーサビリティの連鎖

表1-17 わが国で実施されている主要外部精度管理

調査機関	参加数	項目数	回数	評点方式	備考
日本医師会	3,220	49	1	評点	補正共通CV, コンセンサスCV
日本臨床検査技師会	3,484	31（化学のみ）	1	なし	許容測定CV*
日本衛生検査所協会	273	41	1	評点	補正共通CV, コンセンサスCV
自治体	自治体毎	自治体毎	1？	自治体毎	
日本総合健診医学会	約350	23	4	A〜E	
全国労働衛生団体連合会	359	19	1	評点	許容誤差
アイソトープ協会	約160	42	1	評点	補正共通CV？
糖尿病学会	約200	HbA1c	1	なし	
CAP (College of American Pathologist)	約100	カテゴリー別	1〜3	評点	SDI

＊厚生労働省「体外診断用医薬品の承認申請上の取扱いについて」

2 外部精度管理（外部精度調査）

同一試料を複数の検査室で測定して各検査室での検査値を評価するプログラムが外部精度管理調査（コントロールサーベイ）で，各検査室の技術水準の向上を図るための有効な手段である．とくに系統誤差（正確さ）の是正に重点が置かれており，施設間誤差の是正，互換性の確保に有用である．2つ，あるいはごく少数の検査室間で行われるクロス・チェックから500以上の検査室を対象として行う大規模調査までいろいろな調査が行われている．わが国で行われている大規模精度管理調査を表1-17に示した．

a. 外部精度管理調査の目的と評価

外部精度管理調査は単なる調査ではなく，大きく2つの目的がある．まず，他施設の検査

値との互換性であり，自検査室での検査値の全国レベルでの位置を確認することである．検査値の互換性があれば，他医療機関での検査データを診療にそのまま使用でき，重複検査を防ぐことができる．次に，使用している測定系が全国レベルで正当か否かを判断することである．標準的で精度の良い測定系であるかを判定し，問題がある測定系の場合には全国レベルの測定系に変更・改善すべきである．

外部精度管理調査の評価は，**peer group**（ピア・グループ：同一測定法，機器・試薬を使用するグループ）を対象として行うのが原則である．医療現場としては，ピア・グループではなく，参加すべての施設を対象として評価すべきであるが，ピア・グループでないと調査試料などの変動因子により大きく異なる測定値が得られることがあり，公平・適正な評価が難しいからである．

また，評価は通常は統計学的な規準を用いている．日本医師会調査では補正共通CV（ピア・グループのCVを小さい順に並べ，累計が80％となるまでのピア・グループのCVから共通CVを求め，さらに報告単位で補正したのが補正共通CV）あるいはコンセンサスCV（検査現場で許容できるバラツキ）のどちらかから求めたSDから**SDI**（SD index）を求め，±1SDI以内をA，±2SDIがB，±3SDIがC，±4SDI以上をDとしている．一方，全国労働衛生団体連合会では，生理的変動と技術的誤差を加味した評価規準としている．

b. 外部精度管理調査の問題点

調査の問題点として最も重要なのは調査試料である．大規模調査では検査室で実際に検査に供している生血清や尿を調査試料用に調製することは困難であり，調査に使用する異常試料は標準品・遺伝子組換え体を添加して作製する．このため，測定系での反応が異なり，これが測定結果に影響を及ぼす．とくに免疫学的手法を用いる測定系では，抗体により検出するエピトープ（抗原決定基）が異なるために，添加物質に反応する測定系と反応しない測定系があり，測定値が大きく異なる．日本医師会調査でのCEA（高濃度試料）では，測定装置により大きく異なり，低値群では17 ng/mLが高値群では28 ng/mLと大きく異なっている．

また，保存安定性のために凍結・乾燥する調査試料では，試料中で変性する成分も少なくない．この代表が脂質成分であり，HDL-コレステロールやLDL-コレステロールはその代表であり，試料調製は保存安定性や分析前試料調製も考慮して行う必要がある．

次の問題点が不正行為（カンニング）である．評点を行う精度管理調査では高得点をとることが，施設の高評価の基準ともなっているので，カンニングを行う施設も少なくない．精度管理調査の目的を再確認する必要がある．

学習課題
- 内部精度管理の種類を列挙し，内容を説明しなさい．
- 外部精度管理（調査）の目的と意義を説明しなさい．

1-5　前処理

1　試料

　臨床検査では，血液，尿，穿刺液，唾液などの体液のほか，糞便，各種組織，細胞など，きわめて多様な試料を取り扱う．とくに患者から採取した試料を取り扱う際には，感染などに十分に注意する必要がある．

　各種臨床検査のうち，臨床化学検査，血液学的検査，免疫・血清学的検査などでは，一般に血液を検査対象とする．血液は図 1-8 に示すように細胞成分（赤血球，白血球，血小板）とそれらが浮遊する血漿成分からなり，血漿にはタンパク質，糖，脂質，尿素，有機酸，各種カチオン，各種アニオンなど多種多様な物質が含まれている．臨床検査では，目的に応じて全血，血漿，血清を使い分けている．採取した血液に EDTA やヘパリンなどの抗凝固薬を添加したもの，すなわち血球成分が浮遊したものが全血であり，血球成分を遠心分離して除去したものが血漿である．一方，採取した血液を放置すると次第に凝固物が沈殿してくるが，この血餅，すなわち血球成分と血液凝固因子を除いたものが血清であり，多くの臨床化学検査に用いられる．

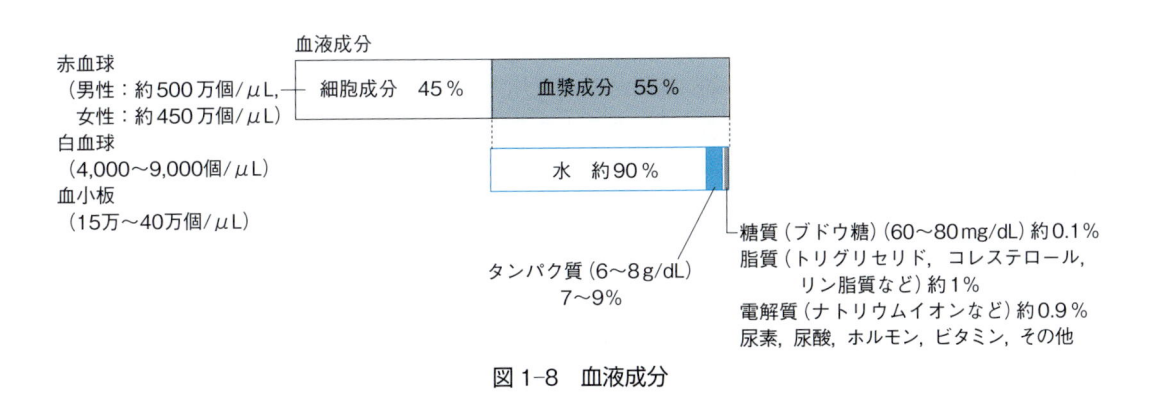

赤血球
（男性：約 500 万個/μL,
女性：約 450 万個/μL）
白血球
（4,000〜9,000 個/μL）
血小板
（15 万〜40 万個/μL）

血液成分
細胞成分　45 %　｜　血漿成分　55 %

水　約 90 %

タンパク質（6〜8 g/dL）7〜9 %

糖質（ブドウ糖）(60〜80 mg/dL) 約 0.1 %
脂質（トリグリセリド，コレステロール，リン脂質など）約 1 %
電解質（ナトリウムイオンなど）約 0.9 %
尿素，尿酸，ホルモン，ビタミン，その他

図 1-8　血液成分

2　前処理

　採取した試料を前処理する目的には，各種感染性の病原体の除去によるバイオハザードの低減や測定対象物の濃縮，および分析を妨害する因子の除去などがある．酵素反応や抗原抗体反応を利用する臨床検査においては，分析法の特異性の高さゆえに前処理をほとんど必要としない場合が多いが，クロマトグラフィーを利用するときには通常何らかの前処理操作が必要となる．そこで，以下にクロマトグラフィーを用いることを想定した前処理法について概説する．

> **バイオハザード**
> 生物学的危害．患者が何らかの感染症に罹患していると，その患者から採取した検体中に感染性の病原体が存在するので，取り扱いに注意が必要である．

a. 除タンパク

　　測定対象物質が低分子化合物の場合，除タンパクを行うことが多い．血液試料の除タンパクには，酸や有機溶媒を添加してタンパク質を凝集させた後に沈殿除去する方法がよく用いられる．血液試料に対して 10 分の 1 容量程度の強酸（トリクロロ酢酸など）を加えると，試料中のタンパク質は瞬時に凝集するが，対象物質が酸性条件で不安定な場合には適用できない．薬物や脂質などにはタンパク質と強く結合するものも少なくないが，その場合は有機溶媒を用いた方が回収しやすくなることがある．血液試料に対して，アセトニトリルの場合は 1〜2 倍容量，メタノールやエタノールの場合は 5〜10 倍容量の有機溶媒を添加してタンパク質を凝集させた後，遠心分離して沈殿を除去する．

b. 液液抽出

　　血液試料に対して，互いに混じり合わない有機溶媒を添加し混和すると，測定対象物を有機層に抽出できる．血液試料中に存在する物質はそれぞれ固有の分配係数に基づいて有機層に分配されるため，目的物質に適した条件を選択することで，効率的に抽出することが可能となる．例えば，カルボキシ基を有する弱酸性の有機化合物は，血液中では通常ほとんどがイオン型として存在しているが，液性を酸性にすると分子型が優位となって有機層に抽出される．このとき，塩基性化合物や水溶性物質の多くは水層に留まり，選択的な抽出が可能となる．逆に弱塩基性薬物を対象とした場合は，いったん中性から弱塩基性条件で有機層に抽出した後，取り出した有機層に酸性水溶液を加えて混和すると，測定対象薬物はイオン型となるため，水層に転溶できる．このような 2 段階の抽出操作により，夾雑物の排除効果も向上し，より選択的な抽出が可能となる．

c. 固相抽出

　　測定対象物によっては，水溶性の高い部分構造を有するが故に液液抽出されにくい場合もある．例えば，薬物や脂質などの抱合代謝物の場合は，親水性が極めて高いうえに抱合部分の安定性の問題から強酸や強塩基を添加することも避けなければならず，一般に液液抽出を適用することは難しい．こうした場合は，様々なクロマトグラフィーを駆使する固相抽出が有利となる．粒子径の比較的大きなオクタデシルシリル (ODS) 化シリカゲルを充填したカラムに試料を通導すると，無機物や水溶性物質は固定相に保持されずに疎水性物質が保持される．次いで，水や，水と有機溶媒の混液などの洗浄液を通導して無機物や水溶性物質を除去した後，メタノールやエタノール，アセトニトリルなどの有機溶媒を通導して測定対象物を溶出することにより抽出できる．また，イオン交換クロマトグラフィーは，測定対象物中の官能基の性質に応じて分離できることから，比較的高い精製効果が得られる．

> **ODS 化シリカゲル**
> オクタデシルシリル基 ($C_{18}H_{37}Si$) で表面が修飾されたシリカゲル．逆相分配クロマトグラフィーの充填剤として用いられる．

> **イオン交換クロマトグラフィー**
> 電解質溶液中でイオン性官能基が解離してイオンを放出し，代わりに放出したイオンと同符号のイオンを取り込むことをイオン交換作用という．これを利用して物質を分離するクロマトグラフィーをイオン交換クロマトグラフィーという．

d. 自動化

固相抽出の発展に伴って，最近では前処理を含む分析の全過程の自動化が可能となっている．すなわち，固相抽出用充填剤を高圧下の使用に耐えうるように工夫し，スイッチングバルブを介してクロマトグラフシステムに組み込むことにより，オンライン化が可能となる．とくに，除タンパク機能を兼ね備えたODS化シリカゲルを充填したカラムを用いることにより，オートサンプラーを用いて血清や血漿を直接システム内に注入し，オンラインで除タンパクや固相抽出を行い，分析することが可能となる．

3 夾雑物の影響

イムノアッセイや酵素法の検出感度は，用いる抗体や酵素の特異性に支配される．例えば，抗体は分子識別能が高いほど夾雑物の分別能に優れ，バックグラウンドノイズが低下する．これが複雑なマトリクス中の測定対象物をほとんど前処理せずに測定可能な理由であるが，逆に抗体と結合できる測定対象物以外の物質が存在すると，あたかもそれに相当する測定対象物が存在するかのような数値が得られてしまう．

クロマトグラフィーを用いる場合も同様で，クロマトグラム上で分離されない物質が共存していれば，それが測定値に影響する．例えば，検出器として紫外・可視吸光検出器を用いる場合，分離されない夾雑物のUV吸収によっては真の値よりも高い数値が得られることになる．また，質量分析法は極めて選択性の高い分析法であるが，生体分子の分析に汎用されるエレクトロスプレーイオン化法では，噴霧液中に共存するイオンによって，測定対象物のイオン化効率が影響されやすいこともよく知られている．このように，正確な測定値を得るためには，夾雑物の影響を可能な限り排除することが極めて重要である．

> **エレクトロスプレーイオン化法**
> 電解質溶液を満たしたキャピラリー先端に高電圧を印加し，生じた静電噴霧中の微細液滴の電解質由来のイオンが対象物質に付加または脱離してイオンを生じる．きわめてソフトなイオン化法であり，不安定な代謝物やタンパク質，ペプチドのイオン化にも適している．

学習課題
- 全血，血漿，血清の違いを説明しなさい．
- 強酸あるいは有機溶媒を用いる除タンパク法について説明しなさい．
- 液液抽出および固相抽出の特徴についてそれぞれ説明しなさい．

1-6 解析法

1 臨床化学分析法

a. クロマトグラフ法（クロマトグラフィー）

クロマトグラフィーの原理は，互いに混合しない2種類の相，固定相（stationary phase）と移動相（mobile phase）において，試料中の各成分（溶質）が化学的または物理的な相互作用によってこの2つの相に異なる割合で分布されると，成分ごとの移動速度（または移動距離）に差が生じて分離されることに基づいている．1903年にロシアの植物学者 Tswett がクロロフィルの分離に用いたのが初めとされている．今日では高速液体クロマトグラフィー（high-performance liquid chromatography, HPLC）やガスクロマトグラフィー（gas chromatography, GC）が，血液，尿などの体液中に含まれる微量成分の検出，定性，定量に欠かせない方法となっている．また最近では，HPLC の性能をさらに高めた超高速液体クロマトグラフィー（ultra high-performance liquid chromatography, UHPLC）も導入され，より短時間での高分離分析が可能となっている．臨床化学分析におけるクロマトグラフィーは，病態解明を目的として精密検査・特殊検査に利用される場合がほとんどである．HPLC の対象化合物の例を表1-18に示したが，内分泌検査としてカテコールアミンおよびその代謝物，生化学検査としてアミノ酸やビタミン類，糖化タンパク質関連化合物，さらには治療薬物モニタリング（therapeutic drug monitoring, TDM）のための種々の薬物などがある．一方，GC は質量分析法（mass spectrometry, MS）と組み合わされ，一部の尿中ステロイド（プレグナンジオール，17-ケトステロイド分画など）や胃十二指腸潰瘍の原因菌，ヘリコバクター・ピロリ（*Helicobacter pylori*）の感染検査（^{13}C-尿素製剤服用後の呼気中 $^{13}CO_2/^{12}CO_2$ 比の増加

表1-18 HPLC による主な特殊検査項目

内分泌学検査	・カテコールアミン（アドレナリン，ノルアドレナリン，ドーパミン）および代謝物（バニルマンデル酸，ホモバニリン酸，メタネフリン，ノルメタネフリンなど） ・セロトニンおよび代謝物（5-ヒドロキシインドール酢酸）
生化学検査	・アミノ酸分画およびアミノ酸代謝物［γ-アミノ酪酸（GABA），ホモシステイン，ヒドロキシプロリン］ ・ポルフィリン類（ウロポルフィリンなど）および関連化合物（δ-アミノレブリン酸） ・胆汁酸抱合体分画 ・ビタミン類（A，B$_1$，B$_2$，B$_6$，C など） ・糖化タンパク関連物質［ヘモグロビン A1c，終末糖化産物（AGE）］
治療薬物モニタリング（TDM）	・抗てんかん薬（フェニトイン，カルバマゼピンなど） ・喘息治療薬（テオフィリンなど） ・抗不整脈薬（ジソピラミド，アミオダロンなど） ・抗菌薬（ゲンタマイシン，テイコプラニンなど） ・免疫抑制薬（シクロスポリン，タクロリムス） ・抗悪性腫瘍薬（メトトレキサートなど） ・抗精神病薬（ハロペリドールなど）

による陽性判定）にきわめて有効に使われている．

1）高速液体クロマトグラフィー（HPLC）

　HPLC は，耐圧性に優れる高性能の充塡剤をカラムに詰め，これに移動相である液体を加圧して通導し，対象化合物を分離，検出，定量する方法である．迅速でしかも高分離能が得られ，広範囲の化合物（液体試料，または移動相に溶解できる化合物）に適用でき，臨床化学の分野ではアミノ酸プロファイリング，投与薬物とその代謝物など，多成分の同時測定が求められる場合にとくにその特長が発揮される．

　HPLC では，① 高圧送液ポンプ，② 耐圧性の高性能充塡剤，③ 応答の速い高感度検出器が必要である．ポンプには定流量型が広く用いられており，コンベンショナルカラム（主に内径 4.6 mm）およびセミミクロカラム（内径 2 mm 前後）を用いた HPLC の流速は，それぞれ約 1 mL/分および 0.2 mL/分（UHPLC の流速はこれらより大きい場合が多い）である．

① 分離カラム

　HPLC では，多様な分離モードを備えた数多くの充塡剤が市販されており，測定対象化合物や目的に応じて使い分けられる．臨床化学領域の HPLC では吸着および分配モードが汎用されるが，実際の分析においては両モードを厳密に区別できないことが多く，吸着・分配モードと呼ばれることもある．

　吸着クロマトグラフィーでは，固定相（吸着剤）として主にシリカゲルが用いられ，表面のシラノール基（-SiOH）と対象化合物との間の相互作用（主に水素結合）により試料中の成分が分離される．分子量が小さく，しかも脂溶性の化合物の分離に適しており，極性化合物は固定相に吸着されて溶出されにくくなるので，この分離モードの利用は不利である．

　一方，逆相分配クロマトグラフィーでは，固定相としてシリカゲル表面のシラノール基にアルキル基を化学的に結合させたものが利用され，なかでもオクタデシルシリル基（炭素数 18）を導入したもの（ODS と略称される）が汎用される．この種の固定相では，疎水性相互作用が分離に大きな役割を果たし，親水性の高い成分は早く溶出される．ODS のほかに π 電子相互作用をも期待したフェニルアルキル基を化学結合させた充塡剤などもある．

　また最近では，逆相分配クロマトグラフィーにおける保持が弱いために分析が困難な高極性化合物に対して，親水性相互作用クロマトグラフィー（HILIC）の使用もみられる．これの固定相には未修飾のシリカゲルに加えて，アミノプロピル基，アミド基，ジオールのような多様な高極性官能基が修飾されたシリカゲルが使用される．

　現在，全多孔性（ポーラス）型充塡剤が主流を占めているが，これは直径 3〜5 μm 程度（UHPLC では 2 μm 前後）の修飾シリカゲルやポーラスポリマーなどの粒子である．一方最近では，円柱状のシリカ連続体（シリカロッド）を分離用担体として用いるモノリス型カラムも使われており，低カラム背圧を特長としている．また，1.5〜2 μm の核（コア）の周りに 0.3〜0.5 μm の単層または多層の多孔質を結合させたコアシェル型充塡剤の利用も急速に増えており，これは低カラム背圧と高分離（高理論段）を実現する．

② 検出器

　検出器は，測定対象化合物に対して鋭敏に応答し，直線性を示す範囲が広く，しかも勾配溶出などの溶離条件にできるだけ影響されないことなどが望まれる．臨床化学領域の HPLC

の検出器としてはこれまで，紫外・可視吸光検出器，蛍光検出器，電気化学検出器が用いられてきたが，最近では後述する高速液体クロマトグラフと質量分析計の連結，すなわち高速液体クロマトグラフィー / 質量分析法（**LC/MS**）の利用が急増している．

紫外・可視吸光検出器は最も広く利用され，とりわけ医薬品の測定に有利であり，10^{-12} mol（pmol）レベルの検出も可能である．また，化合物の吸収スペクトルを瞬時に測定できるフォトダイオードアレイ検出器も開発されており，保持時間，波長，吸光度を同時に表した三次元クロマトグラムを得ることができる．

蛍光物質の選択的検出に利用される蛍光検出器は，10^{-15} mol（fmol）程度の物質も測定でき，高感度分析に威力を発揮する．光源には一般にキセノンランプが用いられるが，レーザー光を利用するとさらに 100〜1,000 倍程度の感度の上昇が期待できる．また，過シュウ酸エステル化学発光を利用する化学発光検出器も開発されており，10^{-18} mol（amol）レベルの感度が得られる．一方，電気化学検出器は，カテコールアミンなど酸化あるいは還元されやすい化合物，いわゆる電気化学的に活性な物質の検出に用いられ，蛍光検出器と同様，感度と特異性に優れる．

③ 定性と定量

保持時間（t_R）は，化合物によって異なり（異なる化合物でも同一の値を示す場合があることに注意），定性の根拠となる．この値は充填剤の種類と粒子径，移動相を構成する溶媒の種類やその比率，移動相添加剤（塩）の種類や濃度，流速など，多くの因子の影響を受ける．HPLC では保持の指標として保持係数（retention factor, k）が用いられ，測定対象成分（溶質）の固定相と移動相に存在する量の比と定義される．k は質量分布比（mass distribution ratio, k'）やキャパシティーファクター（capacity factor）などとも呼ばれる．図 1-9 に 2 成分（化合物 A および B）を分離測定したときのクロマトグラムの例を示した．横軸は試料を注入してからの時間を，縦軸は検出器の応答を示す．t_0 は，カラムのデッドタイム（固定相に全く保持されない成分の t_R）を表し，k と 2 つのピークの分離の様相を示す分離係数（separation factor, α）は，クロマトグラムから次のように求められる．

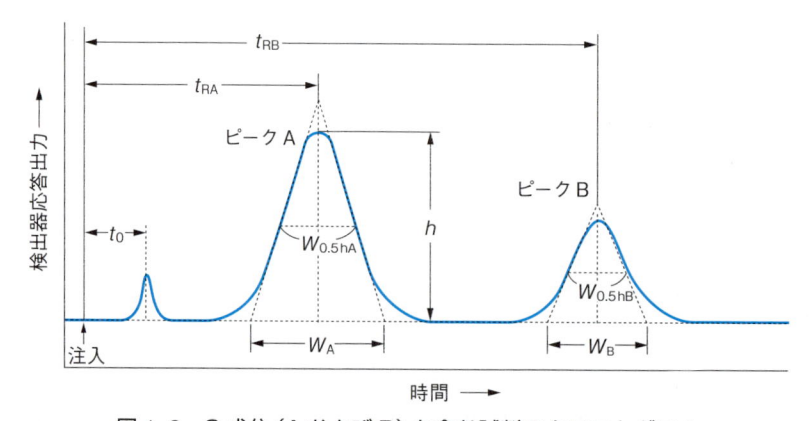

図 1-9　2 成分（A および B）を含む試料のクロマトグラム

$$k = \frac{\text{固定相に存在する溶質の量}}{\text{移動相に存在する溶質の量}} = \frac{t_R - t_0}{t_0}$$

$$\alpha = \frac{k_B}{k_A} = \frac{t_{RB} - t_0}{t_RA - t_0}$$

しかし，α はピークの形状，すなわちシャープ性を加味した 2 つのピークの重なり具合を表していない．ピーク相互の分離をより正確に表す指標としては，次に示す分離度（resolution, R_S）が用いられる．ここで $W_{0.5hA}$，$W_{0.5hB}$ はそれぞれの基線からピーク高さ（h）の 1/2 の高さにおけるピーク幅（半値幅）である．一般に $R_S \geq 1.5$ であるとき，2 つのピークは完全に分離された状態になる．

$$R_S = 1.18 \times \frac{t_{RB} - t_{RA}}{W_{0.5hA} + W_{0.5hB}} \quad *$$

ピークが正規分布曲線を示さず，保持時間の長い側に尾を引く現象をテーリングといい，逆の場合をリーディングという．ピークの対称性の度合いを示すパラメーターがシンメトリー係数（S）である．S は次の式から求められ，$W_{0.05h}$ は基線からピーク高さの 1/20 の高さにおけるピーク幅であり，f はピークの頂点から横軸に下した垂線で $W_{0.05h}$ を二分し，その立ち上がり側の長さを表す．正規分布曲線を描くクロマトグラムでは $S = 1$ となる．

$$S = \frac{W_{0.05h}}{2f}$$

イオン性化合物の逆相分配クロマトグラフィーでは，移動相の液性によって溶出挙動が影響を受け，その物質の pK_a 値の前後で t_R が大きく変動する．これは解離状態（イオン型）と非解離状態（分子型）では，後者の方が固定相に対する親和性が大きいためである．分子内に疎水性原子団と水酸基などの親水性官能基，さらに酸性官能基をもつ胆汁酸（図 1-10）を例にあげ，ODS シリカを固定相とする場合の溶出の様相を説明する．

胆汁酸の β 側（図 1-10 の上側）はより疎水性に富んでおり，固定相との間の相互作用に役割を果たしている．一方，α 側（同様に下側）の水酸基は水素結合などにより移動相との親和

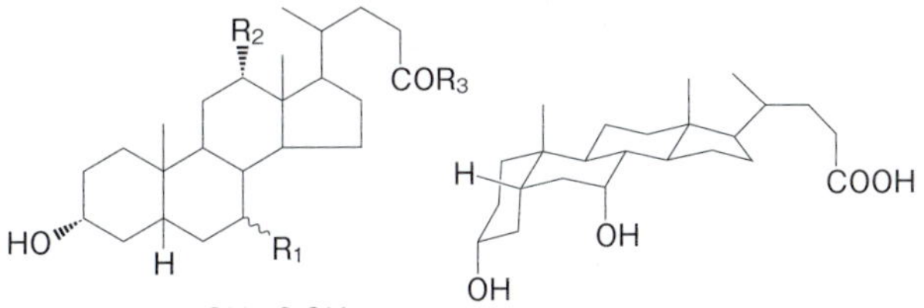

R₁=H, α-OH, β-OH
R₂=H, OH
R₃=OH（遊離型）
　　NHCH₂COOH（グリシン抱合型）
　　NHCH₂CH₂SO₃H（タウリン抱合型）

図 1-10　胆汁酸の構造とケノデオキシコール酸の立体構造

---

*: 本来は $R_S = 2 \times \dfrac{t_{RB} - t_{RA}}{W_A + W_B}$ であるが，本文中の式はピークが正規分布曲線を示す前提で近似したものである．

性に寄与する．したがって，水酸基の数に応じてモノヒドロキシ体，ジヒドロキシ体，トリヒドロキシ体の順に k が減少する．ところが，β 側に水酸基があると（例えばウルソデオキシコール酸，$R_1 = \beta-OH$），水と油の関係で固定相との間で反発を生じ，この結果，疎水性相互作用が減少するため，t_R がきわめて早くなる．また，移動相には含水溶媒が用いられるが，有機溶媒をメタノールからアセトニトリルへ変更し，その疎水性を増大させると k が減少する．

胆汁酸は酸性化合物であるため，移動相の液性を中性から酸性にすると，酸性官能基のもつ pK_a 値に応じて k が増大する．すなわち，遊離型，グリシン抱合型，タウリン抱合型の pK_a 値はそれぞれ約 6.5，4.5，1.5 であり，これらの pH 付近を境とし，酸性側で非解離型の存在比が高くなることから t_R が急激に遅くなる．このような移動相の液性，有機溶媒の種類，さらには添加する塩などをさまざまに変えたときの溶出挙動の変動は，測定対象化合物の定性に利用することができる．

定量は通例，ピーク高さあるいはピーク面積に基づいた絶対検量線法，あるいは内標準法により行われる．後者は適切な内標準物質の選定・入手に苦労することもあるが，前処理操作や注入などにおける誤差の補正が可能である．ピーク面積はピークの半値幅 ($W_{0.5h}$) にピーク高さ (h) を乗じて求められるが，最近はデータ処理装置により自動的に計算される．

④ 誘導体化

測定対象となる内因性化合物や薬物には検出器に高感度に応答する化学構造（原子団）をもたないものもある．こうした場合に誘導体化が行われる．HPLC における誘導体化は，プレカラム法とポストカラム法の 2 種に大別される．前者は対象化合物を誘導体に導いた後，クロマトグラフに注入し分離，検出する方式であり，後者は対象化合物を直接カラムで分離した後，溶出液に試薬を送液して反応させ検出する方式である．いずれも検出器に対する応答性の増大を主な目的とするが，共存物質による妨害の低減にも役立ち，検出の選択性を高める利点も備えている．

プレカラム法では，反応が定量的に進行し，生成物が安定で，しかも過剰の試薬，副生成物との分離が容易なことが必要であるが，分離条件が誘導体化反応の制約を受けず，比較的高感度が得やすい．一方，ポストカラム法では，試薬の溶解性，反応条件の設定，再現性などが重要な因子となるが，条件を設定してしまえばオンラインで行えるため簡便性に優れ，ルーチン分析に有利である．ただ，試薬の送液に伴う分離，感度の低下の問題も抱え，また試薬自身が検出器に応答するものは使用できない．

プレカラム誘導体化剤は，測定対象化合物と共有結合をつくるための反応活性基，および検出器に高感度に応答する原子団（発色団，発蛍光団，電気化学活性団など）をあわせもつことが重要となる．ダンシルクロリドは，アミノ酸などアミノ基をもつ化合物に対する代表的な蛍光プレラベル化剤として知られている（図 1-11）．カテコールアミンはヘキサシアノ鉄(Ⅲ)酸カリウムの存在下，ベンジルアミン（これ自身は無蛍光）と反応し，蛍光を発する．一方，o-フタルアルデヒド（これ自身は無蛍光）はチオール化合物存在下，室温で速やかに一級アミンと反応して発蛍光性のイソインドール誘導体を与え，主にポストカラム法で利用される．カルボキシ基用蛍光ラベル化剤には，種々の蛍光団を配したブロモメタンやジアゾメタン誘導体があり，いずれもエステルを与える．

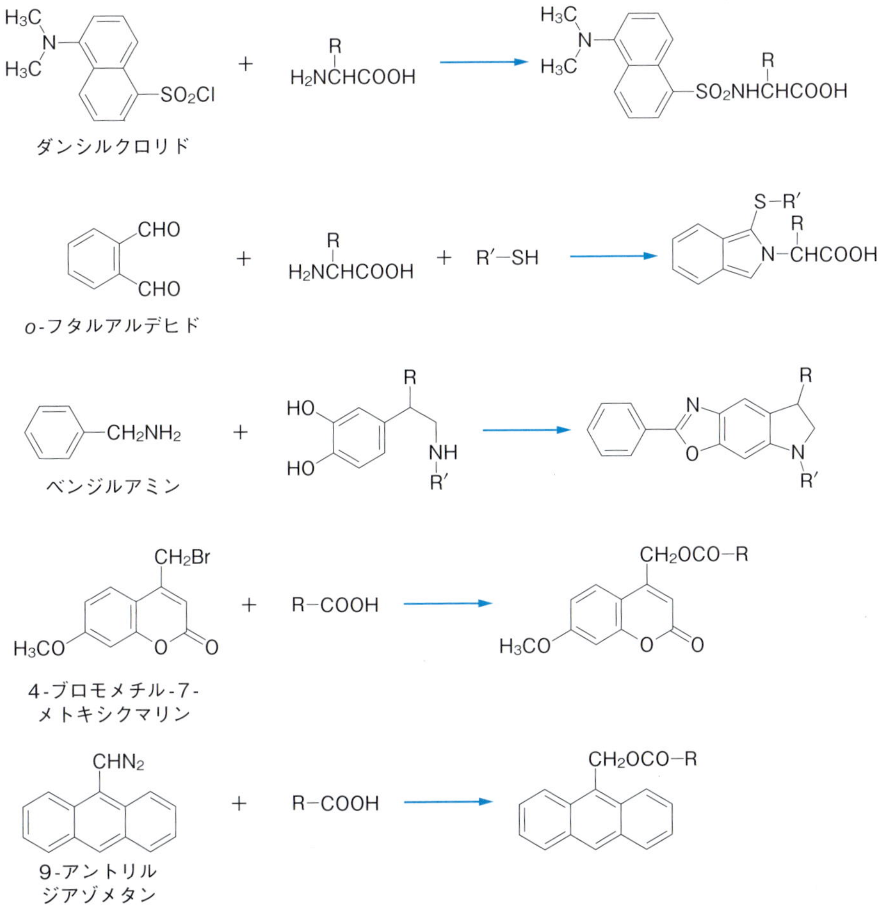

図 1-11　HPLC 用蛍光誘導体化の例

2）高速液体クロマトグラフィー / 質量分析法（LC/MS）

　これまでに述べたように HPLC は，化合物の相互分離に優れた能力を発揮する．しかし，定性は t_R などのクロマトグラフ的挙動のみを根拠としており，また，測定対象化合物の化学構造に関して得られる情報は乏しい．一方，MS は分子をイオン化し，*m/z*（イオンの質量を統一原子質量単位で割り，さらにイオンの電荷数で割ったもの）の大きさに応じてイオンを分離し検出するものであり，混合試料の分析を苦手とするものの，構造に関して豊富な情報を提供する．したがって，HPLC と MS を連結して LC/MS として用いると，それぞれの特長を十分に活かすことができる．また，化合物の質量は非常に特異性の高い化学情報であるため，HPLC の検出器としての質量分析計は，選択性の点で紫外・可視吸光検出器や蛍光検出器を凌駕している．現在 LC/MS は，（先天性）代謝異常症の診断や薬物およびその代謝物の定性・定量（TDM），ドーピング検査など，生体試料中微量成分の同定・構造解析と定量，体内動態解析に欠かせない方法となっている．

① イオン化

　エレクトロスプレーイオン化（electrospray ionization, **ESI**）法は，LC からの溶出液を高電圧を印加したキャピラリー先端から静電噴霧することによってイオンを生成させる方法で，

アミノ基やカルボキシ基などのイオン性官能基をもつ化合物により適している．ESI 法の最大の特徴は大気圧下でのイオン化法であるということである．アミン類などでは，正イオンモード測定でプロトン付加分子 [M＋H]$^+$ が，カルボン酸などでは負イオンモード測定で脱プロトン分子 [M－H]$^-$ が検出される．本イオン化法では，多価イオンが生成しやすく，その結果，測定質量範囲のせまい四重極型質量分析計であっても，分子量数万のタンパク質など高分子化合物が測定できることもある．なお，ESI 法で十分な結果が得られない低〜中極性の低分子化合物に対しては，大気圧化学イオン化 (atmospheric pressure chemical ionization, **APCI**) 法が補完的に用いられることもある．

HPLC では，移動相に添加する電解質が化合物相互の分離やピークの形状に大きく影響するが，LC/MS では用いられる添加剤に制約を受け，ギ酸アンモニウム，酢酸アンモニウムなどの揮発性の電解質であることが望まれる．

マトリックス支援レーザー脱離イオン化 (matrix-assisted laser desorption ionization, **MALDI**) 法による分析では，まず，対象化合物とマトリックス（シナピン酸などのレーザー光を吸収する物質）との混晶をつくる．これに N_2 レーザー（波長 337 nm）のパルスを照射すると，対象化合物がマトリックスとともに気化され，これと同時にマトリックスとの間で H$^+$ の授受が起こり，イオン化される．MALDI 法は結晶化の工程を含むため HPLC とのオンライン化はできず，バッチ法として利用される．後述する飛行時間型 (time-of-flight, TOF) 装置と組み合わせると，質量数 50 万程度までが測定対象となり，プロテオーム解析には欠かせない手段となっている．また，最近では微生物検査に MALDI-TOF-MS が導入され，威力を発揮している．すなわち，菌体を構成しているタンパク質に由来するマススペクトルパターンを既知標準菌株ライブラリーと検索・照合することによって，迅速に菌種の同定ができる．

② 質量分離の方式

各種の方式があり，ⓐ 磁場型，ⓑ 四重極型（**Q** フィルター型とイオントラップ型），およびⓒ 飛行時間型（**TOF**）がある．LC/MS では四重極型，中でも定量分析では Q フィルター型，および TOF 型がよく用いられる．

Q フィルター型装置では 4 本のロッドを平行に束ねて，対向するロッドには同じ電位を，隣り合うロッドには正負逆電位を与える．4 本のロッド間の空間にイオンを送り込むと，ある一定の範囲の m/z のイオンだけが安定に振動して通り抜けて検出器に到達する．Q フィルター型は小型で軽量，そして磁場型装置よりも低い真空度で測定が可能なことから，LC/MS に最も適した装置とされる．また，四重極を 3 組直列（2 組目の四重極を衝突活性化室として利用）につなぐとタンデム質量分析法（MS/MS）が可能になり，構造解析や後述する選択反応モニタリング（selected reaction monitoring, SRM）が可能になる．

TOF 型装置ではイオン源で生成させたイオンをパルス電圧で加速する．パルス状イオンが無電界の真空中を進むとき，質量の小さいイオンほど早く検出器に到着し，その飛行時間の差によって分離される．最近の TOF 型装置は高い分解能を有していることから，化合物の同定（元素組成分析）や選択的検出に威力を発揮する．さらに Q フィルター型と TOF 型装置のハイブリッドタイプである LC/Q-TOF-MS はプロテオーム解析，メタボローム解析の第

一選択手法となっている．

③ 高感度定量手法

　HPLC からの溶出成分のうち，目的の化合物に固有のイオン（特定の m/z のイオン）のみが検出器に到達できるように質量分析計の条件を設定すると，そのイオンを与える化合物以外は検出されず，共存成分由来の妨害ピークがきわめて少ないクロマトグラムが得られる．このように1個あるいは複数個のイオンのみで溶出成分をモニターする手法を選択イオンモニタリング（selected ion monitoring, SIM）と呼ぶ．本手法は，クロマトグラフィーによる分離と MS による質量の分離を組み合わせており，選択性がきわめて高い．しかし，SIM は後述する SRM とともに，目的化合物の超高感度定量分析に有利な手法といえる反面，他のイオンに由来する構造情報を喪失するという欠点がある．

　2段（MS/MS）またはそれ以上の段数の多段階質量分析（MS^n）において，特定のプリカーサーイオン（precursor ion）から生じるプロダクトイオン（product ion）の1つまたは複数個の信号量のみを連続的に検出できるように質量分析計を動作させる手法を選択反応モニタリング（SRM）という．LC/MS/MS で用いられ，たとえ HPLC における t_R とプリカーサーイオンの m/z の両方が目的化合物と同じ化合物が共存していても，その化合物から目的化合物と同じ m/z のプロダクトイオンが生成しなければ，目的化合物のみを検出・定量（共存化合物の影響を回避）できる．このため，SIM よりも選択性が高く，化合物によっては 10^{-18} mol（amol）レベルという超高感度が得られることもあり，臨床分析の分野においても重用されている．一方，ある m/z の範囲のプロダクトイオンすべてを検出すると，プロダクトイオンスペクトル（product ion spectrum）が得られ，対象化合物の構造解析に役立つ．

学習課題
- クロマトグラフィーの原理を簡潔に述べなさい．
- 免疫測定法との比較において，クロマトグラフィーの特長・利点を述べなさい．
- LC/MS で用いられるイオン化法をあげ，その特徴を述べなさい．
- LC/MS における選択イオンモニタリング（SIM）および選択反応モニタリング（SRM）について説明しなさい．

---

b. 免疫測定法

　免疫測定法（イムノアッセイ immunoassay）は，抗原（antigen）と抗体（antibody）の結合反応を利用する分析法の総称で，合成医薬品などの低分子化合物からタンパク質（細胞表面抗原や病原体に対する抗体を含む），核酸などの巨大分子までさまざまな物質が測定の対象となる．免疫方法を工夫することにより，このような多岐にわたる物質（抗原）に対する抗体を調製することができるからである．抗原抗体反応は「鍵と鍵穴」に例えられるように高い特異性を有し，しかも両者の親和力が非常に大きい．このため免疫測定法は，きわめて高感度なうえ特異性に優れ，試料の前処理を省略することが可能な場合も多い．さらに，操作が簡単で検体処理能力にも優れ，ルーチン分析に有利である．その反面，複数の成分を一斉分析することには不向きで，クロマトグラフィーと相補的な関係にある．このような特徴ゆえに，

免疫測定法は体液中に存在する特定の生理活性物質（ホルモンや薬物など）の超微量分析（pg/mL～μg/mL）に威力を発揮し，病態の解析や薬物モニタリングに不可欠の方法となっている．

1）抗　体

　抗体は免疫測定法における分析試薬である．優れた測定系を確立するためには，標的の抗原に特異的で大きな親和力を示す抗体が必須である．免疫測定法で用いられる抗体は主に **IgG** クラスで，1分子中に2つの抗原結合部位をもつ．**IgG** をパパインやペプシンで限定分解すると，**Fab**，**F(ab')₂**，あるいは **Fab'** などの抗体フラグメントが得られるが，これらは抗原結合部位を保持しているため，IgG と同様に免疫測定法に利用されている．抗原との相互作用に働く力は水素結合，静電力，ファンデルワールス力や疎水結合で，共有結合は含まれない．したがって，抗原抗体反応は可逆的で，質量作用の法則に従う．抗体の親和力は結合定数（親和定数 affinity constant, K_a）または解離定数（dissociation constant, K_d）で表される．K_a と K_d は次の式で定義され，Scatchard プロットや平衡透析法で求められる．免疫測定法には，10^8～10^{10} (L/mol) 程度の K_a 値を示す抗体が用いられている．

$$Ag + Ab \rightleftarrows Ag \cdot Ab$$

（Ag：抗原，Ab：抗体分子における抗原結合部位，Ag・Ab：抗原抗体複合体）

$$K_a = \frac{[Ag \cdot Ab]}{[Ag][Ab]} \text{ (L/mol)}, \quad K_d = \frac{[Ag][Ab]}{[Ag \cdot Ab]} \text{ (mol/L)}$$

　ほ乳類の1個体は 10^6～10^8 種類の **B 細胞**のクローンを保有すると推定され，それぞれのクローンは適切な抗原の刺激により異なる抗体分子を産生するに至る．このため生体はたいていの有機化合物に対して抗体を産生できるが，ある物質が抗体産生を引き起こす（免疫原性を示す）ためには分子量が大きく（>5,000 が目安），免疫される動物にとって異物であることが条件となる．ステロイドや合成医薬品のような低分子化合物はそれ自体で免疫原性をもたないが，適当な高分子抗原，すなわちキャリヤー（carrier）と結合させると抗原決定基として働く．このような化合物をハプテン（hapten）と総称する．実際に抗体を作製するためには，高分子抗原はそのまま，ハプテンはウシ血清アルブミンやヘモシアニンなどのキャリヤーと共有結合させた後，アジュバント（免疫増強剤）と混合してウサギ，マウスなどに非経口的に反復投与する．このときハプテン分子の適当な位置にキャリヤーを結合した免疫原を用いると，化学構造上の微小差（官能基の有無や位置，立体配置の違いなど）を鋭敏に認識する特異的な抗ハプテン抗体を産生させることができる．なお抗体の特異性は，目的の抗原と類似の構造をもつさまざまな化合物との交差反応性（cross reactivity）により評価する．

　最終免疫の7～10日後に採血を行い，血清を分離すれば，特異抗体を含む抗血清（antiserum）が得られる．ただし，単一のハプテンに対しても複数のB細胞クローンが刺激されるため，複数の抗体分子の混合物，すなわちポリクローナル抗体（polyclonal antibody）である．このため，動物の個体差が反映され，一定品質の確保が難しい．今日では細胞融合法により，単一のB細胞に由来する均質なモノクローナル抗体（monoclonal antibody）を調製することができる．免疫したマウスの脾細胞を，ポリエチレングリコールを用いてミエローマ

細胞と融合させて抗体産生能と増殖能をあわせもつハイブリドーマ（雑種細胞）を調製する．この細胞をクローン化した後大量に培養することで，同一品質の抗体を大量かつ半永久的に供給できる．この方法は細胞培養の設備と技術を必要とするが，免疫測定法の再現性を確保するうえで価値が大きい．

2) 免疫測定法の原理

今日，多岐にわたる免疫測定法が開発されているが，その測定原理から競合法（competitive assay）と非競合法（noncompetitive assay）のいずれかに分類される．どちらの場合も，抗原抗体反応は，小試験管あるいはマイクロプレートを利用して全量50〜500 μL 程度の緩衝液（pH 7 付近）中，4〜37°Cで行われる．

① 競合法

一定の限られた量の抗体に対して，測定対象となる抗原を一定量の標識抗原または固定化抗原と競合的に反応させる方法である．あらゆる抗原に適用できるが，ハプテンの測定原理としてとくに重要である．測定感度は通常 nmol/assay〜fmol/assay のレベルで，用いる抗体の親和力が大きいほど高感度な測定が可能になる．

❶ 標識抗原を用いる競合法

一定量の抗体に，何らかのシグナルを発する標識を施した抗原（Ag*）を，やはり一定量反応させることが基本となるが（図1-12），抗体量は Ag* 総量の 50% 程度を結合するように調整する．このとき，Ag* のうち抗体と結合した画分を **bound**（B），遊離の状態で残っている画分を **free**（F）と呼ぶ．この反応系に測定対象抗原の標準品（Ag）を加えると Ag と Ag* の間に競合が起こり，Ag の添加量に応じて B 画分の割合が減少する．そこで，適当な方法で B 画分と F 画分を分離して（**B/F 分離**という）いずれかのシグナル強度を測定する．一般に B 画分のシグナル強度を測定し，加えた Ag* 総量（total Ag*, T）に対する百分率（B/T %）あるいは Ag 量がゼロの場合の B 画分（B_0）に対する百分率（B/B_0 %）として表示する．これらを等間隔目盛りで縦軸に，Ag 添加量を対数目盛りで横軸にプロットすれば，標準曲線（右下がりの逆 S 字曲線となる）が得られる（図1-12）．Log-logit 変換などにより，直線化を図る場合もある．以上の操作と同時に濃度不明の Ag を含む試料についても同一の条件で Ag* との競合反応を行い，B/T ないしは B/B_0 の値を標準曲線に挿入すれば Ag の含量を求めることができる．

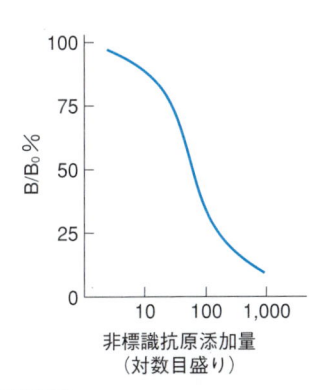

図 1-12 標識抗原を用いる競合法の原理と標準曲線

抗原の標識にはさまざまな物質が用いられているが，その増減を高感度に計測できることが必須である．放射性同位体を標識する方法は**ラジオイムノアッセイ**（radioimmunoassay, **RIA**），酵素を標識する方法は**酵素イムノアッセイ**（**エンザイムイムノアッセイ** enzyme immunoassay, **EIA**）と呼ばれ，広く普及している．これらについては次節でさらに説明する．ほかにフルオレセインなどの蛍光色素を標識する**蛍光イムノアッセイ**（fluoroimmunoassay, **FIA**）やルミノール誘導体などの化学発光物質を標識する**化学発光イムノアッセイ**（chemiluminescent immunoassay, **CLIA**）などが開発されている．

B/F 分離の方法としては，**2 抗体法**と**固相法**が多用されている．いずれも抗原の種類を選ばず広く適用できる．2 抗体法では測定する抗原に対する抗体（第 1 抗体）を認識する抗体（**第 2 抗体**）を加える．第 2 抗体は第 1 抗体を架橋するように反応するので大きな**免疫複合体**が形成され，遠心分離により沈降する．したがって B 画分が沈殿に，F 画分は上清中に得られる．遠心分離を省いて操作を迅速・簡略化したのが固相法で，アッセイ用試験管またはプラスチック製のビーズやマイクロプレートに抗体を結合させる．この固定化抗体に対して競合反応を行った後，溶液を除去し固相を洗浄すれば B 画分が固相上に得られる．ハプテンの RIA については**デキストラン炭末法**も多用される．遊離のハプテンが炭末の粒子に吸着されやすいのに対して，高分子量のタンパク質である抗体に捕捉されたハプテンは吸着されにくいことを利用する方法である．抗原抗体反応の後に，デキストラン（炭末の吸着力を調節する目的で加える）の溶液中に懸濁させた炭末を添加し，一定時間インキュベートしてから遠心分離する．粒子に吸着された F 画分は沈殿し B 画分は上清中に得られる．安価で簡便な方法であるが，高分子抗原の測定や EIA（標識そのものがタンパク質である）には適用できない．

ii 固定化抗原を用いる競合法

最近，後述する ELISA の普及に伴って，固定化抗原を用いる競合法も多用されるようになった（図 1-13）．目的抗原の一定量を固相に吸着させて固定し，ここに測定対象の抗原と

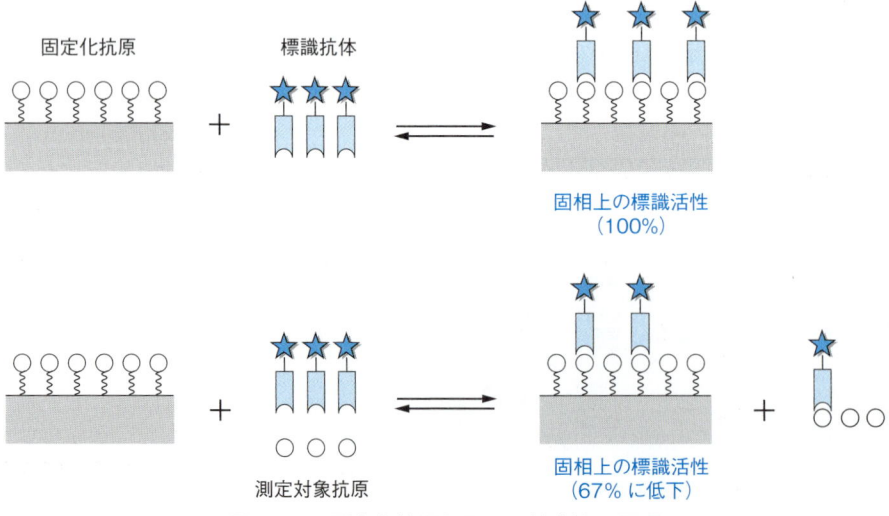

図 1-13　固定化抗原を用いる競合法の原理

限られた量の標識抗体を添加する．固定化抗原と遊離の抗原が競合的に抗体と反応し，遊離抗原の量が多くなるほど固相に吸着される標識抗体の量は減少する．したがって，反応後に固相を洗浄して液相中の成分を除き（B/F 分離操作に相当する），固相上に残る標識の活性を測定すれば，標識抗原を用いる方法と同様の標準曲線が得られる．

② 非競合法

非競合法は，イムノメトリックアッセイ（immunometric assay）とも呼ばれる．測定対象の抗原に対して過剰量の標識抗体を反応させて，定量的に形成される免疫複合体の量を標識のシグナル強度から計測する．

図 1-14 に，最も多用されている two-site イムノメトリックアッセイ（サンドイッチイムノアッセイともいう）の原理を示す．まず，目的抗原を一定過剰量の抗体（Ab_1）を固定化した固相に加えて捕捉する．この固相を洗浄した後，抗原分子上の異なる抗原決定基を認識する標識抗体（Ab_2）をやはり過剰に加えて反応させると，抗原が固定化抗体と標識抗体にサンドイッチされた複合体ができる．なお，抗原と Ab_2 を同時に添加する場合もある．反応後に固相を洗浄して固相上に残るシグナルを測定すると，標準曲線は競合法とは逆に右上がりのS字曲線になる（図 1-14）．過剰の抗体を用いるため反応の進行が速く，微量の抗原を効率よくシグナル強度に変換することができる．したがって，競合法に比べて分析時間の短縮が容易で測定の精度に優れ，高い感度を得るうえで有利である．しかも，2つの部分構造に対する認識が働くため特異性にも優れ，タンパク質の超高感度分析法として広く用いられている．ただし，複数の抗原決定基をもつ高分子抗原にのみ適用が可能で，ハプテンの測定には使えない．

放射性同位体で標識した抗体を用いる方法はイムノラジオメトリックアッセイ（immunoradiometric assay, IRMA），酵素標識抗体を用いる方法はイムノエンザイモメトリックアッセイ（immunoenzymometric assay, IEMA）と呼ばれる．

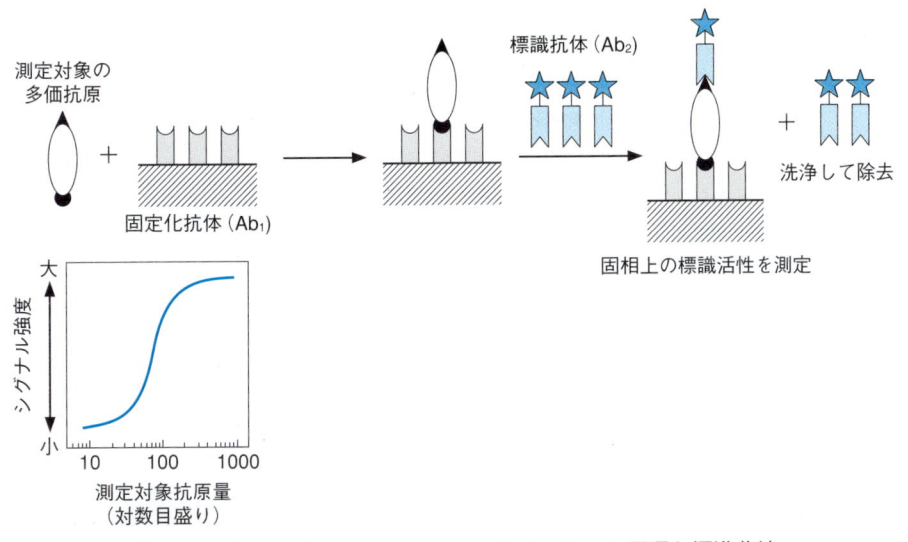

図 1-14 Two-site イムノメトリックアッセイの原理と標準曲線

3）代表的な免疫測定法

① RIA

　　測定対象の抗原と放射性同位体で標識した抗原を一定量の抗体に対して競合反応させる（競合法❶の原理）．B/F 分離後，いずれかの画分について放射能を測定して標準曲線を作成する．ハプテンの測定系では，標的分子が本来もっている水素をトリチウム（^{3}H）で置換した標識化合物が Ag* として用いられる．^{3}H は β 線を放出し，標識化合物量の増減は液体シンチレーション法で計測する．^{3}H より比放射能が高い放射性ヨウ素 ^{125}I を標識することにより，さらに高い感度を得ることも可能である．^{125}I は γ 線を放出し，その放射能はシンチレーショ

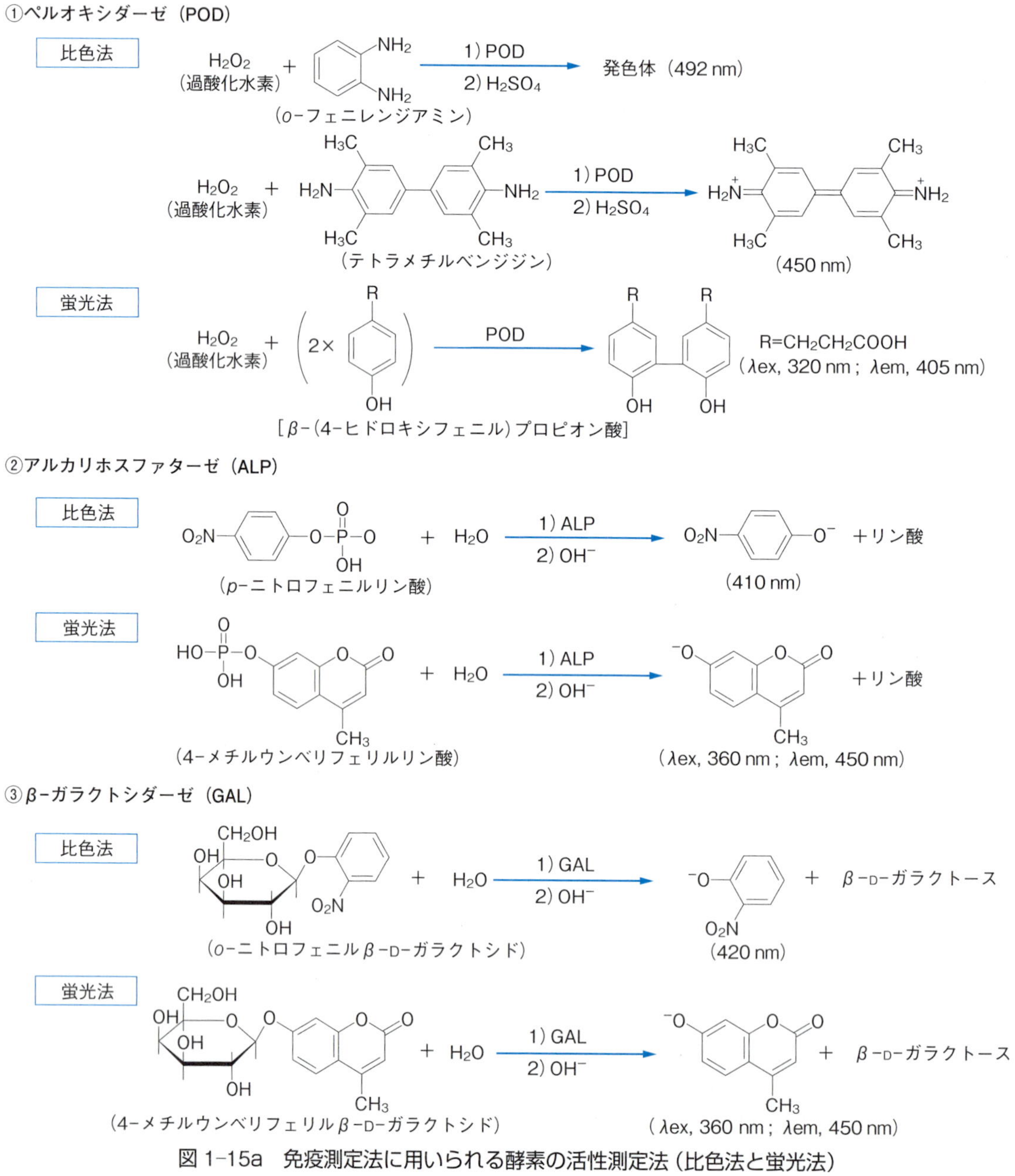

①ペルオキシダーゼ（POD）

比色法

H_2O_2（過酸化水素） + （o-フェニレンジアミン）　→ 1) POD　2) H_2SO_4 → 発色体（492 nm）

H_2O_2（過酸化水素） + （テトラメチルベンジジン）　→ 1) POD　2) H_2SO_4 → （450 nm）

蛍光法

H_2O_2（過酸化水素） + 2×［β-（4-ヒドロキシフェニル）プロピオン酸］ → POD → R=CH_2CH_2COOH（λex, 320 nm；λem, 405 nm）

②アルカリホスファターゼ（ALP）

比色法

（p-ニトロフェニルリン酸） + H_2O → 1) ALP　2) OH^- → （410 nm） + リン酸

蛍光法

（4-メチルウンベリフェリルリン酸） + H_2O → 1) ALP　2) OH^- → （λex, 360 nm；λem, 450 nm） + リン酸

③β-ガラクトシダーゼ（GAL）

比色法

（o-ニトロフェニル β-D-ガラクトシド） + H_2O → 1) GAL　2) OH^- → （420 nm） + β-D-ガラクトース

蛍光法

（4-メチルウンベリフェリル β-D-ガラクトシド） + H_2O → 1) GAL　2) OH^- → （λex, 360 nm；λem, 450 nm） + β-D-ガラクトース

図 1-15a　免疫測定法に用いられる酵素の活性測定法（比色法と蛍光法）

ン・クリスタル法で直接計測できる．この場合は，あらかじめ ^{125}I が標識されたチロシンやヒスタミンの誘導体をハプテン分子にカップリングさせる．例えば，アミノ基をもつ化合物を標識するために，ボルトン・ハンター（Bolton–Hunter）試薬［N–succinimidyl 3–(4–hydroxy–5–[^{125}I]iodophenyl)propionate］が多用されている．ペプチドやタンパク質を抗原とする場合は，ほとんどの場合 ^{125}I 標識が用いられる．N末端やリジン残基側鎖のアミノ基にボルトン・ハンター試薬をカップリングさせるか，あるいはクロラミンT法や酵素法によりNa^{125}Iを反応させてチロシン残基に^{125}Iを結合させる．

なお，これらの方法で ^{125}I 標識した特異抗体を用いれば，競合法 ❶ の原理に基づくRIAも可能である．RIAは，一般に感度に優れ安定した測定結果を得やすいが，放射性物質の使用に基づく制約がある．この点を克服するために，酵素，蛍光色素などを標識する各種の非放射性免疫測定法が開発された．

② EIA，two–site IEMA（サンドイッチ EIA），ELISA

EIA は競合法 ❶ または ❷ の原理において標識に酵素を用いる方法で，ペルオキシダーゼ（西洋ワサビ由来），アルカリホスファターゼ（ウシ小腸由来），β–ガラクトシダーゼ（大腸菌由来）の3種が主に利用される．いずれも安定で高純度品が得やすく，抗原や抗体への標識による活性の低下が少ない．しかも，これらの酵素は，発色性，蛍光性，あるいは発光性の

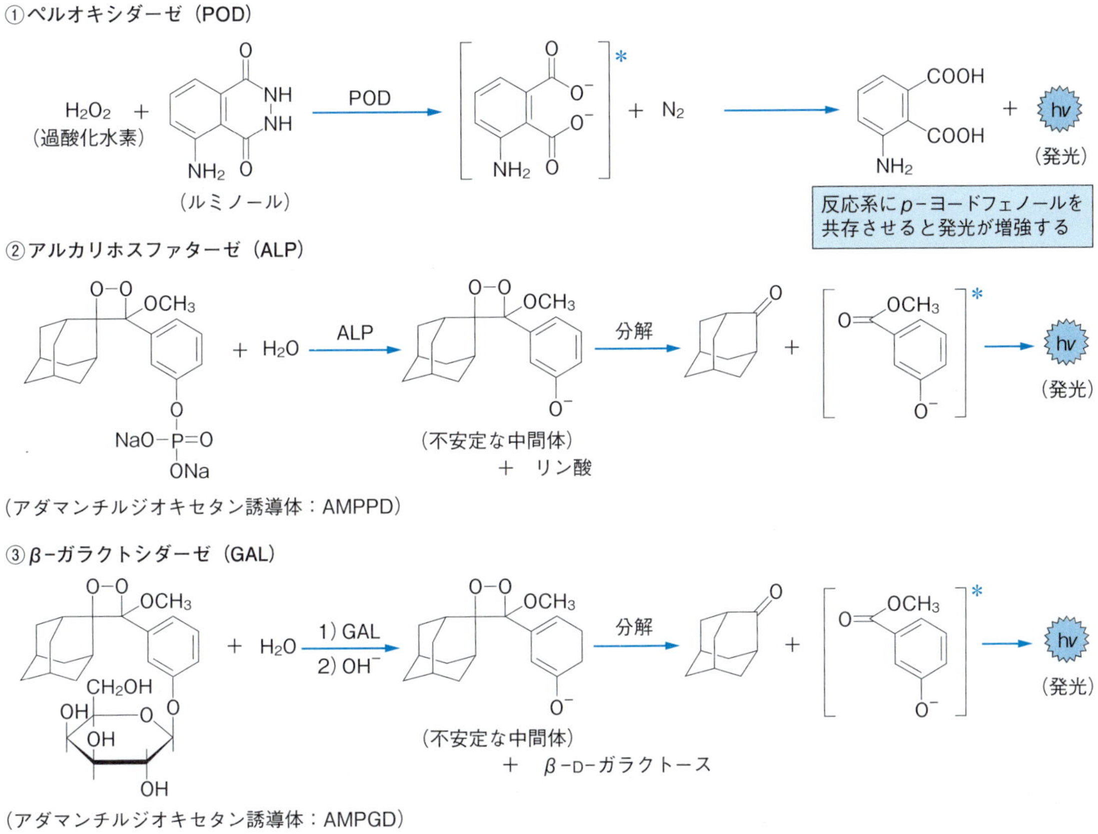

①ペルオキシダーゼ（POD）

H_2O_2 +（過酸化水素）（ルミノール） →[POD] [中間体]* + N_2 → 生成物 + $h\nu$（発光）

反応系にp-ヨードフェノールを共存させると発光が増強する

②アルカリホスファターゼ（ALP）

+ H_2O →[ALP] （不安定な中間体） + リン酸 →分解 + [中間体]* → $h\nu$（発光）

（アダマンチルジオキセタン誘導体：AMPPD）

③β–ガラクトシダーゼ（GAL）

+ H_2O →[1) GAL, 2) OH^-] （不安定な中間体） + β-D-ガラクトース →分解 + [中間体]* → $h\nu$（発光）

（アダマンチルジオキセタン誘導体：AMPGD）

図 1–15b 免疫測定法に用いられる酵素の活性測定法（発光法）
＊：励起状態の化合物

基質を用いて，その活性を高感度に測定することができる．酵素活性の測定感度の高さは，一般に発光性基質（発光法）＞蛍光性基質（蛍光法）＞発色性基質（比色法）の順である．したがって，アッセイ系の高感度化を目指す場合，発光性あるいは蛍光性の基質を採用するのが有利であり，その効果はとくに非競合法（後述する two-site IEMA）で顕著である．ただし，必要となる測定機器の汎用性については比色法＞蛍光法＞発光法の順であり，発色の測定が通常の吸光光度計で行えるのに対して，発光強度の測定にはやや特殊な機器（ルミノメーター）が必要になる．

代表的な活性測定法を図 1-15a（比色法と蛍光法）と図 1-15b（発光法）に示す．発色性基質，蛍光性基質は，それ自体は無色，あるいは蛍光を発しないが，酵素の作用により強く発色する化合物，あるいは蛍光を発する化合物に変換される．発光性基質は，酵素の作用により励起状態の化合物に変換され，これが自発的に基底状態に戻る際に光が放出される．蛍光測定では励起光の照射が必要であるが，発光測定ではこれが不要なためバックグラウンド値が低く，このため，より高い感度が得やすくなる．

❶の原理に基づくアッセイ系では，測定する抗原と一定量の酵素標識抗原を一定量の抗体に対して競合的に反応させた後に B/F 分離を行い，主に B 画分に基質溶液を加えて酵素反応を行う．なお，抗原の酵素標識は，両者を共有結合で連結することにより行うが，その反応例を図 1-16a に示す．一方，❷の原理では，測定する抗原と一定量の固定化抗原を一定

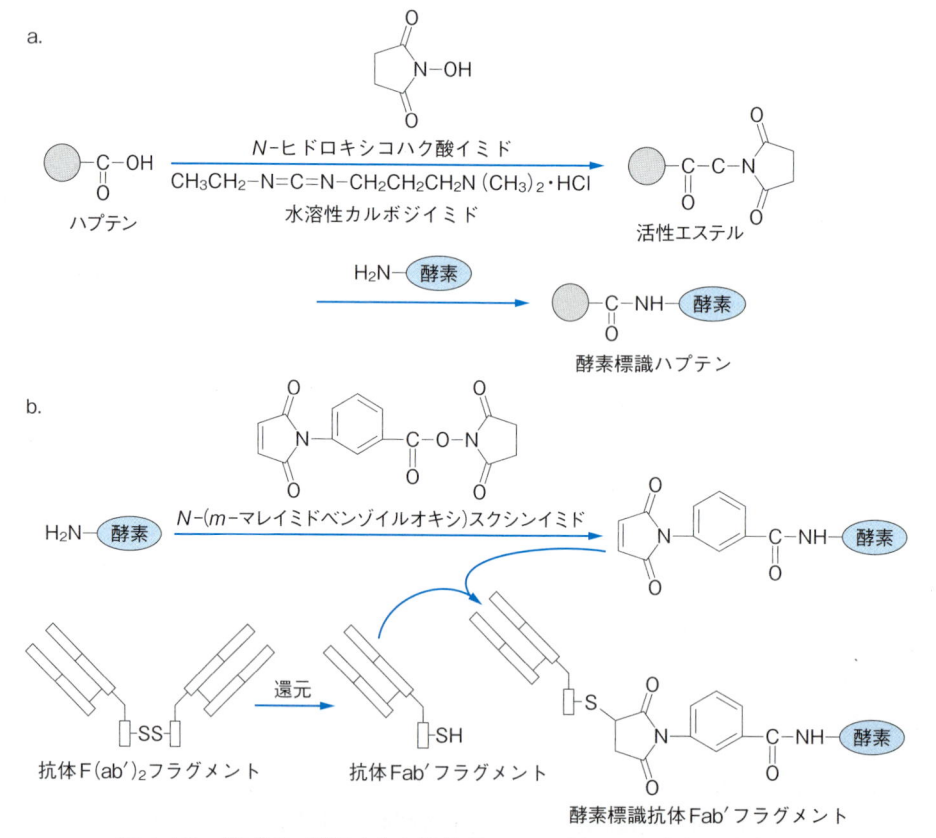

図 1-16　ハプテン抗原（a）と抗体 Fab′ フラグメント（b）の酵素標識

量の酵素標識抗体に対して競合反応させる．反応後に溶液を除去して固相を洗浄した後，固相上に残る酵素活性を測定する．抗体の酵素標識の一例を図 1-16b に示す．

図 1-14 に示した非競合法において酵素標識抗体を用いる測定系は **two-site IEMA**（**サンドイッチ EIA**）と呼ばれ，高分子抗原の超微量分析法として多用されている．前述の 3 種の酵素が主に用いられるが，蛍光法のように高感度な活性測定法をとりいれると，amol〜zmol の抗原を測定できる．

なお，最近では EIA や two-site IEMA を抗体あるいは抗原を固定化したマイクロプレートを用いて行う場合も多い．これらのアッセイ系は **ELISA**（enzyme-linked immunosorbent assay）と総称される．プレート専用の洗浄装置や吸光度測定装置を利用して多くの試料を簡便かつ迅速に分析することが可能なため，生化学や基礎医学などの領域でも日常的に利用されている．

③ 均一系免疫測定法（ホモジニアスイムノアッセイ）

免疫測定法の大部分は B/F 分離操作が必要で，これらを**非均一系測定法**（heterogeneous assay）と分類する．一方，特別な工夫により B/F 分離を不必要にした**均一系測定法**（homogeneous assay）も開発されている．非均一系に比べて感度は低く，一般に μg/mL レベルの試料に適用されるが，操作が簡便で迅速性に優れるため，体液中薬物のモニタリングに重用されている．

その代表例である**ホモジニアス EIA**（enzyme multiplied immunoassay technique, **EMIT**）の原理を図 1-17 に示す．本法はハプテンにのみ適用が可能である．反応の形式は EIA と同様の競合に基づいているが，標識酵素としてグルコース-6-リン酸デヒドロゲナーゼやリンゴ酸デヒドロゲナーゼを用いる．酵素標識ハプテンに抗体が結合すると，その酵素活性が低下または増大する．この反応系に遊離のハプテンを添加すると，その量に応じて酵素活性が回復していく．したがって，抗原抗体反応液にそのまま基質を添加して酵素活性を測定すればハプテン量を求めることができる．図 1-17 は抗体の結合により酵素活性が低下する例であるが，縦軸に酵素活性を，横軸に添加したハプテン量をとれば図 1-14 と同様の標準曲線が得られる．本法による抗てんかん薬，抗うつ薬や抗生物質などの測定キットが市販されている．

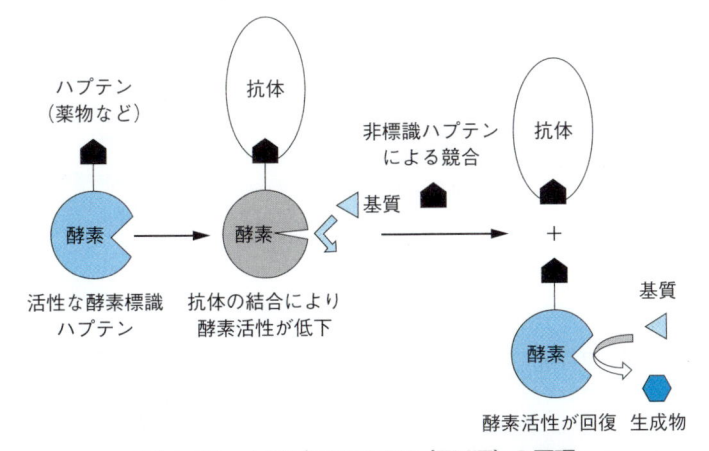

図 1-17 ホモジニアス EIA（EMIT）の原理

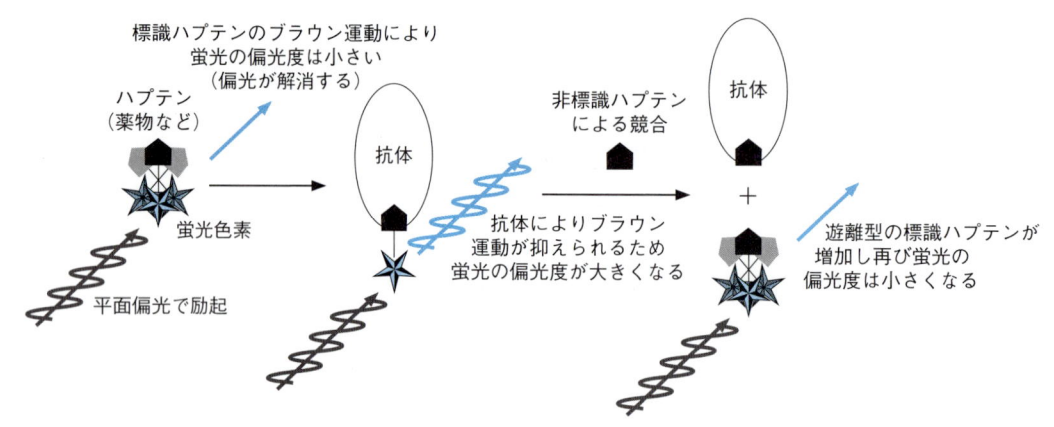

図 1-18　蛍光偏光イムノアッセイ（FPIA）の原理

蛍光偏光イムノアッセイ（fluorescence polarization immunoassay, **FPIA**）も臨床検査の場でハプテンの測定に多用される均一系の測定法である（図 1-18）．フルオレセインのような低分子量の蛍光色素で標識したハプテンに平面偏光を照射して励起すると，適当な入射角で光が当たった蛍光分子が励起され，放射される蛍光も平面偏光となる．しかし，蛍光標識ハプテンはブラウン運動などにより回転するので蛍光の偏光は次第に解消する．この標識ハプテンに抗ハプテン抗体が結合して質量の大きな複合体になると，ブラウン運動の速度が遅くなり偏光の解消に長い時間を要する．しかし，測定対象のハプテンを添加すると，競合により遊離型の標識ハプテンが増加するため偏光解消の程度が増大していく．偏光度を測定して加えたハプテン量に対してプロットすると，図 1-12 と同様の標準曲線が得られる．

④ 非標識免疫測定法

抗原あるいは抗体を放射性同位体や酵素などのシグナル物質で標識することなく，免疫複合体の生成量の増減を直接モニターする測定法も開発されている．その代表例であるラテックス凝集抑制イムノアッセイ（latex agglutination inhibition immunoassay）によるハプテン測定の原理を図 1-19 に示す．直径 1 μm 以下のラテックス粒子にハプテンを固定化し，人

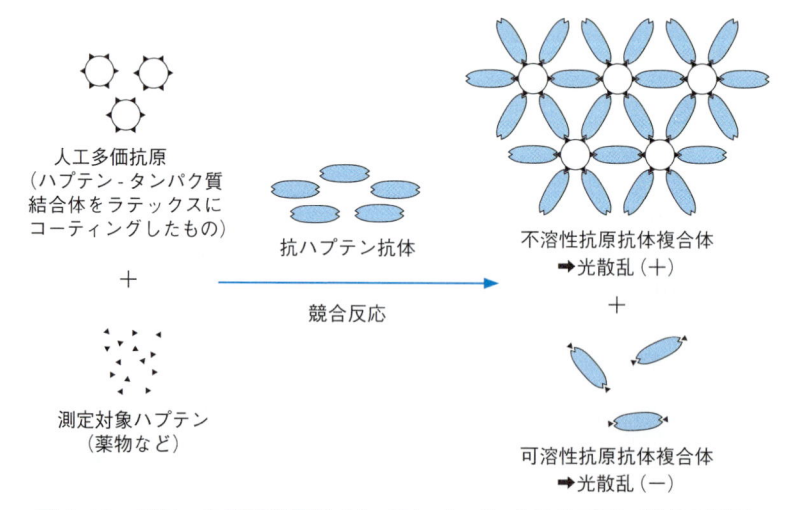

図 1-19　ラテックス凝集抑制イムノアッセイによるハプテン測定の原理

工の多価抗原を調製する．これに抗ハプテン抗体を反応させると複合体の生成に伴ってラテックスは架橋されて凝集し，コロイド状の懸濁液となる．この懸濁液にレーザー光を照射すると光散乱が起きるので，その強度を測定する．この反応系に遊離のハプテンを加えるとラテックスの凝集は競合的に抑制され，散乱光の強度が減少する．本法はネフェロメトリックイムノアッセイ（nephelometric immunoassay）とも呼ばれるが，やはりB/F分離を必要としない均一系の競合型アッセイである．

4）免疫測定法の妨害因子とバリデーション

免疫測定法を妨害する体液由来のさまざまな因子が知られている．用いる抗体に対して大きく交差反応する物質（目的抗原の代謝物や分解産物）は偽陽性の測定結果を与え，目的抗原と会合あるいは複合体を形成するような物質（アルブミン，内因性結合タンパク質，脂質など）が大量に共存すると，抗原がマスクされて偽陰性につながる．また，補体，リウマトイド因子，異好性抗体［例えば，human anti-mouse antibody（HAMA）のように異種動物の抗原と反応する抗体］などは，目的抗原の反応性ばかりか2抗体法によるB/F分離も妨害して測定値を不正確にする．したがって，実試料の測定に際しては，測定法のバリデーション（validation）を行い，分析値の真度（accuracy），精度（precision），直線性（linearity）などの分析能パラメーターについて評価する必要がある．このために添加回収試験（既知量の目的化合物を添加した体液を測定し，値の増加を確かめる），アッセイ内・アッセイ間変動試験（同一試料を多重測定・反復測定して測定値のばらつきをみる）や試料段階希釈試験（試料を段階的に希釈した後測定し，測定値の直線性を調べる）などが行われる．試料に精製効率の異なる何種類かの前処理（除タンパク，溶媒抽出，固相抽出，クロマトグラフィーなど）を施して直接測定による値と比較するのも有効である．標的物質に対する特異性に優れ，真度の高い測定法は夾雑物の影響を受けないため，前処理の有無や種類にかかわらずほぼ一定の測定値を与える．

学習課題
- 競合法（競合型イムノアッセイ）とサンドイッチ型の非競合法（サンドイッチイムノアッセイ）の特長と制約について，整理して説明しなさい．
- ラジオイムノアッセイ（RIA）や酵素イムノアッセイ（EIA）で，B/F分離が必要である理由について説明しなさい．
- 均一系免疫測定法（ホモジニアスイムノアッセイ）が可能になるための条件について説明しなさい．

---

c．その他
1）電気泳動法

電気泳動法（electrophoresis）は，荷電した粒子が電場のもとで緩衝液中を陽極または陰極に移動する現象を利用した分離分析法である．今日では，寒天ゲル，セルロースアセテート膜，アガロース（寒天の主成分）ゲル，ポリアクリルアミドゲルなどの支持体を用いるゾーン電気泳動法が主流となっている．分離した成分の検出には，ポンソー3R，クマシーブリリア

ントブルー（CBB），硝酸銀などを用いる染色法のほか，蛍光色素やラジオアイソトープで標識した後，デンシトメーターで計測する方法も用いられている．泳動後，ニトロセルロース，ナイロンやポリフッ化ビニリデン（PVDF）などの膜に分離成分を写しとるブロッティングも用いられる．サザンブロッティング（southern blotting）は，一本鎖 DNA をブロッティングし，ラジオアイソトープや酵素で標識した DNA プローブと相補的な塩基配列をもつ DNA 断片を検出するものである．同様の原理で RNA を検出する手法をノーザンブロッティング（northern blotting）と呼ぶ．一方，タンパク質では，目的とするタンパク質に対する特異抗体（第1抗体）と反応させた後，第1抗体に特異的な酵素標識第2抗体を反応させるウェスタンブロッティング（western blotting）（イムノブロッティング）が用いられる．

　最近では，試料の導入から分離，検出，データ処理まで全自動で行える全自動電気泳動分析装置も開発され，臨床検査では，血液，尿などの生体試料中の低分子生理活性物質や，タンパク質，核酸など生体高分子の測定に欠くことのできない手法の1つとなっている．

　セルロースアセテート膜電気泳動法：支持体としてセルロースアセテート膜を用いる電気泳動法であり，臨床検査では血清タンパク質の測定に汎用されている．セルロースアセテート膜に血清（通常 1 μL 程度）を塗布し，バルビタール緩衝液中で定電流で泳動すると，血清中のタンパク質はおのおのの電荷に応じて移動し，陽極側からアルブミン，$α_1$，$α_2$，$β$，$γ$-グロブリンの順で分離される．泳動後，ポンソー 3R によりタンパク質を染色し，デンシトメーターによって測定される．

　アガロースゲル電気泳動法：アガロースを支持体として，DNA や RNA などの核酸やリポタンパク質を分離する電気泳動法である．核酸分子は固有の大きさと負の電荷をもつため，一様に陽極方向に移動するが，大きな網目構造をもつアガロース内では分子ふるい効果によって分子サイズの小さいものほど速く泳動する．臭化エチジウム染色後，紫外線を照射すると，二本鎖 DNA の中にトラップされた臭化エチジウムの蛍光が増強するので，これを検出する．血清リポタンパク質は，陰極側から原点，$β$位，$β$～pre$β$位，pre$β$位および$α$位に，それぞれカイロミクロン（CM），低比重リポタンパク（LDL），中間比重リポタンパク（IDL），超低比重リポタンパク（VLDL），高比重リポタンパク（HDL）が泳動され，オイルレッド O やファットレッド 7B を用いる脂質染色によって検出される．臨床検査では，高脂血症（脂質異常症）の病型診断に必要な検査法となっており，リポタンパク質分画として％で表示される．

　ポリアクリルアミドゲル電気泳動法（poly-acrylamide gel electrophoresis, PAGE）：アクリルアミドの重合体であるポリアクリルアミドゲルを支持体として用いる電気泳動法である．分子ふるい効果がアガロースゲルに比して大きく，しかもアクリルアミドと架橋剤の割合を変えることにより，分離する目的成分の分子の大きさに応じた有効孔径をもつ網目構造のゲルを作製することができ，タンパク質や比較的低分子の核酸を分離するのに適している．DNA の塩基配列の決定（DNA シーケンシング）に用いられている．一方，タンパク質をドデシル硫酸ナトリウム（SDS）で変性させる **SDS–PAGE** では，タンパク質はその電荷にかかわらず分子量によって分離される．ガラス管内にポリアクリルアミドゲルを充填した高分離能のディスク電気泳動キットも普及しており，臨床検査ではリポタンパク質の分画に利用されている．本法によると，リポタンパク質は陰極側から CM，VLDL，IDL，LDL，HDL の順に泳動さ

れ，アガロースゲル電気泳動法とは LDL と VLDL の移動位置が逆になる．

等電点電気泳動法（isoelectric focusing, IEF）：等電点の差を利用してタンパク質を分離する電気泳動法である．タンパク質は分子内に解離性官能基であるアミノ基とカルボキシ基を複数個併せ持っており，これら官能基の電荷の総和が 0 になる pH がそのタンパク質の等電点である．ポリアクリルアミドゲルやアガロースゲルにポリアミノカルボン酸やポリアミノスルホン酸などの両性電解質（アンホライト）を混和して作製した平板ゲルでタンパク質を電気泳動すると，両性電解質はゲル内を移動して pH 勾配を形成し，タンパク質は実効電荷が 0 となる等電点まで移動して収束（focusing）し，等電点の順に分離される．臨床検査では，アポリポタンパク質の表現型や，多発性硬化症の診断を目的としたオリゴクローナルバンドの検出に利用されている．

> **オリゴクローナルバンド**
> 髄液中免疫グロブリン（IgG）の特定クローンが特異的に増加することにより，電気泳動によって出現する複数のバンド．

二次元電気泳動法（two-dimensional electrophoresis, 2-DE）：2-DE は，ディスクあるいは平板ゲルを用いて等電点電気泳動を行った後，一次元目の方向と垂直の方向に SDS-PAGE を行ってタンパク質を分離する電気泳動法である．SDS-PAGE は，タンパク質を分子量の違いによってのみ分離するため分離能に乏しいことが欠点とされるが，2-DE は，タンパク質を分子量と等電点の差によって分離するため，1 回の 2-DE で 1,000〜10,000 種類のタンパク質を分離することができ，今日におけるプロテオーム研究の基盤技術となっている．

キャピラリー電気泳動法（capillary electrophoresis, CE）：CE は内径 100 μm 以下のフューズドシリカキャピラリーに高電圧を印加して電荷や分子サイズの違いによって分離する方法である（図 1-20a）．キャピラリー内を緩衝液で満たして分離するキャピラリーゾーン電気泳動法（capillary zone electrophoresis, CZE）は，最も代表的な CE である．キャピラリー内面のシラノール基は中性〜アルカリ性で負に帯電しているので，泳動液はこの表面を中和するようにキャピラリー内面に接する部分が正に帯電する．ここに電圧をかけると陰極側へ電気浸透流（electroosmotic flow, EOF）が発生する．したがって溶質は自身の荷電による移動に加え，電気浸透流によっても移動する（図 1-20b）．緩衝液中に SDS など界面活性剤を臨界ミセル濃度を超えるように加えたミセル導電クロマトグラフィーは，電荷をもたない成分の

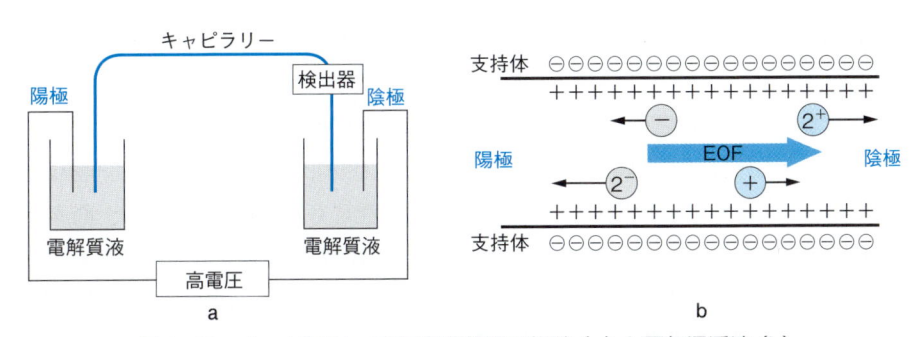

図 1-20 キャピラリー電気泳動装置の概略（a）と電気浸透流（b）

分離にも適用できる．また，キャピラリー内にポリアクリルアミドゲルを形成させたキャピラリーゲル電気泳動法は，分子ふるい効果により各成分のサイズによる分離を行うことができる．CE は通常のゲル電気泳動法と比較して高い分離能を有し，とくに後者は塩基配列が1塩基異なる核酸の分離も可能なことから，DNA のシーケンス解析にも用いられる．近年，検出に質量分析法（MS）を用いる CE–MS も開発され，メタボローム解析におけるバイオマーカーの探索に威力を発揮している．また，数 cm 角のガラスあるいはプラスチック上に作製した幅 50〜100 μm，深さ 8〜30 μm，長さ 3.5 cm の溝からなるキャピラリー（チャネル）を用いるマイクロチップ電気泳動法は次世代の分析法として多くの期待が寄せられている．

2）センサー

センサー（sensor）は，外部からの機械的，電磁気的，音響的，あるいは化学的な刺激に感応して電気や光の信号を発する装置（あるいは素子）である．臨床検査で用いられるセンサーは血液や尿中の生体成分と特異的に反応あるいは結合する分子認識素子と，これに応答した信号を電気信号に変換する変換器（トランスデューサー）から構成されている．測定対象物質や分子認識素子の種類によって，イオンセンサー，ガスセンサー，バイオセンサー（酵素センサーや免疫センサーなど）などの名称で呼ばれる．変換器は電気信号を発するもの（電極）が多く用いられるが，情報を光信号に変換するセンサーも開発されている．

イオンセンサー：イオンセンサー（ion sensor）は，特定のイオンにのみ応答する感応膜（イオン選択性膜）をもつ電極であり，イオン選択（性）電極（ion selective electrode）とも呼ばれる．感応膜は，溶液内のイオンの活量（濃度）に応じて膜電位を膜の両端に発生する．この電位を，適当な参照電極と組み合わせて測定することによりイオン濃度を求めることができる．臨床検査では H^+（pH）や Na^+，K^+，Ca^{2+} あるいは Cl^- など，電解質の測定に利用され，自動分析装置にも組み込まれている．イオンセンサーはイオン選択性膜の形状から固体膜電極と液体膜電極に分けられる．H^+ に応答するガラス電極は，代表的な固体膜電極であり，pH の測定に用いられている．ソーダガラスに Al_2O_3 を多く含むガラス電極は Na^+ に選択性が高く，血液や尿中の Na^+ の測定に利用されている．また，難溶性の無機塩を加圧成型した固体膜も開発されており，AgCl や AgCl–Ag_2S を膜物質に用いた電極は Cl^- の測定に用いられる．Cl^- の電極法による測定では Br^- や I^- などで妨害を受けるので，これらのイオンを対イオンとしてもつ薬物を投与したときには注意を要する．一方，液体膜電極には，イオン交換体やクラウンエーテルを高級アルコールに溶解した溶液やポリ塩化ビニルなどのポリマーに保持させた電極が用いられ，バリノマイシンを有機溶媒に溶かした感応液膜電極は K^+ に選択的に応答する．クラウンエーテル膜電極は Na^+，K^+ の測定に利用されている（2 章 2–A–7 ①c 参照）．

ガスセンサー：ガスセンサー（gas sensor）は，特定の気体分子を選択的に検出する電極で，ガス電極とも呼ばれる．臨床検査では，酸素センサーと二酸化炭素センサーが血液ガス分析に用いられ，イオン選択電極とともに自動分析装置にも組み込まれている．酸素センサーは，陰極に Pt 電極，陽極に Ag 電極が用いられ，先端部のテフロン膜を透過した酸素分子の Pt 表面における電気化学反応によって発生した電極間の電流を測定するものである．

バイオセンサー：生物は，きわめて優れた分子識別能力をもっている．この機能を利用し

て化学物質の濃度を測定するセンサーがバイオセンサー（biosensor）であり，酵素，抗体，レセプター，微生物などの分子識別能をもつ生体材料と電極や半導体デバイスなどのトランスデューサーを組み合わせたものである．

　酵素は，触媒機能と同時に分子を識別する機能を有している．したがってこの酵素を固定化して用いることによって特定の化学物質を識別し，その触媒機能を利用して化学物質の濃度を測定することができる．糖尿病の診断に用いられるグルコースセンサーは，高分子膜中に固定化されたグルコースオキシダーゼ（GOD）の作用でグルコースが酸化されてグルコン酸に変換されるときに消費される酸素や発生する過酸化水素を電極で測定してグルコース濃度を求めるものである（図1-21）．同様の原理でウリカーゼ，ウレアーゼ，コレステロールオキシダーゼ，乳酸オキシダーゼなどを固定化した酵素センサーが開発されており，それぞれ尿酸，尿素，コレステロール，乳酸の測定に用いられている．

　高分子のタンパク質やペプチドホルモンなどの測定には免疫反応を活用した免疫センサーが用いられる．抗アルブミン抗体固定化膜を用いる免疫センサーは，中性から酸性では正に荷電しており，膜表面でアルブミンが結合するとその濃度に応じて正電荷が減少する．この原理に基づいて梅毒血清診断，血液型判定などを行う免疫センサーが開発されている．しかし，抗体固定化膜に血清成分が非特異的に結合する問題点が指摘されている．免疫センサーにサンドイッチ酵素免疫測定法の原理を導入した酵素免疫センサーも開発されている．近年，生体分子間の相互作用をノンラベル・リアルタイムに検出する表面プラズモン共鳴（surface plasmon resonance, SPR）現象を応用した免疫センサーの開発も進められており，各種腫瘍マーカーの診断用バイオセンサーとして多くの期待が寄せられている．

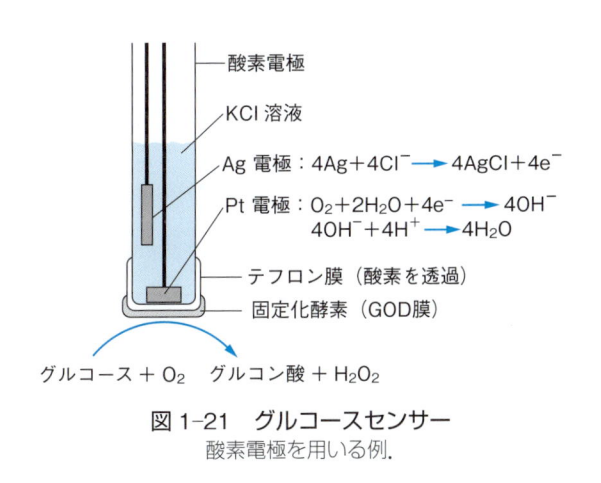

酸素電極
KCl溶液
Ag電極：$4Ag + 4Cl^- \rightarrow 4AgCl + 4e^-$
Pt電極：$O_2 + 2H_2O + 4e^- \rightarrow 4OH^-$
　　　　$4OH^- + 4H^+ \rightarrow 4H_2O$
テフロン膜（酸素を透過）
固定化酵素（GOD膜）

グルコース + O_2 → グルコン酸 + H_2O_2

図1-21　グルコースセンサー
酸素電極を用いる例．

3）ドライケミストリー

　ドライケミストリー（dry chemistry）は，フィルムや試験紙などに乾燥状態で保存された試薬に生体試料（全血，血漿，血清，尿など）を滴下して定量する検査法である．試薬の調製が不要で，簡便で迅速に高精度の測定ができ，集団検診や病棟のベッドサイドでの簡易検査，緊急時の検査，患者自身が在宅で実施する自己検査，開業医のオフィスラボ検査などに利用されている．測定様式の違いから，試験紙法，イムノクロマト法，多層フィルム方式に分類

される.

　試験紙法は主に尿スクリーニング検査（dip and read 方式）に用いられ，操作が簡単なうえ，多項目の検査が同時に実施でき，得られる情報が豊富である．短冊状のプラスチックストリップ上に各検査項目の試験紙片を貼付したものに尿を浸し直ちに引き上げた後，試験紙ごとに定められた測定時間に色調表と比較し判定する．最近では肉眼による判定に代わり自動分析装置が普及している．

　イムノクロマトグラフ法は，液状試料がニトロセルロース膜上を毛細管現象により移動する性質を利用した免疫学的測定法である．検体を滴下すると，検体中の被検物質（抗原）が膜を移動する過程でまず色素標識抗体と結合し，さらに膜上に固相化した抗体で抗原-色素標識抗体複合体を捕捉する．こうして形成されたサンドイッチ型複合体（色素標識抗体-抗原-固相化抗体）の抗体固相化地点（判定ライン）での呈色を目視にて確認する（図1-22）．尿中のヒト絨毛性腺刺激ホルモン（hCG）を測定する妊娠検査，インフルエンザウイルス，ロタウイルス，結核菌などの感染症の迅速検査，トロポニンT，膣分泌液中インスリン様成長因子結合タンパク1型のポイントオブケア検査（POCT）に用いられる．

　多層フィルム方式は，展開層，反射層，試薬層，支持体層からなるフィルムを用いる測定法である．液状試料を展開層表面に点着すると拡散して下方へ浸入し，試薬層中の試薬と反応して発色し，下方より当てた光の反射光を測定する．粗雑な表面をもつ濾紙を用いる試験紙法と比較して，迷光やノイズなどの影響がなく，定量性，分析精度がきわめて高い．グルコース，尿素窒素，尿酸，クレアチニン，コレステロール，トリグリセリド，AST，ALT，CKなどが高感度に測定できる．Na^+，K^+，Cl^-が同時に測定できるイオン選択電極を組み込んだ多層フィルムや，酵素電極を組み込んだ多層フィルムも開発されている．

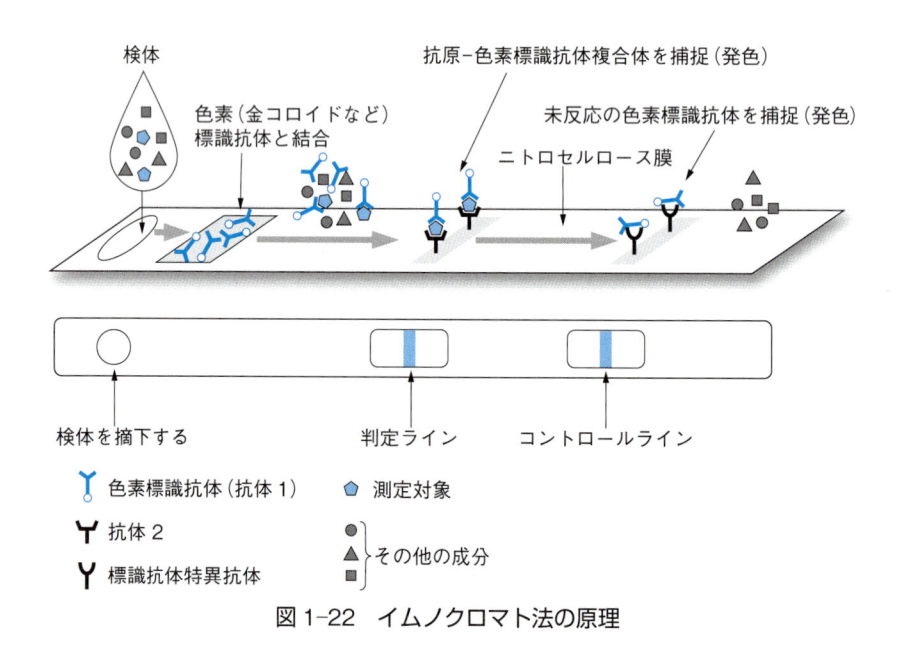

図1-22　イムノクロマト法の原理

> **膣分泌液中インスリン様成長因子結合タンパク1型**
> 前期破水と早産の生化学的マーカー.

学習課題
- 電気泳動法が用いられている臨床検査について例をあげて説明しなさい.
- 酵素センサーの原理を説明しなさい.
- ドライケミストリーについて説明しなさい.また,代表的なドライケミストリーを測定様式別に3つあげなさい.

2 画像診断

画像診断領域では,主にX線撮影検査,X線コンピューター断層撮影 (CT) 検査,血管造影検査,核医学検査 (RI検査),磁気共鳴撮像法 (MRI) などが用いられている.本項では,各検査の原理と検査目的の説明,および代表的画像の提示を行い,内容的には MRI に主眼を置く.

a. X線検査

X線は,加速された電子がターゲットと呼ばれる物質に衝突したときに発生する電磁波で,電離放射線の一種である.周波数は 10^{19} Hz と高く,10^5 eV 位のエネルギーをもつ.波長が 0.06〜0.5Å ($1Å = 10^{-10}$ m) と短いため,人体を容易に透過する.透過したX線は対象の構造物 (分子量や密度) の違いによりX線に吸収差が生じ,構造物に応じてX線の強弱が生じる.この強弱の違いを明るさ (輝度) の違いに変換したものが,X線像 (写真) である.今日広く医療で使用されているX線は,1895年に Röntgen によって発見された.X線検査は,医療情報を獲得できる利点をもつ反面,X線の一部が人体に吸収されることにより被曝が生じる欠点をもつ.

X線撮影装置は,X線撮影検査,X線CT検査,血管造影検査などで用いられ,X線発生・制御部,X線検出部,画像表示・処理部の3つの部分より構成される (図 1-23).

X線発生・制御部は,X線を発生させるX線管とX線管に安定した高電圧を供給する高圧発生装置よりなる.X線検出部は,透過したX線の強弱を明るさ (輝度) の違いに変換し,X線像を作成する役割を果たし,検出器または検出器とアナログ信号をデジタル信号に変換するA/D (analog-digital) 変換器よりなる (表 1-19).画像表示・処理部は,画像表示用ディスプレイやフィルムなどの画像観察システムよりなり,ワークステーションと呼ばれる画像操作 (処理) 装置を備える場合もある.また,PACS (picture archiving and communication system) と呼ばれる,病院や部門全体のすべての画像をホストコンピューターで一元的に管理するファイリングシステムを導入することによって,診察室や各診療科,外部の診療施設の端末画像表示装置で画像の閲覧が可能となる.

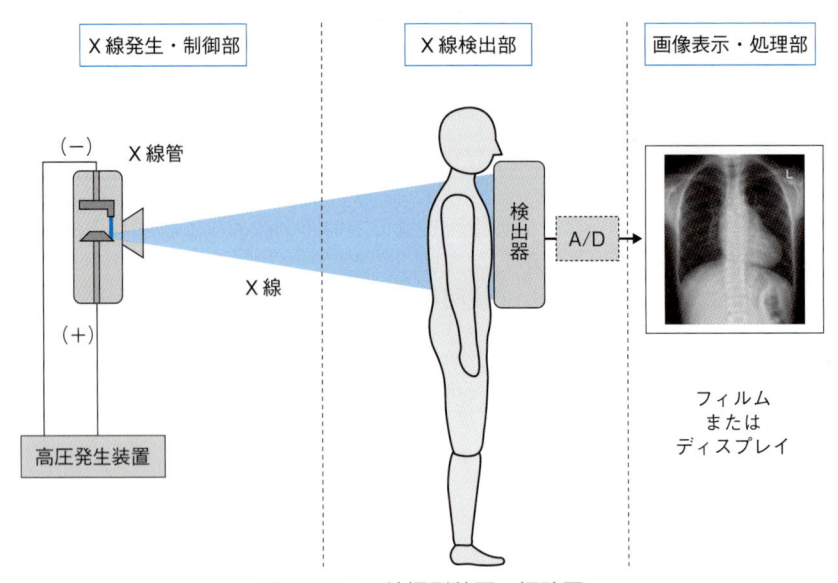

図 1-23　X 線撮影装置の概略図
X 線撮影装置は，X 線発生・制御部，X 線検出部，画像表示・処理部の 3 つの部分より構成される．A/D: アナログ-デジタル変換器 (analog-digital converter)

表 1-19　システムによる X 線検出部の違い

分類	名称	X 線エネルギーから光エネルギーへの変換方式	検出器	材料	出力信号
AR	フィルム・スクリーン系	蛍光	増感紙	タングステンカルシウム または希土類塩	フィルム
DR	コンピューテッドラジオグラフィー (computed radiography, CR)	潜像	イメージング・プレート	揮尽性蛍光体	ディスプレイ
DR	平面検出器 (flat panel, FP)	蛍光	フラット・パネル	(CsI シンチレータ+アモルファスシリコンのフォトセンサー)	ディスプレイ
AR または DR	X 線蛍光増倍管 (image intensifier, II)	蛍光	蛍光増倍管	CsI 蛍光膜	フィルムまたはディスプレイ

AR: analog radiography, DR: digital radiography

b. 胸部 X 線撮影検査

　　代表的な X 線撮影検査の 1 つが胸部 X 線撮影検査であり，肺結核，肺水腫，気胸などの肺疾患，心不全や弁膜症などの心疾患，胸部大動脈瘤などの大動脈疾患，外傷（骨折）や骨疾患の診断を目的として撮影が行われる．侵襲度が低く安価なため，肺疾患や心疾患，大動脈疾患の疑いがある場合には，最初に胸部正面 X 線撮影検査（図 1-23）が行われる．さらに，必要に応じて側面や斜位の撮影が追加される．胸部正面 X 線撮影（図 1-24）においては，心

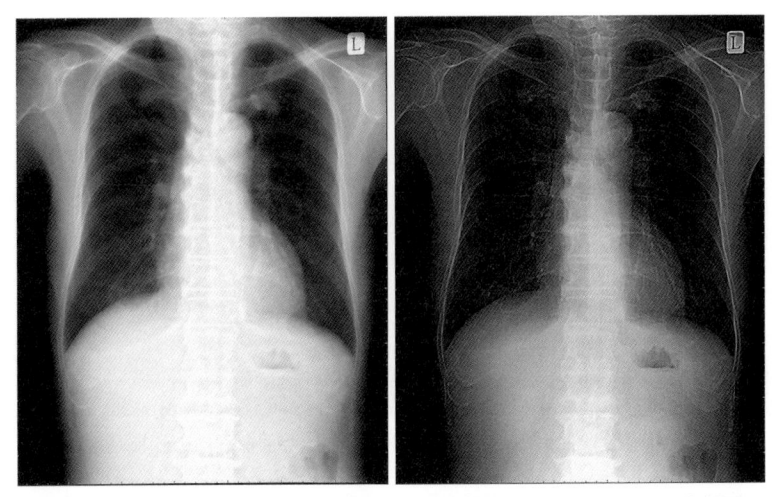

図 1-24　通常の胸部正面 X 線画像（左）と周波数強調処理を加えた胸部正面 X 線画像（右）

両画像はデジタル化された同一の画像元データより作成されている．周波数強調処理を行うことで，骨や血管の陰影が強調される．L は患者の左側（left）を示す．

臓や大血管（縦隔部）陰影より心臓や大血管の形や拡大の有無などを評価するため，正面性が重要視される．

c. X 線 CT 検査

X 線 CT 検査（コンピューター断層撮影 computed tomography, CT）は，医療現場では CT と呼ばれることが多い．出血，梗塞，腫瘍，外傷，石灰化組織，浮腫の評価のみならず，各臓器の形態・性状診断に用いられている．通常は，迅速で安価な造影剤を用いない単純 CT 検査（図 1-25）が行われ，血管内腔の評価や性状診断などの精査目的で水溶性のヨード造影剤を用いた造影 CT 検査（図 1-26）を施行される場合が多い．また，短時間で高精細な画像が得られるため緊急検査としても施行されている．

CT 装置は，X 線管を人体の回りで高速に回転させながら，X 線を多方向から連続的に照射して得られる人体を透過した X 線投影データを検出器で測定する（図 1-27，上）．その後，コンピューターを用いて撮影面の各画素の X 線吸収係数を計算し，撮影部分を画像化する．各画素の CT 値は，水を 0，空気を -1,000 としたときの X 線吸収係数の相対値として表される．

CT 画像はデジタル画像であるため，ディスプレイ上でウィンドウ（表示 CT 値の幅）とセンター（表示 CT 値の中心）の値を変えることで，グレースケールに応じたコントラストや明るさとなる．ディスプレイ上の白は表示しているセンター値に比べて CT 値が高い，黒は CT 値が低いことを示し，目的臓器や病変に応じてコントラストや明るさを調整して画像表示することができる（図 1-28）．

従来 CT 装置は，X 線管を人体の周りで 1 回（360°）回転させて 1 画像を得ていた．最近では，ヘリカル（スパイラル）CT と呼ばれる，X 線管を何度も連続的に回転させながら，同時に検査台も頭尾方向に移動させる撮影が主流になりつつある（図 1-27，下）．体軸方向に並べた薄い検出器（0.3～数 mm）の列数（1～320 列）によって得られる断面数は異なるが，X

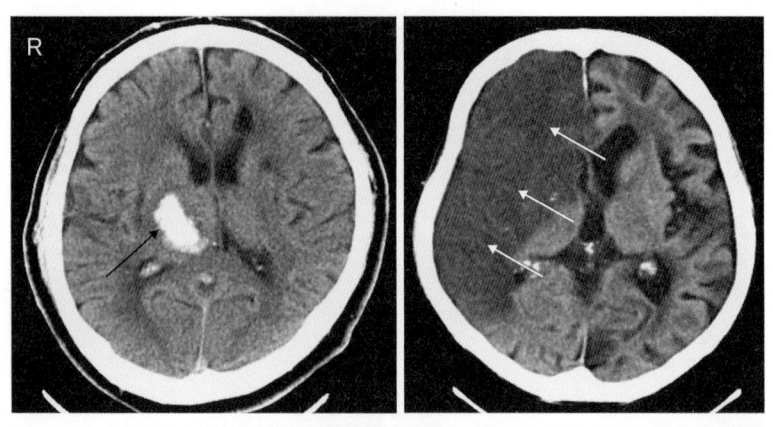

図 1-25　発症後 2 時間の視床出血症例（左）と発症後 6 日の脳梗塞症例（右）の単純 CT 画像
　急性期の出血（黒矢印）は，画像上で白く脳実質に比べて CT 値が高い．急性期の梗塞（白矢印）は画像上で黒く脳実質に比べて CT 値が低い．R は患者の右側（right）を示す．

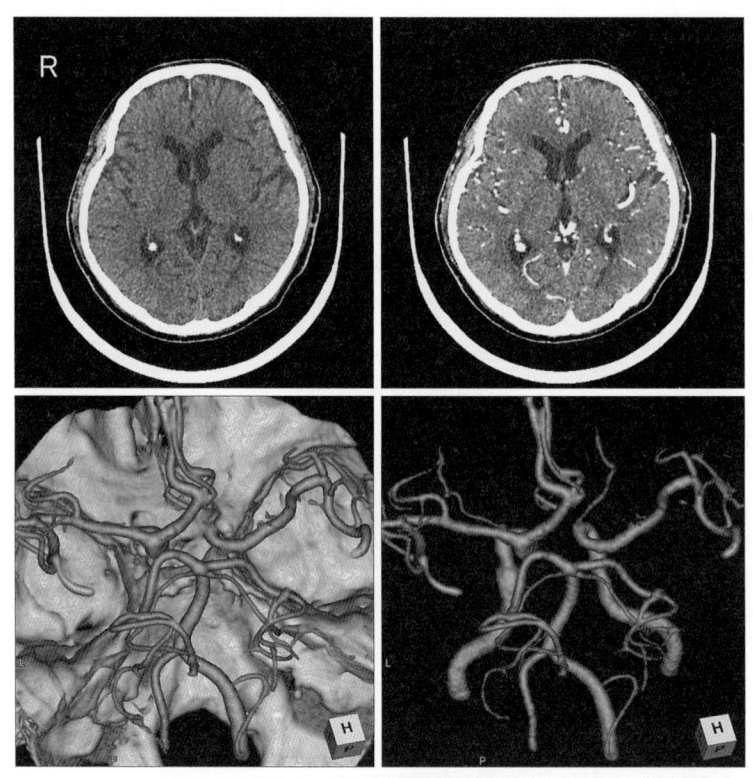

図 1-26　ヘリカル CT で撮影した単純 CT 画像（左上）と造影 CT 画像（右上），および造影 CT 画像を 3D 処理して得られた CT-アンギオ画像（左下，右下）
　単純 CT 画像では血管がわからないが，造影 CT 画像では血管が白く高信号に描出されている．空間分解能が高いため，眼動脈や後下小脳動脈などの細い血管まで描出可能．造影 CT 画像を 3D 処理すると，血管だけでなく骨や石灰化を伴った CT-アンギオ画像（左下）が得られる．さらに単純 CT と造影 CT の差分を計算して差分画像を作成し，差分画像で 3D 処理すると骨や石灰化を除いた血管だけの（骨に隠れて観察できなかった内頸動脈の評価可能な）CT-アンギオ画像（右下）が得られる．

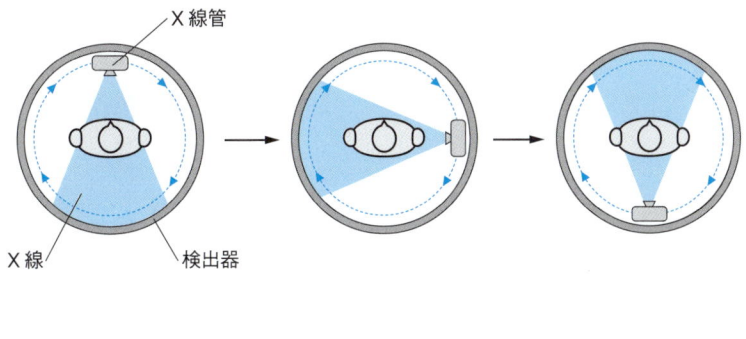

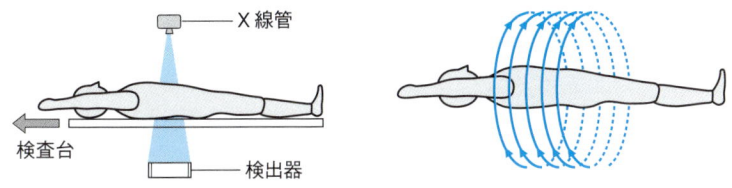

図1-27　CT装置の概念図
CT装置では，X線管を人体の周りで高速に回転させながら，検出器で多方向からのX線投影データを測定する（上）．ヘリカル（スパイラル）CTでは，X線管を人体の周りで連続的に何度も回転させながら，同時に検査台も頭尾方向に連続的に移動させて撮影する（人体に対して，X線管は螺旋状の軌跡を描く）（下）ため，三次元のボリュームデータ（画像）が得られる．

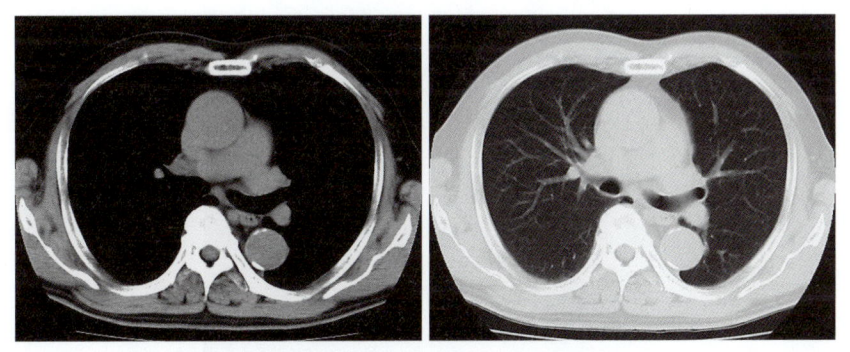

図1-28　ディスプレイ上でウィンドウ（W：表示CT値の幅）とセンター（C：表示CT値の中心）を変えた同一CT画像
左は実質臓器条件（W＝300/C＝30），右は肺野条件（W＝1,500/C＝－500）で表示．下行動脈の血管壁に白く高信号の石灰化を認める．

線管が1回転すると1から320断面の二次元画像を同時に得ることができる．また，X線管は人体に対してらせん状の軌跡を描くため三次元のボリュームデータ（画像）も得ることが可能となった．

d. 血管造影検査

　血管造影検査は，血管の内腔異常（不整，狭窄，閉塞，拡張，乖離），分布異常（血管の多，少），走行異常，腫瘍や臓器の濃染の評価を目的として行われる．経皮的に動脈または静脈に細く長いカテーテルと呼ばれる管を挿入し，その先端を撮影目的部位に移動させた後にカテーテルから造影剤を注入して，連続的に目的部位の撮影を行う検査法である．侵襲度は高いが，

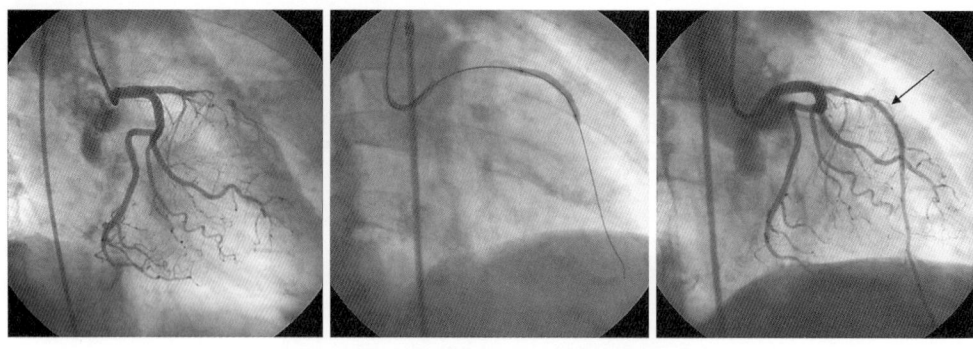

図1-29 心筋梗塞症例の血管造影画像
右前斜位30°で撮影．左の術前画像では，冠動脈の左前下行枝が閉塞している．中央は，バルーンカテーテルで治療中の画像（血管拡張用のバルーン内部は造影剤）を示す．右の術後画像では，左前下行枝が開通し狭窄も消失した（矢印）．

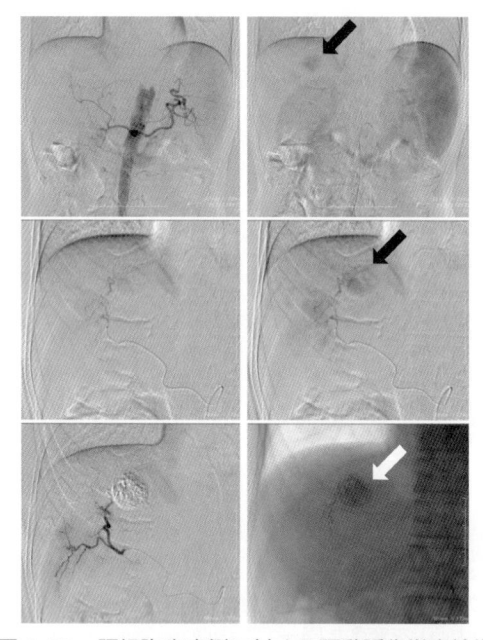

図1-30 肝細胞癌症例に対する肝動脈化学塞栓術
左側は造影早期，右側は造影後期の造影画像から造影前の画像をサブトラクション処理した血管造影画像（右側下段のみ元画像）を示す．術前の腹腔動脈造影像（上段：腹部全体撮影像），A7選択造影像（中段：肝臓拡大撮影像）では腫瘍濃染（黒矢印）が認められる．マイクロカテーテルにてA7よりTACE（抗悪性腫瘍薬（ファルモルビシン）＋油性造影剤（リピオドール）＋造影剤を投与後，ジェルパートにて塞栓）施行．術後造影像（下段：肝臓拡大像）にて腫瘍濃染が消失した．術後の元画像（右側下段）の黒い円形の部分（白矢印）は，腫瘍内に蓄積した油性造影剤を示す．

画像が鮮明なために確定診断に用いられることが多い．

撮影装置は，検出器部分にX線蛍光増倍管（image intensifier, II）や平面検出器（flat panel, FP）を用いたシステムが用いられている．最近は，視野が大きく画像歪の少ないFPタイプ

を用いた装置が多用されつつある．撮影は，1方向または直行する2方向（例えば，正面と側面）から行われ，1秒間に数枚から十数枚の画像を数秒間連続的に得る．撮影対象により画像の撮影間隔（フレーム・レート，フレーム／秒）は異なるが，心臓領域では成人で15フレーム／秒，乳幼児で30フレーム／秒の撮影が行われている．

　1980年頃からはカテーテルを用いた血管内治療も行われるようになった．代表的な治療法として，① バルーンカテーテルやステントを用いた狭窄，閉塞血管に対する血管拡張術（図1-29），② 塞栓物や塞栓用コイルなどを用いた脳動脈瘤や出血症例などに対する血管塞栓術（transcatheter arterial embolization, TAE），③ 抗癌薬などの薬剤を用いた化学塞栓術（transcatheter arterial chemoembolization, TACE）（図1-30）などがあり，総称して血管カテーテル術による治療（interventional radiology, IVR）と呼ばれている．手技やデバイスは多彩で日々開発が行われており，最近では頻脈性不整脈に対してアブレーション（ablation）と呼ばれる電気焼灼（高周波電流により生体部分を焼き切る）治療や大動脈弁狭窄症例に対して経カテーテル的大動脈弁置換術（transcatheter aortic valve implantation, TAVI）と呼ばれる血管内治療も行われるようになった．

e. 核医学検査

　核医学検査は，微量の放射性同位元素（ラジオアイソトープ，radioisotope, RI）を用いた放射性医薬品を人体に投与し，γ線（ガンマ線）を体外より検出して臓器の血流や機能を調べる検査であり，RI検査，アイソトープ検査とも呼ばれている．機能・代謝情報の獲得に優れ，侵襲度が低く副作用が少ない利点，空間分解能が低い（画像が粗い），高価である欠点をもつ．代表的な画像を，図1-31，図1-32に示す．

　RIは，強い運動エネルギーをもった陽子や中性子を非放射性核種に衝突させて作成される．エネルギー状態が不安定なため，余分なエネルギー（α, β, γ線）を放出して安定な状態になる．RIの原子数（放射能）は時間とともに減少し，その原子数（放射能）が半分（50%）になる時間を半減期と呼ぶ．診断目的に応じて用いる放射性医薬品は異なり，半減期およびγ線のエネルギーも異なる（表1-20）．2014年1月（薬事承認：2013年9月）には，黒質線条体ドーパミン神経終末部のドーパミントランスポーターの分布を反映する画像が得られるイオフルパン（^{123}I）注射液（放射性医薬品）が発売され，パーキンソン症候群やレビー小体型認知症の早期診断に寄与すると期待されている．

　プラナー像やSPECT（single photon emission computed tomography）像を得るために，検出器にはシンチカメラを使用する．シンチカメラは，RIのエネルギーに応じたコリメータ，NaI (Tl)のシンチレータ，光電子増倍管，およびA/D（analog-digital）変換器よりなる．検出器を固定して撮影した画像をプラナー像，検出器を人体の周りで回転または全周性に配置して撮影した画像をSPECT像と呼ぶ．回転型SPECT装置は，検出器を1つ搭載した1検出器型，検出器を2つ搭載した2検出器型，3つ搭載した3検出器型装置に分類される．頭部領域では，頭部の周りに全周性に検出器を配置したリング型装置も使用されている．検出器の数が増すと撮影時間を短縮（画像の時間分解能向上）できる利点がある．

　PET（positron emission tomography）は，ポジトロンエミッションCT，ポジトロン断層

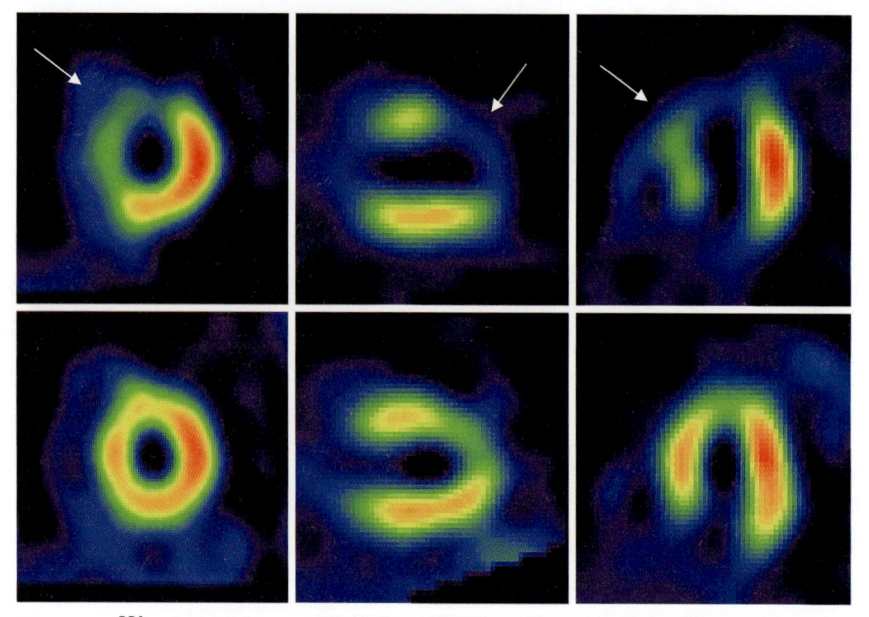

図 1-31　^{201}Tl 製剤を用いた運動負荷と安静時の心筋血流 SPECT 画像（左前下行枝に 90% 狭窄がある冠動脈疾患症例）

　上段は運動負荷直後の初期像，下段は薬剤（RI）投与後約 4 時間の遅延像．左は短軸像，中央は垂直長軸像，右は水平長軸像を示す．赤色は薬剤の高集積を示し，黄色，緑色，青色の順に集積の低下を表す．初期像にて血流の不十分な心筋（矢印：負荷誘発欠損）は，遅延像で一部改善（不完全再分布）したことより心筋虚血の存在が疑われる．

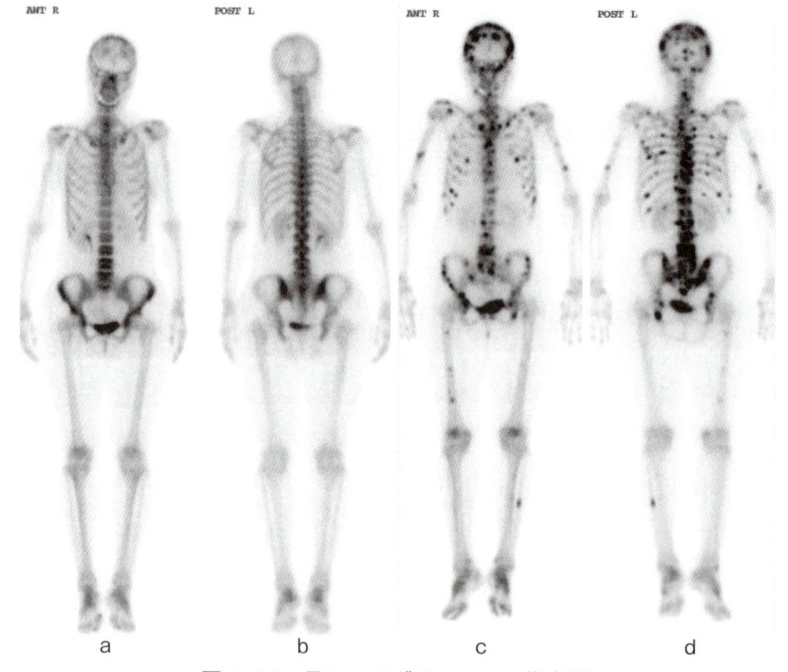

図 1-32　骨シンチグラフィーの代表例

　乳房腫瘍症例の前面像 (a) と後面像 (b)，大腸癌症例の前面像 (c) と後面像 (d) シンチグラムを示す．骨シンチグラフィーは，骨折や骨の炎症，癌の骨への転移の有無を調べるために施行される．(a)，(b) では異常集積を認めない．(c)，(d) では，体幹部の骨に多数の集積（黒いスポット状の点）のみならず，両上腕骨，両大腿骨，左腓骨にも集積を認め多発骨転移と診断された．両症例ともに膀胱にも集積を示すが，薬剤が尿路系にて排出されるため病態を反映したものではない．

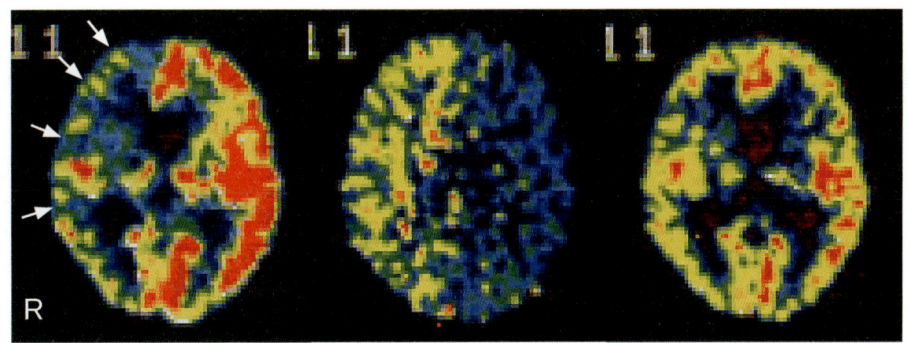

図1-33 ^{15}O標識ガスを用いた脳循環代謝機能PET画像（右内頸動脈閉塞症例）
左は脳血流量，中央は酸素摂取率，右は酸素消費量を画像化している．脳血流の低下（矢印）に伴い，酸素摂取率を上げ脳代謝率を維持しているため，早期に治療が必要と考えられる．

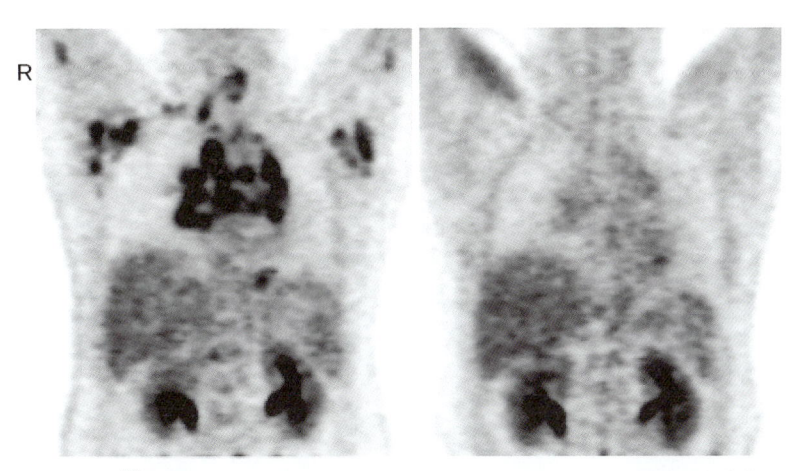

図1-34 ^{18}F-FDGを用いたPET画像（心サルコイドーシス症例の治療効果判定）
左は治療前，右はステロイド治療後の最大値投影処理をした正面像を示す．治療前にみられた異常集積部位は治療後に消失した．FDGはグルコース（ブドウ糖）の類似体であり，糖代謝の亢進部位（腫瘍や炎症部位）に集積する．

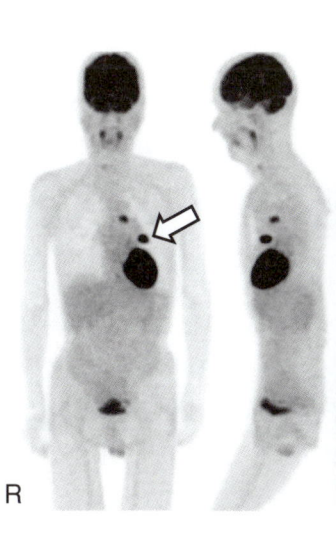

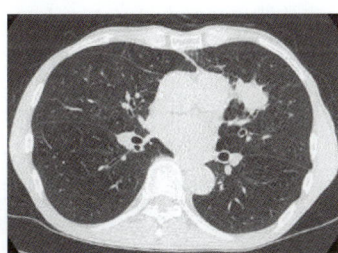

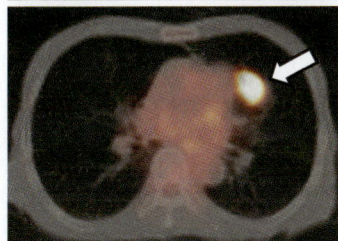

図1-35 ^{18}F-FDGを用いたPET画像（肺癌症例）
左および中央の画像は，最大値投影処理をした正面および左側面のPET画像．右上はCT画像，右下はPET画像とCT画像の重ね合わせ（フュージョン）像．左肺S5領域に約3 cmの分葉状腫瘤（矢印）と左主気管支腹側A-P windowのリンパ節に高度の集積を認めた．脳，心臓および膀胱の集積は異常所見ではない．

表 1-20　主な放射性医薬品（SPECT 用）

対象	目的	放射線医薬品	半減期	γ線エネルギー	投与法	投与量
脳	脳血流	^{123}I–IMP	13.3 時間	159 keV	静注	37〜222 MBq
		^{99m}Tc–HMPAO	6 時間	140 keV		370〜740 MBq
肺	肺血流	^{99m}Tc–MAA				185〜370 MBq
	肺換気	^{81}Kr–ガス	13 秒	190 keV	吸入（加湿空気とともに）	185〜370 MBq
		^{133}Xe–ガス	5.3 日	81 keV		
心臓	心筋血流	^{201}Tl	73 時間	70〜80 keV	静注	74〜111 MBq
		^{99m}Tc–MIBI	6 時間	140 keV		370〜555 MBq
		^{99m}Tc–tetrofosmin				185〜740 MBq
	心機能	^{99m}Tc–赤血球				370〜740 MBq
		^{99m}Tc–HSA				
	急性心筋梗塞	^{99m}Tc–PYP				370〜740 MBq
	心筋交感神経機能	^{123}I–MIBG	13.3 時間	159 keV		111 MBq
	心筋脂肪酸代謝	^{123}I–BMIPP				74〜148 MBq
肝臓	肝機能	^{99m}Tc–スズコロイド	6 時間	140 keV		111〜185 MBq
		^{99m}Tc–フチン酸				
腎臓	腎機能	^{99m}Tc–MAG3				200〜400 MBq
		^{99m}Tc–DTPA				185〜370 MBq
骨	骨病変	^{99m}Tc–HMDP				555〜925 MBq
全身	腫瘍・炎症	^{67}Ga–クエン酸ガリウム	3.26 日	93, 185, 300, 395 keV		74〜111 MBq

撮影とも呼ばれている．SPECT 像に比べ，感度，空間分解能，および定量性に優れるが，高価な設備や維持費が必要となる．代表的な画像を，図 1-33〜35 に示す．PET が医療現場で使用され始めた当初は，自施設に高額なサイクロトロンを含めた PET 用標識 RI の製剤システムがないと PET 検査ができなかったので，PET 検査のできる施設は限られていた．しかし，2005 年に PET 検査用放射性医薬品 FDG（^{18}F–FDG，フルオロデオキシグルコース）の製造が承認されて供給が開始され，サイクロトロンのない施設でも製薬会社から配達された医薬品で PET 検査が可能となり急速に普及した．現在では国内の約 200 施設で FDG–PET 検査が行われている．

　ポジトロン（陽電子）とは，正の電荷をもつ電子で，原子の陽電子（β^+）崩壊により原子核より放出される．原子核より放出された陽電子は物質中を数 mm 飛行して運動エネルギーを失った後，物質中の電子と結合して消滅する．その際，2 本の γ 線（消滅放射線）を同時に正反対方向へ放出する．消滅放射線のエネルギーは，電子の静止エネルギーに等しく 511 keV となる．PET では，RI（ポジトロン核種）の γ 線（消滅放射線）を PET 用の同時計測機能を付加したシンチカメラで検出し画像化する．γ 線のエネルギーが高い（511 keV）ため，シン

表 1-21　保険適用を受けた放射性医薬品（PET 用）

対　象	目　的	放射性医薬品	半減期	γ 線エネルギー	投与法
脳	脳血流	^{15}O-標識二酸化炭素ガス	2.037 分	511 keV（消滅放射線）	吸入
	脳血液量	^{15}O-標識一酸化炭素ガス			
	脳酸素代謝	^{15}O-標識酸素ガス			
全　身	糖代謝	^{18}F-標識フルオロデオキシグルコース（FDG）	109.8 分		静注

チレータには BGO（$Bi_4Ge_3O_{12}$），LSO（Lu_2SiO_5(Ce)），LBS（lutetium based scintillator）などが用いられ，コリメータは使用しない．

　診断目的に応じて用いる放射性医薬品は異なる（表 1-21）．PET で用いられる RI は，SPECT で用いられる RI に比べて半減期が短く，γ 線のエネルギーが高い特徴があり，保険適用を受けた放射性医薬品が少ない．

　RI の画像の中でも比較的空間分解能が高いといわれている PET さえ，空間分解能は 3〜6 mm と低い．その弱点を改善する目的で，形態情報に優れた（空間分解能の高い）CT 画像との重ね合わせ画像（融合画像，fusion image）アプリケーションや CT 装置と組み合わせた PET-CT や SPECT-CT 装置が開発され，機能・代謝だけでなく形態情報ももった画像が得られるようになった．また，最新の PET 装置では TOF（time of flight）と呼ばれる同時計測回路の検出能（時間分解能：約 500 ピコ秒）や画像再構成技術の改良によって，病変の描出能向上や画質改善が実現されるようになった．

f. 磁気共鳴撮像法（MRI）

　MRI（magnetic resonance imaging）は，磁石とラジオの FM 帯域と同じ弱い電磁波（ラジオ波，radio frequency wave, RF）を用いて，非侵襲的に対象原子核の分布や状況を画像化する方法である．医療分野では，主に水素原子核を対象とした撮像が行われ，水や脂肪の情報を描写した画像が得られている．

　MRI の基礎となる NMR（nuclear magnetic resonance，核磁気共鳴）現象は，1946 年に Bloch と Purcell によって発見された．NMR 現象は，主として化学構造などを解析するために用いられ，現在も NMR 分光法として活躍している．一方，映像装置としては，1970 年代に，悪性腫瘍の緩和時間が延長していること（Damadian），人体撮像法の原理（Lauterbur），生きている人の画像化の成功（Mansfield）が報告され，その後 MRI 装置の開発が急速に進み，1980 年代前半より臨床応用が始まった．現在では日常診療に不可欠な検査のひとつと考えられており，国内で 4,000〜5,000 台の MRI 装置が稼働している．MRI は NMR 現象の応用であるが，N（nuclear）が名称の中にあると核（放射性同位元素）を用いた方法と誤解されやすいため，名称から N を省き MRI と呼ばれるようになった．MRI は放射線被曝がない利点がある反面，被検者（ペースメーカ装着者など）や持込器具（磁性体の医療器具など）の制限等の欠点がある．MRI の特徴を表 1-22 に示す．

表 1-22　MRI の特徴

長所	・X線被曝がない ・軟部組織のコントラストが高い ・視野の広い任意方向の断面像が得られる ・骨・石灰化のアーチファクトがない ・撮像条件によりコントラストを変えられる ・流れの情報が得られる ・生化学的情報や種々の機能情報が得られる 　（スペクトロスコピー，脳機能画像，拡散／灌流画像）
短所	・被検者の制限（ペースメーカー，閉所恐怖症など） ・持込器具の制限（緊急時の対応など） ・検査時間が長い ・撮像時の騒音 ・骨・石灰化の情報が得られない ・動きや体内金属などのアーチファクト

1）原　理

　MRIは，磁場中に置かれた特定元素の原子核がラジオ波照射によるエネルギーを吸収した後に，エネルギーを放出（これがMR信号となる）しながら最初の状態に戻ろうとするときの振る舞いを画像化したものである（図1-36）．

　MRIの対象となる原子核は，原子核内の陽子，中性子，あるいはその両方が奇数個のもの（^{1}H, ^{13}C, ^{19}F, ^{23}Na, ^{31}P など）すべてである．医療分野では，相対感度および体内存在比が高い理由により，水素原子核（プロトン）を対象として撮像が行われている．プロトンは正の電荷をもち自転をしているため，磁気モーメントが生じる．磁気モーメントは磁場の中に置かれると，磁場の方向を中心軸として磁場の大きさ（単位はテスラ：T）に応じた回転運動（歳差運動）をする．その回転する周波数は，核種に固有な磁気回転比（プロトン：42.6 MHz/T）と磁場の大きさの積で求めることができ，ラーモア周波数と呼ばれる．ラーモア周波数の電磁波（回転磁場）をパルス状に与えると，磁気共鳴現象を起こしてプロトンは励起状態となる．電磁波を切ると，プロトンはエネルギーを放出しながら緩和し，最初の熱平衡状態に戻ろうとする（図1-36）．緩和過程には，縦緩和と横緩和の2種類がある．縦緩和は，励起されたスピンが周囲環境（格子）に熱エネルギーを放出して熱平衡状態に戻っていく現象で，スピン-格子緩和（縦緩和）と呼ばれ，その時定数をスピン-格子緩和（縦緩和，T_1）時間という．横緩和は，スピン同士の相互作用による緩和現象で，スピン-スピン緩和（横緩和）と呼ばれ，その時定数をスピン-スピン緩和（横緩和，T_2）時間という．この横緩和過程で得られる信号が，MRI画像の元データとなる．

2）MRI 装置のシステム構成

　MRI装置は，強い磁場をつくる主磁石，ラジオ波（RF）の送信およびMR信号の受信を行うRFコイル，空間的な位置情報を操作する傾斜磁場コイル，磁場の均一性を高めるためのシムコイル，および画像表示や撮像操作を行うディスプレイや装置制御のコンピューターよりなる．また，撮像室には外部からのラジオ，テレビ，携帯電話などの電磁波の進入を防ぐため，RFシールドが施されている．

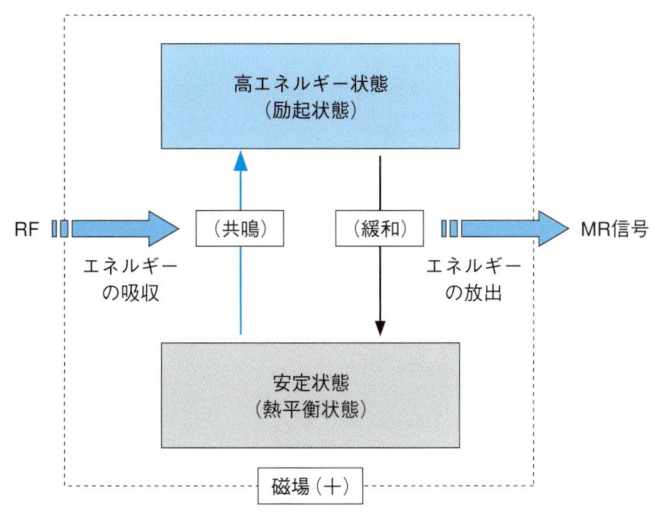

図1-36 MRIの原理
MRIは，磁場中に置かれた特定元素の原子核（プロトン）が，ラジオ波（RF）照射によるエネルギーを吸収した後に，エネルギーを放出しながら最初の状態に戻ろうとするときの振る舞いを画像化したものである．

3）撮像法

ラジオ波（RF）と傾斜磁場のかけ方やタイミング（シーケンス）により，撮像法は数種類に大別でき，特徴は異なる．

① スピンエコー（spin echo, SE）法

90°と180°パルスの2つのラジオ波を用いて，1つのエコー信号を得る撮像法．撮像条件により，画像のコントラストが変化する．プロトンを励起する90°パルスの間隔（繰り返し時間，TR）を短く，90°パルスからエコー信号を得るまでの時間（エコー時間，TE）を短くすると，T_1強調画像が得られる．一方，TRとTEを長くするとT_2強調画像が得られる（図1-37, 38）．SE法によるT_2強調画像の撮像には十数分と長い時間がかかるため，最近では1つの90°パルスと複数の180°パルスで複数のエコー信号を得る高速SE法を使って短い撮像時間（2～3分）の撮像が行われている．なおSE法では，血管内腔は原則として低信号になる．

② グラジエントエコー（gradient echo, GRE）法

1つのα°（<90°）パルスと傾斜磁場の反転によりエコー信号を得る撮像法．撮像時間が短い特徴を有し，血管内腔は原則として高信号となるため血管の撮像に常用される（図1-39）．

③ インバージョンリカバリー（inversion recovery, IR）法

SE法の前に，180°の前処置パルスを付加した撮像法．強いT_1コントラストを付けることができる利点があるが，撮像時間が長い．

④ エコープラナー（echo planar imaging, EPI）法

1つのα°パルスまたは1つの90°パルスと1つの180°パルス，および多数の傾斜磁場の反転を用いて，画像作成に必要なすべてのエコー信号を得る撮像法．超高速撮像法とも呼ばれ，数十ミリ秒で1画像を得ることができるが信号雑音比が低く，磁場不均一性に敏感な特

SE (spin echo)

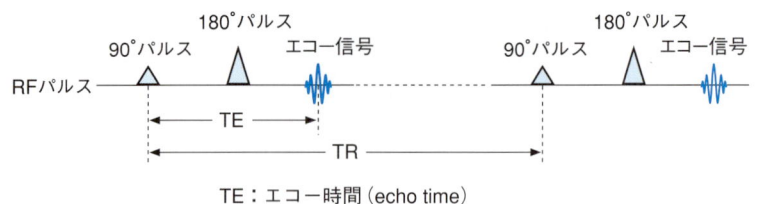

図 1-37　SE 法における RF パルスのかけ方と撮像条件による画像のコントラストの違い

画像のコントラスト

	短いTR	長いTR
短いTE	T_1 強調画像	プロトン密度強調画像
長いTE		T_2 強調画像

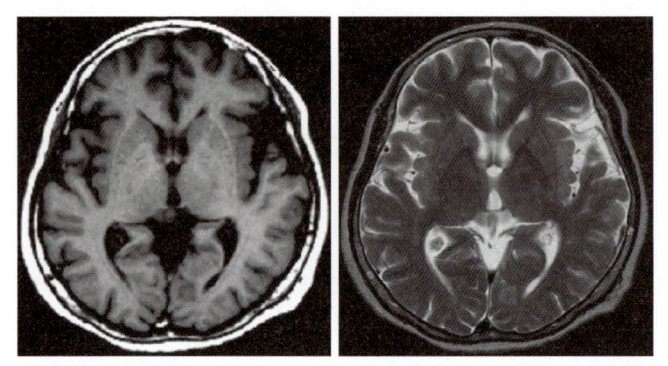

図 1-38　頭部大脳基底核レベルの T_1 強調（左）と T_2 強調（右）横断画像
撮像条件を変えるだけで，白質，灰白質，脳脊髄液の信号やコントラストの異なる画像が得られる．

徴を有する．

4）造影剤

　経静脈性 MR 造影剤としては，主に臓器非特異的なガドリニウム（Gd）系造影剤が使用されている．ガドリニウム造影剤は常磁性体のキレート化合物であり，通常 0.1 mmol/kg（0.2 mL/kg）が投与される．細胞外液に分布し，投与後 2 時間までに投与量の 60% 以上が尿中に排泄される．T_1 短縮効果，T_2 短縮効果を有し，通常量では T_1 強調画像で高信号となる．ただし，造影剤が直接信号を出すのではなく，常磁性体の影響（低濃度：双極子–双極子相互作用，高濃度：磁化率効果）を受けてプロトンの緩和時間が短縮し，結果として信号の強さが変化する．

　その他には，肝臓疾患に対して臓器特異的な造影剤（ガドキセト酸ナトリウム，フェルカルボトラン）や消化管の信号を消す目的の経口消化管用造影剤（塩化マンガン四水和物）も使用されている．また，新しい造影剤（血中滞在時間の長い造影剤や上記以外の臓器特異的造

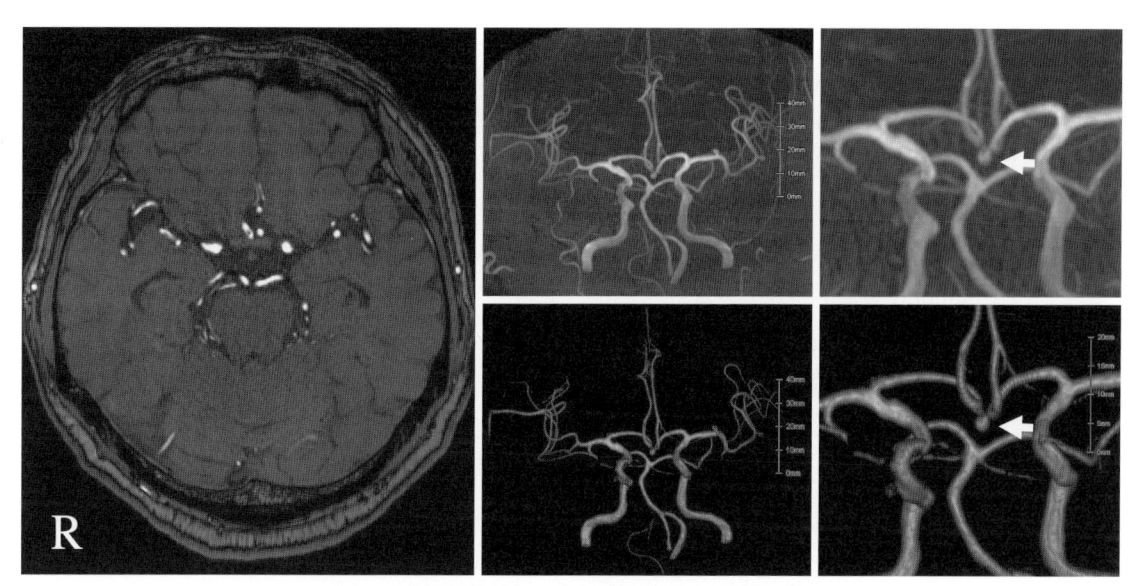

図 1-39　脳血管 MRA の元画像および三次元表示像

グラジエント・エコーで撮像した MRA（MR angiography）の元画像（左）と最大値投影（中央上）およびボリューム・レンダリング（中央下）処理して得られた三次元表示像およびその拡大像（右）を示す．任意の方向（視点）より観察が可能なため，三次元的な形状評価に適する．前交通動脈に動脈瘤（矢印）を認める．

影剤）の研究開発も行われており，今後に期待がかかる．

5) 代表的な MR 画像

　MR 画像の信号強度は，撮像対象の内因的因子であるプロトン密度，T_1，T_2，流れ，拡散状態だけでなく，外因的因子である装置の磁場強度，撮像シーケンス（SE, GRE など）や個々の撮像条件（TR, TE など）によっても変化する．詳細に関しては，MRI の教科書を参照されたい．以下，代表的な画像と特徴を列記する．

　頭部領域の診断に用いられる画像には，以下のものがある．

① T_1 強調画像

　T_1 の違いを強調した画像（図 1-38 左）で，形態的情報の描写に優れる．

② T_2 強調画像

　T_2 の違いを強調した画像（図 1-38 右）で，梗塞病変や浮腫の描写に優れる．

③ プロトン密度強調画像

　プロトン密度の違いを強調した画像．

④ MR 血管撮影画像（MR angiography, MRA）

　血流腔を高信号に描写した画像．頭部領域では通常，造影剤なしで撮像が行われている（図 1-39）．侵襲度が低いため，脳ドックなどの検診にも用いられる．励起パルスの当たっていない血液が撮像断面に流入することにより，血液の流れている血流腔のみが高信号となる．一方，体幹部領域においては造影剤を用いた撮像が主流となっている．

⑤ 拡散強調画像（diffusion weighted image, DWI）

　水分子のブラウン運動による拡散現象や動きやすさの違いを強調させた画像（図 1-40 中央上）．虚血性脳血管障害の超急性期症例において虚血（病変）部位を高信号に画像化できる

ため，緊急検査にも用いられている．

⑥ 灌流強調画像（perfusion weighted image, PWI）

造影剤を急速静注して，同一断面を経時的（ダイナミック）に撮像した画像（図1-40左下）．脳血流状態を定性的（または定量的）に評価する目的で撮像が行われる．虚血性脳血管障害の超急性期症例において，拡散強調画像よりも灌流強調画像の造影剤到達遅延領域が広い場合，その広い部分は壊死に陥っておらず治療をすれば機能回復可能な部分（ischemic penumbra）と考えられている．

⑦ 脳機能画像（functional MRI, fMRI）

血液中の酸素と結合したヘモグロビン（オキシヘモグロビン）と酸素がはずれたヘモグロビン（デオキシヘモグロビン）のわずかな磁化率の差を利用して，脳の賦活部位を画像化する方法．賦活部位では，代謝亢進により血流量が増えるが，酸素消費量はほとんど増えないため過剰に酸素が供給される．その結果，相対的にデオキシヘモグロビンの割合が減少することで磁場不均一性が小さくなる．磁場不均一性に敏感な方法（条件）で撮像すると，賦活部位が高信号として描出される．造影剤や放射性医薬品を使用しないため，何度も繰り返して行うことができる利点を有する．

心臓領域では，心拍動による動きをフリーズさせるために心電図に同期した撮像が行われる．また，GRE法では造影剤なしで血液信号を高信号にできる．心電図同期GRE法であるシネ（cine）MRI（図1-41）を用いて，心臓の壁運動の評価だけでなく心機能（心拍出量など）の解析も行われている．MRIによる心機能解析結果は値が正確なため心機能解析におけ

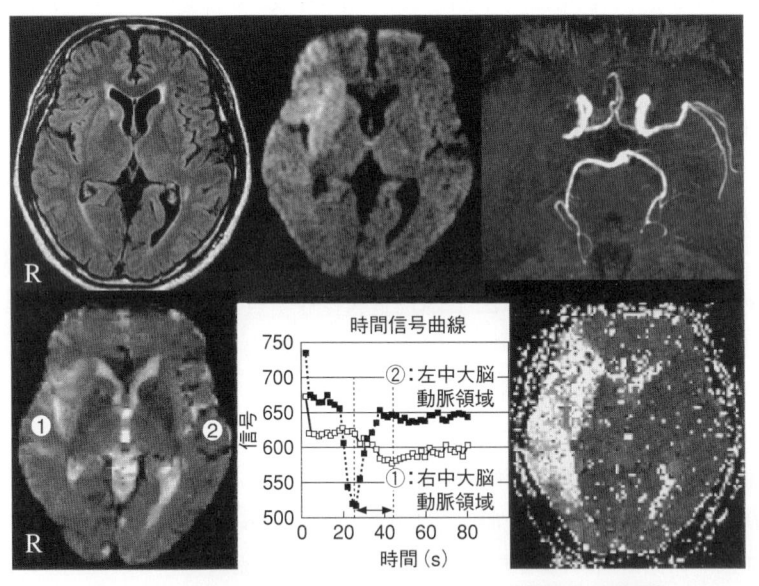

図1-40　虚血性脳血管障害の超急性期症例（発症2時間）
水の信号を抑制したT₂強調画像（FLAIR：左上）では病変が明らかでないが，拡散強調画像（中央上）では右中大脳動脈領域に広範な高信号領域を認める．MRA（右上）では，右中大脳動脈の起始部に閉塞を認める．灌流画像（左下）のTTP（time to peak）像（右下）では右中大脳動脈領域における左中大脳動脈領域に対する造影剤の到達遅延（グラフ内矢印）が観察された．

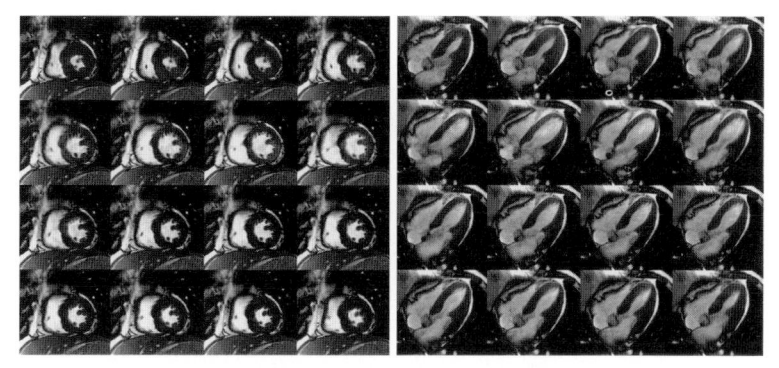

図 1-41　心臓シネ（cine）MRI 画像
　左室短軸（左）および水平長軸（右）像．造影剤は使用していない．息止めにて撮像を行い，8 心拍の撮像時間で上記のすべての画像が得られた．心内腔と心筋壁の境界が明瞭であり，心周期の 90～95％ の各心時相を画像化できる．ディスプレイ上では，シネループ表示による動画観察も可能．

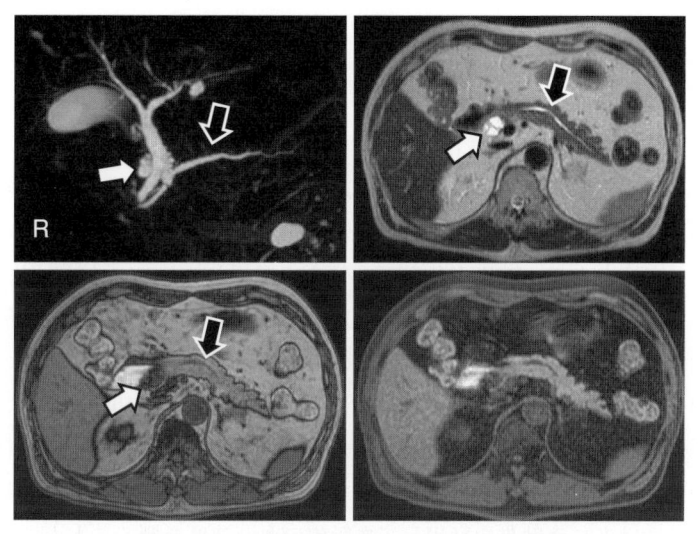

図 1-42　上腹部領域の代表的な MRI 画像
　MR 胆管膵管撮影像（左上，MRCP, magnetic resonance cholangiopancreatography），T_2 強調（右上），T_1 強調（左下，GRE out of phase），脂肪抑制 T_1 強調（右下，FSE, fast-spin echo）体軸横断像を示す．膵頭部背側に小嚢胞からなる嚢胞性病変（白矢印）を認める．主膵管はやや拡張している（黒矢印）．分岐膵管型膵管内乳頭粘液性腫瘍（IPMN, intraductal papillary mucinous neoplasm）と診断された．

るゴールドスタンダードといわれている．
　腹部領域では，肝臓や胆嚢などの上腹部，および子宮卵巣や前立腺を含む下腹部領域で良好な画像が得られている．中でも MRCP（magnetic resonance cholangiopancreatography）と呼ばれる MR 胆管膵管撮影は，苦痛なしに胆嚢や胆管，膵管を同時に描出する検査で，胆石，胆管結石や膵臓の嚢胞性病変の検出に優れている（図 1-42）．

g. 超音波検査

1）超音波検査（エコー検査）とは

　　人の耳には聞こえないほど非常に周波数の高い音波（超音波）を，体表面から臓器や血管に向けて照射すると，それらの各部分に超音波（エコー）が伝播し，反射・透過が繰り返されて，臓器や血管の形状，大きさ，異常構造物，血液の流れなどが画像として観察される．本検査は患者になんら苦痛を与えることなく無侵襲的に種々の病態を的確に捉えられるため，スクリーニング検査として医療現場で広く用いられている．

> **超音波**
> 超音波学的には，「超音波とは聞くことを目的としない音」として定義され，可聴域を超えた周波数2万Hz以上の音を超音波という．画像診断で使われる超音波の周波数はさらに高く通常2～15 MHzの範囲内で利用され，対象臓器や検査目的によって使い分けられる（1 MHz＝100万Hz）．

2）超音波の原理

　　臓器や血管の形状，大きさの判定，異常構造物の判別などを画像化する方法に断層法（Bモード法）があり，心臓や血管内の血流情報を画像化するにはドプラ法が用いられている．前者は「やまびこ」の原理で知られているように，「ヤッホー」と山に向かって叫べば，声が反射する山までの距離が異なるので「ヤッホー」と遅れて数回聞こえてくる．この現象を超音波検査に置き換えると，探触子（プローブ）から発信されたエコーは生体内のさまざまな構造物に当たって反射してくるのでその時間差はその構造物までの距離に比例している．よってその時間差を計ることにより対象物までの距離がわかる．またその位置の反射波を輝度変化として捉えて表示するのがBモード法である（Bは輝度：brightnessの頭文字）．実際には各臓器の組織性状により反射強度が異なるので白黒の濃度差として表示される．さらに超音波の送受信の時間差が画像の表示位置として決定され臓器の断層像が描かれる．

　　一方，後者はドプラ効果を利用して血管内の血流速度を測ることができる方式である．例えば日常よく耳にする救急車のサイレンの音は救急車が近づいて来ると高く聞こえ，目の前を過ぎ去るにつれ低く聞こえる．サイレン音の周波数は一定であるので，救急車の速度が加わることによりサイレン音のドプラ偏位により高く聞こえたり低く聞こえたりする．したがって，このドプラ偏位周波数を解析することにより救急車の速度を求めることができる．この現象を血管内の血流検査に置き換えると，血管内を流動している赤血球にエコーが反射すると周波数偏位が起こり，この周波数偏位の程度は赤血球の流動速度に比例しているため，その速度を算出することができる．このように断層法は生体内の対象物までの距離，大きさ，そのエコー性状がよくわかる検査法であり，一方ドプラ法は生体内の血流情報（主に血流速度）がよくわかる検査法である．

3）エコー検査が広く用いられている理由

① 無侵襲的でなんら患者に害を与えず苦痛を伴わない．
② 比較的短時間（15～30分程度）で結果が得られる．
③ 画像観察のため結果が理解しやすい．

④ 装置の小型化によりベッドサイドでも繰り返し検査できるため，重症患者の治療方針の決定および経過観察にも適している．

4）エコー検査の種類（方式）とその特徴

エコー検査の方式には大きく，Mモード法，断層法（Bモード法）およびドプラ法に大別できる．さらにドプラ法はパルスドプラ法，カラードプラ法，連続波ドプラ法に分けられ，それぞれ画像としての表示方法および診断法としての特徴が大きく異なる．よって，それぞれの方式の特徴をよく理解して使い分けながら検査を行う必要がある（表1-23）．

5）主な超音波検査の対象臓器と応用（表1-24）

生体内のあらゆる臓器が対象となるが，肺のように空気の介在する臓器や骨などではエコーの減衰が大きく検査に適さない．

通常，対象臓器により使用される探触子の種類（図1-43）や周波数が異なる．頸動脈，乳

表1-23 超音波検査の種類（方式）と応用

検査種類（方式）	特　徴	応　用
Mモード法	・距離および時間分解能に優れているため，距離計測や時相分析に用いられる．	運動している対象物にしか適応できない方式であり，その運動（motion）の頭文字からMモード法と呼ばれている．主として心臓を対象に心エコー図検査として用いられる． ・心臓内の室の測定に用いられ，とくに左室内径の計測値から収縮機能などの心機能評価が行われる． ・心時相の計測から心機能評価が行われる．
断層法 （Bモード法）	・任意の断層画像が観察できる． ・臓器（構造物）の形態・動態の観察ができる． ・構造物の大きさが計測できる．	空気の介在しない（少ない）あらゆる臓器が対象となる． ・腹部エコー検査（上・下腹部臓器，消化管など） ・乳腺・甲状腺エコー検査 ・産科胎児・婦人科領域のエコー検査 ・心エコー図検査 ・血管エコー検査（頸動脈，腹部大動脈，下肢動・静脈，上肢動脈，腎動脈など） ・その他，整形外科領域のエコー検査など
パルスドプラ法	・任意部位における血流，および壁運動情報が検出できる． ・運動速度の遅い心筋壁や弁輪部運動を対象とした場合にはパルス組織ドプラ法と呼ばれている． ・血流情報では，層流，乱流，拍動流，定状流などの判別ができる．	主として心臓や血管内の血流動態の解析に用いられる． ・血流波形，壁・弁輪部運動波形などの分析 ・心拍出量など血流量の測定，肺体血流量比の算出など． ・左室収縮機能，拡張機能の評価 ・心エコー図検査ではパルス組織ドプラ法により，僧帽弁輪部運動速度から拡張機能の評価が行われる．
カラードプラ法	・臓器内における血流情報（方向，速度，分散）がリアルタイムに観察できる． ・探触子に近づく血流を赤色系，遠ざかる血流を青色系で表示される．	主として心臓や血管内の流れをカラーで表示することにより，血流動態をより分かりやすくした方式である． ・異常血流の存在診断（スクリーニング） ・心エコー図検査における弁逆流や短絡血流の有無，重症度評価に用いられる．
連続波ドプラ法	・心・血管内における任意方向の血流情報が検出できる． ・最大血流速度が検出できる．	主として心臓や血管内の血流動態の解析に用いられる． ・心臓内の最大血流速度から簡易ベルヌーイ式（$\Delta P=4V^2$）を用いて心内圧（圧較差）が測定できることから，弁狭窄や肺高血圧症などの重症度評価に用いられる． ・血管内の最大血流速度から血管狭窄の有無，程度評価に用いられる．

表 1-24　主な超音波検査対象臓器と疾患

部位	超音波検査と対象臓器	疾患	使用探触子	周波数
頭・頸部	・頭蓋内動脈 （経頭蓋内ドプラ検査）	・脳梗塞の原因となる微小栓子の検出，脳動脈異常血流の検出など	セクタ型	低
	・頸部血管 （頸動脈血管エコー検査）	・動脈硬化の程度評価，血管狭窄・閉塞の有無，脳動脈狭窄の判定など	リニア型	高
	・甲状腺	・びまん性病変（バセドウ病など），良性・悪性腫瘍の判定など	リニア型	高
胸部	・乳腺	・良性・悪性腫瘍の判定など	リニア型	高
	・心臓，大血管(心エコー図検査)			
	（成人）	・弁疾患（狭窄・逆流），心筋梗塞，心筋症など，その他心機能評価など	セクタ型	低
	（小児）	・先天性心疾患など	セクタ型	低～高
	・経食道エコー図検査	・左心耳血栓・疣贅の検出，僧帽弁逸脱部位の判定，大動脈解離など	体腔内セクタ型	低～高
腹部	・肝臓	・びまん性病変（肝硬変，脂肪肝など），占拠性病変（腫瘍，膿瘍）など	コンベックス型	低
	・胆嚢・胆道系	・胆石，胆嚢炎，胆嚢癌など	コンベックス型	低
	・膵臓	・膵炎，膵癌など	コンベックス型	低
	・脾臓	・脾腫，腫瘍など	コンベックス型	低
	・腎臓	・水腎症，結石，腎血管性高血圧など	コンベックス型	低
	・消化管	・胃癌，腸閉塞，虫垂炎，大腸癌など	コンベックス型 （リニア型併用）	低 高
	・腹部大動脈	・腹部大動脈瘤など	コンベックス型	低
骨盤	・胎児，子宮・卵巣	・胎児発育状況，子宮・卵巣の病変など（子宮筋腫，卵巣癌など）	コンベックス型	低
	（経腟的エコー検査）	・妊娠初期（5～6週）胎嚢・心拍確認	体腔内コンベックス型	低～高
	（胎児心エコー図検査）	・先天性心疾患の出生前診断など	コンベックス型，セクタ型	低
	・膀胱・前立腺 （経直腸的エコー検査）	・膀胱癌，前立腺癌，前立腺肥大など ・前立腺癌，前立腺肥大など	コンベックス型 体腔内コンベックス型	低 低～高
上・下肢	・上肢血管	・大動脈炎症候群，透析患者のバスキュラーアクセスなど	リニア型	高
	・下肢血管			
	（動脈）	・閉塞性動脈硬化症（動脈狭窄・閉塞）	リニア型	高
	（静脈）	・深部静脈血栓，弁不全，静脈瘤など	（コンベックス型併用）	低

＊周波数：低（2～5 MHz），低～高（3～7 MHz），高（7～15 MHz）

腺，甲状腺，末梢血管など体表面から浅い部位の臓器ではエコーの減衰が小さいため，周波数の高い 7 MHz 以上のリニア型高周波探触子（図 1-43a）が用いられる．一方，比較的体表面から離れた部位の心臓や腹部一般臓器では，周波数の比較的低い 3 MHz（中心周波数）前後のコンベックス型（図 1-43b）およびセクタ型探触子（図 1-43c）が用いられる（ただし，乳幼児・小児の場合は，5 MHz 以上の周波数の少し高いエコーを使用する）．

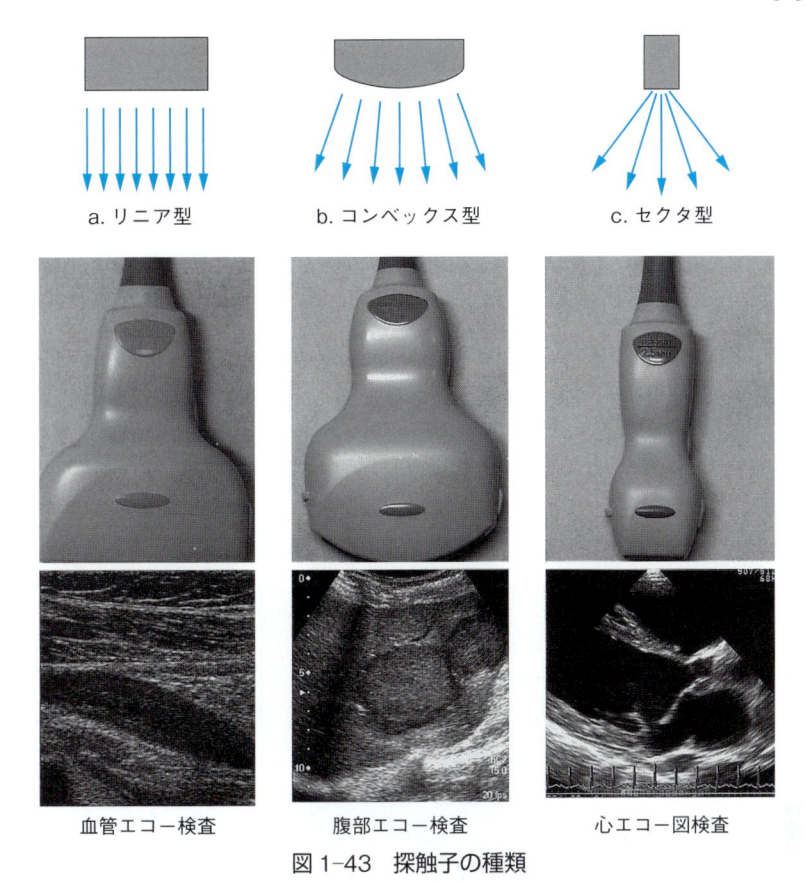

a. リニア型　　b. コンベックス型　　c. セクタ型

血管エコー検査　　腹部エコー検査　　心エコー図検査

図1-43　探触子の種類

6）検査における留意点

① 前処置
① 肝胆道系，膵臓を対象とした上腹部検査では，原則として当日朝は絶飲・絶食である．
　→消化管ガスの発生と胆嚢収縮の抑制が主目的である．ガスの発生により音波が遮られ，また胆嚢収縮により胆嚢壁・内腔が変化するため診断が困難となる．
② 尿路系，骨盤腔を対象とした体表からの下腹部検査では膀胱に尿を溜めて検査が行われる．
　→膀胱充満によりエコーの透過性が高まり観察範囲が広がる．
③ 同じ日に胃透視，胃カメラ検査の予定がある場合には腹部エコー検査を先に行う．
　→バリウムや空気のためにエコーの透過が遮られ検査ができない．
④ 心エコー図検査やその他のエコー検査ではとくに前処置を必要としない．

② 検査に際しての留意点
① X線フィルム，心電図・血液検査などのラボデータやカルテを準備して検査に備える．
② 患者がどのような状態（独歩，車椅子，ストレッチャー，往診など）で検査を受けるか事前にチェックしておく．
③ 乳幼児が対象の場合には睡眠時が原則である．
④ 負荷検査およびエコーガイド下の穿刺が行われた後では必ずバイタルサインのチェックを行う．

7）腹部エコー検査

体表面にエコーゼリー（探触子との間に空気の介在を防ぎ操作性を良くする水溶性物質）を塗布し，探触子を密着させて検査を行う．腹部臓器は上腹部では肋骨，下腹部では腸管のガスによりエコーの透過が遮られ，観察部位が限定されることがある．しかし，被検者の呼吸調節，体位変換，飲水などにより，また探触子を上手に操作し（圧迫してガスを排除など），あらゆる方向から観察することにより，ほとんどの腹部実質臓器の観察が可能となる．

● **腹部エコー検査からわかること**

肝臓，胆嚢，膵臓，脾臓，腎臓などの上腹部臓器や腹部大動脈などの血管，また胃，小腸，虫垂，結腸などの消化管までも対象となり，臓器のびまん性疾患および腫瘍など占拠性病変の検出のほか，胆石や腎結石などの診断に威力を発揮する（図1-44）．

人間ドックにおけるスクリーニング検査，症状に対しての病因検索や危急を要する急性腹症の原因検索などにも利用される．

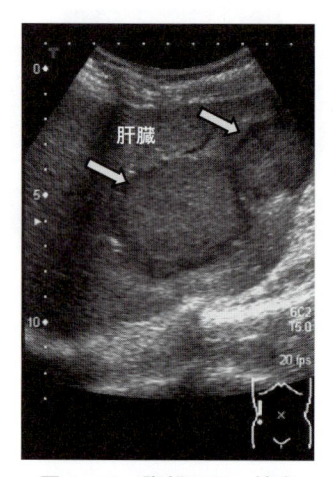

図1-44　腹部エコー検査
矢印は肝臓の腫瘍を示す．

8）心エコー図検査

探触子を胸壁にあてると，心臓内の弁，心筋などの構造物からの反射エコーにより心臓の断面像が構築される（断層法）．またそれらの構造物の一部，すなわち弁や心筋などの動きを経時的に曲線で描く方法はMモード法と呼ばれ，主として左室内腔の大きさや収縮期時相から心機能（左室収縮能）を評価できる．一方，血液内（赤血球）からの反射エコーはドプラ効果により血流（速度と方向がわかる）として観察することができる（ドプラ法）．このように心エコー図検査では，それぞれ異なった方式（技法）が用いられ，検査目的，状況に応じて利用される（表1-23）．

● **心エコー図検査からわかること**

・心臓内における4つの部屋の大きさ，容積などが測定できる（Mモード法，断層法）．
・それらの計測値や左室流入血流波形，僧帽弁輪部運動速度を分析することで心機能評価ができる（Mモード法，断層法，パルスドプラ法，パルス組織ドプラ法）．

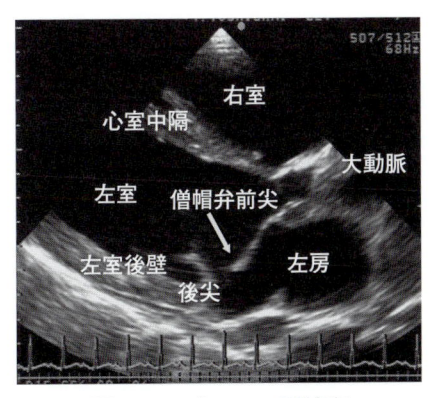

図 1-45　心エコー図検査
矢印は僧帽弁前尖逸脱（プロラプス）を示す（左室長軸断層像）．

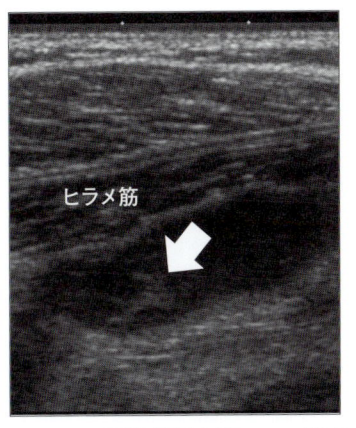

図 1-46　下肢静脈血管エコー検査
矢印は拡張したヒラメ筋静脈内の血栓像を示す（長軸断層像）．

- 弁動態（血流情報含む）を解析することで弁疾患の有無，重症度評価などができる（断層法，カラードプラ法，連続波ドプラ法）（図1-45）．
- 心筋梗塞などでみられる壁運動異常の評価ができる（断層法）．
- 血栓，腫瘍など異常構造物の検出ができる（断層法）．
- 先天性心疾患，心筋症など，その他の心疾患が診断できる（断層法，カラードプラ法，連続波ドプラ法）．
- エコー専用内視鏡（経食道心エコー図検査）を用いることで左心耳内に限局した血栓の同定，各種弁尖などに付着した微細な疣贅（ゆうぜい）の検出，手術前精査による弁尖障害部位・範囲の決定などに威力を発揮する．

9）その他のエコー検査

従来から腹部エコーや心エコー図がエコー検査の中核をなしてきたが，最近では高周波探触子の開発・出現により，表在臓器のエコー検査が盛んに行われるようになっている．乳腺・甲状腺エコー検査による悪性腫瘍の検出，頸動脈血管エコー検査による動脈硬化の判定，下肢静脈血管エコー検査では血栓検出に威力を発揮している（図1-46）．

学習課題
- 画像診断に用いられている主な検査について例をあげて説明しなさい．
- RI検査のSPECTとPETの違いについて説明しなさい．
- MRI検査の特徴と原理を説明しなさい．
- 超音波（エコー）検査の特徴について説明しなさい．
- 超音波（エコー）検査の対象臓器と用いられる探触子の形状について説明しなさい．

2 生体成分の臨床化学

A ● 体液成分の検査

2-A-1 糖　質

1 生理化学と病態代謝

a. D-グルコースの化学的特性

　ヒトの血中には，糖質としてD-グルコース，D-マンノース，D-フルクトース，D-ガラクトース，1,5-アンヒドロ-D-グルシトール（1,5-AG）などがある．それぞれの健常者血漿中濃度を表2-1にまとめた．血中糖質としてはD-グルコースが圧倒的に多い．したがって，血糖といえばD-グルコースのことを指す．

　ヘキソース（六炭糖）は，溶液中では大部分が環状構造（六員環のピラノース構造あるいは五員環のフラノース構造）として存在するが，わずかながら非環状構造（アルデヒド型あるいはケトン型）としても存在し，それらは図2-1のような平衡関係にある．D-グルコースの場

表2-1　健常者におけるそれぞれの糖質の血漿中濃度

糖質	健常者血漿中濃度（mg/dL）
D-グルコース	70〜110 未満
	[3.9〜6.1 mmol/L]
D-マンノース	0.8〜1.2
	[39〜56 μmol/L]
D-フルクトース	0.6〜1.0
	[33.3〜55.5 μmol/L]
D-ガラクトース	0.5〜1.0
	[27.8〜55.5 μmol/L]
1,5-アンヒドロ-D-グルシトール	1.4〜5.0
	[78〜280 μmol/L]

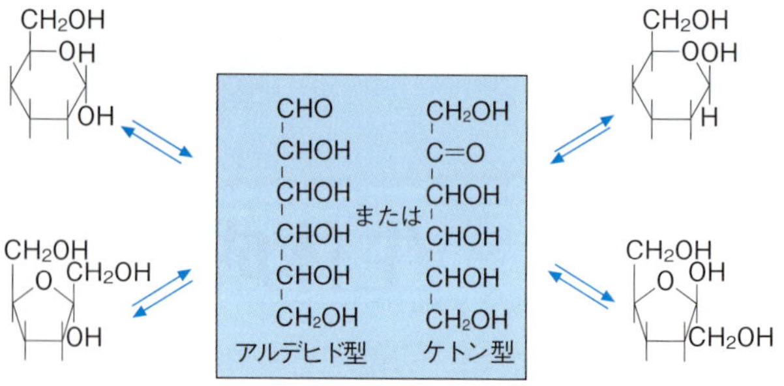

図 2-1 ヘキソースの環状構造と非環状構造との間の平衡

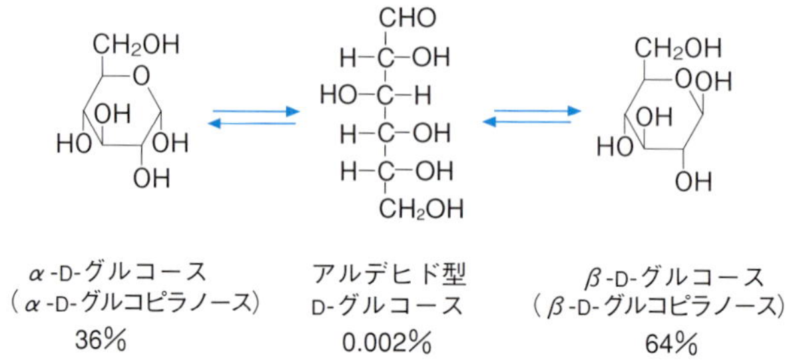

図 2-2 D-グルコースの環状構造と非環状構造の間の平衡

α-D-グルコース（α-D-グルコピラノース） 36%
アルデヒド型 D-グルコース 0.002%
β-D-グルコース（β-D-グルコピラノース） 64%

表 2-2 ヘキソースの物理化学的性質

	カルボニル型存在率（％）	環状構造存在率（％）	自由エネルギー（kJ/mol）
D-グルコース	0.002	α-p 36 β-p 64	α-p 10.0 β-p 8.6
D-マンノース	0.005	α-p 65.5 β-p 34.5	α-p 10.5 β-p 12.3
D-ガラクトース	0.02	α-p 30　α-f 2.5 β-p 64　β-f 3.5	α-p 11.9 β-p 10.5
D-フルクトース	0.7	α-p 2　α-f 5 β-p 70　β-f 23	

α-p: α-ピラノース, β-p: β-ピラノース, α-f: α-フラノース, β-f: β-フラノース

合を取り上げて示すと図 2-2 のようになる．

　ピラノース構造とフラノース構造では，一般的にピラノース構造の方が自由エネルギーが小さいため安定である．自由エネルギー差が小さければどちらの構造も取りうるが，D-グルコースと D-マンノースはピラノース構造の安定度が大きいので，フラノース構造としてはほとんど存在しない（表 2-2）．ピラノース構造の α 型と β 型とでは，自由エネルギーの小さい（すなわち，安定である）方ほど多く存在することが表 2-2 からわかる．カルボニル型（アルデヒド型およびケトン型のこと）は環状構造に比べはるかに不安定であり，環状構造全体の安定性の高いほどカルボニル型の存在率が小さい．D-グルコースはカルボニル型の最も少ない単糖である．

単糖は，タンパク質や核酸，リン脂質などの非酵素的糖化（グリケーション，glycation）を起こしたり，自動酸化を受けてラジカルを生じたりして生体に有害な作用を及ぼす恐れのある物質であるが，その反応はカルボニル型によって引き起こされる．したがって，D-グルコースはそのような恐れの最も少ない単糖であり，このことがD-グルコースが生物にとって基本的に重要な単糖として広く利用されるようになった理由とも考えられる．

市販のD-グルコースは，ほぼ純粋なα-アノマーであることが多いが，製品によってはα-アノマーとβ-アノマーの混合物である．α-アノマーおよびβ-アノマーの比旋光度（[α]$_D$（水））は，それぞれ+112.2°および+18.7°であり，十分に平衡化した状態では表2-2に示したそれぞれの存在率によって+52.7°である．D-グルコースは水によく溶け，含水エタノールに少し溶けるが，エタノール（無水），エーテル，アセトンには不溶である．

b. D-グルコース代謝と血糖調節

血中のD-グルコースは，細胞内に取り込まれ，解糖系，TCAサイクル，電子伝達系を介して代謝され，CO_2とH_2Oになるとともに，それらの過程でATPが産生される．すなわち，D-グルコースは生体にとって最も重要なエネルギー源としてすべての組織で消費される．また，D-グルコースの一部は肝臓，筋肉をはじめとする各種組織でグリコーゲンとして貯蔵されたり，一部はペントースリン酸回路で代謝されたりする．一方，D-グルコースは，食物中のデンプン，スクロースなどが消化吸収されて供給されるほか，食間あるいは空腹時には肝臓グリコーゲンの分解により，さらにはアミノ酸，乳酸，グリセロールからの糖新生（gluconeogenesis）によっても供給される．D-グルコースの消費と供給のバランスがうまく取れていれば，空腹時血糖値は70 mg/dL（3.9 mmol/L）から110 mg/dL（6.1 mmol/L）未満となる．

血糖を調節するうえで，神経系と内分泌系の関与は重要である．血糖が低くなると，視床下部外側野にある摂食中枢（feeding center）が興奮し，空腹を感じて食事を取りたくなる．一方，食事により血糖が高くなると，視床下部腹内側核にある満腹中枢（satiety center）が興奮し，満腹感を感じて食べることをやめる．また，交感神経の興奮は肝臓でのグリコーゲン分解を促進し，膵臓ランゲルハンス島からのインスリン分泌を抑制するとともにグルカゴン分泌を促進する．さらには副腎髄質からのアドレナリン分泌を刺激する．これらの結果として，交感神経興奮は血糖上昇をもたらす．一方，副交感神経が興奮すると，インスリン分泌の促進，肝臓グリコーゲン分解の抑制，各組織での糖利用促進などにより血糖が低下する．

インスリンは血糖を低下させる唯一のホルモンである．摂食により血糖が高くなると，その刺激によりインスリンが膵臓ランゲルハンス島B（β）細胞から分泌される．インスリンは，肝臓における糖新生の抑制，グリコーゲン合成の促進，筋肉・脂肪組織におけるグルコース取り込みの促進などの働きを通じて血糖を低下させる．高血糖に対処するホルモンがインスリンだけであるのに対し，低血糖という緊急事態に対処するホルモンはいくつかあり，一括してインスリン拮抗ホルモンということがある．例えば，膵臓ランゲルハンス島A（α）細胞から分泌されるグルカゴンおよび副腎皮質から分泌されるコルチゾールは，肝臓における糖新生やグリコーゲン分解を促進する．また，下垂体前葉から分泌される成長ホルモンは，肝

臓の糖新生を促進し，筋肉のグルコース取り込みを低下させ，副腎髄質から分泌されるアドレナリンは，インスリン分泌を抑制するとともに，肝臓，筋肉，脂肪組織においてインスリン作用に拮抗する．

インスリンは，食物の消化産物のうち主としてグルコースが腸管の細胞に作用して分泌される**インクレチン**と総称されるホルモンの刺激によっても分泌される．これは，血中グルコース濃度依存的にインスリン分泌を促進するもので，**GIP**［胃抑制ポリペプチド（gastric inhibitory polypeptide）あるいはグルコース依存性インスリン放出ポリペプチド（glucose-dependent insulinotropic polypeptide）］と **GLP-1**（グルカゴン様ペプチド-1，glucagon-like peptide-1）の2つが知られている．GIPは小腸上部のK細胞から，GLP-1は小腸下部のL細胞から分泌され，それぞれ42アミノ酸と29アミノ酸からなる．両者とも血中に放出された後は **DPP-4**（ジペプチジルペプチダーゼ-4，dipeptidyl peptidase-4）により速やかに分解されるため，血中半減期は数分と短い．

c. 糖尿病

糖尿病（diabetes mellitus）は，**インスリン分泌**と**インスリン作用**のいずれかあるいは両者の不足により起こる持続的高血糖を特徴とする疾患である．糖尿病は，膵臓ランゲルハンス島B（β）細胞が免疫機序あるいはその他の原因により破壊されて起こる**1型糖尿病**，遺伝的背景および肥満・運動不足などの環境因子が強く関与する**2型糖尿病**，特定の原因（インスリン遺伝子異常，膵炎，先端巨大症，内分泌機能亢進，クッシング病，甲状腺機能亢進など）によるもの，および妊娠糖尿病に大別されるが，大部分は1型と2型である．わが国では糖尿病の約90％は2型である．1型は主に若年者（20歳以下）に多く，急激に発症するのに対し，2型は40歳以上で多く，ゆっくりと進行し，発症期には自覚症状はほとんどない．1型はインスリン注射を欠かせないが，2型は基本的にはインスリン注射を必要としない．

2010年に日本糖尿病学会によって推奨された糖尿病の診断基準を表2-3に示す．

糖尿病状態における肝臓では，解糖系でのD-グルコースの代謝が低下し，ピルビン酸生成

表2-3　糖尿病の診断基準

1. ① 空腹時血糖値[1] ≧ 126 mg/dL（7.0 mmol/L），② OGTT[2] 2時間値 ≧ 200 mg/dL（11.1 mmol/L），③ 随時血糖値[3] ≧ 200 mg/dL（11.1 mmol/L），④ HbA1c ≧ 6.5％ のいずれかが認められれば糖尿病型と判定し，別の日に再び糖尿病型が確認されれば糖尿病とする．ただし，HbA1cのみの反復検査による診断は不可とし，また①〜③ のいずれかと ④ が同一検体で確認されれば初回検査だけで糖尿病と診断してよい．
2. 1回の検査で上記の①〜③のいずれかが認められ，さらに次のいずれかの条件がみたされれば糖尿病と診断してよい．
① 糖尿病の典型的症状（口渇，多飲，多尿，体重減少）の存在
② 確実な糖尿病網膜症の存在

[1] この表の血糖値はすべて静脈血漿値である．
[2] Oral glucose tolerance test（経口グルコース負荷試験，OGTT）のことで，D-グルコース75 g（または，D-グルコース75 gに相当するデンプン部分加水分解物）の水溶液を飲んで 0, 30, 60, 120 分後の血糖値を測る．
[3] 随時血糖値：食事と採血時間との時間関係を問わず測定したもの．

量が減少しているために，ピルビン酸からのオキサロ酢酸の供給が十分でないうえに，糖新生の亢進によるオキサロ酢酸の消費が著しいので，オキサロ酢酸濃度が低下する．そのために，アセチルCoAがTCAサイクルで代謝されにくい状態となる．一方では，インスリン作用不足に加えて，インスリン拮抗ホルモン増加も相まって脂肪分解が亢進し，血中遊離脂肪酸が増える．そこで，脂肪酸が代謝されて大量に生じるアセチルCoAからのケトン体（ketone body），すなわちアセト酢酸，3-ヒドロキシ酪酸，アセトンの産生が亢進する．

血糖コントロール不良の状態が長年にわたって続くと，表2-4に示すさまざまな糖尿病合併症が起こってくる．このうち，網膜症，腎症，神経障害は頻度が高いことから三大合併症といわれる．糖尿病合併症の成因として，タンパク質，核酸，リン脂質などのグリケーション（glycation，非酵素的糖化，図2-3）の亢進，ポリオール経路（polyol pathway，図2-4）の

表2-4 糖尿病合併症

1. 眼合併症
    a. 網膜症
    b. 白内障
    c. その他（血管新生緑内障，外眼筋麻痺，角膜症，瞳孔障害）
2. 腎症
3. 神経障害
    a. 体性神経障害（運動神経障害，知覚神経障害，感覚器障害）
    b. 自律神経障害
4. 心合併症
    a. 冠動脈不全（心筋梗塞，狭心症）
    b. その他（心筋症，自律神経異常）
5. 脳血管障害（脳梗塞，脳出血）
6. 皮膚・足部合併症（水疱症，壊疽，黄色腫）
7. 感染症（尿路感染症，皮膚・軟部組織・骨の感染症）
8. 歯科疾患（う蝕，歯周病）
9. 骨・関節病変（骨減少症，慢性・進行性関節症）

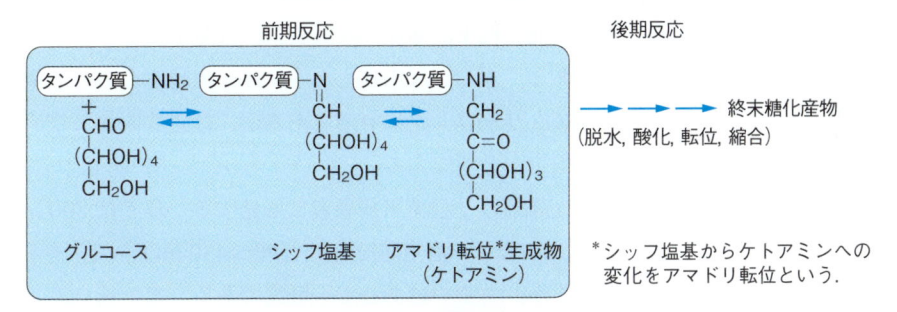

図2-3 タンパク質のグリケーション

図2-4 ポリオール経路

進，およびさまざまな機序による酸化ストレスの亢進などが考えられている．グリケーションにより，各種の**終末糖化産物**（advanced glycation end-products, AGEs）と呼ばれる化合物が形成される．グリケーションは，タンパク質や核酸などの機能の低下や異常化を起こすとともに，AGEs 産生の過程でラジカルを生じる．また，ある種の AGEs はそれらに対する受容体を有するマクロファージ，神経細胞，血管内皮細胞などに結合して，細胞の増殖，分化，遊走，サイトカイン放出などに影響を与える．

　ポリオール経路は，2 つの反応で D-グルコースが D-フルクトースになる反応経路である．高血糖状態が持続すると，各種細胞においてポリオール経路による D-グルコースの代謝が増える（**アルドースレダクターゼ** aldose reductase の D-グルコースに対する K_m が約 50 mmol/L と大きいため，細胞内 D-グルコース濃度の上昇に応じて代謝量が多くなる）．その結果として，酸化型グルタチオンの還元などに必要な NADPH の減少や多くの反応の補酵素として重要な NAD^+ の減少などが起こり，細胞が障害される．

d. 血糖値異常
1）高血糖

　空腹時の静脈血漿血糖値が 110 mg/dL（6.1 mmol/L）未満かつ 75 g OGTT の 2 時間値が 140 mg/dL（7.8 mmol/L）未満である場合は正常型とされ，正常型でもなく糖尿病型（表 2-3 参照）でもない場合を境界型としている．高血糖とはどの濃度以上を指すかは定まっていないが，例えば 500 mg/dL（27.8 mmol/L）以上のような明らかな高血糖になると，**ケトアシドーシス**（ketoacidosis）および**高浸透圧性非ケトン性昏睡**（hyperosmolar non-ketotic coma）などを起こす．ケトアシドーシスの基本的病態は，インスリン作用の著しい低下に基づく高血糖，ケトーシス（ketosis），アシドーシス（acidosis）であり，3-ヒドロキシ酪酸（基準範囲は 25〜70 μmol/L）およびアセト酢酸（基準範囲は 15〜70 μmol/L）の合計は，通常 3 mmol/L を超えるとともに，血液の pH は 7.2 以下となることが多い．ケトアシドーシスは 1 型糖尿病患者に多くみられ，脱水，血圧低下，頻脈，呼吸促進，呼気アセトン臭を示し，意識障害から昏睡状態に至ることがある．なお，尿中にもケトン体が出現するので，**尿中ケトン体**の測定はケトアシドーシスのスクリーニングに有用であるが，確定診断および治療経過の追跡のためには血中ケトン体の測定が必要である．

　高浸透圧性非ケトン性昏睡は高齢の 2 型糖尿病患者に好発する．多くは 800 mg/dL（44.4 mmol/L）以上の高血糖でみられ，著しい血漿高浸透圧（390〜430 mOsm/L）を示し，ケトーシスおよびアシドーシスを欠くか，あるいはあっても軽度である．高血糖であるにもかかわらずケトアシドーシスのみられない理由は明らかでない．本症状は，感染症，高カロリー輸液，大量の糖質摂取，薬物投与（ステロイドホルモン，ジフェニルヒダントイン，サイアザイド系利尿薬など），手術によって誘発されやすい．

2）低血糖

　空腹時の静脈血漿血糖値が 60 mg/dL（3.3 mmol/L）以下を低血糖（hypoglycemia）の目安としている．脳は D-グルコースをほとんど唯一のエネルギー源としているので，低血糖は中枢機能に重大な影響を与え，昏睡から死に至ることもまれではない．低血糖は，血糖低下速

度の大きいほど，持続時間の長いほど，また血糖値の低いほどその与える影響は大きい．低血糖の臨床症状は，低血糖の初期からみられる交感神経刺激症状と，低血糖のかなり進展した状態で現れることが多い中枢神経症状に分けられる（表2-5）．低血糖は，内分泌異常（インスリン拮抗ホルモン不足，B（β）細胞腫でのインスリン過分泌など）や肝疾患（重症肝障害での糖新生低下）などが原因となる空腹時低血糖，胃手術例や初期糖尿病などでの食後インスリン過分泌が原因となる食後性低血糖，および糖尿病治療薬（インスリン，スルホニル尿素薬など）の投与が原因となる誘発性低血糖に分けられる．

表2-5 低血糖の主な臨床症状

交感神経刺激症状	全身脱力感，手指のふるえ，感情不安，顔面蒼白，冷汗，頻脈
中枢神経症状	頭痛，意識混乱，けん怠感，思考障害，幻覚，けいれん，視覚異常，昏睡

e. 尿　糖

尿糖は健常者でも6 mg/dL（0.3 mmol/L）程度存在し，その1日排泄量は30〜130 mg（0.17〜0.72 mmol）である．高血糖性糖尿は，血糖が腎臓のD-グルコース排泄閾値である160〜180 mg/dL（8.9〜10.0 mmol/L）を超えると，尿細管でのD-グルコースの再吸収が追いつかなくなるために出現するものである．なお，糖尿病で多尿となるのは，高血糖により血漿浸透圧が亢進し，浸透圧利尿が生じるためである．多尿に伴い，当然ながら口渇，多飲が起こる．

糖尿病とはかかわりのない腎性糖尿は，近位尿細管細胞のD-グルコース再吸収機序の障害のために，血糖値が正常であっても尿糖が出現するもので，臨床症状はほとんどない．

2 血糖測定法

血液中のD-グルコースは血球（主に赤血球）内で代謝されるので，全血よりも血漿あるいは血清として保存するのが望ましいが，全血として保存するときは，解糖系酵素であるエノラーゼ（enolase）の阻害剤として働くフッ化ナトリウム（NaF）を加える．最も一般的な試料調製法は，NaFおよび抗凝固剤の入った採血管に静脈採血し，血漿を得る方法である．

一般に，血糖値は静脈血より動脈血の方がわずかに高い．これは血液が末梢を循環する間にD-グルコースがさまざまな組織で利用されるためである．また，血漿と赤血球における水分中のD-グルコース濃度は等しいが，赤血球中のタンパク質濃度は血漿中よりかなり高い（前者は約34%，後者は7〜8%）ので，赤血球容積当たりのD-グルコース濃度は血漿容積当たりに比べれば低くなる．したがって赤血球を含まない血漿や血清の方が全血より血糖値は高くなる（約16%）．すなわち，ヘマトクリット値が50%の血液を例にとると，その1 mL中の水分は0.79 mL（0.5 mL×0.66 + 0.5 mL×0.92）であるのに対して，血漿1 mL中の水分は0.92 mL（1 mL×0.92）であり，それらの水分中のD-グルコース濃度が等しいとすれば，血漿1 mL中には全血1 mL中の116（0.92 / 0.79 × 100）%のD-グルコース量が存在するので，血漿D-グルコース濃度が全血D-グルコース濃度より16%高くなる．

血糖測定法としてよく用いられているのは，グルコースオキシダーゼ（glucose oxidase, GOD）/ペルオキシダーゼ（peroxidase, POD）比色法，グルコースオキシダーゼ電極法，グルコースデヒドロゲナーゼ（glucose dehydrogenase, GDH）UV法，およびヘキソキナーゼ（hexokinase, HK）/グルコース-6-リン酸デヒドロゲナーゼ（glucose-6-phosphate dehydrogenase, G6PDH）UV法である．

なお，簡易血糖測定器についても述べる．

a. グルコースオキシダーゼ/ペルオキシダーゼ（GOD-POD）比色法

グルコースオキシダーゼはグルコースを酸化してH_2O_2を生じるので，ペルオキシダーゼの反応と結びつければ，比色によるグルコースの定量ができる（図2-5）．ペルオキシダーゼの反応の例を図2-6に示す．

グルコースオキシダーゼはD-グルコースのβ-アノマーに特異的に働くので，D-グルコース全部が酸化されるには，α-アノマーがβ-アノマーへ変化しなければならない．α-アノマーとβ-アノマーの相互変換を促進するムタロターゼ（mutarotase）を反応系に加えることにより，D-グルコース全部の酸化を迅速に行うことができる．

本法は，アスコルビン酸などの還元性物質によって，グルコースオキシダーゼ反応で生じたH_2O_2が消費され，負の誤差を生じやすいという欠点をもつ．それを克服するための工夫として，主要な妨害物質であるアスコルビン酸を除く目的で，アスコルビン酸オキシダーゼ（ascorbate oxidase）を反応系に加えることが広く行われている．

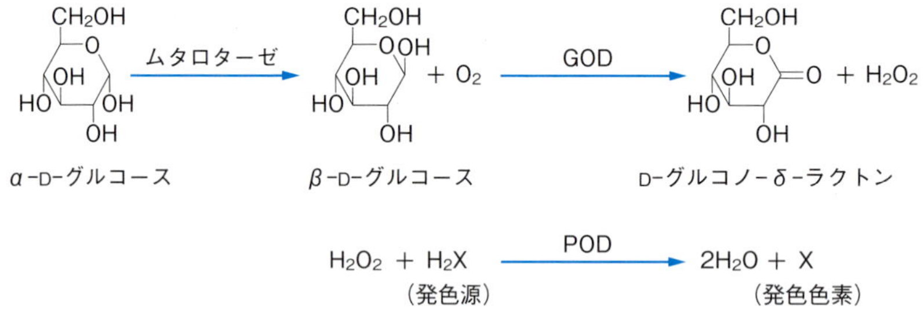

図2-5　GOD-POD比色法の反応

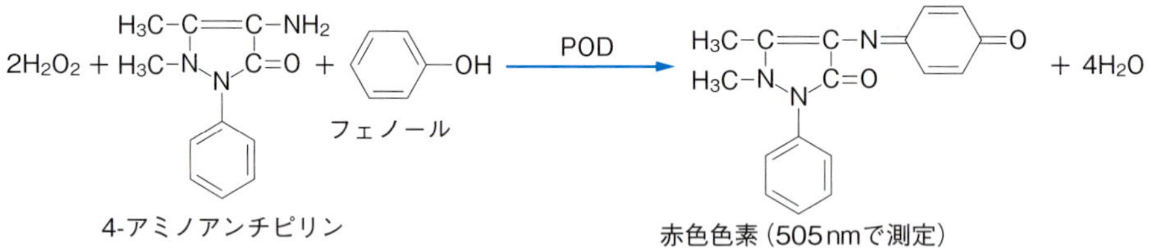

図2-6　POD反応の例

b. グルコースオキシダーゼ（GOD）電極法

グルコースオキシダーゼを固定化した膜を酸素電極あるいは過酸化水素電極にかぶせたものを用いる血糖測定専用器がある．前者はグルコースオキシダーゼ反応で消費される酸素の

量を電極で感知して血糖値を求めるものであり，後者は同じ反応で生成する H_2O_2 の量を電極で感知して血糖値を求めるものである．

c. グルコースデヒドロゲナーゼ (GDH) UV 法

グルコースデヒドロゲナーゼの反応（図 2-7）により $NAD(P)^+$［ニコチンアミドアデニンジヌクレオチド（リン酸）］が還元されて生じる NAD(P)H の 340 nm における吸光度から D-グルコース量を求める方法である．本酵素は D-グルコースの β-アノマーに特異的であるので，通常はムタロターゼを反応系に加えて α-アノマーを β-アノマーに迅速に変化させることにより全 D-グルコースを酸化する．本法はアスコルビン酸などの共存物質による妨害を受けにくい．

d. ヘキソキナーゼ／グルコース-6-リン酸デヒドロゲナーゼ (HK-G6PDH) UV 法

本法で用いられる反応を図 2-8 に示す．NAD(P)H の生成に基づく，340 nm における吸光度増加から D-グルコース量を求める方法である．ヘキソキナーゼの代わりに微生物由来のグルコキナーゼ（D-グルコースに対する特異性がヘキソキナーゼより高い）を用いる方法もある．酵母由来のグルコース-6-リン酸デヒドロゲナーゼは $NADP^+$ に特異的であるが，*Leuconostoc mesenteroides* 由来のものは NAD^+ とも反応する．ヘキソキナーゼおよびグルコキナーゼは D-グルコースの α-アノマーと β-アノマーの両方をリン酸化しうる．グルコース-6-リン酸デヒドロゲナーゼは D-グルコース 6-リン酸の β-アノマーに特異的に作用するが，D-グル

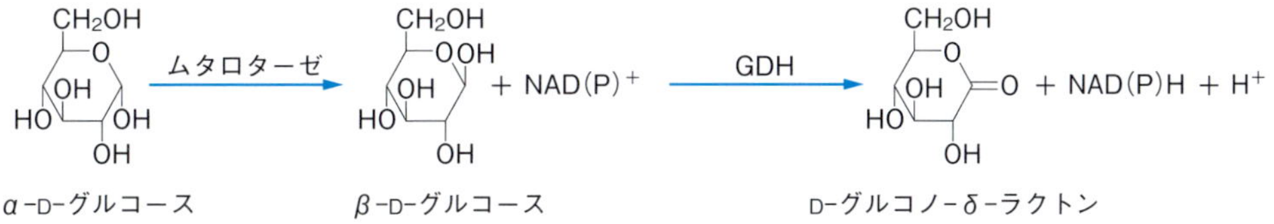

図 2-7 GDH UV 法（ムタロターゼを添加した方法）の反応

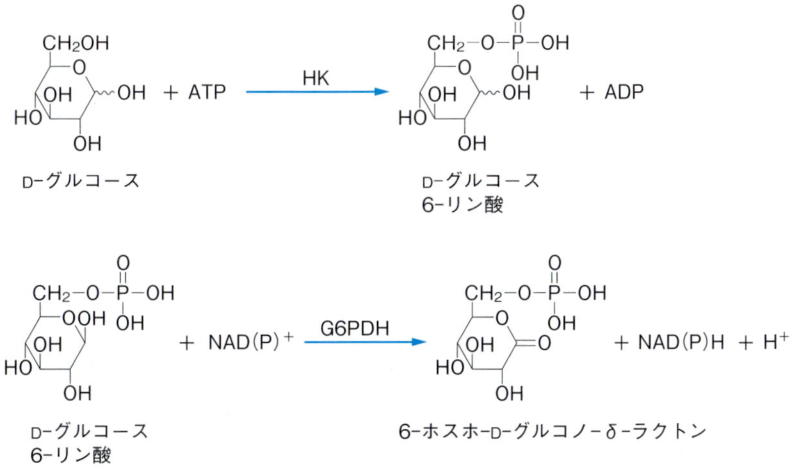

図 2-8 HK-G6PDH UV 法の反応

コース-6-リン酸のα-およびβ-アノマー間の相互交換は非常に速いので，α-アノマーも迅速にβ-アノマーへ変化して酸化される．ヘキソキナーゼは血漿中に存在するD-フルクトースやD-マンノースのリン酸化も行うが，グルコース-6-リン酸デヒドロゲナーゼはD-グルコース-6-リン酸にきわめて特異的に作用するため，本法はD-グルコースに対する特異性が高く，また共存物質による妨害を受けにくいことから，血糖の標準的測定法となっている．自動分析機に繁用されている方法である．

e. 簡易血糖測定器

簡易血糖測定器は，微量の血液で血糖値を測ることができる携帯可能な機器であり，医療従事者が手術室やベッドサイドで行う検査(point of care testing, **POCT**)のための高精度なものと，糖尿病患者が自宅で血糖値管理を行うことを目的とした自己血糖測定(self-monitoring of blood glucose, **SMBG**)のための機器がある．両者は医薬品医療機器等法上で区別されている．簡易血糖測定器の測定原理は，酵素比色法と酵素電極法の2種類に大別できる．

酵素比色法では，試験紙上でGOD-POD比色法と同様の原理で色素を生成させるか，あるいはHK-G6PDH法で生じたNAD(P)Hによりジアホラーゼ(diaphorase)存在下でテトラゾリウム(tetrazolium)塩を還元してホルマザン(formazan)色素を生成させ(図2-9)，そこへ光を当てて，その反射光の減少を検出器で測定する．このほかグルコースデヒドロゲナーゼを用い，補酵素のNAD(P)$^+$の代わりにp-ニトロソ-ビス(β-ヒドロキシエチル)アミノベンゼン塩酸塩に水素を供与して還元型とし，それがリンモリブデン酸を還元して生成する青色を比色する方法がある．

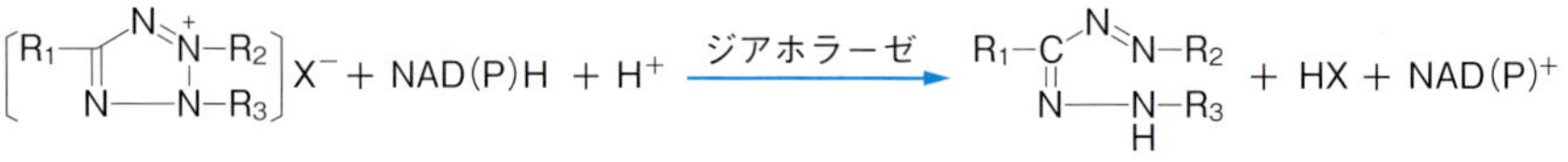

図2-9 テトラゾリウム塩の還元によるホルマザン色素の生成

酵素電極法では，毛細管現象によって血液を測定部に吸い込み，グルコースオキシダーゼまたはグルコースデヒドロゲナーゼを用いて血糖を測る．グルコースオキシダーゼを用いる方法の1つは，血糖測定法のうちのグルコースオキシダーゼ電極法の過酸化水素電極を用いる方法と全く同じ原理である．他の1つは，フェリシアン化物イオン([Fe(CN)$_6$]$^{3-}$)存在下でD-グルコースをグルコースオキシダーゼで酸化させると，還元型のフェロシアン化物イオン([Fe(CN)$_6$]$^{4-}$)が生成するが(図2-10)，そこへ一定の電圧をかけると，フェロシアン化物イオンが酸化されてフェリシアン化物イオンに戻るときに電子を放出するので，これを電流量として測定するものである．グルコースデヒドロゲナーゼを用いる方法は，補酵素のFAD，NAD$^+$，ピロロキノリンキノン(PQQ)などが反応により還元型となったところに，各種電子伝達物質(フェナントレンキノンなど)を作用させて，生成量に応じた電気信号に変換する(図2-10)．

酵素比色法および酵素電極法では，必要血液量は双方とも0.3～2 μLと微量であり，また

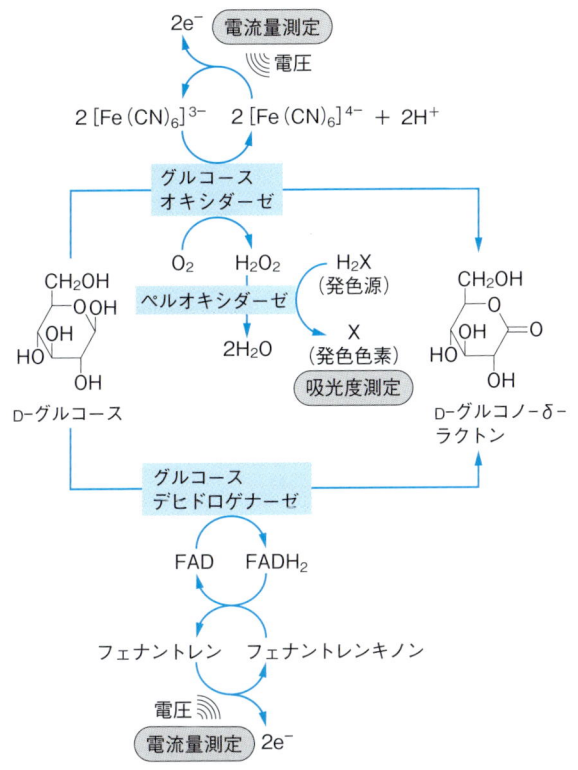

図2-10 グルコースオキシダーゼまたはグルコースデヒドロゲナーゼを利用した各種簡易血糖測定器の原理

測定時間はいずれも4～18秒と短いのが特長である．グルコースオキシダーゼ電極法は，グルコースに対する特異性は高いが，溶存酸素の影響を受けやすく，酸素分圧が高い血液では低値を示すことがある．これに対しグルコースデヒドロゲナーゼ電極法は，酸素分圧の影響は受けないもののグルコースに対する特異性がやや低く，血中マンノースや，グルコース供給を目的として静注したマルトースに反応して高値を示す場合がある．

f. 持続血糖モニタリング

糖尿病患者の血糖値変動を知るための手段として，近年，持続血糖モニタリング（continuous glucose monitoring, **CGM**）が行われるようになっている．前述のSMBGでは実施ごとの血糖値しか測定できないのに対し，CGMは，腹部などの皮下に挿入設置したセンサー（グルコースオキシダーゼをコーティングした微小電極）により組織液中のグルコース濃度を5分ごとに測定し，3～6日分の連続データを携帯可能な小型のレコーダに集積することができる（図2-11）．組織液中のグルコース濃度は10～15分遅れて血糖値変動を反映するが，血糖値とは良い相関を示す．本法を使用することで，血糖値に影響を及ぼす多くの因子（食事，運動，薬剤など）について詳細な評価が可能となる．また，持続的インスリン皮下投与（continuous subcutaneous insulin infusion, **CSII**）のためのインスリンポンプをCGMと連動させ，血糖値変動に応じたインスリン投与を可能にする人工膵臓システムへの応用も期待されている．

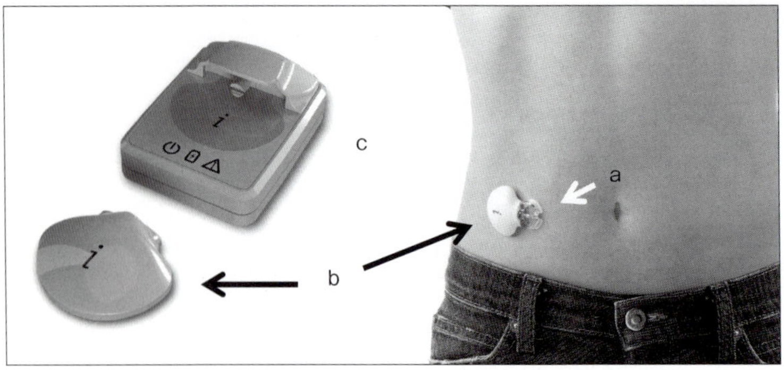

図2-11 持続グルコースモニタリングシステム
皮下に挿入したグルコースセンサー (a) をレコーダ (b) に接続してグルコース濃度を連続的に記録する（最大6日間）．データはドックステーション (c) を介してコンピューターに入力される．
[画像提供：日本メドトロニック株式会社]

3 糖質関連物質とその測定法

糖尿病では，高血糖状態を放置するとさまざまな合併症（表2-4）を引き起こす．これを予防するためには食事療法，運動療法あるいは薬物療法により，血糖値を常に適正な状態に保つこと（血糖コントロール）が必要である．過去の一定期間，血糖コントロールが適正であったか否かを判定するためには，ある期間内における血糖の積分値を反映する**ヘモグロビンA1c**，**グリコアルブミン**や体内動態が血中グルコース濃度と密接に関係する**1,5-アンヒドロ-D-グルシトール**などを測定する．また，糖代謝異常を代償するために脂肪酸分解が亢進して生成した血中の**ケトン体**の測定は，糖尿病の重症度を把握するのに有用である．

1) ヘモグロビン A1c

成人赤血球中のヘモグロビン (hemoglobin) は，その95%が α 鎖と β 鎖が2本ずつからなるヘモグロビンA (HbA) で占められている．数%は β 鎖N末端バリン残基のアミノ基が修飾されたもの (HbA1) であり，そのうちD-グルコースが結合して図2-3に示したケトアミンの形になったものをヘモグロビンA1c (hemoglobin A1c, HbA1c) という．HbA1c値は過去1～2ヵ月の平均血糖値あるいは血糖積分値を反映する．

HbA1cの測定法には，イオン交換カラムを用いたHPLCや，HbA1cの特異的抗体を用いる免疫法（図2-12）などがある．また，プロテアーゼの作用でヘモグロビン β 鎖N末端部から遊離する糖化ジペプチドをフルクトシルジペプチドオキシダーゼで酸化し，このとき発生する過酸化水素をペルオキシダーゼ系で比色測定する酵素法が，自動分析装置に応用されている．

HbA1c値は全ヘモグロビンに対するHbA1cの存在比率で表し，基準範囲は4.6～6.2%である．表2-3に示したように，糖尿病の診断基準は6.5%以上であるが，血糖正常化を目指す際の目標値は6.0%未満，合併症予防のための目標値は7.0%未満であるとされている．

2) グリコアルブミン

アルブミンのグリケーションによって生成したものをとくにグリコアルブミン (glyco-

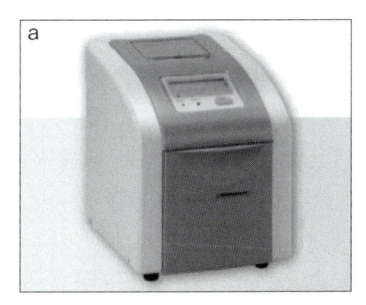

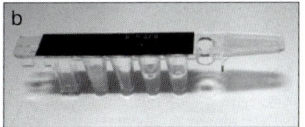

図2-12 免疫法（ラテックス凝集法）による HbA1c 測定器（a）と測定用カートリッジ（b）

［画像提供：株式会社三和化学研究所］

albumin）と呼び，それを総アルブミンに対する存在比率で表す．陰イオン交換カラムとアフィニティーカラムを組み合わせた専用 HPLC システムあるいはプロテアーゼとケトアミンオキシダーゼを組み合わせた酵素法で測定し，基準範囲は 12〜16% である．フルクトサミンと同様，短期間（過去1〜2週間）の血糖コントロール状態を反映する．

3）1,5-アンヒドロ-D-グルシトール

1,5-アンヒドロ-D-グルシトール（1,5-anhydro-D-glucitol, 1,5-AG）は，環状 D-グルコースの1位の水酸基が脱離した構造をもつポリオールであり（図2-13），主に食物より供給され尿中へと排泄される．血糖値が基準値内であれば一定の血中濃度を保ち，食事の影響は受けず日内変動はほとんどない．尿細管から再吸収される際に D-グルコースと競合するため，高血糖のために尿糖が検出されるようになると再吸収が阻害され，急激に血中濃度が低下し，

図2-13 ピラノースオキシダーゼ/ペルオキシダーゼ比色法による 1,5-AG の定量

血糖値が良好に保たれるとゆっくりと回復する．すなわち，1,5-AG の血中濃度は，数日以内の尿糖排泄状態を反映し，軽度高血糖領域（HbA1c 値で 6～8％）で鋭敏に増減することから，厳格な血糖コントロールの指標として有用である．また，頻回の食後高血糖のたびに尿糖排泄がくり返されると，血清 1,5-AG は低下することから，食後高血糖のマーカーとしても注目されている．測定は，試料中の D-グルコースをグルコキナーゼ（glucokinase）で D-グルコース 6-リン酸にした後，残存する 1,5-AG をピラノースオキシダーゼ（pyranose oxidase）で酸化させ，生成する過酸化水素をペルオキシダーゼ系で定量することにより行われる（図 2-13）．基準範囲は 14 μg/mL（85 μmol/L）以上である．

4）ケトン体

ケトン体とはアセトン，3-ヒドロキシ酪酸，アセト酢酸を指す．

糖尿病が重症となりエネルギー源を脂肪に依存することになると，脂肪酸の β 酸化で生成したアセチル CoA からのケトン体産生（図 2-14 参照）が増え，その血中濃度が上昇してケトアシドーシス（ketoacidosis）を起こす．ケトン体のうち，アセトンは呼気に混じって排泄され，3-ヒドロキシ酪酸，アセト酢酸の一部は尿中へ排泄される．血中ケトン体は，3-ヒドロキシ酪酸デヒドロゲナーゼを利用して図 2-15 に示すように，反応液の pH を調整することにより 3-ヒドロキシ酪酸（pH 9.4 で）およびアセト酢酸（pH 7.9 で）を定量できる．基準範囲は 3-ヒドロキシ酪酸は 25～70 μmol/L，アセト酢酸は 15～70 μmol/L である．

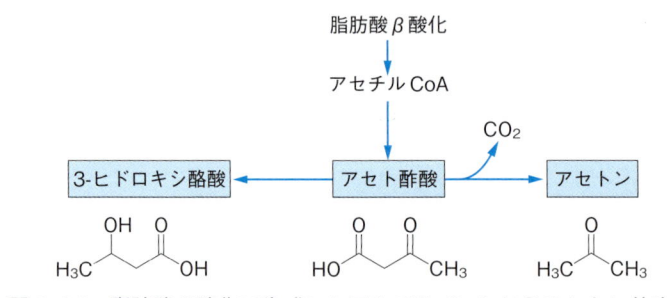

図 2-14　脂肪酸 β 酸化で生成したアセチル CoA からのケトン体産生

図 2-15　3-ヒドロキシ酪酸デヒドロゲナーゼを用いる UV 法によるケトン体の測定

学習課題
- 1 型糖尿病と 2 型糖尿病の違いについて説明しなさい．
- 低血糖の起こる原因について説明しなさい．
- HbA1c を測定する意義について説明しなさい．
- 重症糖尿病でケトン体が増加するしくみについて説明しなさい．

2-A-2 脂　質

1 生理化学と検査

　生命は，脂質が水に溶けないことを利用して，細胞や細胞内小器官を構成している．単位質量あたりのカロリーが高い脂質は，理想的なエネルギー源であるが，一方で，脂質は動脈硬化を引き起こし，心疾患，脳血管障害の原因となる．また，酸化脂質には強い毒性があり，今日，世界的な肥満の増加により，脂質代謝の正確かつ，詳細な評価の重要性が認識されている．

　脂質異常症は，必ずしも症状を伴わず，種々の臓器の動脈硬化の合併が死亡につながる．脂質異常症は，冠動脈疾患（心筋梗塞，狭心症），脳血管障害，動脈瘤，閉塞性動脈硬化（下肢に多い），認知症（近年，脂質異常症との関係が指摘されている），糖尿病，高血圧を合併しやすい．

a. リポタンパク質の構造と代謝

1）ミセル構造

　表面を界面活性剤で包んだミセルは水との間でエネルギー的に安定化し，その中に取り込まれることによって水に溶けない脂質が水中に存在できる（図 2-16）．血液中の脂質もこれと同様で，リポタンパク質というミセルを作ることで安定に存在できる（図 2-17）．リポタンパク質表面では，界面活性作用のある極性脂質であるリン脂質（phospholipid, PL），遊離コレステロール（free cholesterol, FC）が一重膜を作り，非極性脂質であるコレステリルエステル（cholesteryl ester, CE），トリグリセリド（triglyceride, TG）はリポタンパク質の内部（コア）に存在する．アポリポタンパク質は，分子内に疎水性部分と親水性部分をもち，それらをリポタンパク質の内部や表面に存在させることで，リポタンパク質をいっそう安定化している．血中の脂肪酸（fatty acid, FA）の 95％ はエステルとして存在し，わずか 5％ ほどが遊離脂肪酸（非エステル型，FFA）で，FFA の 70〜87％ がアルブミンと結合して循環している．

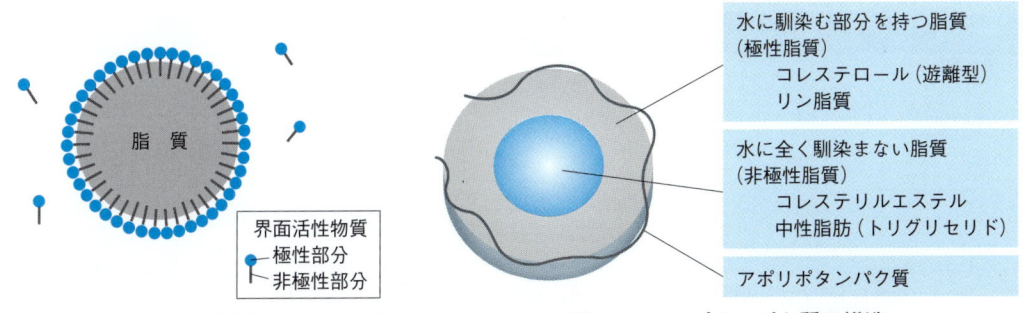

図 2-16　脂質と界面活性剤によるミセル形成

図 2-17　リポタンパク質の構造

2）リポタンパク質の種類

リポタンパク質の分類法には，超遠心法と電気泳動法による方法があるが，通常は超遠心法を用いて比重で分類する．超遠心法によれば，リポタンパク質は，カイロミクロン（chylomicron, CM），超低比重リポタンパク質（very low-density lipoproteins, VLDL），中間比重リポタンパク質（intermediate-density lipoproteins, IDL），低比重リポタンパク質（low-density lipoproteins, LDL），高比重リポタンパク質（high-density lipoproteins, HDL）に分けられる（表2-6）．臨床では，一般にIDLと狭義のLDLを併せて広義のLDLとして測定する．最もサイズの大きいCMは，脂質の割合が大きく（タンパク質が少ない），比重は小さい．逆に，もっともサイズの小さいHDLは，脂質の割合が少なく，比重が大きい．VLDL～LDLは，CMとHDLの中間に位置づけられる（表2-7）．

アガロースゲル電気泳動法ではCMは原点，VLDLはpreβ，IDLやLDLはβ，HDLはα-グロブリン画分に移動し（図2-18），α-リポタンパク質，preβ-リポタンパク質，β-リポタンパク質という呼び名は今日でも使われている．アガロースゲル電気泳動法がリポタンパク質表面の荷電を反映するのに対して，ポリアクリルアミドゲル電気泳動法はリポタンパク質粒子サイズに従って移動するため，リポタンパク質の順序は両者で異なる．リポタンパク質の脂質組成について表2-8のように簡便に記憶しておくと，脂質データからリポタンパク質の情報が推測できる．

3）アポリポタンパク質（表2-9）

リポタンパク質の表面にはアポリポタンパク質と呼ばれるタンパク質が存在する．アポA-I

表2-6　リポタンパク質の分類と性質

分類	比重	直径（nm）	みかけの分子量（$\times 10^6$）	アガロース電気泳動	アポリポタンパク質
CM	<0.96 g/mL	75～1000	500	原点	B-48, A-I, E, Cs
VLDL	0.96～1.006	30～80	20	preβ	B-100, E, Cs
IDL	1.006～1.019	25～30	4.4	mid-band	B-100, E, C-III
LDL	1.019～1.063	20～25	2.3	β	B-100
HDL	1.063～1.21	4～10	0.18～0.36	α	A-I, A-II, Cs, E

表2-7　リポタンパク質の化学組成（重量%）

分類	TG	CE*	FC	PL	タンパク質
CM	84	5	2	7	2
VLDL	55	12	7	18	8
IDL	30	24	16	14	16
LDL	11	37	8	22	21
HDL	4.1～4.5	12～16	2.9～5.4	23～30	41～55

TG：トリグリセリド，CE：コレステリルエステル，FC：遊離コレステロール，PL：リン脂質
*コレステリルエステル（CE）＝エステル型コレステロール（EC）×1.72

a. アガロース電気泳動　　b. ポリアクリルアミド電気泳動
　（リポタンパク電気泳動）　　（精密リポタンパク電気泳動）

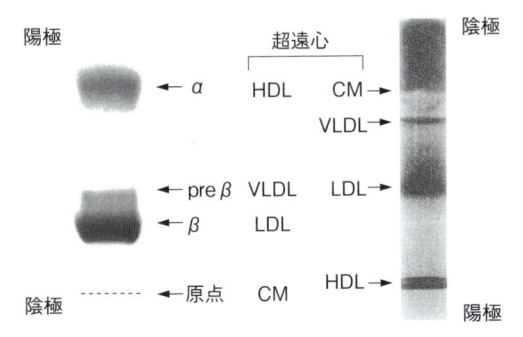

図2-18　リポタンパク質の正常電気泳動像

表2-8　リポタンパク質の主な脂質成分

リポタンパク質	主な脂質成分
LDL，HDL	コレステロール
CM，VLDL	トリグリセリド
IDL	コレステロールとトリグリセリド

はHDLの主要なタンパク質成分である．アポA-Iは肝臓と小腸で合成され，それぞれから分泌される脂質成分の少ない幼弱HDL（nascent HDL）に存在し，レシチン-コレステロールアシル転移酵素（lecithin-cholesterol acyltransferase, LCAT）の補酵素としてコレステロールのエステル化を行う．

　生成したCEは極性が低いためにHDLコアに移動し，HDL粒子は小型円盤状の幼弱HDLから球状のHDL$_3$，そしてHDL$_2$へと大型化する．この時，成熟途上のHDLは末梢組織・血管からABCA1やSR-BIを介してコレステロールを引き抜く．大型化したHDL$_2$は，コレステリルエステル転送タンパク質（cholesteryl ester transfer protein, CETP）を介して，CEをVLDL/IDL/LDLへと転送する．交換にTGが等モルHDLへと転送され，肝臓の類洞に存在する肝性トリグリセリドリパーゼ（hepatic triglyceride lipase, HTGL）により分解される．LDLに転送されたCEは，肝臓で胆汁酸に変換されたり，FCとなり胆汁コレステロールとして排泄される．末梢から肝臓までのコレステロール代謝の流れをコレステロール逆輸送系（reverse cholesterol transport）という．

　アポBにはアポB-48（小腸由来）とアポB-100（肝臓由来）がある．アポB-48は小腸から肝臓へのCM代謝で重要である．アポB-100の方が血中濃度が圧倒的に高いために，臨床的に測定されているアポBはアポB-100を指している．アポB-100は肝臓からVLDLの主なタンパク質成分として分泌される．VLDLは，血液中でリポタンパク質リパーゼ（lipoprotein lipase, LPL）の作用によりTGが分解されて，IDL（この段階で一部は肝臓に取り込まれる），さらにはHTGLによりLDLまで小型化される．アポC-IIはLPLの補酵素である．LDLは，最終的に主に肝臓（約80%）に，一部は末梢細胞（20%）に取り込まれる．アポB-100はLDL受容体のリガンドとして働く．

表2-9 主なアポリポタンパク質の性質と機能

アポリポタンパク質	合成部位	局　在	分子量（kDa）	機　能
A-Ⅰ	小腸，肝臓	HDL, CM	28	LCAT活性化
A-Ⅱ	肝臓	HDL, CM	17.4	HDLの構造
A-Ⅳ	小腸，肝臓	CM	46	トリグリセリド代謝
B-48	小腸	CM	245	トリグリセリド代謝
B-100	肝臓	VLDL, LDL	513	LDL受容体のリガンド
C-Ⅰ	肝臓	CM, VLDL, HDL	7	LCAT活性化，LPL抑制
C-Ⅱ	肝臓	CM, VLDL, HDL	8.8	LPL活性化
C-Ⅲ	肝臓	VLDL, CM, HDL	8.8	肝臓でのリポタンパク質取り込み阻害
E	肝臓，副腎，脳	VLDL, HDL	34	レムナント受容体，LDL受容体，VLDL受容体のリガンド，脳内脂質輸送
H	肝臓	CM＋VLDL（微量）	54	β_2-glycoproteinⅠと同一物質，カルジオリピンの結合タンパク質，酸化LDLの結合タンパク質
M	肝臓，腎臓	HDL, VLDL	21	スフィンゴシン1-リン酸の結合タンパク

青字は主な局在を示す．

アポEは，カイロミクロンやVLDLの代謝産物であるレムナントリポタンパク質に結合し，肝臓のレムナント受容体のリガンドとして働いており，LDL受容体とも強い親和性がある．アポEは中枢神経系の主な脂質輸送タンパク質でもあり，アポEはアポE2，アポE3（野生型），アポE4の3種類の遺伝的多型をもつ．アポE4はアルツハイマー病の最大のリスクファクターである．

4）脂肪細胞

TGの分解により生成したFAとグリセロールはエネルギー源として骨格筋，心筋，脂肪細胞などに取り込まれる．この時，CD36（脂肪酸トランスポーター）を介して速く取り込まれたFAの細胞内移動には，CD36のほか，FABPc（cytosolic fatty acid binding protein），ACBP（acyl-CoA binding protein），ACS（acyl-CoA synthetase）が関与する．一方，空腹時には，アドレナリン，ノルアドレナリン，甲状腺ホルモン，グルココルチコイド，成長ホルモンなどのホルモンの刺激や交感神経系の刺激を介して，脂肪細胞のホルモン感受性リパーゼ（hormone-sensitive lipase, HSL）を活性化し，脂肪滴を分解することにより全身に脂肪酸を供給する．食後は，インスリンが分泌されて脂肪分解を抑制するので，FFAは減少する．

b. 脂質の構造と動態

1）脂質の吸収

食事により大きな影響を受ける脂質検査項目はTGである．コレステロールやPLの測定値は食事ではほとんど変動がない．これは食物に含まれる脂質の90％程度がTGだからである．TGは消化管で膵リパーゼにより分解されて2-モノグリセリドとFFAとなる．その際

に，胆汁に含まれる胆汁酸や PL は界面活性剤としての役割を果たす．これらの物質はミセルを形成し，小腸上皮細胞に取り込まれた後，TG に再構築される．その際に脂肪酸の組換えが行われ，食物中とは異なる組成の TG が生成する．

TG は，CM の主成分としてリンパ管に分泌され，胸管を経て静脈角（鎖骨下静脈と内頸静脈の合流部）へ注ぎ，全身を循環する．コレステロールや PL の大部分は食事に由来するのではなく，体内（主に肝臓）で合成される．

2）脂質の種類

脂質は，アルコールと脂肪酸のエステルである単純脂質，分子中にリン酸や糖を含む複合脂質，単純脂質や複合脂質から加水分解によって生じる誘導脂質に大別される．このうち臨床領域で脂質検査として測定されているのは，TG，FC，CE，PL，FFA である．

3）脂肪酸

FA には飽和脂肪酸と二重結合をもつ不飽和脂肪酸があり，不飽和脂肪酸はさらに一価と多価に分かれる．不飽和脂肪酸を含めた FFA の組成は，オレイン酸（29%），パルミチン酸（25%），リノール酸（17%），ステアリン酸（13%），アラキドン酸（7%），パルミトオレイン酸（6%），ミリスチン酸（3%）の順である．不飽和脂肪酸は生合成経路から **n–3, n–6, n–9 系列**に分けられる．ω–3，ω–6，ω–9 ともいう．ヒトは 18:1n–9 を合成でき（オレイン酸），n–9 系列は内因性脂肪酸に分類されるが，n–6 と n–3 系列はオレイン酸から 18:2n–6（リノール酸）や 18:3n–3（α–リノレン酸）が生合成できないので必須脂肪酸に分類される．二重結合はヒトではシス（cis）の配位をとるので，二重結合の位置で脂肪酸は曲がる．多価不飽和脂肪酸では，何重にも曲がることとなる．このような屈曲は生体膜を柔らかくし，流動性を増すことになる．

4）コレステロール

コレステロール（広義）は，遊離コレステロール（狭義のコレステロール）とコレステリルエステルに分けられる．臨床検査でいう「総コレステロール」とは，遊離コレステロールとエステル型コレステロールを併せたものを指している．血漿中のコレステロールの約 75% は脂肪酸とのエステル（コレステリルエステル）として存在する．遊離コレステロールは極性脂質に分類されるが，コレステリルエステルは 3 位アルコールが脂肪酸によってエステル化されているために非極性脂質となる．この違いによって，コレステロールとコレステリルエステルはリポタンパク質粒子における局在が，それぞれ，表面とコアに分かれる．コレステロールは単一化合物を指すが，コレステリルエステルは集合名詞であり，脂肪酸部分に鎖長や二重結合の数・位置が異なる様々な分子が含まれる．

5）中性脂肪

中性脂肪（あるいは中性脂質）は脂肪酸のグリセリンエステルを指す．トリグリセリド，ジグリセリド，モノグリセリドが中性脂肪に分類されるが，血漿中で最も量が多いトリグリセリドとほぼ同義語である．中性脂肪（トリグリセリド）も集合名詞であり，脂肪酸部分に違いのある様々な分子が含まれる．

6）リン脂質

リン脂質はグリセロリン脂質とスフィンゴリン脂質に分かれる．グリセロリン脂質で最も

多いのは**ホスファチジルコリン**（慣用名レシチン）で，その極性頭部はホスホコリンである．血中の主なスフィンゴ脂質は**スフィンゴミエリン**である．スフィンゴ脂質は，スフィンゴシンのアミノ基と脂肪酸のカルボキシ基がアミド結合を作っている構造が特徴的である．臨床検査でいう「リン脂質」はホスファチジルコリン（約 70％）とスフィンゴミエリン（25％）の両者を含んでいる．

スフィンゴミエリンは，その類縁化合物のセラミド，スフィンゴシン，スフィンゴシン 1-リン酸などの脂質シグナル分子と同様に生理活性に関心がもたれているが，臨床検査では測定されていない．また，リン脂質は極性頭部の構造により，コリン，エタノールアミン，セリン，イノシトールに分類される．極性頭部の違いにより，生体膜の外側や内側への分布が偏っており，そのような非対称性の乱れが細胞に大きな影響を与えることが知られている．これらの物質の多くは従来の酵素学的方法では測定できなかったが，近年，質量分析法の進歩により血中濃度測定が可能になってきている．

c. 脂質異常症
1）脂質異常症の定義

空腹時の血清脂質を測定し，診断基準を満たすものを**脂質異常症**と定義する．日本動脈硬化学会の動脈硬化性疾患予防ガイドライン 2012 年度版で**表 2-10** に示すように定義されている．2012 年度版では初めて**境界域 LDL コレステロール血症**が設けられた．動脈硬化学会では，LDL-コレステロール（LDL-C）を求める方法として**フリードワルド式**を指定している．

〈フリードワルドの式〉
$$\text{LDL-C} = (総コレステロール) - (\text{HDL-C}) - (\text{TG}/5)$$

既に LDL-C 自動法（**ホモジニアス法**）が普及しているが，標準化や統一化が不十分であることが指摘され，フリードワルド式を復活させた．フリードワルド式は **CDC 勧告法**との相

表 2-10　脂質異常症：スクリーニングのための診断基準（空腹時採血*）

LDL コレステロール	140 mg/dL 以上	高 LDL コレステロール血症
	120～139 mg/dL	境界域高 LDL コレステロール血症**
HDL コレステロール	40 mg/dL 未満	低 HDL コレステロール血症
トリグリセライド	150 mg/dL 以上	高トリグリセライド血症

- LDL コレステロールは Friedwald（TC-HDL-C-TG/5）の式で計算する（TG が 400 mg/dL 未満の場合）．
- TG が 400 mg/dL 以上や食後採血の場合には non HDL-C（TC-HDL-C）を使用し，その基準は LDL-C＋30 mg/dL とする．
- *10～12 時間以上の絶食を「空腹時」とする．ただし，水やお茶などカロリーのない水分の摂取は可とする．
- **スクリーニングで境界域高 LDL コレステロール血症を示した場合は，高リスク病態がないか検討し，治療の必要性を考慮する．

［日本動脈硬化学会（編）動脈硬化性疾患予防ガイドライン 2012 年版．日本動脈硬化学会，2012］

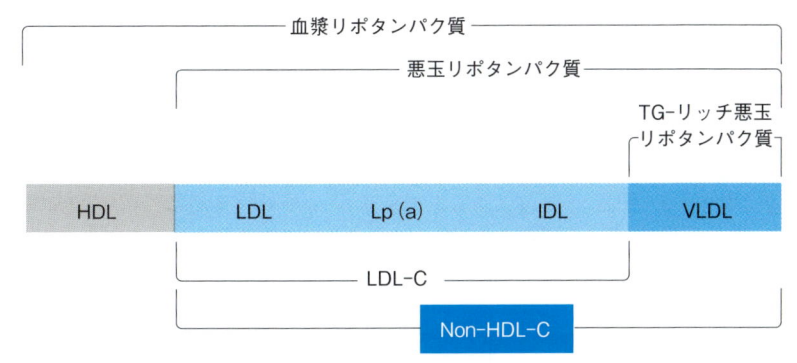

図 2-19 Non-HDL コレステロール

Non-HDL-C＝TC－HDL-C
総コレステロールから HDL コレステロールを引いた値を non-HDL コレステロールと呼ぶ．冠疾患リスクを LDL-C 以上に反映するという意見があり，近年，使用が増えている．

関もよいが，TG の影響を受けるために朝食を摂った健康診断受診者では LDL-C が低めに出る問題が生じる．また，TG が 400 mg/dL（4.52 mmol/L）以上の場合には適応できない．ホモジニアス法は食事や高 TG 血症の影響も受けにくいことから，現在，統一化に向けた努力が行われている．一方，食事の影響を受けない計算法として，**non-HDL コレステロール（non-HDL-C）**が提唱されている（図 2-19）．TG-rich リポタンパク質を悪玉として扱う考え方である．TG の項がないため食事の影響がない．糖尿病や肥満者では TG-rich なリポタンパク質の代謝異常が多く，利用が広がっている．

> **脂質異常症**
> 高脂血症という名称から 2007 年に改名された．

2）脂質異常症の表現型分類（WHO 分類）

原因にかかわらず，増加しているリポタンパク質の種類（表現型）から分類するものである．Ⅲ型では **β-VLDL** という異常リポタンパク質が出現し，電気泳動で **broad β パターン**をとる（図 2-20）．

3）脂質異常症の原因分類

① 二次性脂質異常症

二次性脂質異常症は，糖尿病，肝疾患，腎疾患など他の疾患・異常によることの明らかな脂質異常症である．生活習慣（過食，運動不足，肥満など）を原因とするものを含めると非常に高頻度であり，脂質異常症の主原因である．以下のものが代表的である．

・糖尿病：肝臓への脂肪酸流入増加，VLDL 合成増加，LPL 活性低下により脂質異常症（とくに高 TG 血症）が起こる．

・メタボリックシンドローム：高 TG 血症と HDL-C の低下がある．内臓脂肪の蓄積が原因である．診断基準を図 2-21 に示す．

・ネフローゼ症候群：肝臓でのリポタンパク質合成増加が起こる．高コレステロール血症が起こりやすい．

図 2-20 WHO 分類とリポタンパク質電気泳動の関係（アガロース電気泳動）

型	Ⅰ	Ⅱa	Ⅱb	Ⅲ	Ⅳ	Ⅴ
増加するリポタンパク質	カイロミクロン	LDL	LDL, VLDL	β-VLDL	VLDL	カイロミクロン VLDL
血清脂質濃度 TC	↑〜	↑↑↑	↑↑	↑↑	〜↑	↑
血清脂質濃度 TG	↑↑↑	〜↑	↑↑	↑↑	↑↑	↑↑↑

アガロースゲル電気泳動像（α, プレβ, β, カイロミクロン, 原点）

broad β パターン（Ⅲ型）

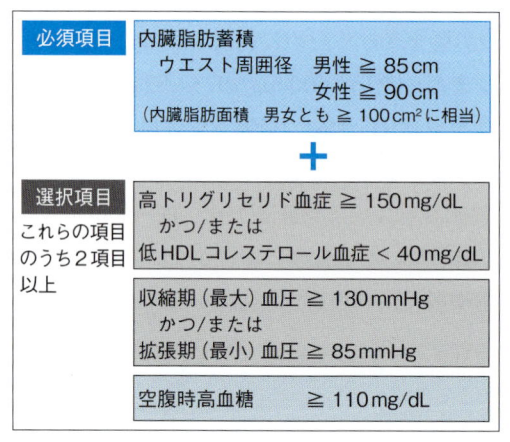

図 2-21 メタボリックシンドロームの診断基準

必須項目：内臓脂肪蓄積
　ウエスト周囲径　男性 ≧ 85 cm
　　　　　　　　女性 ≧ 90 cm
　（内臓脂肪面積　男女とも ≧ 100 cm² に相当）

＋

選択項目（これらの項目のうち2項目以上）
- 高トリグリセリド血症 ≧ 150 mg/dL
  かつ/または
  低 HDL コレステロール血症 < 40 mg/dL
- 収縮期（最大）血圧 ≧ 130 mmHg
  かつ/または
  拡張期（最小）血圧 ≧ 85 mmHg
- 空腹時高血糖 ≧ 110 mg/dL

・腎不全：VLDL 合成増加，TG 代謝遅延により，高 TG 血症が起こりやすい．
・甲状腺機能低下症：全身の代謝が遅延することにより LDL 代謝も遅れ，高コレステロール血症が起きる．
・胆道閉塞症：高コレステロール（遊離型）血症，高リン脂質血症が起こりやすい．
・肝不全：HDL 合成低下により HDL コレステロールの著しい減少が起こる．

ネフローゼ症候群
　高度のタンパク尿により低タンパク血症，浮腫をきたす．

② 原発性脂質異常症

原発性脂質異常症は，二次性脂質異常症以外の脂質異常症であり，遺伝性脂質異常症がこれに入る．原発性高 HDL コレステロール血症（Ⅱa, Ⅱb 型）は 500 人に 1 人，家族性Ⅲ型高脂血症（Ⅲ型）は 1 万人に 1 人，原発性高カイロミクロン血症（Ⅰ型，Ⅴ型）は 100 万人に

1人，内因性高トリグリセリド血症（Ⅳ型）はまれ，家族性複合型脂質異常症（Ⅱb型，Ⅳ型）は100人に1人と言われるが原因不明である．

以下に代表的な原発性脂質異常症とその特徴を要約する．

ⅰ 家族性高コレステロール血症（familial hypercholesterolemia, FH）

- 日本人ではLDL受容体欠損が原因．
- 著しい高LDL-C血症，黄色腫，高い冠動脈疾患発症率．
- 40歳以下の若い心筋梗塞患者では37%，65歳以下でも12%がFHである．通常より10倍も心筋梗塞を発症しやすい．
- 女性はFHであっても閉経前であれば冠動脈疾患の頻度は低い．
- ヘテロ接合体に対してスタチン系薬が有効（ホモ接合体には無効で血漿LDL吸着療法を選択）．

ⅱ 家族性Ⅲ型高脂血症

- アポE2/2ホモ接合体の素因があり，何らかの発症要因が加わって発症する．
- アポE遺伝子にはε2, ε3, ε4の3つの対立遺伝子（アレル）があり，それぞれに対応するE2, E3, E4の3つのアイソフォームがアポEには存在する．
- アポE2は受容体との結合力が低く，ホモ接合体の一部から家族性Ⅲ型高脂血症が発症する．
- アポE4は高LDL血症やⅤ型脂質異常症の頻度が高い．
- 家族性Ⅲ型高脂血症では，β-VLDL（トリグリセリドとコレステロールに富む）の増加が特徴的でbroad βパターンを呈する．

ⅲ リポタンパク質リパーゼ（LPL）欠損症

- LPLが欠損することにより，カイロミクロンやVLDLのトリグリセリドが分解できないために著しい高TG血症が生じる．
- TGが1,000 mg/dL（11.29 mmol/L）以上である場合は疑う．
- Ⅰ型，Ⅴ型を呈する．
- LPLの補酵素であるアポC-Ⅱ欠損でも生じるが極めてまれである．

ⅳ 原発性高HDLコレステロール血症

- 日本人の7〜10%がコレステリルエステル転送タンパク（CETP）欠損である．
- HDL-C＞100 mg/dL（2.59 mmol/L）以上でCETP遺伝子異常がみつかる確率は30%，＞120 mg/dL（3.10 mmol/L）ではほぼ100%である．
- CETP欠損が動脈硬化予防的であるかは議論があるが，HDLコレステロール上昇薬としてCETP阻害薬が開発中である．

4）脂質異常症の管理

動脈硬化学会のガイドラインでは，リスク別脂質管理目標値を定めている（表2-11）．

2 血清脂質測定法

a. 採血と保管

脂質検査の採血，検体保管に関する注意事項を表2-12に示す．とくに，TGは食事の影

表 2-11 リスク区分別脂質管理目標値

治療方針の原則	管理区分	脂質管理目標値（mg/dL）			
		LDL-C	HDL-C	TG	non HDL-C
一次予防 まず生活習慣の改善を行った後，薬物療法の適用を考慮する	カテゴリーI	<160	≧40	<150	<190
	カテゴリーII	<140			<170
	カテゴリーIII	<120			<150
二次予防 生活習慣の是正とともに薬物治療を考慮する	冠動脈疾患の既往	<100			<130

LDL-C を管理の一次目標とするとともに，non HDL-C が二次目標として定められた．高 TG，低 HDL-C を伴う場合にリスク予測力が高まり，非空腹時採血でも使用可能という利点がある．
[日本動脈硬化学会（編）：動脈硬化性疾患予防ガイドライン 2010 年版．日本動脈硬化学会，2012]

響を受けることに注意が必要である．しかし，食後でも TG 300 mg/dL（3.39 mmol/L）以上の場合は何らかの TG 代謝異常を疑って，空腹時に再採血を行う．

表 2-12 脂質検査の注意

1. 原則的に絶食（12 時間以上）で検査する．
2. トリグリセリドは食後上昇する（絶食する理由）．
3. コレステロールは食後ほとんど変動しない．
4. 脂肪酸は絶食により上昇し，食事により急速に低下する
   （インスリン分泌→脂肪組織のホルモン感受性リパーゼの抑制→脂肪組織からの脂肪酸動員減少）
5. 食後高脂血症の研究の目的で，あえて食後を調べることがある．
6. 脂質は凍結保存で長期安定である．
7. 凍結でリポタンパク質の構造が壊れるので，電気泳動には冷蔵保存する．

b. コレステロール

1) 酵素法

臨床検査室では酵素法で血清から直接測定する（図 2-22）．

〈原理〉 コレステロールエステラーゼ（図中 CE）によりサンプル中のコレステロールをすべて遊離型とする．これを省くと遊離コレステロールのみの測定が可能となる．すなわち，コレステロールオキシダーゼ（COD）の作用によりコレスタ-4-エン-3-オンと H_2O_2 が生成する．ペルオキシダーゼ（POD）存在下で 4-アミノアンチピリンと各種色原体を酸化縮合させ，生成するキノン色素を 600 nm 付近で測定する（共通反応系）．

2) 化学法

アベル・ケンダル法は米国の CDC のコレステロール測定の標準法である．この方法は，エステル型コレステロールをアルコール性水酸化カリウムでけん化した後，遊離コレステロールを石油エーテルで抽出し，残渣をリーベルマン・バーチャード反応で発色させる．この方法は技術的な難しさがあり，日本臨床化学会では，アベル・ケンダル法の正確性を補完できる方法として，コレステリルエステルをコレステロールエステルヒドロラーゼ（CEH）で加水分

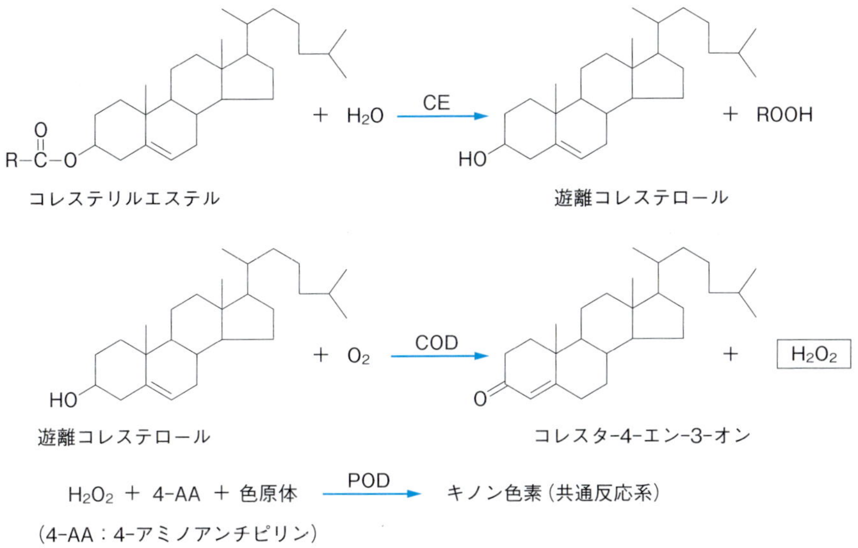

コレステリルエステル + H₂O →[CE] 遊離コレステロール + ROOH

遊離コレステロール + O₂ →[COD] コレスタ-4-エン-3-オン + H₂O₂

H₂O₂ ＋ 4-AA ＋ 色原体 →[POD] キノン色素（共通反応系）

（4-AA：4-アミノアンチピリン）

図 2-22　酵素法によるコレステロールの測定

解し，NAD の存在下でコレステロールデヒドロゲナーゼ（CD）を作用させ，生成する NADH の 340 nm の吸光度上昇を測定する CEH–CD–UV 法を比較対照法として勧告している．

c. HDL コレステロール

超遠心法，HPLC，沈殿法，ホモジニアス法がある．検査室ではホモジニアス法が汎用される．ホモジニアス法は，界面活性剤を活用することにより，HDL 以外のリポタンパク質に含まれるコレステロールを発色させない．沈殿法ではポリエチレングリコール 6000 単独やポリアニオン（ヘパリン，デキストラン硫酸，リンタングステン酸）と 2 価の陽イオン［マンガンイオン（Mn^{2+}），マグネシウムイオン（Mg^{2+}）など］を組み合わせた沈殿試薬（HDL 以外のリポタンパク質を沈殿させる）が用いられる．CDC 基準法は，ヘパリン／マンガン法である．

d. LDL コレステロール

LDL コレステロールはホモジニアス法の出現まではフリードワルド式が用いられていたが，現在はホモジニアス法が主流を占める．界面活性剤の活用により，LDL 以外のリポタンパク質のコレステロールを発色させない方法である．日本動脈硬化学会では試薬間の標準化・統一化が不十分であることが指摘され，現状ではフリードワルド式を勧めているが，特定健康診査（特定健診）ではホモジニアス法を用いることが指定されている．

e. トリグリセリド

現在，検査室では酵素法が用いられる（図 2-23）．

〈原理〉　トリグリセリドにリポプロテインリパーゼ（LPL）を作用させ，グリセロールを遊離させる．このグリセロールをグリセロールキナーゼ（GK）によってグリセロール 3-リン酸とし，さらにグリセロール 3-リン酸オキシダーゼ（G3-P-OD）によって酸化し，H₂O₂ を生

成させる．ペルオキシダーゼ存在下で 4-アミノアンチピリンと各種色原体を酸化縮合させ，生成するキノン色素を 600 nm 付近で測定する（共通反応系）．

f. リン脂質

酵素法が現在の主流の方法である（図 2-24, 25）．

〈原理〉 ホスホリパーゼ D（PLD）を用いる方法では，レシチン，リゾレシチン，スフィンゴミエリンからコリンを遊離させるので，コリンオキシダーゼ（CHOD）を作用させ生じた H_2O_2 を共通反応系で測定する．この方法はコリンを含まないリン脂質は測定できないが，血清リン脂質の約 96% を測定でき，最も普及している方法である．

g. 遊離脂肪酸

抽出不要な酵素法が普及している．酵素法の第一反応は，アシル CoA シンセターゼ（acyl-

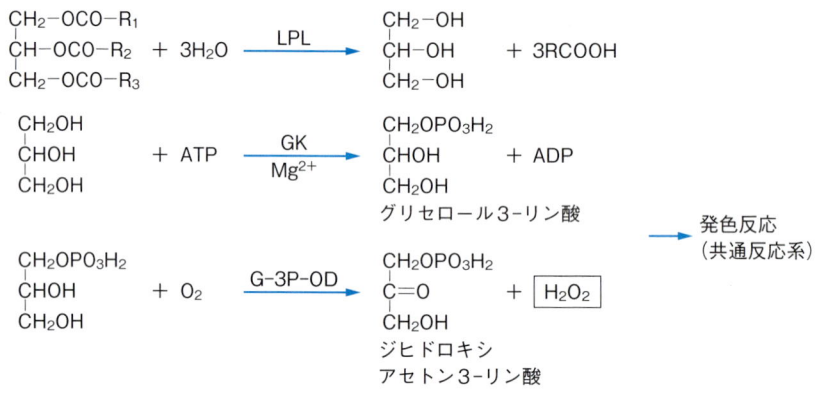

図 2-23 酵素法によるトリグリセリドの測定

図 2-24 酵素法によるリン脂質の測定

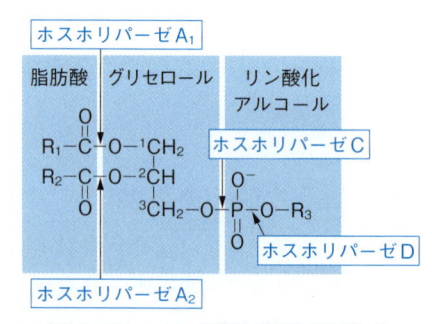

図 2-25 リン脂質の酵素切断部位

CoA synthetase, ACS）により，脂肪酸，ATP，CoA からアシル CoA，AMP，ピロリン酸を生成させ，これらに対して種々の方法で定量を行う．例えば，図の方法では，アシル CoA にアシル CoA オキシダーゼ（acyl-CoA oxidase, ACOD）を作用させ，ペルオキシダーゼと共役させることで，発色に導いている．その他に，減少する CoA を SH 測定試薬の 5,5'-ジチオビス（2-ニトロ安息香酸）（DTNB）で定量するものや，AMP にアデニル酸キナーゼ，ピルビン酸キナーゼ，乳酸デヒドロゲナーゼを共役させる方法が知られているが，日常法としては用いられていない．

$$\text{RCOOH} + \text{ATP} + \text{CoA} \xrightarrow{\text{ACS}} \text{アシル-CoA} + \text{AMP} + \text{ピロリン酸}$$
遊離脂肪酸

$$\text{アシル-CoA} + \text{O}_2 \xrightarrow{\text{ACOD}} 2,3\text{-}trans\text{-エノイル CoA} + \text{H}_2\text{O}_2$$

→ 発色反応（共通反応系）

図 2-26 酵素法による遊離脂肪酸の測定

h. 他の動脈硬化惹起性リポタンパク質の測定法

その他の動脈硬化惹起性リポタンパク質とその測定法の概略を示す．

① レムナント

・レムナント（remnant）とは，カイロミクロンや VLDL 中の TG がリポタンパクリパーゼによる加水分解を受けて生成するリポタンパク質で，TG，コレステロール，アポ E，アポ C-III などの含量が大きい．

・キロミクロンレムナントはアポ B48（小腸由来）をもつのに対して，VLDL レムナントはアポ B100（肝臓由来）をもつ．

・界面活性剤を用いる方法や免疫吸着法が行われている．

② small dense LDL

・small dense LDL は小型で高比重の LDL 粒子である．

・測定にはポリアクリルアミドゲル電気泳動を用いる．

・自動分析装置上で測定する試薬が試験研究用試薬として実用化されている．

③ 酸化 LDL

・種々の酸化 LDL のうち，マロンジアルデヒド修飾 LDL を測定する ELISA 試薬が実用化されていて，保険収載されている．

④ リポプロテイン (a)

・リポプロテイン (a)（Lp (a)）は，LDL 様粒子にプラスミノーゲン様タンパク質の apo (a) が結合している．

・ラテックス凝集法が行われている．

学習課題
- コレステロールの酵素法について説明しなさい．
- 二次性脂質異常症の原因について説明しなさい．
- 家族性高コレステロール血症について説明しなさい．
- アポリポタンパク質の役割について説明しなさい．

2–A–3　タンパク質

臨床化学での対象は血液，尿中のタンパク質であり，どちらも量的な変動のみならず，質的な変動が疾病把握に有益な情報をもたらす．

1　タンパク質代謝と動的平衡

生体を構成する固形成分の約60％がタンパク質であり，そのうち大部分が，細胞・組織・器官形態の維持（構造タンパク質），物質代謝の触媒（酵素），身体機能調節（タンパク質・ペプチド性ホルモン）など，生命活動の維持のために必須な機能を担っている（図2–27）．

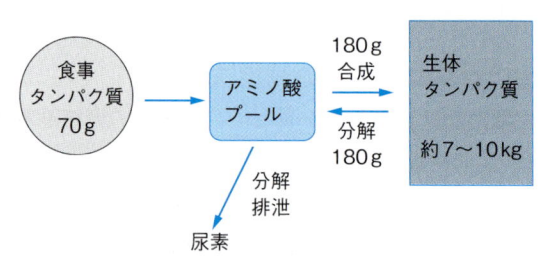

図2–27　1日当たりの生体タンパク質の出納

2　血清タンパク質

a. 血漿中のタンパク質の種類と機能

血液は液体成分である血漿（plasma）と細胞成分である血球から構成される．水を除いた血漿成分では，タンパク質が最も多い．血漿タンパク質として，微量な成分を含めると100種類以上が確認されているが，それらの主な機能は以下のようにまとめることができる．

① 血液の酸塩基平衡（緩衝作用）
② 膠質浸透圧の維持
③ ビタミン，ホルモン，色素，薬物，脂質，金属などの運搬の担体
④ 血液凝固と線溶
⑤ 生体防御・免疫（免疫グロブリン，補体など）
⑥ プロテアーゼインヒビター（protease inhibitor）

血漿タンパク質は，アルブミン（albumin），フィブリノーゲン（fibrinogen），グロブリン（globulin）に大別される．アルブミンは全タンパク質の約50～65％を占め，単一なタンパク質成分としては最も多く含まれている．アルブミンは肝臓で生合成されて血中に分泌される分子量約66,000の単純タンパク質であり，膠質浸透圧の維持機能を担うとともに，血漿中の多くの物質の運搬体としての役割，各組織へのアミノ酸供給などを行う．

フィブリノーゲンは肝臓で合成される血液凝固第I因子であり，トロンビン（thrombin）の作用によりフィブリン（fibrin）に変換される．抗凝固剤を用いずに採血した場合には，フィ

アルブミン分画

グロブリン分画

α_1　α_2　β　γ

（＋）　　　　　　　　　　（－）

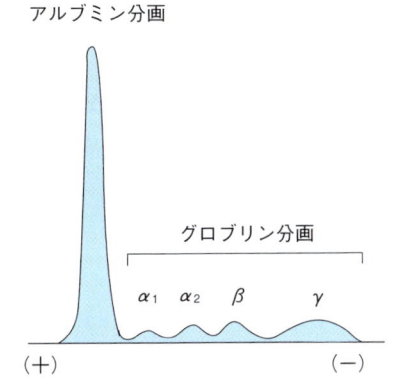

図 2-28　正常血清タンパク質の電気泳動パターン

表 2-13　グロブリン分画の基準値と構成タンパク質成分

分 画	分画比（基準値）	構成タンパク質成分
α_1	1.9〜3.2%	80%以上をα_1-アンチトリプシンが占め，他にα_1-酸性糖タンパク質，α_1-リポタンパク質などがある．
α_2	5.8〜9.6%	主な成分はα_2-マクログロブリン，ハプトグロビンであり，他にα_2-リポタンパク質，セルロプラスミンなどがある．
β	7.0〜10.5%	主な成分はトランスフェリン，β-リポタンパク質であり，他にC3（補体第3成分），ヘモペキシン，プラスミノーゲンなどがある．
γ	10.6〜20.5%	約80%をIgGが占め，他にIgA，IgM，IgD，IgE，CRPなどがある．

ブリノーゲンからフィブリンへの変換が起こり，血球を包み込んで血餅（clot）を形成するが，この際に得られる黄色の液体成分は血清（serum）と呼ばれる．すなわち血清にはフィブリノーゲンが含まれない．

　グロブリンをセルロースアセテート膜を支持体とした電気泳動により分離すると，α_1，α_2，β，γ-グロブリンに分けられる（図2-28，表2-13）．血漿タンパク質の電気泳動では，βとγ-グロブリン間のφと命名された分画にフィブリノーゲンが泳動されるが，フィブリノーゲンを含まない血清ではφは出現しない．

　α_1，α_2，β-グロブリンを構成するタンパク質は肝臓で合成されるが，γ-グロブリンは網内系やリンパ組織で合成される．

b. 血清タンパク質の変動と病態

1）血清総タンパク質

　血清タンパク質の大部分をアルブミンとγ-グロブリンが占めている．そのため，全タンパク質の増減は，アルブミンとγ-グロブリンの変動により起こる．

　血清総タンパク質が増加した場合を高タンパク血症［＞8.5 g/dL（85 g/L）］といい，低下した場合を低タンパク血症［＜6.0 g/dL（60 g/L）］という［基準範囲6.5〜8.2 g/dL（65〜82 g/L）］．総タンパク質の変動は，①素材の供給，②合成，③異化（分解），④漏出，⑤希

釈・濃縮の異常や障害によって起こる．高タンパク血症の要因は，合成の亢進と血漿中の水の減少による場合が多く，前者では多発性骨髄腫，慢性炎症が，後者では熱傷や下痢による脱水症があげられる．低タンパク血症は体外への喪失の亢進によるネフローゼ症候群が代表的である．肝機能の低下に起因するタンパク質合成の低下によっても起こりうるが，広範囲に及ぶ肝障害をきたさない限りは，一般に血清タンパク質の低下は起こらない．

2) アルブミン

アルブミンは血漿中の主要なタンパク質であり，膠質浸透圧の約80％を担っている［血清アルブミンの基準範囲 3.9〜4.9 g/dL（39〜49 g/L）］．アルブミンの変動で問題となるのは低下であり，栄養障害，アルブミン合成の場である肝臓の障害，腎臓における排泄亢進，異化亢進により低アルブミン血症をきたす（表2-14）．

低アルブミン血症では，膠質浸透圧の低下により組織から水分を引き込む力が弱くなり，そのため皮下組織に組織液が貯留して浮腫が生じる（図2-29）．

なお血清アルブミンの高値は脱水症以外にはほとんど認められない．

> **膠質浸透圧**
> 血漿のタンパク質（主としてアルブミン）によって，毛細血管外の水分が毛細血管内に引き込まれる．この浸透圧を，膠質浸透圧と呼ぶ．

表2-14 低アルブミン血症をきたす疾患

疾　患	原　因
ネフローゼ症候群，熱傷，出血	体外への漏出の増加
肝硬変，慢性肝炎	アルブミン合成の低下
甲状腺機能亢進症，クッシング症候群	アルブミン消費の上昇
低栄養，消化吸収障害	摂取不足

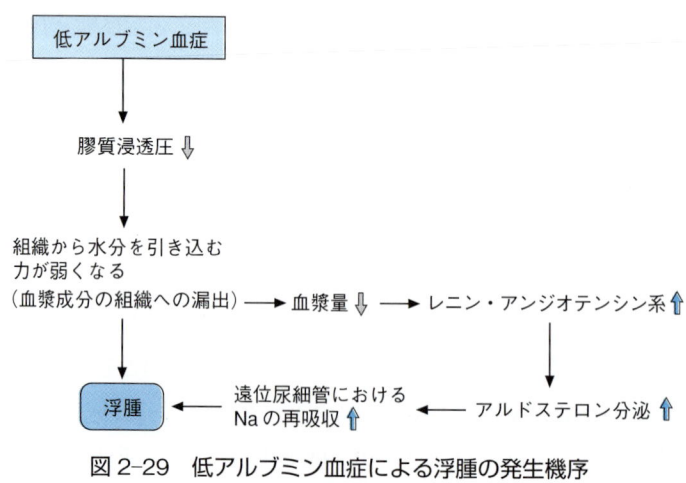

図2-29 低アルブミン血症による浮腫の発生機序
⇧：増加，⇩：減少

3) A/G比

血清中のアルブミンとグロブリン（主としてγ-グロブリン）の比をとったものが**A/G比**（albumin/globulin ratio）であり，基準範囲は1.3～2.0である．A/G比の変動はアルブミンと総グロブリン濃度の変化により生じるが，臨床上問題になるのは，アルブミンの減少，あるいはグロブリンの増加によるA/G比の低下であり，高値が問題になることはない．最近は以下に示すタンパク分画が簡便に行われるようになったことから，A/G比の臨床的な重要性は低下している．

4) タンパク分画

電気泳動で分画される個々のピークの増減から，各成分を構成する主要なタンパク質の変動を把握することが可能である．

図2-30，表2-15には，電気泳動像の変化をきたす代表的な疾患とそのパターンおよび特

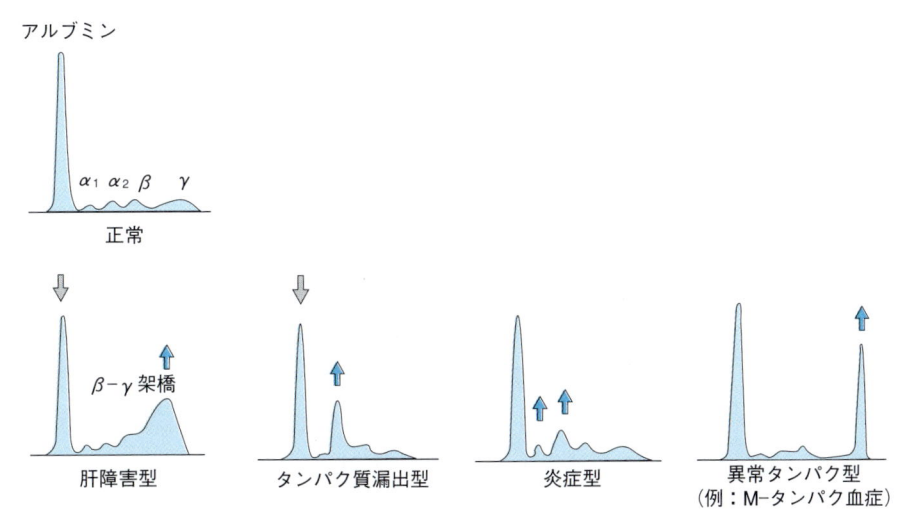

図2-30 疾患と血清タンパク質の電気泳動パターン
図中の⇧は正常に対して増加，⇩は減少を示している．

表2-15 疾患と血清タンパク質の電気泳動パターンの特徴

	代表的な疾患	特徴
肝障害型	肝硬変 慢性肝炎	アルブミン合成能の低下によりアルブミン分画⇩ γ-グロブリン⇧ 慢性化によりIgAが増加するためβ-γ架橋形成
タンパク質漏出型	ネフローゼ症候群	アルブミン漏出により顕著なアルブミン分画⇩ $α_2$-マクログロブリンの合成亢進により$α_2$-グロブリン⇧
炎症型	急性感染症 外傷 心筋梗塞 広範囲な組織壊死	急性期タンパクである$α_1$-アンチトリプシン，ハプトグロビン，セルロプラスミンの増加により$α_1$-グロブリン，$α_2$-グロブリン⇧
異常タンパク型	多発性骨髄腫	特定免疫グロブリンの合成増加によりγ-グロブリン分画⇧

表中の⇧は増加，⇩は減少を示している．

徴を示した．

3 尿タンパク質

　尿タンパク質の由来は血漿，腎実質および尿路組織であり，正常でも1日当たり150 mg以下の尿タンパク質が排泄される．糸球体濾過膜には小孔があり，分子量の小さなタンパク質は容易に通過して尿細管側に出る．β_2-ミクログロブリン（β_2-microglobulin；分子量11,800）は，糸球体濾過された後，近位尿細管で再吸収されるため，正常尿では検出されない．β_2-ミクログロブリンの尿中排泄は再吸収障害を示し，排泄量の増加は障害の進行を意味する．

　1日の排泄量が150 mg以上で持続する場合は病的なタンパク尿と考えられるが，激しい運動・労働，発熱時（機能性タンパク尿），特異姿勢の維持（起立性タンパク尿）によって起こる一過性のタンパク尿は良性タンパク尿である．病的タンパク尿は，大きく腎前性，腎性，腎後性タンパク尿に分類され，腎性タンパク尿はさらに，糸球体性，尿細管性，腎内因性タンパク尿に分類される．腎後性タンパク尿は，尿路の炎症や腫瘍などによって起こる．

a. 糸球体性タンパク尿

　糸球体基底膜の障害により血中タンパク質が漏れ出す腎性タンパク尿であり，臨床的に最も多くみられる．比較的分子量が小さいアルブミンの排泄増加がまず起こり（アルブミン尿），糸球体の障害が大きくなると分子量がより大きいグロブリンタンパク質が排泄される．原因疾患としては，糸球体の炎症性疾患である糸球体腎炎，全身性エリテマトーデス（SLE）で免疫複合体が糸球体基底膜に沈着するループス腎炎などがある．ネフローゼ症候群では1日当たり3.5 g以上の高度の糸球体性タンパク尿が持続的に排泄される．

b. 尿細管性タンパク尿

　尿細管が障害を受けると糸球体濾過された低分子タンパク質の再吸収能が低下するため，結果としてβ_2-ミクログロブリンなどの分子量の小さいタンパク質が排泄される．尿細管性タンパク尿は重金属（水銀・カドミウム）中毒，薬物（とくにアミノグリコシド系抗生物質）による腎障害，アスベスト中毒などで認められる．

c. 腎内因性タンパク尿

　ムコ多糖・糖タンパク質の分解に関与する N-アセチルグルコサミニダーゼ（N-acetylglucosaminidase, NAG）が排泄される．NAGは近位尿細管のリソソーム中に存在する分子量13万〜14万の酵素タンパク質であり，尿へのNAGの排泄の増加は，尿細管障害による逸脱を意味することになる．しかし，進行した腎障害（腎実質が破壊されつくしている状態）では，逸脱すべきNAGがすでに減少しているため尿排泄量は低下する．

d. 腎前性タンパク尿

腎疾患以外で血中に増加した異常タンパク質が，尿中に漏れ出すことによる．多発性骨髄腫などで形質細胞がクローン性増殖に分泌した免疫グロブリンの軽鎖（L鎖 light chain；分子量 22,000）のみからなるベンス・ジョーンズタンパク質（Bence-Jones protein）がよく知られ，分子量が小さいため容易に尿中へ排泄される．ベンス・ジョーンズタンパク尿は酸性条件で 56℃ に加温すると白濁沈殿し，100℃ で再溶解する特性がある．

4 タンパク質の測定法

a. 血清総タンパク質

ビウレット（biuret）法，屈折法などがある．ビウレット法はタンパク質濃度測定法としての感度は低いが，操作が簡便であり，高濃度で存在する血清タンパク質の測定には適している．

ビウレット法では，タンパク質の水溶液に水酸化ナトリウムと硫酸銅を加え，タンパク質中の4つのペプチド結合と銅イオン（Cu^{2+}）が反応して生成したキレート化合物による紫紅色ないし青紫色を比色定量する．尿素を加熱して得られるビウレット（carbamylurea）が同じ反応を示すので，この名がある（図2-31）．

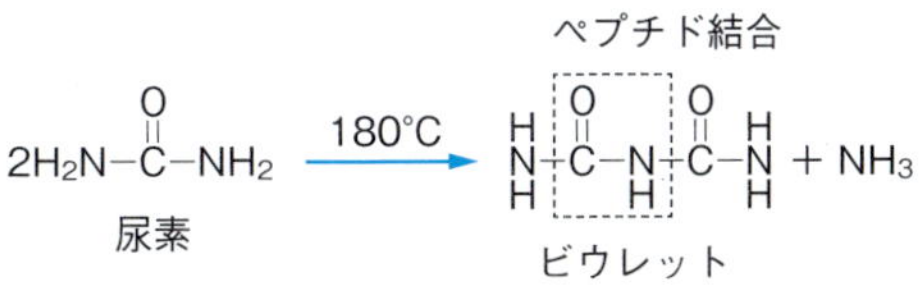

図2-31　ビウレット

b. A/G 比

血清グロブリン濃度は総タンパク質濃度をビウレット法を用いて測定し，その値から血清アルブミン濃度を差し引いて求める．血清アルブミン濃度は BCG 法あるいは改良 BCP 法を用いて測定する．BCG と BCP は，それぞれブロモクレゾールグリーン（bromocresol green）（図2-32），ブロモクレゾールパープル（bromocresol purple）（図2-33）で pH 指示薬である．どちらも血清アルブミンと結合すると pH 変化がなくても色調が変化する（タンパク誤差現象という）．本法では反応液中に非イオン性界面活性剤を加え，溶液の濁りを防止する必

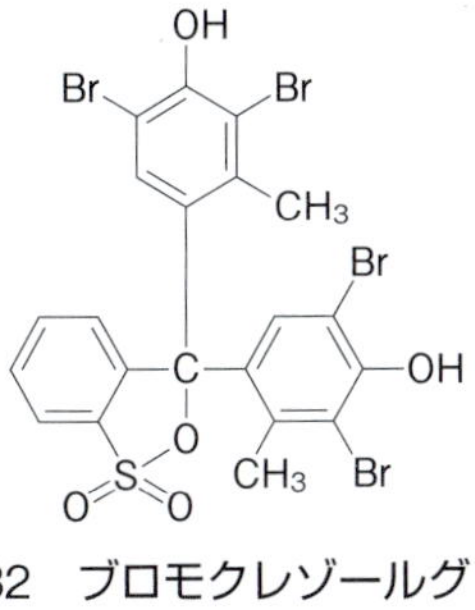

図2-32　ブロモクレゾールグリーン

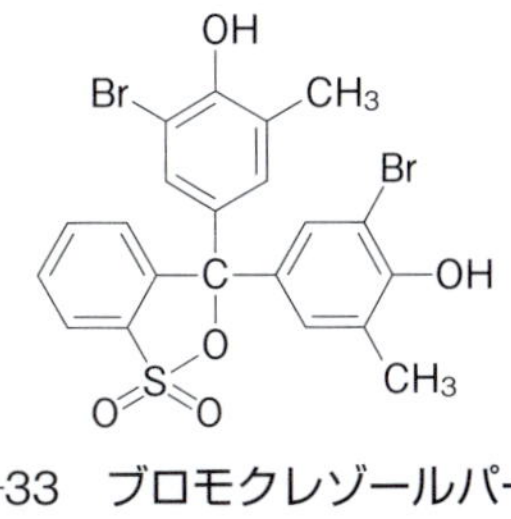

図2-33　ブロモクレゾールパープル

要がある．BCP 法は BCG 法に比べ感度がやや劣るが，血清アルブミンに対する特異性は優れている．

c. 電気泳動による血清タンパク質分画

タンパク質は酸性基および塩基性基の両方を有する両性電解質であり，直流電流をかけると溶液中を各分子の電荷と反対の極性をもつ電極側へ移動する．この現象を電気泳動 (electrophoresis) といい，移動速度はタンパク質の種類によって異なる (1 章 1-6 ① c 項参照)．アルブミンは等電点が最も酸性側 (pH 4.8) にあり，分子量も比較的小さいので，最も陽極側に移動する．電気泳動の支持体としてはセルロース・アセテート膜が一般的であり，用いる pH は 8.6 である．泳動後はポンソー 3R で染色し，染色後の各分画はデンシトメータ (densitometer) により定量する．

d. 尿試験紙法による尿タンパク質の測定

尿タンパク質検出紙には pH 指示薬であるテトラブロモフェノールブルー (tetrabromophenol blue, TBPB)（図 2-34）が塗布されている．TBPB の変色点は pH 3.0〜4.6 であるが，変色点以下で黄色，以上で青色を示す．TBPB はタンパク質が共存すると，タンパク質と複合体をつくり，変色点は pH 2.0〜3.0 に移動する（これをタンパク誤差現象という）．この現象を利用し，タンパク質測定紙には，TBPB とクエン酸-クエン酸ナトリウム緩衝液 (pH 2〜3) が固定してあり，尿タンパク質濃度が高いと黄色から緑色あるいは青色への変化が起こる．

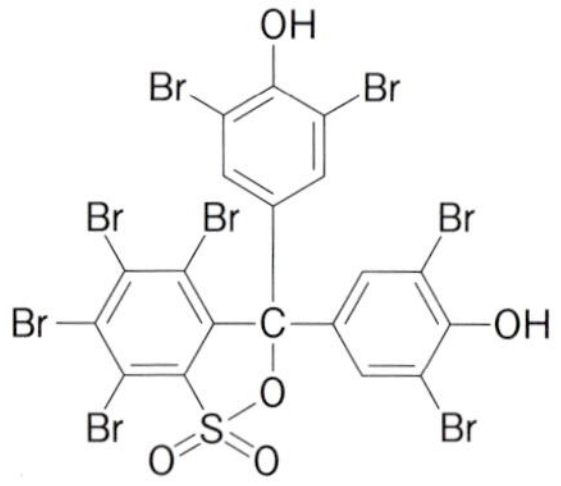

図 2-34 テトラブロモフェノールブルー

e. ピロガロールレッド (PR)-Mo(Ⅵ) 錯体法による尿タンパク質測定法

現在，尿タンパク質定量法としては，ピロガロールレッド (PR, 図 2-35)-Mo(Ⅵ) 錯体法 [PR-Mo 法] を原理とする方法が主流であり，全国のほぼ 90% の普及率を占めている．PR は Mo(Ⅵ) と錯生成して 470 nm 付近に極大吸収波長を示すが，この溶液にタンパク質を共

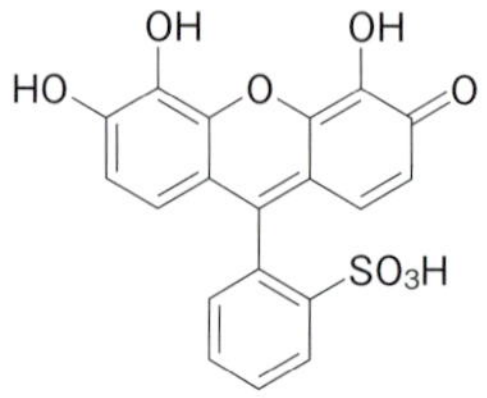

図 2-35 ピロガロールレッド

存させると，極大吸収波長が 600 nm 付近にシフトして，吸光度もタンパク質量に比例して増加するので，600 nm の吸光度を測定することにより尿タンパク質を定量する．

学習課題
- 低アルブミン血症による浮腫の発生機序を説明しなさい．
- 糸球体性タンパク尿の原因となる疾患名をあげなさい．

2–A–4　非タンパク質性窒素

非タンパク質性窒素（nonprotein nitrogen, **NPN**）とは，血清中のタンパク質を除いた残りの窒素化合物であり，非タンパク質性窒素化合物の総称である．NPN の 50% 以上を尿素窒素（血中に存在しているということから血液尿素窒素 blood urea nitrogen, **BUN** と称する）が占め，続いて各種アミノ酸が，さらに尿酸，クレアチニン，クレアチン，アンモニアなどがわずかに含まれる．

1　NPN 総量

NPN は残余窒素（residual nitrogen）とも呼ばれる．高窒素血症（azotemia）は NPN 総量が増加した状態であり，体タンパク質分解の亢進，タンパク質の過剰摂取，あるいは腎障害による排泄能の低下により起こる．近年では，NPN の個々の成分を簡便に測定できるようになったため，NPN 総量を測定することはほとんどない．

2　血液尿素窒素（BUN）

a. 臨床上の意義

BUN は NPN の 50〜60% を占め，基準範囲は 8〜20 mg/dL（2.9〜7.1 mmol/L）である．

体内のタンパク質に由来する窒素は肝臓の尿素回路（urea cycle）で最終代謝産物である尿素となり（図2-36），血液を通して腎臓に運ばれる．尿素は糸球体で濾過され，35〜70% が尿細管で再吸収され，残りが尿中に排泄される．

BUN は，肝臓での尿素の産生と腎臓での尿中への排泄のバランスにより決定される．正常な場合，尿素の排泄は窒素摂取量と相関するが，摂取タンパク質が一定で，尿素産生に異常がない場合は BUN は腎機能により決定される．BUN と糸球体濾過量（glomerular filtration

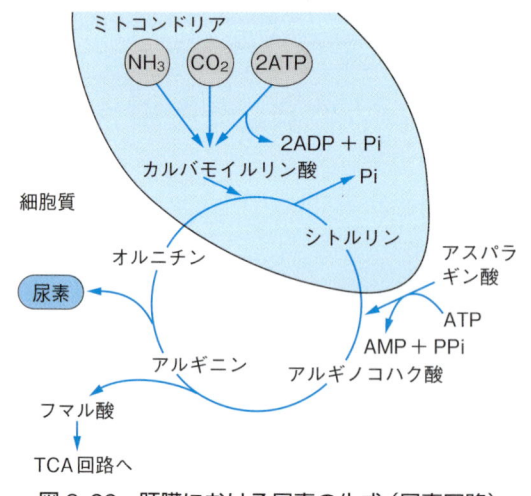

図 2-36　肝臓における尿素の生成（尿素回路）

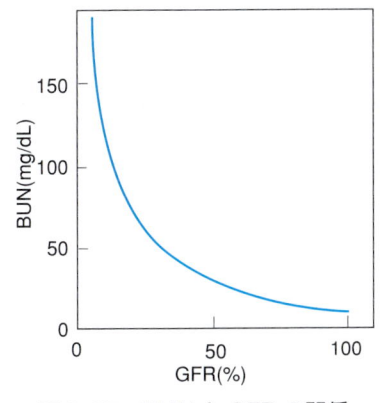

図 2-37　BUN と GFR の関係

rate, **GFR**；しばしばクレアチニンクリアランスで代用される）の間には，図 2-37 に示す関係がある．GFR がおよそ 30％以下に下がると，急激に BUN は増加する．このことは，BUN が増加する場合は，腎疾患がかなり進行していることを意味する．

　腎機能障害以外の BUN の増加原因は腎外性因子と呼ばれる．悪性腫瘍，広範囲の熱傷，甲状腺機能亢進症，絶食などでは，多量に組織タンパク質が崩壊し，消化管出血では腸管に出された赤血球や血漿タンパク質が分解され，その際に生じたアンモニアが吸収されることにより尿素合成が亢進する．また，ショックや心不全では，腎血流量が低下するため尿素の排泄量が下がり BUN が上昇する．しかし，このような腎外性因子により BUN が 50 mg/dL（17.9 mmol/L）を超えることはない．一方，腎不全が進行した尿毒症では BUN が 100 mg/dL（35.7 mmol/L）以上となり，血液透析開始の目安となる．正常な状態では BUN とクレアチニンの濃度比は約 10 である．この比が 10 以下の場合は腎疾患に基づく BUN の増加であり，10 以上では，腎外疾患に基づくと考えられる．臨床上，BUN の低下が問題にされることはほとんどないが，重症肝障害では尿素回路の低下により，また妊娠中期以降では胎児の成長による窒素消費および母体の循環血液量の増加により BUN は低下する．

> **糸球体濾過量（GFR）**
> 単位時間あたりに両腎臓の糸球体から濾過される血漿量であり，腎機能の評価に用いられる．GFR の指標として臨床ではクレアチニンが用いられるが，近年はシスタチン C が新たな GFR のマーカーとして注目されている．

b. 測定法

　ウレアーゼ（urease）により尿素を加水分解し，生じたアンモニアを酵素的に測定する（図 2-38）．グルタミン酸デヒドロゲナーゼ（glutamate dehydrogenase, GLDH）法，あるいはロイシンデヒドロゲナーゼ（leucine dehydrogenase, LED）法がある．両法ともに，検体中にも

$$NH_2CONH_2 + H_2O \xrightarrow{\text{ウレアーゼ}} 2NH_3 + CO_2$$

図 2-38　ウレアーゼの反応

ともと含まれているアンモニアの影響を受けない工夫がなされている.

1) ウレアーゼ-グルタミン酸デヒドロゲナーゼ (GLDH) 法

NAD(P)Hの存在下, グルタミン酸デヒドロゲナーゼによりアンモニアをα-ケトグルタル酸と反応させ, グルタミン酸の生成に伴うNAD(P)Hの減少量を340 nmにおける吸光度の変化から測定する (図2-39).

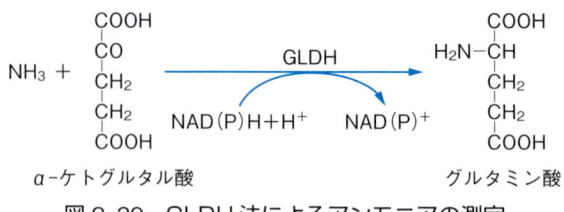

図2-39 GLDH法によるアンモニアの測定

2) ウレアーゼ-ロイシンデヒドロゲナーゼ (LED) 法

1) でα-ケトグルタル酸のかわりに2-ケトイソヘキ酸を, GLDHのかわりにLEDを用い, ロイシンの生成に伴うNAD(P)Hの減少量を測定する.

3 アンモニア

a. 臨床上の意義

血中アンモニアの上昇は, 主として肝疾患と関係する.

生体内でアンモニアは, タンパク質の脱アミノ反応で生成するほか, 腎臓の尿細管ではグルタミン酸からグルタミナーゼによって生じる. また腸管内の細菌によって窒素化合物から産生されたアンモニアは, 体内に吸収される. アンモニアは, とくに中枢神経系に対して毒性が高い. アンモニアの大部分は肝臓の尿素回路で尿素に合成され, 一部はケト酸のアミノ化に, あるいはグルタミン酸からのグルタミン生成に利用される. 劇症肝炎, 非代償性肝硬変など重症の肝障害では尿素産生能の低下, あるいは肝臓内の門脈血流の阻害により門脈圧が亢進する結果, アンモニアを含んだ門脈血の一部が肝臓を素通りして体循環に入るため, 肝性昏睡をきたす.

b. 測定法

直接比色法, 酵素法などがあり, 酵素法についてはBUN測定に記してあるので, ここでは省略する (BUNの測定法を参照).

4 クレアチン, クレアチニン

a. 臨床上の意義

クレアチニン (creatinine) は, 筋肉内でエネルギー源として利用された後のクレアチン (creatine) が非酵素的に脱水閉環して生じたものであるが, 両者の生理的役割, 臨床上の

意義は全く異なる（図2-40）．

　クレアチンはクレアチンリン酸として筋肉においてエネルギーを貯蔵する．急激な運動ではクレアチンリン酸からクレアチンキナーゼ（CK）の作用によりリン酸基がADPに転移し，ATPが合成される（ローマン反応と呼ぶ）．

$$\text{クレアチンリン酸} + \text{ADP} \rightleftarrows \text{ATP} + \text{クレアチン}$$

　クレアチンの合成には，腎臓と肝臓の別々の代謝系が必要である．

　腎臓でグリシンとアルギニンからグリシンアミジノトランスフェラーゼ（GAT）によりグアニジノ酢酸が合成され，さらに肝臓に運ばれた後，グアニジノ酢酸メチルトランスフェラーゼ（GAMT）の作用によりS-アデノシルメチオニンからメチル基が転移されてクレアチンが生成される．肝臓で生成したクレアチンは，ほとんどが筋肉内に貯えられる（図2-41）．

　体内のクレアチンの98％は筋肉中に存在しており，血清クレアチン濃度の基準範囲は男性で0.2〜0.6 mg/dL（15〜46 μmol/L），女性で0.4〜0.9 mg/dL（30〜69 μmol/L）である．糸球体で濾過された後，近位尿細管でほとんど再吸収されるため，とくに男性の場合は尿中に排泄されず，また女性においてもわずかに検出される程度である．血清および尿中クレアチンの増加は，とくに筋疾患と関係する．筋肉内のエネルギー源としてのクレアチン利用の低下，あるいは筋の崩壊による血清クレアチンの増加によって，尿中への排泄量も増加する．進行性筋ジストロフィーは，筋萎縮が進行する遺伝性疾患であり，筋の崩壊により血清，尿中クレアチンは顕著に増加するが，臨床的には血中へのCKの逸脱が重要である．

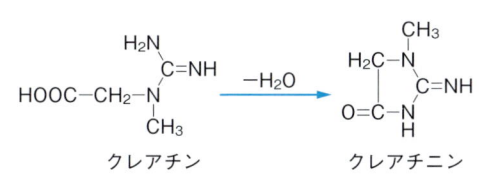

図2-40　クレアチンとクレアチニン

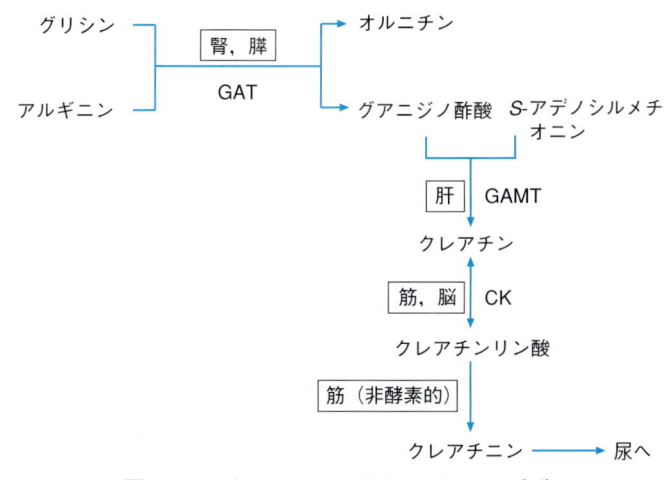

図2-41　クレアチン，クレアチニンの産生

クレアチニンはクレアチンの最終代謝産物と考えられ，生理的な役割は認められない．クレアチニンの産生量は，各個人ではほぼ一定で，食事内容・量，運動などに影響されず，筋肉量に比例する．血清クレアチニン濃度の基準範囲は男性で 0.6〜1.0 mg/dL（53〜88 μmol/L），女性で 0.5〜0.8 mg/dL（44〜71 μmol/L）である．腎糸球体で濾過されたクレアチニンは，ほとんどが尿細管で再吸収されずに尿中排泄されるため，腎機能が正常あるいは軽度障害時にはクレアチニンクリアランス（creatinine clearance）は GFR とほぼ一致する（基準範囲は 70〜130 mL/分）．GFR については推算 GFR（eGFR，3 章 3-3②a 参照）を算出する計算式が用いられている．

$$\text{クレアチニンクリアランス (mL/分)} = \frac{\text{尿中クレアチニン濃度 (mg/dL)} \times \text{尿量 (mL/分)}}{\text{血清クレアチニン濃度 (mg/dL)}} \times \frac{1.73}{\text{体表面積 (m}^2\text{)}}$$

血清クレアチニン値は BUN と同様に，腎機能障害の程度とよく相関するが，摂取タンパク質に影響されない点で，腎機能の指標として BUN より優れている．

図 2-42 に血中クレアチニン濃度とクレアチニンクリアランスの関係を示したが，GFR が 50% 以下にならないと血中クレアチニン濃度は顕著に増加しない．そのため，腎障害の初期過程では，血中クレアチニン濃度に変動がないことに注意しなければならない．また腎不全で血中クレアチニン値がおよそ 8 mg/dL（707 μmol/L）以上で，クレアチニンクリアランスが 10 mL/分以下（基準範囲は 70〜130 mL/分）では，透析を考慮する必要がある．

腎疾患以外での血中クレアチニンの増加は，尿路閉塞，ショック，心不全，さらに筋肉量との関係から先端巨大症，巨人症で認められる．

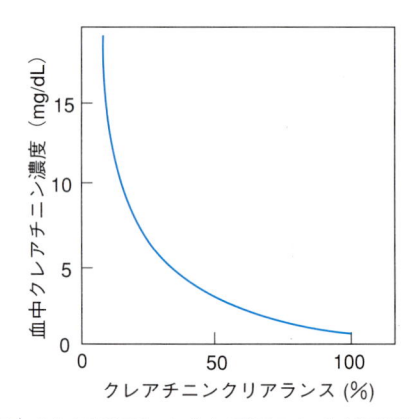

図 2-42　血中クレアチニンとクレアチニンクリアランスとの関係

b. 測定法

古くから，ピクリン酸とクレアチニンの反応を利用したヤッフェ（Jaffe）法により測定されてきたが，近年ではヤッフェ法より特異性が高い酵素法が用いられている．

1）ヤッフェ法

ヤッフェ法では，クレアチニンがアルカリ性条件下でピクリン酸と反応して生じた橙赤色

の縮合物を比色定量する（図 2-43）.

血清のヤッフェ陽性反応の約 15〜20% は共存物質（アスコルビン酸やアセトンなど）との反応による．赤血球には非特異物質が多量に含まれ，溶血血清では高値を示すため注意が必要である．

また酸性条件下で加温すると，クレアチンがクレアチニンに転化することを利用して，ヤッフェ法でクレアチンを定量することができる（図 2-44）.

2）酵素法

酵素法はヤッフェ法に比べて特異性が高い．本法では，クレアチニンがクレアチニナーゼ（creatininase）の作用によりクレアチンとなり，さらにクレアチナーゼ（creatinase）によってザルコシン（sarcosine）を生じ，次にザルコシンオキシダーゼ（sarcosine oxidase）によって H_2O_2 を生成する．生じた H_2O_2 を，ペルオキシダーゼの共存下で色素体から生成するキノン色素として定量する（図 2-45）.

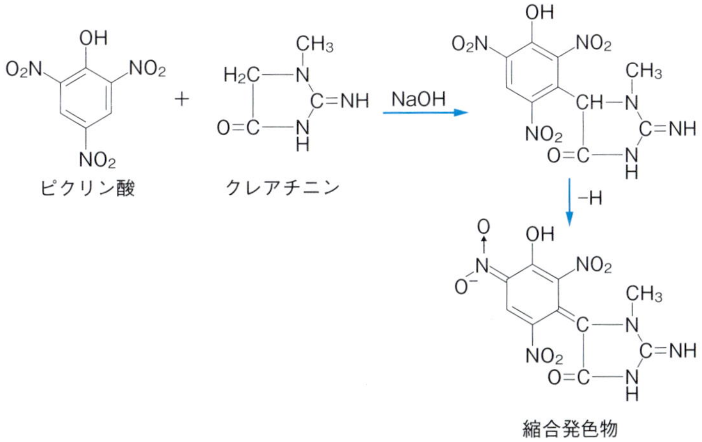

図 2-43 ヤッフェ反応

クレアチン —(酸性溶液中で加熱, $-H_2O$)→ クレアチニン —(ヤッフェ反応)→ 総クレアチニン

総クレアチニン − クレアチニン ＝ クレアチン

図 2-44 ヤッフェ法によるクレアチンの定量

クレアチニン ＋ H_2O —(クレアチニナーゼ)→ クレアチン

クレアチン ＋ H_2O —(クレアチナーゼ)→ ザルコシン ＋ 尿素

ザルコシン ＋ O_2 ＋ H_2O —(ザルコシンオキシダーゼ)→ グリシン ＋ HCHO ＋ H_2O_2

H_2O_2 ＋ 色素体 —(ペルオキシダーゼ)→ キノン色素

図 2-45 酵素法によるクレアチン，クレアチニンの測定

5 尿　酸

a. 臨床上の意義

尿酸（uric acid）は核酸のプリン体の最終代謝産物である（図2-46）．血中尿酸値の測定は，主に痛風（高尿酸血症）に関連した検査に用いられる．生体内でのプリン体の合成経路は *de novo* 合成とサルベージ（salvage）回路の2種類がある（図2-47）．*de novo* 合成とは新規の合成のことであり，サルベージ回路とは再利用の経路で食事に含まれるプリン，体内ですでに合成されているプリンを利用してプリン体をつくる経路である．

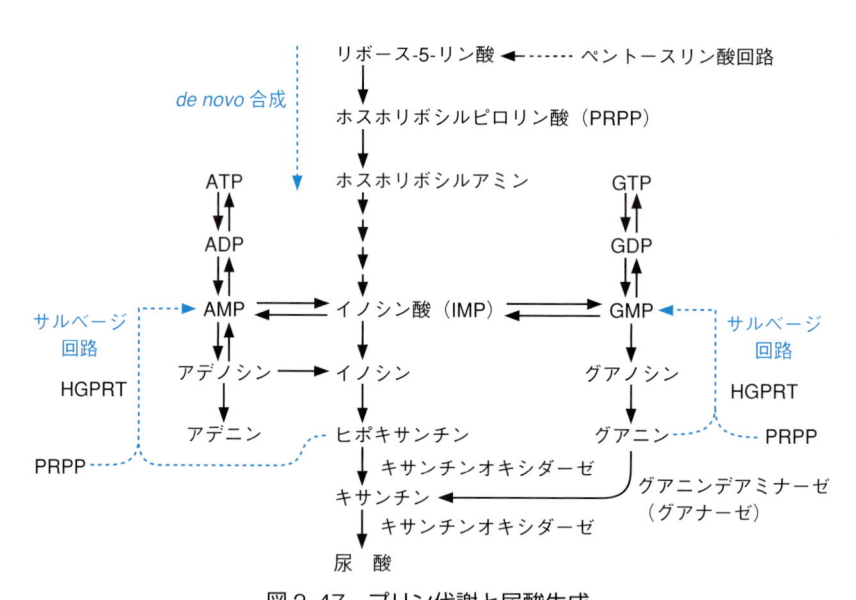

図2-46　尿酸

図2-47　プリン代謝と尿酸生成
AMP：アデノシン-5′-リン酸，IMP：イノシン-5′-リン酸，GMP：グアノシン-5′-リン酸

de novo 合成では，ホスホリボシルピロリン酸（PRPP）からホスホリボシルアミンへの反応が律速である．この反応が進むことによりプリンが過剰となり，さらに尿酸量の増加を招く．一方，サルベージ回路の酵素活性（ヒポキサンチン-グアニンホスホリボシルトランスフェラーゼ，HGPRT）の低下により尿酸は増加することになる．核酸合成に利用されないプリンはキサンチンを経て，尿酸となって排泄される．健常者の体内には約1,200 mgの尿酸があり，そのうち約700 mgが毎日入れ替わっている．そのうち尿排泄は約500 mg，残りは腸管（一部汗も）を通して排泄される（図2-48）．

体内に蓄積する尿酸量は，プリン合成の亢進，プリン摂取の増加，組織崩壊による核酸の分解の亢進，あるいはプリンの排泄障害によって増加する．血中尿酸の基準範囲は男性で

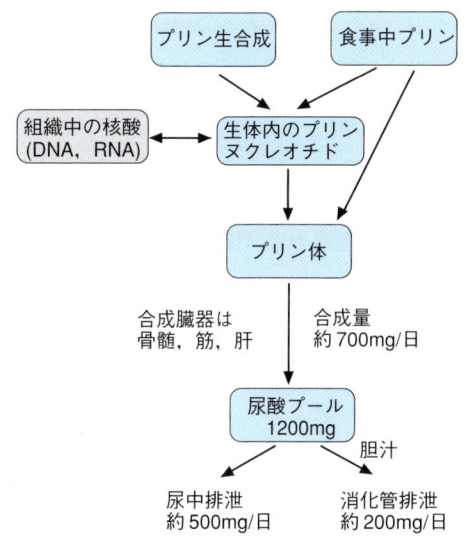

図2-48 1日の尿酸の出納

3.7〜6.9 mg/dL（220〜410 μmol/L），女性で 2.4〜5.3 mg/dL（143〜315 μmol/L）である．性別，年齢を問わず，7.0 mg/dL（416 μmol/L）以上では高尿酸血症であり，血中尿酸は飽和状態となり，さらに尿酸値が上昇すると，痛風結節，痛風腎を生じる危険性が高い．

白血病，悪性リンパ腫，骨髄腫などの腫瘍，溶血性貧血では細胞崩壊促進により尿酸産生が増加し，腎機能障害ではGFRの低下による尿酸排泄障害のため血中尿酸は高値を示す．HGPRT欠損の伴性劣性遺伝性疾患のレッシュ・ナイハン症候群も高尿酸血症を呈する．

> **痛風**
> 尿酸塩の結晶が関節内に析出することによって起こり，発赤，腫脹，激痛を伴う．尿酸代謝異常による高尿酸血症が根底にあることが多く，高尿酸血症の発症には遺伝・環境因子が関与する．

b. 測定法

ウリカーゼ（uricase；尿酸オキシダーゼ，urate oxidase）を用いる酵素法が一般的である．尿酸をウリカーゼで分解すると，アラントインと H_2O_2 を生成する（図2-49）．生じた H_2O_2 を，ペルオキシダーゼあるいはカタラーゼと共役させた反応により比色定量する．

1）ウリカーゼ-ペルオキシダーゼ（POD）法

生成した H_2O_2 をペルオキシダーゼ存在下で，4-アミノアンチピリンとアニリン系あるい

図2-49 ウリカーゼによる尿酸の分解

はm-トルイジン系のカップリング試薬と酸化縮合させて生じたキノン色素を比色する．ほとんどの自動分析装置による測定で使用されている．

2) ウリカーゼ-カタラーゼ法

生成したH_2O_2はカタラーゼの存在下で，メタノールを酸化してホルムアルデヒドを生じる．これをアンモニウム塩存在下でアセチルアセトンと反応させ，3,5-ジアセチル-1,4-ジヒドロルチジンとし，黄色発色させる（図2-50）．

$$H_2O_2 + CH_3OH \xrightarrow{カタラーゼ} HCHO + 2H_2O$$

ホルムアルデヒド

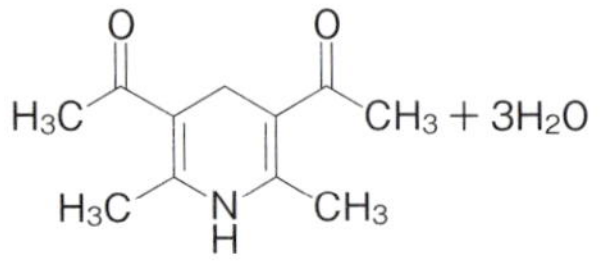

3,5-ジアセチル-1,4-ジヒドロルチジン
（黄色発色）

図2-50 ウリカーゼ-カタラーゼ反応の生成物

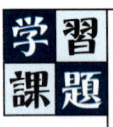

【学習課題】
- 高アンモニア血症を引き起こす代表的な疾患名と，特徴的な臨床症状をあげなさい．
- クレアチニンクリアランスについて説明しなさい．
- アデノシンから尿酸が生成する経路について説明しなさい．

2-A-5　ビリルビン

1　ビリルビンの代謝

　血清におけるビリルビン検査は，肝胆道疾患の診断・経過観察・重症度・予後の判定や黄疸・貧血の鑑別などに古くから用いられてきた．成人におけるビリルビン産生量は，250〜300 mg/日であり，その70〜80%は老廃赤血球のヘモグロビンに由来し，残りがシャントビリルビンで，これには造血成分の無効造血（骨髄で生成直後に崩壊する赤血球ヘモグロビン）に由来するものと，チトクロームやカタラーゼなどの非造血成分に由来するものがある．赤血球の寿命はほぼ120日であるが，赤血球のうち毎日約1%が脾臓などでまずヘムとグロビンに分離される．ヘムは脾臓の網内系細胞（その他，肝臓，腎臓，骨髄の実質細胞など）において，ヘムオキシゲナーゼによるポルフィリン環の酸化的開裂を受けてビリベルジンとなり，さらにビリベルジン還元酵素により黄色の遊離型ビリルビン（非抱合型　図2-51）へと代謝された後，大部分がアルブミンと結合し，肝臓に運ばれる．その後，Disse腔へ達し，アルブミンから解離して，受動拡散あるいは膜輸送タンパク質による能動輸送により，類洞側膜から肝細胞に取り込まれる．取り込まれた遊離ビリルビンは，細胞内輸送にかかわる結合タンパク質であるリガンディンにより滑面小胞体へ運ばれ，グルクロン酸転移酵素のuridine diphosphate-glucuronosyltransferase 1（UDP-グルクロン酸転移酵素，UGT1A1）により，ビリルビン分子中のプロピオン酸のカルボキシ基がグルクロン酸によって抱合された，水溶性の抱合型ビリルビン［図2-52はbilirubin monoglucuronide（BMG），図2-53はbilirubin diglucuronide（BDG）］となる．

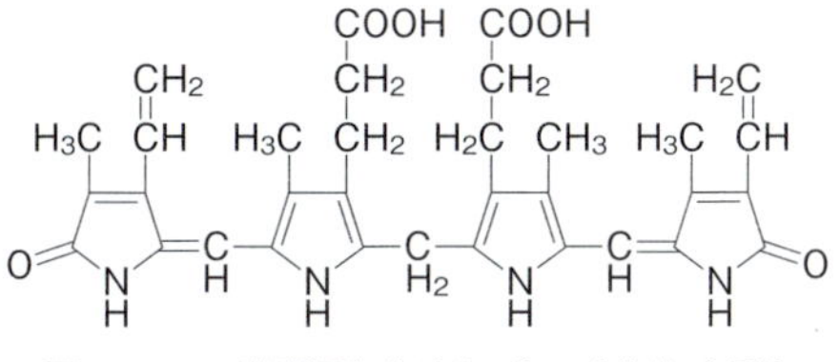

図2-51　遊離型ビリルビン（非抱合型）

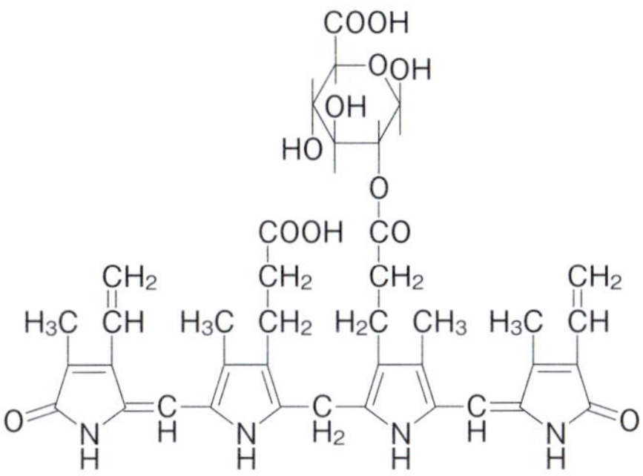

図2-52　BMG

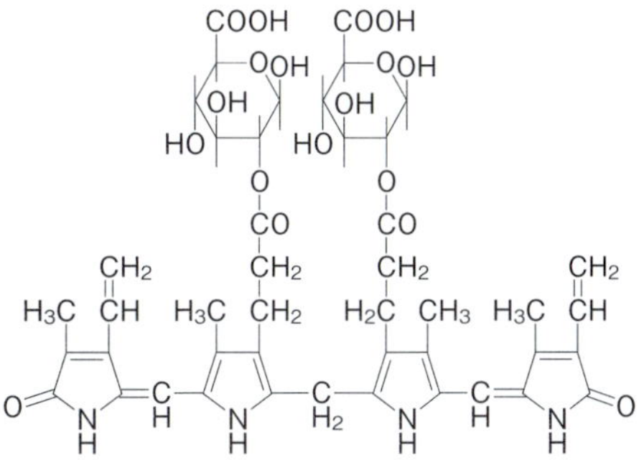

図2-53　BDG

抱合型ビリルビンは再びリガンディンにより毛細胆管側肝細胞膜に運ばれ，multidrug resistance-associated protein 2 (MRP2) を介して，ATP 依存的に毛細胆管内に能動輸送され，その後，複合ミセルに組み込まれた状態で，小葉間胆管，左右の肝管，総肝管に運ばれ，胆嚢に貯蔵され，最終的に総胆管を経て十二指腸に至る．胆汁中では約 85% 以上がグルクロン酸抱合を受けているが，感染胆汁では β-グルクロニダーゼによってグルクロン酸抱合が解離し，ビリルビン結石の原因となる場合がある．

小腸へ到達した抱合型ビリルビンは，腸内細菌により加水分解され，再び非抱合型ビリルビンになる．次いで，腸内細菌により無色のウロビリノーゲン (urobilinogen) へと還元されるが，その大部分が大腸を経て，ウロビリノーゲンの両端のピロール環が還元された無色のステルコビリノーゲン，さらにそれが酸化されて黄褐色のステルコビリンとなり，最終的に便中に排泄される．一方，ウロビリノーゲンの一部は腸管から吸収されて門脈を経て肝臓に取り込まれ，再びビリルビンとその抱合体となって胆汁中へ排泄される，いわゆる腸肝循環を行っている．

また，腸管から吸収されたウロビリノーゲンの一部は腎臓を経て尿中に排出され，尿中で酸化されて尿の黄色成分であるウロビリン (urobilin) となる．肝障害（肝疾患，熱性疾患），ビリルビンの産生亢進（内出血，赤血球の破壊亢進）や腸内容の停滞（頑固な便秘，腸閉塞）

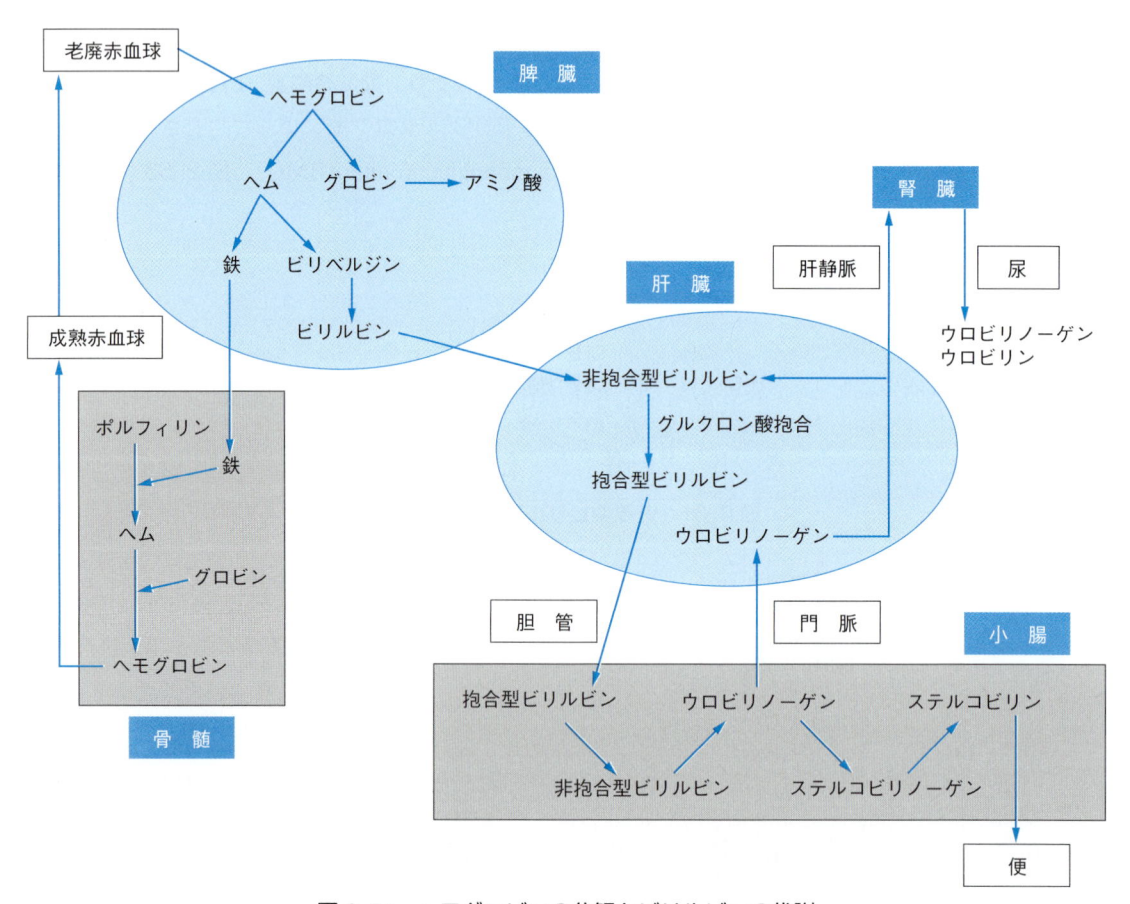

図 2-54　ヘモグロビンの分解とビリルビンの代謝

などにより尿中ウロビリノーゲンが増加する．ヘモグロビンの分解とビリルビンの代謝を図2-54に示す．

2 ビリルビンと病態

　血中の総ビリルビン濃度は，健常者で0.2〜1.2 mg/dL（3.4〜20.5 μmol/L）であり，その大部分が非抱合型ビリルビン［抱合型ビリルビン0.3 mg/dL（5.1 μmol/L）以下，非抱合型ビリルビン0.2〜0.8 mg/dL（3.4〜13.7 μmol/L）］である．運搬・排出経路の様々な障害により血清ビリルビン濃度が異常高値を示すが，肝臓におけるビリルビン処理能力はかなり余裕があるので，軽度の肝細胞障害や不完全な胆道閉塞などの場合には血清ビリルビンは正常範囲に保たれる．通常総ビリルビン濃度が2.5〜3.0 mg/dL（42.8〜51.3 μmol/L）を超えると黄疸として認められる．

> **黄疸（jaundice）**
> 血中ビリルビン濃度が上昇して皮膚粘膜が黄染する病態．カロチノイド色素が多いミカンなどの柑橘類を極端に食した場合に，皮膚が黄染する現象を柑皮症という．

　高ビリルビン血症の鑑別には，抱合型ビリルビン優位か非抱合型ビリルビン優位かをまず区別する．肝細胞障害や胆汁うっ滞においては，抱合型ビリルビンのBMGやBDGが増加する．抱合型ビリルビンの高度上昇が遷延した際には，抱合型ビリルビンにアルブミンが共有結合して生成されるδビリルビンの増加がみられる．δビリルビンは肝細胞に取り込まれず腎糸球体から濾過もされないため，血中に長く停滞し，アルブミンの半減期に従ってゆっくりと減少する．抱合型ビリルビン優位の場合は，肝逸脱酵素のASTやALTの上昇が顕著で，胆道系酵素のALPやγ-GTの上昇が軽微な場合は，肝細胞性黄疸を考える．胆道系酵素の上昇が目立つ場合は，胆汁うっ滞黄疸とみなし，閉塞部位を腹部エコーで探索し，肝内・肝外の胆管拡張の有無を精査する．いずれにも拡張がみられない場合は肝内胆汁うっ滞とみなし，胆汁うっ滞型の薬物性肝障害や原発性胆汁性肝硬変（中年女性に多い）を考える．急性肝炎の黄疸期や閉塞性黄疸では抱合型ビリルビンが腸管へ排泄されないため，便は灰白色となる．肝酵素に異常がみられない場合は体質性黄疸を考える．抱合型ビリルビン優位の体質性黄疸には，デュビン・ジョンソン（Dubin-Johnson）症候群とローター（Roter）症候群がある．このうち，デュビン・ジョンソン症候群は様々なMRP2遺伝子の変異により発症する．閉塞性黄疸には肝MRP2発現低下と肝細胞基底外側のMRP3発現の増加がみられる．MRP3もMRP2と同様抱合型ビリルビンをATP依存的に能動輸送することが知られており，肝臓におけるMRP2とMRP3の発現程度が血中での抱合型ビリルビン濃度を規定している．なお，妊娠中〜後期に抱合型ビリルビンと胆道系酵素の上昇を伴う中等度の黄疸が出現するが，分娩とともに消退する妊娠性黄疸もある．

> **体質性黄疸**
> 肝障害がないにもかかわらず黄疸を呈する疾患

　非抱合型ビリルビンが優位に上昇する代表的なものとしては溶血性貧血がある．溶血性貧血を先天性と後天性に分類した場合，前者としては，鎌状赤血球症，サラセミア，遺伝性球状赤血球症，ピルビン酸キナーゼ欠損症などがあり，後者としては，血液型不適合輸血，自己免疫性溶血性貧血（AIHA），鉛中毒，赤血球破砕症候群，悪性腫瘍などがある．また，溶血が生じる場所から血管内溶血と血管外溶血に分類される．前者の代表的疾患として，発作性夜間ヘモグロビン尿症（PNH），赤血球破砕症候群［血栓性血小板減少症（TTP），溶血性尿毒症症候群（HUS），播種性血管内凝固症候群（DIC）など］，ABO式血液型不適合輸血など，後者の代表的疾患としては，鎌状赤血球症，サラセミア，遺伝性球状赤血球症，自己免疫性溶血性貧血などがある．溶血性貧血の場合は，非抱合型ビリルビンの増加のほか，血清LD（lactate dehydrogenase）濃度，網赤血球数，ハプトグロビン値，脾腫の有無，血尿の有無などから溶血の有無を調べる．溶血性でないようなら体質性黄疸を考える．非抱合型ビリルビン血症をきたす体質性黄疸は，黄疸の程度によりクリグナー・ナジャール（Crigler–Najjar）症候群（CNS）I型，CNSⅡ型とジルベール（Gilbert）症候群に分類される．なお，非抱合型ビリルビンが優位となる特異なものとして，抱合酵素の活性が低下することが原因となる肝硬変，劇症肝炎などの重篤な肝細胞性黄疸がある．新生児期においては，肝臓のグルクロン酸抱合能が低く，循環血球量が多く赤血球（胎児ヘモグロビン，HbF）の寿命が短いので，生後に1～5日で一過性の黄疸をみる場合がある．これを新生児黄疸というが，5日目頃には抱合能が高くなり，血清ビリルビン値は急速に低下する．未熟児ではビリルビン値が高く，黄疸の日数も長い．なお，Rh式血液型不適合妊娠では，母親の体内で誘導されたIgMの抗Rh抗体（抗D抗体）が胎盤を通過して胎児に達し，胎児の体内で溶血が生じる．胎児は血液脳関門が未発達なため，非抱合型ビリルビンが脳内に進入して，脳基底膜に沈着し，特有の神経症状を呈する胎児赤芽球症（核黄疸）を随伴する危険性があるので，光線療法や交換輸血を行う．最近では，予防法として出産後72時間以内に抗体がつくられるのを抑制する抗Dヒト免疫グロブリンを投与することが一般的になっている．

> **ハプトグロビン**
> α_2分画タンパク質で，ヘモグロビンを運搬し，肝臓に運ぶ役割を担う．ハプトグロビンと結合しなければヘモグロビンは肝臓に入れない．

> **未熟児**
> 出生時の体重が2,500 g未満の低出生体重児のこと．

> **Rh式血液型不適合妊娠**
> 父親がRh（＋）で母親がRh（－），子供がRh（＋）の場合，2回目以降の妊娠時に起こる．

表2-16 高ビリルビン血症の成因と疾患

分類	成因		疾患
抱合型ビリルビン上昇	肝細胞障害（肝細胞性黄疸）		急性肝炎，慢性肝炎，肝硬変，薬剤性肝障害
	胆管障害（閉塞性黄疸）	肝内胆汁うっ滞	胆管結石，原発性胆汁性肝硬変，薬剤性肝障害
		肝外胆汁うっ滞	総胆管結石，胆管炎，膵頭部癌
	排泄障害（体質性黄疸）	MRP2欠損	デュビン・ジョンソン症候群（常染色体劣性遺伝）
		リガンディン異常	ローター症候群（常染色体劣性遺伝）
非抱合型ビリルビン上昇	産生過剰（溶血性黄疸）	血管内溶血	発作性夜間血色素尿症，血栓性血小板減少性紫斑病，新生児黄疸，薬剤性肝障害，不適合輸血（ABO型，Rh型），鉛中毒，マラリア，蛇毒
		血管外溶血	鎌状赤血球症，サラセミア，遺伝性球状赤血球症，自己免疫性溶血性貧血，ピルビン酸キナーゼ欠損症
		骨髄内無効造血	シャントビリルビン血症，悪性貧血
	肝臓摂取障害	シャント形成	肝硬変
	抱合障害（体質性黄疸）	UGT1A1欠損・活性低下	ジルベール症候群（大部分が常染色体優性遺伝），クリグナー・ナジャール症候群（常染色体劣性遺伝が多い）

表2-17 チャイルド・ピュー分類

スコア	1点	2点	3点
脳症	なし	軽度	時々昏睡
腹水	なし	少量	中程度
血清ビリルビン（mg/dL）	2.0未満	2.0〜3.0	3.0以上
血清アルブミン（g/dL）	3.5以上	2.8〜3.5	2.8未満
プロトロンビン活性値（%）	70以上	40〜70	40未満

各項目のスコアを加算し，その合計点でA，B，Cの三段階に分類する．
Grade A：5〜6点，Grade B：7〜9点，Grade C：10〜15点

　高ビリルビン血症（黄疸）の成因と疾患を表2-16に示す．
　血清ビリルビン濃度は，表2-17に示すように肝硬変の重症度分類として重要なチャイルド・ピュー（Child-Pugh）分類の診断項目のひとつとなっている．また，薬剤性肝障害の重篤度を分類する検査項目や，末期肝硬変患者の肝移植時の予後予測の有効な手段であるmodel for endstage liver disease（MELD）スコアにも血清ビリルビン濃度が用いられる．

3 ビリルビンの測定

　血清ビリルビンの測定法は長い歴史的変遷があるが，最近まではジアゾ試薬を用いた化学的発色法［ヴァンデンバーグ（van den Berg）法，亜硝酸でジアゾ化されたスルファニル酸とビリルビンとで生成したアゾビリルビンを測定］が用いられていた．この方法はジアゾ試薬

に対する反応性の相違により直接型，間接型での分類が広く用いられている．親水性である抱合型ビリルビンはジアゾ試薬と直接反応するのに対し，疎水性の非抱合型ビリルビンは反応促進剤を加えて初めて反応する間接的反応である．直接ビリルビンはおおむね抱合型ビリルビンに相当し，間接ビリルビンはおおむね非抱合型ビリルビンに相当するが，100％一致するわけではない．現在の主流は化学酸化法（ビリルビンをバナジン酸あるいは亜硝酸で酸化してビリベルジンにして，黄色色調の減少を 450 nm 付近で測定），酵素法（ビリルビンをビリルビンオキシダーゼでビリベルジンにして測定）が主流である．化学酸化法，および初期の酵素法においては，非抱合型の一部や δ ビリルビンを直接測り込むなどの問題点があったが，新酵素法では δ ビリルビンを測り込むことなく，抱合型のみを選択的に測定できる．いずれにしても実測値は総ビリルビンと抱合型ビリルビンであり，非抱合型ビリルビンは両者の差として計算されたものある．最近では HPLC による方法も開発され，4 つのビリルビン分画 [非抱合型ビリルビン（α 分画），BMG（β 分画），BDG（γ 分画），δ ビリルビン（δ 分画）] を分離定量できるようになった．これらの血清ビリルビン分画測定は，肝胆道系疾患の状態把握に臨床的意義が大きい．

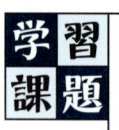

学習課題
- 老廃赤血球の分解について説明しなさい．
- 黄疸の発生原因による分類と関連疾患について述べなさい．
- 溶血性貧血の症状と検査所見を述べなさい．

2-A-6 酵 素

生体内で生じる化学反応は酵素によって触媒されている．遺伝子疾患の大半は酵素の欠損や変異によるものである一方，スタチン系薬やACE阻害薬などのように，酵素活性を阻害することで代謝を制御し，治療効果をもたらす薬剤も用いられている．しかし，現状の臨床化学検査においては，これらの代謝ダイナミクスを測定できるまでには至っていない．

> **アイソエンザイム（アイソザイム）**
> 基質特異性が同じで，電気泳動上分画できる酵素のこと．

1 測定意義

最も重要な目的は「損傷細胞から遊出した酵素（逸脱酵素）活性を測定することで，臓器の異常を発見すること」である．局在臓器からの酵素の逸脱は臓器の壊死に由来すると考えられている．このため，逸脱酵素量が大きければ大きいほど，臓器の損傷程度が大きく，逸脱が終了すれば血中酵素活性も低下する．

多くの種類の酵素活性を測定し，その変化をみることで損傷臓器が推定される．表2-18には臓器別に存在する酵素を，表2-19には各臓器における代表的な疾患と逸脱酵素の変化を示した．酵素活性の測定は損傷臓器の推定ばかりではなく，臓器内損傷場所の推定，疾患

表2-18　各種臓器の局在酵素とアイソエンザイム

各種臓器	臨床検査で測定されている酵素	備　考
肝 臓	Aspartate aminotransferase（AST）	臓器特異アイソエンザイムはなく，細胞上清由来とミトコンドリア由来
	Alanine aminotransferase（ALT）	アイソエンザイムはASTと同じ，ALTの局在量はASTの約1/3
	Alkaline phosphatase（ALP）	小腸，骨芽細胞，胎盤由来アイソエンザイム
	Cholinesterase（ChE）	肝臓由来はPseudo型，他にTrue-ChEは神経細胞由来
	Lactate dehydoganase（LD）	全身細胞に広く分布，5種のアイソエンザイム有り
	γ-Glutamyltransferase（γ-GT）	アイソエンザイムは多数あり，臨床的意義は不明確
	凝固系因子（プロテアーゼ）	凝固因子のほとんどはプロテアーゼで，肝臓にて生成される
総胆管	ALP, LD, LAP, γ-GT	刷子縁に固定化されている酵素群，胆汁うっ滞で切断される
心 臓	Creatinekinase（CK）	4種類のアイソエンザイムが有り，MB型が心筋に特有
	AST	ALTに対してASTが20倍以上多く存在
	LD	心筋壊死から時間を経て遊出，経過観察に有効
膵 臓	Amylase（AMY）	2種類のアイソエンザイムがあり，高AMY血症で膵臓疾患は10%程度
	Lipase	肝性リパーゼ，リポプロテインリパーゼや各種エステラーゼ
	各種プロテアーゼ	血中ではさまざまな阻害剤があり，活性は示さない
小 腸	ALP	JSCC勧告法では測定できるが，他の勧告法では検出困難
骨格筋	CK	MM型が中心，ミトコンドリア型がわずか
前立腺	ACP	前立腺特異抗体（PSA）と同じ目的で測定

表2-19 各種逸脱酵素活性と疾患との関連

臓器	疾患名	ALP	γ-GT	CK	ChE	AST	ALT	LD	AMY	備考
心臓	急性心筋梗塞	→	→	↑↑	→	↑	→	↑	→	心電図，超音波検査，心筋マーカー検査
	心原性ショック	→	→	↑↑	→	↑	↑	↑	↑	心電図，血圧，呼吸不全，蒼白，冷汗
	心不全	→	→	↑	→	↑	→	↑	→	心電図，BNP
肝臓	胆管閉塞性疾患	↑↑	↑↑	→	→	↑	↑	↑↑	→	T.Bil，胆汁酸，原因検索検査，画像診断
	劇症（急性）肝炎	↑↑	↑	→	↓	↑↑	↑↑	↑	→	病因検索検査，MRI，超音波検査
	ウイルス性肝炎	↑	↑	→	→	↑↑	↑↑	↑	→	肝炎ウイルス抗原・抗体，T.Bil
	アルコール性肝炎	↑	↑	→	→	↑↑	↑	↑	→	血中アルコール
	肝細胞癌	↑	↑	→	↓	↑	↑	↑	→	肝炎ウイルス抗原・抗体，AFP，PIVKA II
	肝硬変	→	→	→	↓	→	→	→	→	超音波検査，IV型コラーゲン，腹腔鏡
	脂肪肝	→	↑	→	↑	↑	↑	↑	→	ALT＞AST，活性の上昇は少ない
	肝実質傷害	→	→	→	↓↓	→	→	→	→	凝固能，T.Cho，Alb，T₄，T₃
その他	筋ジストロフィー	→	→	↑↑	→	↑	→	↑	→	多発性筋炎や横紋筋融解症で上昇
	癌の骨転移	↑↑	→	→	→	→	→	→	→	骨生成性骨転移で上昇，LAPは上昇しない

BNP：脳性ナトリウム利尿ペプチド，T.Bil：総ビリルビン，T.Cho：総コレステロール，Alb：アルブミン，T₄：チロキシン，T₃：トリヨードチロキシン，LAP：ロイシンアミノペプチダーゼ

の種類，損傷の程度，回復経緯などを知ることができる．

2番目の目的は肝臓におけるタンパク質合成能をみることである．合成能が低下すると，血中へ恒常的に分泌されている酵素活性が低下する．肝臓にて産生されているpseudo-コリンエステラーゼ（ChE）や凝固系プロテアーゼ活性がその例である．さらに，肝臓は多くの種類の酵素が存在するが，門脈系細胞が損傷を受ける場合と，静脈系細胞が損傷を受ける場合で，逸脱酵素比が変化する．この相違から，疾患を推定する方法も使われている（表2-20参照）．また，自殺や事件の原因究明のため，酵素活性が測定されることがある．有機リン製剤の血中への混入を判定するためには，ChE活性を測定する．これは有機リン製剤がChEの強力な阻害剤であることによる．

2 単位

国際生化学連合（IUB）は，①至適条件で測定すること，②初速度測定を行うことを条件とし，そのうえで，「毎分，基質1.0 μmolを変化させる酵素量」を1.0国際単位（U）と定義した．しかしながら，同一酵素であっても，基質が変われば単位は変わること，科学の発展によって至適条件が変化することから，新しい活性表現法として，カタール（kat；毎秒，基質1.0 molを変化させる酵素量）の使用が勧告された．

一方，世界保健機構（WHO）は SI 単位の使用を勧め，従来から医療分野，臨床化学分野で用いられてきた U（ユニット）ではなく，$\mu mol \cdot L^{-1} \cdot min^{-1}$，カタールは $mol \cdot L^{-1} \cdot s^{-1}$ と表現するよう勧告している（学会誌ではこのような記述が求められている）．ただし，臨床検査の現場では現在でも国際単位（U/L）を用いることが一般的である．

3 測定法

各種勧告法に測定法が記載されており，これに従うことが望まれる．ただし，それぞれ操作法や試薬が若干異なるため，目的に応じて適切な方法を選択すべきである．

測定法には次のような方法がある．
① One point assay （一定時間後に生成した生成物量を測定）
② Two point assay （特定の 2 つの時間の間に生成した生成物増加量の測定）
③ Continuous monitoring assay （酵素反応を連続モニターする方法）
自動分析装置の普及により ③ が広く用いられている．

4 酵素の種類

a. アミラーゼ

慣用名：Amylase（AMY）
系統名：α-1,4-Glucan-4-glucanohydrolase, EC 3.2.1.1

1）反 応

消化酵素のひとつで，唾液腺および膵臓にて産生され，摂取された炭水化物（デンプン）の中央部の α-1,4 グリコシド結合を加水分解する．

$$\text{デンプン} + H_2O \xrightarrow{\text{AMY}} 2\text{短鎖デンプン（オリゴ糖）}$$

2）局在とアイソエンザイム

産生臓器は唾液腺（耳下腺，舌下腺）と膵臓である．わずかに肺でも産生する．アイソエンザイムは 2 つで膵臓由来（p-AMY）と唾液腺由来（s-AMY）である．

3）臨床的意義

高 AMY 血症の 60〜70％ はショック（血圧低下，呼吸困難，脈拍低下など）による．原因は手術，外科的処置，大けが，強い腹痛，心疾患などである．次に高頻度に表れるのはマクロ AMY 血症で，10〜15％ である．マクロ AMY は，AMY に対する自己抗体により高分子化し，腎臓からの排泄が困難となり，血中の活性が上昇することによるが，疾患とは考えられていない．3 番目に頻度が高いのが膵疾患で，10％ 程度であり，次いで百日咳，耳下腺炎，舌下腺炎や唾液腺結石症などがある．

膵疾患では p-AMY が上昇し，ショックでは s-AMY が上昇するので識別が可能である．ショックによる遊出は一過性で，2〜3 時間後には低下するのに対して，膵疾患の場合，数時間は持続的に高活性となる．血中 AMY は 1 時間程度で腎臓から排泄される．このため，採

血のタイミングが問題となる．しかし，尿は数時間毎にしか排泄されないため，尿中活性は高値が持続する．一方，マクロ AMY は尿中活性が大変低いため識別できる．

4）注意点

AMY は安定な酵素であるが，尿を低温保存すると，炭酸水素ナトリウムの結晶と共に沈殿するため，冷蔵庫保管には注意を要する．また，唾液中には高 AMY が存在するため，密閉していない保管容器付近での会話やくしゃみは厳禁である．

唾液中や胆汁中の AMY 活性を測定する場合，0.1 mmol/L Ca と 1.0 mmol/L Na を含む溶液で希釈する必要がある．精製水や生理食塩液で希釈すると簡単に失活する．

5）測定法

① IFCC 法（JSCC 法）

エチリデン-4-ニトロフェニルマルトヘプタオサイド（Et-G7-pNP，グルコースが7つ重合したオリゴ糖の非還元末端にエチリデン基，還元末端に4-ニトロフェノール（pNP）を修飾した基質）に AMY が作用すると，4ヵ所で切断される．生成した還元末端側の4種の化合物に α-グルコシダーゼを作用させ，pNP を遊離させる．pNP は中性からアルカリ性にて 405 nm 付近に吸収を有するため，この吸光度の上昇速度から活性を測定する方法である．

$$Et\text{-}G7\text{-}pNP + 4H_2O \xrightarrow{AMY} \begin{cases} Et\text{-}G2 + G5\text{-}pNP \\ Et\text{-}G3 + G4\text{-}pNP \\ Et\text{-}G4 + G3\text{-}pNP \\ Et\text{-}G5 + G2\text{-}pNP \end{cases}$$

$$\begin{cases} G5\text{-}pNP \\ G4\text{-}pNP \\ G3\text{-}pNP \\ G2\text{-}pNP \end{cases} + 4H_2O \xrightarrow{\alpha\text{-}グルコシダーゼ} \begin{matrix} 5グルコース + pNP \\ 4グルコース + pNP \\ 3グルコース + pNP \\ 2グルコース + pNP \end{matrix}$$

② G3CNP 法

最も広く利用されている方法である．グルコース重合度3つのマルトトリオースの還元末端に3-クロロ-4-ニトロフェノール（CNP）を修飾した基質を用いる．アジ化ナトリウムかチオシアン酸カリウムを添加することで，アミラーゼが作用し CNP を遊離させる．CNP は中性からアルカリ性にて 405 nm に吸光度を有するため，この吸光度の増加速度で活性を求める方法である．

$$G3CNP + H_2O \xrightarrow{AMY} G3 + CNP$$

b. 酸性およびアルカリホスファターゼ

慣用名：Acid phosphatase（ACP）

系統名：Orthophospholic-monoester phosphohydrolase (acid optimum), EC 3.1.3.2

慣用名：Alkaline phosphatase（ALP）

系統名：Orthophospholic-monoester phosphohydrolase (alkaline optimum), EC 3.1.3.1

1）反　応

$$R_1\text{-}OPO_3H + R_2\text{-}OH \xrightarrow{\text{ACP または ALP}} R_1\text{-}OH + R_2\text{-}OPO_3H$$

ACP は酸性で，ALP はアルカリ性でリン酸を転移もしくは加水分解する酵素である．反応の直線性を向上させることから，アルコール系緩衝液を用いるため，転移活性を測定する．

2）局在とアイソエンザイム

ACP は前立腺に由来する．特異阻害剤は酒石酸．ALP は刷子縁結合酵素で，①肝臓，②胆管，③腎臓，④小腸，⑤骨芽細胞，⑥血球，⑦胎盤，などに局在する．ただし，腎由来酵素は血中には出現しない．また，胎盤由来も妊娠後期にしか出現しない．腫瘍産生アイソエンザイムもある．膜結合酵素であるため，脂溶性物質と結合しやすい性質がある．

3）臨床的意義

ACP は前立腺由来のみである．前立腺癌，前立腺炎などで上昇する．ただし，安定性に問題があり，保存できない．関連検査に前立腺特異抗原（PSA）がある．

ALP は骨芽細胞増殖期に血中活性が高くなるため，新生児期と思春期に高値となり，成人期に低下する．

ALP が急激に，しかも高値に上昇する特徴的疾患は胆管閉塞性疾患である（表 2-20）．ビリルビン，胆汁酸や刷子縁結合酵素と共に急激に上昇する．完全閉塞の場合，白色便になる．閉塞を発生させる原疾患としては膵頭部癌，胆嚢癌，ウイルス性肝炎，アルコール性肝炎，胆石症，肝内胆汁うっ滞や黄疸などである．ビリルビンの上昇を伴わない場合は浸潤性肝疾患，肝細胞癌，胆管癌，転移性肝癌，肝硬変，転移性骨髄腫，ベーチェット病，副甲状腺機能亢進症，白血病，多血症などが考えられる．表 2-20 に各種疾患と多くの酵素活性の変動に関して示した．ただ，病態が単独で発生することは少なく，さまざまな疾患が複合されている場合が一般的であるため，注意深く観察する必要がある．

4）注意点

ACP 検体を保存する場合には酸性条件にしなければならない．ALP は膜結合酵素であるため，サンプリングカップに吸着することがある．凍結乾燥血清では同様の理由でリポタンパク質と結合し，溶解後徐々に遊離することから，しばらくは活性の上昇がみられる．測定

表 2-20　ALP 上昇と他の検査結果との関連

疾患名	ALP	γ-GT	LAP	ChE	AST	ALT	CK	LD	T.Bil	備　考
胆管閉塞性疾患	↑↑	↑↑	↑↑	→	↑	↑	→	↑↑	↑↑	胆汁酸↑，原因検索検査 画像診断検査，白色便
胆汁性肝硬変	↑↑	↑	↑	↓	↑	↑	→	↑	↑	胆汁酸↑
ウイルス性肝炎	↑	↑	↑	→	↑↑	↑↑	→	↑	↑	肝炎ウイルス検査
アルコール性肝炎	↑	↑	↑	→	↑	↑	→	↑	↑	血中アルコール測定
浸潤性肝疾患	↑	→	↑	→	↑	↑	→	↑	→	リンパ腫，サルコイドーシスなど
転移性骨腫瘍	↑↑	→	→	↓	→	→	→	→	→	免疫グロブリン
ベーチェット病	↑↑	→	→	→	→	→	→	→	→	HLA

にはマグネシウムイオンが必要である．EDTA採血管やシュウ酸採血管などのキレート剤を添加した検体ではマグネシウムイオンも除去され，活性を示さなくなる．

5）測定法

IFCC（国際臨床化学連合），GSCC（ドイツ臨床化学会），SFBC（フランス臨床化学会），JSCC（日本臨床化学会）から5種類の勧告法が提示されている．いずれも基質として4-ニトロフェニルリン酸を用い，4-ニトロフェノールの遊離に伴う吸光度変化を405 nmにて測定する方法である．緩衝液には様々なものが用いられるが，全てアルコール類である．これは遊離するリン酸基を捕獲し，反応の直線性を向上させるためである．

① JSCC勧告法

EAE緩衝液（pH 9.9）を用いる．選定の理由は小腸由来ALPを測定できることで，小腸癌の検出経過観察に用いることができる．測定原理を反応式で表すと次のようになる．

$$O_2N-C_6H_4-OPO_3H_2 + EAE \xrightarrow{ALP} O_2N-C_6H_4-OH + EAE-PO_3H_2$$

4-ニトロフェニルリン酸 → 4-ニトロフェノール

② IFCC勧告法

AMP緩衝液（pH 10.4）を用いる．選定の理由はpH安定性が高いためである．測定原理はJSCC法と同じで，遊離した4-ニトロフェノールの405 nmにおける吸光度増加速度を測定する．

c. γ-グルタミルトランスフェラーゼ

慣用名：γ-Glutamyltransferase（γ-GT）

系統名：(5-L-Glutamyl)-peptide;amino acid 5-glutamyltransferase, EC 2.3.2.2

1）反　応

アミノ酸転移酵素のひとつでグルタミン酸のアミノ基を加水分解し，他のアミノ酸に転移させる反応を触媒する．

$$(5\text{-L-Glutamyl})\text{-peptide} + \text{amino acid} \xrightarrow{\gamma\text{-GT}} \text{peptide} + 5\text{-L-glutamyl amino acid}$$

2）局在とアイソエンザイム

胆管，腸管，腎臓の刷子縁に局在する膜結合性酵素である．膜から切断されて血中に逸脱する．閉塞性疾患でALPと同時に上昇する．電気泳動上，数十のバンドが得られる．これは切断箇所による．

3）臨床的意義

ALPと同様，刷子縁に存在するため，肝・胆道閉塞症で，ALP，LAP，LDと同時に上昇する．肝硬変では肝臓の線維化の活発な時期に高値を示す．肝癌，慢性活動性肝疾患でも上昇

する．また，アルコール性肝障害でも高値になる．特定の薬物を持続的に摂取すると上昇する．アルコールの飲酒によって上昇するのはこのためである．近位尿細管刷子縁のγ-GTは近位尿細管障害時，尿中に排泄され，血中には遊出しない．

4）注意点

膜結合酵素であるため，ALPと同様，疎水性物質との結合に注意が必要である．IFCC法では基質の溶解性が改善されたが，難溶性薬物の投薬患者や寒冷凝集素の含まれる検体では濁りが生じることがある．濁りは吸光度を増加させるため，偽高値に測定される．様々な検査結果と合致しない高活性検体の場合，反応液の濁度を肉眼で確認すべきである．

5）測定法

各種勧告法の測定原理を反応式で表すと次の通りである．

$$\gamma\text{-GluCANA} + \text{グリシルグリシン} \xrightarrow{\gamma\text{-GT}} \gamma\text{-グルタミルグリシルグリシン} + \text{CANA}$$

基質であるγ-glutamyl-3-carboxy-4-nitroanilide（GluCANA）が加水分解され，3-carboxy-4-nitroanilide（CANA）が遊離する．遊離すると405 nmに吸収が表れる．この吸光度の上昇速度を測定する．

d. クレアチンキナーゼ

慣用名：Creatine kinase（CK）

系統名：ATP; Creatine N-phosphotransferase, EC 2.7.3.2

1）反応

クレアチンリン酸とADPもしくはクレアチンとATPのリン酸基転移を触媒する酵素である．

$$\text{クレアチンリン酸} + \text{ADP} \underset{}{\overset{\text{CK}}{\rightleftarrows}} \text{クレアチン} + \text{ATP}$$

2）局在とアイソエンザイム

4ヵ所のS-S結合にて2つのサブユニットが結合した二量体である．サブユニットには骨格筋由来（M型）と脳由来（B型）がある．このため，MM型，MB型，BB型の3種のアイソエンザイムがある．また，ミトコンドリア由来が出現するため，血中には4種のアイソエ

ンザイムが存在する．骨格筋由来はMM型で，圧倒的に多く存在する．MB型は心筋に特異的なアイソエンザイムである．なお，BB型は脳死状態でも血中に出現しない．

3）臨床的意義

骨格筋疾患（横紋筋融解症，進行性筋ジストロフィーなど）や心筋梗塞で上昇する．MB型は発作から1〜2時間で上昇するため，比較的早期に変化を捉えられる．心筋マーカ検査であるトロポニンTやI，ヒト遊離脂肪酸結合ペプチド（HFABP）などと平衡して測定される．しかし，激しい運動時やβ-ブロッカーの投薬でMM型，MB型が高値となる．横紋筋融解症や骨格筋疾患では総活性で観察する．

4）注意点

血清中では安定性が悪い．最も大きな理由は尿酸で，共存すると活性が低下する．これを避けるため，SH化合物を賦活剤として添加する．勧告法ではN-アセチルシステインの添加が求められている．溶血検体ではミオキナーゼ（アデニレートキナーゼ）の血球からの放出があるため，正しく測定できない．

5）測定法

ADP→ATPの方向で反応させ測定する場合とATP→ADPの方向で反応させ測定する場合がある．勧告法はADP→ATP反応で，Oliver-Rosalki法の改良法である．測定原理を反応式で，下に示した．ミオキナーゼの影響を避けるため，AMPとアデノシンペンタホスフェイトを添加する．

グルコース + ATP →[HK または GK] G6P + ADP

G6P + NADP⁺ →[G6PD] 6-ホスホグルコノ-δ-ラクトン + NADPH + H⁺ → 6-ホスホグルコン酸

HK：ヘキソキナーゼ，GK：グルコキナーゼ，G6P：グルコース-6-リン酸
G6PD：グルコース-6-リン酸デヒドロゲナーゼ

MB型の測定試薬も市販されている．検体にM型サブユニットに対する抗体とミトコンドリア型に対する抗体を反応させる．MM型とミトコンドリア型が除去され，B型のみが残存する．遊離したB型同士が結合しBB型を形成し，活性を示す．このため得られた活性を2倍し，MB型の活性とする方法である．

e. コリンエステラーゼ

慣用名： Acetylcholinesterae, True cholinesterase (True ChE)

系統名： Acetylcholine acylhydrolase, EC 3.1.1.7

慣用名： Cholinesterase, Pseudo-cholinesterase (Pseudo-ChE)

系統名： Acetylcholine acylhydrolase, EC 3.1.1.8

1) 反　応

$$\begin{matrix} CH_3 \\ CH_3-N^+-CH_2-CH_2-O-CO-O-R + H_2O \\ CH_3 \end{matrix} \xrightarrow{ChE}$$

エステル型コリン

$$\begin{matrix} CH_3 \\ CH_3-N^+-CH_2-CH_2-OH + R-COOH \\ CH_3 \end{matrix}$$

コリン

2) 局在とアイソエンザイム

2種類のアイソエンザイムがある．1つはTrue ChEで，神経組織，赤血球，骨格筋，胸腺に分布し，神経の伝達に関与している．もう1つはPseudo ChEで，役割は明確ではないが，肝臓で産生されて血清中に分泌され，血清，肝臓，皮膚，心筋，膵臓などに分布している．

3) 臨床的意義

肝臓におけるタンパク質合成能力が低下すると血中に分泌されるPseudo ChE活性が低下する．これと同様に，肝臓におけるタンパク質合成能を示す検査としては，凝固能の低下（凝固因子の多くは肝臓で合成されるタンパク質分解酵素），アルブミン濃度の低下，総コレステロールの合成低下がある．

ネフローゼ症候群は腎臓から低分子タンパク質が消失する疾患であるため，代償的に高分子タンパク質が上昇する．リポタンパク質やChEは高分子タンパク質であるため，血中濃度は上昇する．

有機リンはChE活性を強く阻害する．したがって，ChE活性の測定は殺虫剤による自殺や事件の原因究明に役立つ．また，筋弛緩薬であるサクシニルコリンや局所麻酔薬であるジブカイン，プロカインやキシロカインはChEによって分解される．しかし，活性が低いと分解が遅れ呼吸麻痺を惹起させることがある．家族性低ChE血症は要注意である．

4) 注意点

様々な基質が合成され市販されている．測定低値が大きく異なるので，測定法ごとの基準範囲をみなければならない．

5) 測定法

JSCC勧告法の測定原理を反応式で表した．

$$CH_3-\underset{\underset{CH_3}{|}}{\overset{\overset{CH_3}{|}}{N^+}}-CH_2-CH_2-O-CO-C_6H_4-OH + H_2O$$

4-HBC

$$\xrightarrow{ChE} CH_3-\underset{\underset{CH_3}{|}}{\overset{\overset{CH_3}{|}}{N^+}}-CH_2-CH_2-OH + HO-C_6H_4-COOH$$

コリン　　　　　　　　4-HBA

$$HO-C_6H_4-COOH + NADPH + H^+ + O_2 \xrightarrow{4-HBO} (HO)_2-C_6H_3-COOH + NADP^+ + H_2O$$

4-HBA　　　　　　　　　　　　　　　　　　　　PCA

$$(HO)_2-C_6H_3-COOH + O_2 \xrightarrow{PCO} \text{HOOC-CH=CH-C(COOH)=CH-COOH}$$

PCA　　　　　　　　β-carboxymucoic acid

4-HBO：4-hydroxybenzoate 3-monooxygenase
4-HBC：4-hydroxybenzoylcholine
4-HBA：4-hydroxybenzoic acid
PCA：protocatechuic acid
PCO：protocatechuate 3,4-dioxygenase

f. トランスアミナーゼ

慣用名：Aspartate aminotransferase (AST)
系統名：L-Aspartate aminotransferase, EC 2.6.1.1
慣用名：Alanine aminotransferase (ALT)
系統名：L-Alanine aminotransferase, EC 2.6.1.2

1) 反　応

(AST)
L-アスパラギン酸 ＋ 2-オキソグルタル酸 ⇌（AST）オキサロ酢酸 ＋ グルタミン酸

(ALT)
L-アラニン ＋ 2-オキソグルタル酸 ⇌（ALT）ピルビン酸 ＋ グルタミン酸

アミノ酸のアミノ基をカルボニル基に変換する酵素である．反応は Ping Pong Bi-Bi 機構により，補酵素であるピリドキサールリン酸 (PLP) がアミノ基を転移する．

2) 局在とアイソエンザイム

ほぼ全身に分布している．しかし，AST と ALT の存在比は臓器により異なる．肝臓では AST が約 3 倍多く，心筋では約 10 倍多い．また，肝臓の中でも門脈近辺の細胞と静脈近辺の細胞で存在比が異なり，門脈近辺の細胞では ALT が多い．このため，門脈付近から損傷が始まる脂肪肝では ALT が高値となる．

3) 臨床的意義

　急激に上昇する疾患は急性肝炎である．他の血中酵素活性との組み合わせで様々な疾患を推定できる（表2-20参照）．また，ASTとALTの局在比の差から，肝臓内に発生している疾患の種類を推定することもできる（表2-21）．ただし，単純に1つの疾患にのみ罹患している患者ばかりではない．また，肝細胞癌や肝硬変では肝実質細胞が破壊され，酵素産生能が低下しているため，酵素活性が必ずしも上昇しない．

4) 注意点

　JSCC法では補酵素であるピリドキサールリン酸（PLP）が添加されていない．このため，アポ化が進行する，透析患者やビタミンB_6欠乏患者，抗結核薬であるシソニアジド（INH）投薬患者血清では偽低値になる．

5) 測定法

　ASTはKarmen法の改良法が，ALTはWroblewski法の改良法が勧告法となっている．ASTは共役酵素としてリンゴ酸デヒドロゲナーゼ（MD），ALTは乳酸デヒドロゲナーゼ（LD）を用い，NADHの減少速度を340 nmにおける吸光度で測定する．測定原理を反応式で下記に示した．

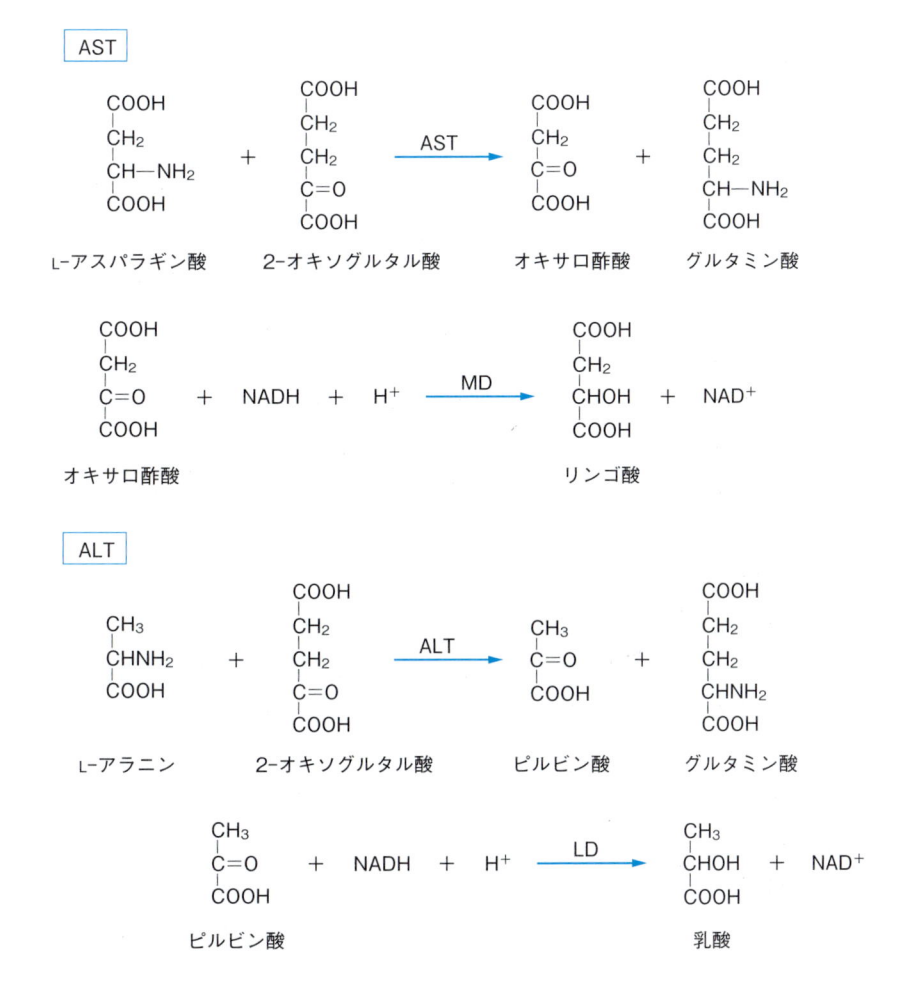

AST

L-アスパラギン酸 + 2-オキソグルタル酸 →（AST）→ オキサロ酢酸 + グルタミン酸

オキサロ酢酸 + NADH + H^+ →（MD）→ リンゴ酸 + NAD^+

ALT

L-アラニン + 2-オキソグルタル酸 →（ALT）→ ピルビン酸 + グルタミン酸

ピルビン酸 + NADH + H^+ →（LD）→ 乳酸 + NAD^+

表 2-21 AST/ALT 比と疾患

活性	比	疾患名	備考
超高活性 (500 U/L 以上)	AST＞ALT	急性肝炎の初期 劇症肝炎 ショック肝	肝臓には AST が ALT の 3 倍程度存在する．また，AST の半減期が 13 時間，ALT の半減期が 41 時間と相違する．これらを考慮しなければならない．
高活性 (100〜500 U/L)	AST＞ALT	心筋梗塞，骨格筋疾患 血液疾患	AST・ALT ともに全身細胞に存在するが，心筋や骨格筋には AST が多い．
	AST＜ALT	慢性活動型肝炎	ALT の半減期が長いこと，ウイルス性肝炎ではリンパ球が門脈系細胞に浸潤
低活性 (100 U/L 以下)	AST＞ALT	アルコール性肝炎，肝硬変，肝細胞癌 原発性胆汁性肝硬変	肝硬変や肝細胞癌では実質細胞が枯渇し，肝実質細胞自体が減少するため，活性があまり上昇しない．
	AST＜ALT	慢性非活動性肝炎 脂肪肝	脂肪肝は門脈系から病変が進行する．門脈系細胞の方が ALT が高い．

g. 乳酸デヒドロゲナーゼ

慣用名：Lactate dehydrogenase（LD）

系統名：L–Lactate: NAD oxidoreductase, EC 1.1.1.27

1) 反応

解糖系の最終反応であるピルビン酸と乳酸の転換を触媒する酵素である．Order Bi–Bi 機構に従い反応する．

$$\text{ピルビン酸} + \text{NADH} + \text{H}^+ \xrightleftharpoons{\text{LD}} \text{乳酸} + \text{NAD}^+$$

2) 局在とアイソエンザイム

ほぼ全身に分布している．組織だけでなく，血球中にも存在する．このため，溶血検体中の活性は測定すべきではない．サブユニット構造は 2 種類で，骨格筋（M）型と心筋（H）型である．四量体で，H4（LD$_1$）型，H3M（LD$_2$）型，H2M2（LD$_3$）型，H1M3（LD$_4$）型，M4（LD$_5$）型の 5 種類のアイソエンザイムが存在する．

3) 臨床的意義

LD$_1$ は心筋疾患で上昇するが，心筋梗塞発症 3〜4 日後に上昇する．骨格筋疾患，肝疾患では LD$_4$ と LD$_5$ が上昇する．血液疾患（溶血性貧血，巨赤芽球性貧血など）で LD$_1$ と LD$_2$ が上昇する．白血病や進行性筋ジストロフィー，悪性リンパ腫などでは LD$_2$ と LD$_3$ が上昇する．

その他，他の酵素との比から様々な疾患が推定できる．

4) 注意点

基質阻害を受けやすいので，基質を過剰に添加してはならない．また，生成物阻害を受けやすいため，反応の直線性が失われやすい．このため，反応開始 2 分程度で測定すべきである．

LD₄ と LD₅ は 0℃ 付近において不安定であり，冷蔵庫保存で失活する．保存する場合は －80℃ にするか，室温保存が良い．また，血清中よりも血球中の活性が約 160 倍高いため，溶血検体の測定は偽高値となるため，測定すべきではない．

5）測定法

　　ピルビン酸から乳酸（P→L）の反応か，逆の（L→P）の反応かで，約 2 倍反応速度が異なる．（P→L）反応を採用しているのは SFBC で，IFCC や JSCC は（L→P）反応を採用している．この理由は，① アイソエンザイム染色法が（L→P）反応であること，② 生成物阻害の大きな酵素であるため，反応が直線から逸脱しやすいことである．しかし（L→P）反応は速度が遅いため，より直線性を確保しやすい．

$$\begin{array}{c} CH_3 \\ | \\ C=O \\ | \\ COOH \end{array} + NADH + H^+ \underset{}{\overset{LD}{\rightleftarrows}} \begin{array}{c} CH_3 \\ | \\ CHOH \\ | \\ COOH \end{array} + NAD^+$$

　　　　ピルビン酸　　　　　　　　　　　　　　乳酸

学習課題
- 酵素活性測定に際して，守らなければならないことは何か．
- 肝臓のタンパク質合成能の低下を知るための検査を列挙しなさい．
- 肝臓の閉塞性疾患が疑われる場合，検査すべき項目は何か．
- 血中アミラーゼが上昇するのはどのような疾患が疑われるか．
- 急性心筋梗塞のマーカーを異常値が早く出る順に列挙しなさい．

2-A-7 無機質

人体は，構成成分の約60％が水分であり，無機質は骨組織成分であるカルシウムを除き，ほとんどが水分中に分布している．水分には細胞内液と細胞外液のほかに細胞間に存在する組織間質液があるが，その組成は細胞外液とほぼ同じである．また，赤血球内液の組成は，塩化物イオンの含量が多いこと以外はほぼ細胞内液と同様である．一般に陽イオンのうちナトリウムイオン（Na^+），カルシウムイオン（Ca^{2+}）は細胞外に多く，逆にカリウムイオン（K^+），マグネシウムイオン（Mg^{2+}）は細胞内に多い．陰イオンでは塩化物イオンが細胞外に多く，大部分はタンパク質と結合しているリン酸-水素イオンは細胞内に多い．

本項で生化学検査の対象となる無機質は，血漿すなわち細胞外液成分のことであり，その測定値から細胞内外の恒常性を推測する．陽イオン同士の，ナトリウムイオンとカリウムイオン，カルシウムイオンとマグネシウムイオン，陰陽イオンの組み合わせで，ナトリウムイオンと塩化物イオン，カルシウムイオンとリン酸-水素イオン，陰イオン同士では，塩化物イオンと炭酸水素イオンなどが，酵素やホルモン，膜透過機構などを介してそれぞれに相補的に生体恒常性の維持に寄与している．たとえば，血圧調節には，塩化ナトリウムのみではなく，カリウムイオンの他にカルシウムイオンやマグネシウムイオンの役割が大きい．すなわち，日常生活において均衡のとれた食物摂取や運動を行う習慣によって正常な吸収，分布，代謝，排泄が営まれることが重要であるが，ストレス社会と呼ばれ，バイタルサインの重要性が注目される昨今，吸気より呼気を意識した酸素吸収効率のより良い呼吸習慣も重要視されつつある．

また，生体にとって必須である無機質のうち，1日の必要量が100 mg以下のものを微量元素と呼び，それらは，食物に含まれているが，経管栄養などで使われる「濃厚流動食」や「経管栄養剤」のみでは摂取できず，微量であっても不足により何らかの影響が出てくる可能性があるため，本項の末に表で追記した（表2-28参照）．

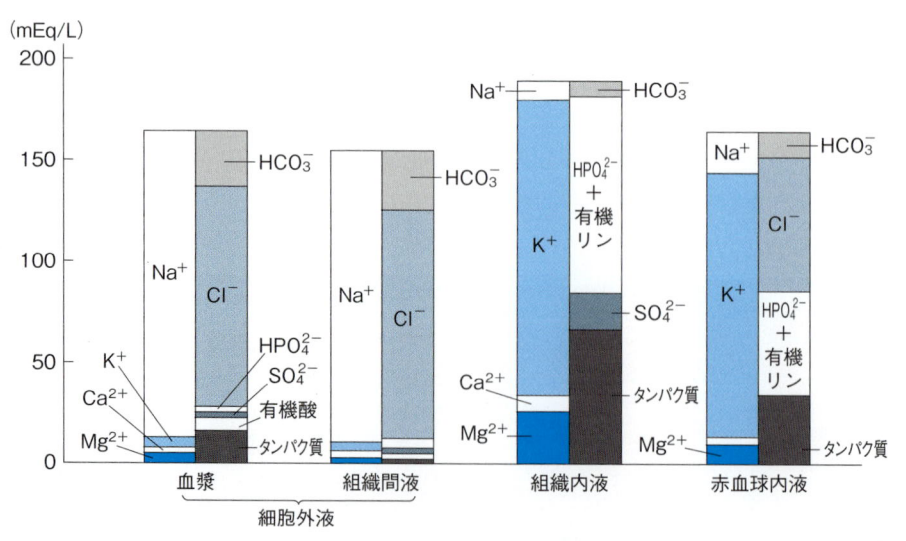

図2-55 体液中の構成成分濃度

1 ナトリウム（Na）イオン，カリウム（K）イオン

a. ナトリウム（Na）

基準値）血清ナトリウム濃度：135～145 mEq/L（135～145 mmol/L）

細胞外液の主成分で，陰イオンである塩化物イオンや炭酸水素イオンとともに水分量と浸透圧を調節している．生理的役割として，① 酸塩基平衡，② 細胞外液の浸透圧の維持，③ 神経，筋肉の興奮性の維持，に重要である．調節機構は脳下垂体，副腎皮質ホルモンの影響下で主として腎遠位尿細管でのアルドステロンやレニン-アンジオテンシン系によってナトリウムの再吸収，カリウム，水素イオンの尿中排泄が調節される．また，脳下垂体後葉から分泌される抗利尿ホルモン（antidiuretic hormone, ADH）であるバソプレッシンが，生体の必要性に応じて水分の再吸収により，血漿浸透圧を調節している．

b. カリウム（K）

基準値）血清カリウム濃度：3.5～5.5 mEq/L（3.5～5.5 mmol/L）

生理的役割としては，① 酸塩基平衡，② 細胞内浸透圧の維持，③ 細胞膜電位の維持，④ 筋収縮の不可欠因子であり，とくに心筋の収縮に敏感に影響し，その過不足は心電図に反映される．

高カリウム血症を生ずると心臓および中枢神経系の興奮が異常に高まり，最後に心臓が停止する．逆に低カリウム血症は，カリウムの補給不足（手術後や栄養不足），副腎皮質ホルモンや副腎皮質刺激ホルモン（ACTH）の過剰投与などが原因となる．アセタゾラミドやクロロサイアザイド（利尿剤）あるいはジギタリス投与などにもみられる．低カリウム血症を生ずると筋肉症状として脱力感，弛緩性麻痺が起こり，次いで神経過敏，昏睡，深部腱反射喪失などが認められる．

c. ナトリウム，カリウムの測定法

血清ナトリウムには，日内変動，日差変動，季節変動，性差は認められないが，新生児でやや低くその後は一定値である．一方，血清カリウムは新生児で高く，学童期に基準範囲に

表2-22 血清ナトリウム，血清カリウム値に変動をきたす疾患

	ナトリウムイオン	カリウムイオン
高値↑	水分欠乏（尿崩症，**下痢**），慢性腎不全，副腎機能亢進による**原発性アルドステロン症**，**クッシング症候群**	腎不全，高度の脱水，**アジソン病**，低アルドステロン症，副腎機能低下症，
低値↓	胃腸障害，激しい下痢や嘔吐，急性および慢性腎不全，**アジソン病**，心不全，肝硬変，利尿剤の長期投与	嘔吐，**下痢**，原発性および続発性**アルドステロン症**，**クッシング症候群**，副腎髄質，副腎皮質および副腎皮質刺激ホルモンの過剰投与，サイアザイド系薬またはジギタリスの投与

なり，その後加齢により徐々に高くなる．

血液検体は採血後直ちに遠心分離する必要があり，全血のまま放置すると血清中のナトリウムは血球に移行し，逆に血球中カリウムは血清中に遊出する．溶血の際にも同様の現象がみられる．また，抗凝固薬のうちヘパリンナトリウムやクエン酸ナトリウムを用いた場合，血清ナトリウム値の影響が観察され，ACTHや副腎皮質ステロイドなどの投与により血清ナトリウム値は高くなり，血清カリウム値は低くなる．

以前は炎光分析法が用いられていたが，現在最も利用されているものは，イオン選択電極法である．

1）イオン選択電極法

特定のイオンに選択的に感応するイオン選択電極と比較電極を組み合わせて試料溶液に浸す．この両電極間では，イオン活量に応じた起電力が生じる．この際，標準液（校正液）の起電力を計測し，この濃度と電位差との関係から試料溶液の電解質濃度を計算できる．クラウンエーテルの多くは環内酸素が負に帯電しており分子内に金属イオンを選択的に取り込むことができる．選択的にナトリウムイオンを検出するには，ガラス電極またはクラウンエーテル電極（12-クラウン-4）のビス体が用いられ，カリウムを検出するには，通常バリノマイシン電極またはクラウンエーテル電極（15-クラウン-5）がよく利用されている．

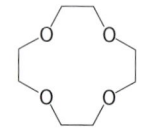

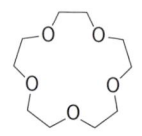

図2-56　イオン選択電極（ニュートラルキャリア電極）に用いるクラウンエーテル

2）炎光分析法

バーナー中に試料を噴霧すると元素特有の輝線スペクトルがみられる．ナトリウムは炎色反応で強い光度を示すD線の589 nmで，カリウムは768 nmで測定される．炎の状態，噴霧の状態による誤差を消去するために内標準物質としてリチウム（Li）（671 nm）を用いるが，炭酸リチウムが薬剤として投与されている場合があるので注意を要する．

3）酵素法

ナトリウムイオン依存性のβ-ガラクトシダーゼの活性や，カリウムイオンの存在が必須因子であるピルビン酸キナーゼの活性をそれぞれ初速度法で測定することができる．

2　塩化物イオン（Cl^-），炭酸水素イオン（HCO_3^-）

a. 塩化物イオン（Cl^-）

基準値）血清塩化物濃度：96〜107 mEq/L（96〜107 mmol/L）
　　　　1日尿中排泄量　6〜12 g

塩化物イオン（Cl⁻）は，主に体液に存在し，その70％が，細胞外液中に存在している．とくに細胞外液中の塩化物イオンは，HCO_3^-とともに血清の主要な陰イオンであり，陰イオンの約70％を占める．生理的役割としては，水分代謝や浸透圧の調節，酸塩基平衡の維持を担っている．消化液中に分泌されたCl⁻は，その大部分が腸管で再吸収されるが，腎糸球体を通過したCl⁻もまた尿細管でほとんど再吸収されて正常な血中濃度を維持する．

成人より新生児で，また，女性が男性よりやや高い値を示す．男女ともに加齢に伴い減少する傾向がある．食後胃液の分泌が促進されると血清Cl⁻濃度は低くなり，このバランスを保つために炭酸水素イオン値が増加する．

生体内Cl⁻値はNa^+値とほぼ並行して増減する場合が多いが，採血後全血放置すると，二酸化炭素分圧が空気中よりも高いためにHCO_3^-から二酸化炭素の揮散が起こる．二酸化炭素分圧が低下すると陰イオンの不足を補うために，Na^+値と独立して赤血球中のCl⁻が血漿中に移動する．これを**クロライドシフト**という．血清塩化物イオン値の変動は，Na^+やHCO_3^-からの影響で二次的に起こる酸塩基平衡異常であることが多い（表2-23）．

表2-23 血清塩素値に変動をきたす疾患

高値 （106 mmol/L 以上）	1. 代謝性アシドーシス	消化管からのアルカリ喪失（下痢） 腎臓からの塩化物イオン排泄低下
	2. 呼吸性アルカローシス	過呼吸，過換気症候群
	3. 高ナトリウム血症	水分摂取障害，水分喪失
低値 （90 mmol/L 以下）	1. 代謝性アルカローシス	激しい嘔吐
	2. 呼吸性アシドーシス	
	3. 低ナトリウム血症	呼吸不全，二酸化炭素の蓄積 利尿薬の投与

b. 塩化物イオン（Cl⁻）の測定法

採血後，全血で室温放置すると二酸化炭素（CO_2）の放出によりクロライドシフトが起こるが，反対に血球から血漿中に水の移動が生じて相殺されるために放置1時間ぐらいは塩化物イオン値に変動はない．

イオン選択電極法による定量が一般的である．

1) イオン選択電極法

この方法が主流となっている．イオン選択のための電極はAg/AgCl固体電極と第4級アンモニウム塩液体膜電極を用いる方法がある．臭素含有薬剤を含む試料では正の誤差が生じる．

2) 酵素法

アミラーゼの活性化にCl⁻が必須であることを利用して初速度測定により定量する方法で，ほかのハロゲン元素の影響をほとんど受けないのが特徴である．

c. 炭酸水素イオン（HCO_3^-）

加齢とともに軽度の上昇がみられる．

炭酸水素イオン（HCO_3^-） 22〜26 mEq/L（22〜26 mmol/L）
動脈血二酸化炭素分圧（$PaCO_2$） 35〜45 mmHg
動脈血酸素分圧（PaO_2） 75〜115 mmHg
動脈血水素イオン指数 pH 7.35〜7.45
アニオンギャップ 10〜14 mEq/L

二酸化炭素は反応すると電離して炭酸水素イオンとなる．炭酸水素イオンは塩化物イオンと併せて体内の総陰イオンの85%を占めている．生理的機能として①浸透圧の維持，②酸塩基平衡の維持がある．HCO_3^-/CO_2緩衝系が，pH維持に重要な役割を担っている．二酸化炭素および炭酸水素イオン濃度は，呼吸性と代謝性の酸塩基平衡異常により変動して肺や肝臓で制御されている．

動脈血中の炭酸水素イオン濃度は，①腎臓からの水素イオンの排泄，②肺からの二酸化炭素放出，③尿細管からの炭酸水素イオンの再吸収によって調節されている．

また呼吸による①血液中の二酸化炭素の排出，②血液中への酸素の摂取は肺で行われている．

したがって，動脈血酸素分圧と動脈血二酸化炭素分圧は心肺機能，腎機能，および全身機能の診断に欠かせない．酸塩基平衡異常と電解質のバランスとは密接な関係にある．すなわち，電解質濃度から，アニオンギャップ（AG）を求めると代謝性アシドーシスの病態のスクリーニングに効果的である．

AGは$(Na^+ + K^+) - (Cl^- + HCO_3^-)$で求められるが，カリウムイオンの変動幅は小さいので次式が一般的である．

$AG = (Na^+) - (Cl^- + HCO_3^-)$

AGの増加は通常測定されない無機酸や有機酸が増加して炭酸水素イオンが著しく減少した場合であり，腎不全や糖尿病性ケトアシドーシスでみとめることがある．

血液の酸塩基平衡が，酸性（pH 7.35以下）に偏る現象をアシデミア，逆に塩基性（pH 7.45

表2-24 HCO_3^-と$PaCO_2$の変動と疾患

	HCO_3^- 基準値 22〜26 mEq/L	$PaCO_2$ 基準値 35〜45 mmHg
高値↑	消化管からH^+の喪失する嘔吐 腎臓からコン症候群やバーター症候群* 低カリウム血症 呼吸性アシドーシス	肺気腫，気管支喘息，慢性気管支炎などの呼吸性アシドーシスによる場合，原発性アルドステロン症，胃液の嘔吐，低カリウム血症，低クロール血症などの代謝性アルカローシスの二次的変化とみられる場合
低値↓	糖尿病などのケトアシドーシス，腎不全などの排泄障害，下痢によるHCO_3^-の喪失	過換気症候群，肺炎，肺線維症の呼吸性アルカローシスの場合，腎不全，糖尿病，下痢などの代謝性アシドーシスの二次的変化とみられる場合

*ヘンレ係蹄の太い上行脚（TAL）の機能不全を特徴とする症候群

表2-25 アシドーシスとアルカローシスの一時的病変と代償作用

酸塩基平衡異常 (原因)	pH	一次性病変	代償作用 即時(肺)	代償作用 遅延(腎臓)
代謝性アシドーシス	↓	HCO₃⁻ ↓	PaCO₂ ↓ 過換気	酸排泄↑ HCO₃⁻ ↑
代謝性アルカローシス	↑	HCO₃⁻ ↑	PaCO₂ ↑ 低換気	酸排泄↓ HCO₃⁻ ↓
呼吸性アシドーシス	↓	PaCO₂ ↑	PaCO₂ ↓ 過換気	酸排泄↑ HCO₃⁻ ↑
呼吸性アルカローシス	↑	PaCO₂ ↓	PaCO₂ ↑ 低換気	酸排泄↓ HCO₃⁻ ↓

以上)に偏る現象をアルカレミアと呼ぶ．これらを改善するために代償機構が作動するが，その後も偏りが改善せずに酸性あるいは塩基性に偏る病態のことをアシドーシス，アルカローシスという．

d. 炭酸水素イオン（HCO_3^-）の測定法

血漿中の炭酸水素イオンは，二酸化炭素含量で表わされる場合もあるが，正しくは，総CO_2＝HCO_3^-＋$PaCO_2$であり，総CO_2含量から，$PaCO_2$相当濃度（1 mEq/L）を差し引いた値が炭酸水素イオンの濃度となる．

PaO_2と$PaCO_2$は電極法による血液ガス分析装置により測定されることが多い．この種の装置では血液のpHも同時に測定できるようになっている．さらにPaO_2，$PaCO_2$，pHとともにヘモグロビン濃度などを用いて炭酸水素イオン濃度，過剰塩基（base excess, BE），動脈血酸素飽和度（SaO_2）が自動的に算出される．

血液中の二酸化炭素含量の測定には，Conwayの微量拡散分析法が利用され，その後酸素および二酸化炭素の含量を同時に測定できるNatelson微量ガス分液装置で，血中の二酸化炭素あるいは二酸化炭素と酸素が同時測定できるようになった．

最近の傾向は，正確でしかも迅速に測定できる電極法が主流であり，pH電極，PaO_2電極を備えた自動校正システムを有する血液ガス分析装置が広く利用されている．

3 カルシウム（Ca），リン（P），マグネシウム（Mg）

a. カルシウム（Ca）

基準値）血清カルシウム濃度：8.5～10.2 mg/dL（4.25～5.1 mEq/L, 2.12～2.54 mmol/L）

性差はほとんど認められないが，年齢差があり，小児は10%ほど高値を示す．カルシウムは，人体の構成成分の2～3%を占める骨や歯組織中に，主にヒドロキシアパタイト（$Ca_{10}(PO_4)_6(OH)_2$）として存在し，これがカルシウムやリン酸をプールする場として重要な働きをしている．カルシウムの吸収は小腸上部で行われ，活性型ビタミンDによって調節されている．また，ホルモンとも深い関連がある副甲状腺ホルモン（Parathyroid hormone, PTH, パラトルモン）により，血中カルシウムイオン値が上昇し，カルシトニンによって血中カルシウムイオン値が低下する．カルシウムは透析型と非透析型の2種類に分けられる．透析型は，イ

表2-26　血清カルシウム値の変動と血清リン値の変動による疾患

血清カルシウム高値	
血清リン増加または正常	ビタミンD過剰症，多発性骨髄腫，急性骨萎縮
血清リン正常	骨結核（破壊性），変形性関節炎，サルコイドーシス，癌骨転移，軽症腎炎
血清リン減少	副甲状腺機能亢進症，急性肺炎回復期
血清カルシウム正常 8.5〜10.2 mg/dL	
血清リン増加	急性肝萎縮症，熱性疾患
血清リン減少	甲状腺機能低下症，尿細管アシドーシス
血清カルシウム低値	
血清リン増加または正常	続発性甲状腺機能低下症，尿毒症，慢性腎不全
血清リン正常	膵炎，低アルブミン血症
血清リン減少	ビタミンD欠乏症，腎性くる病，骨軟化症

オン型のほか有機酸と結合した可溶性カルシウム塩を含み，全カルシウムの約60％を占める．一方非透析型カルシウムは，タンパク質（主にアルブミン）結合型カルシウムのことである．
　血清中のカルシウムは重要な生理作用を担い，①細胞の浸透圧調節，②血液中の電解質の濃度の調節，③神経や筋肉の興奮性の調節，④血液凝固に関与している．活性型ビタミンD_3が腸管からのカルシウム吸収を促進して骨形成を増大させるが，ビタミンD_3が欠乏すると副甲状腺ホルモンの分泌が亢進して骨吸収が促進されるため，血清カルシウム濃度に大きな低下はみられない．しかしながら，リン酸の減少が顕著となり，くる病や骨軟化症を引き起こす（表2-26）．次項にあるリンとの関連も重要である．

b. カルシウム（Ca）の測定法

　駆血帯などでうっ血させた状態での採血では，血漿タンパク濃度とともにカルシウムイオン値も上昇するので，駆血帯を外してから行うよう注意する．また抗凝固剤としてEDTAなどのキレート剤の使用は禁止し，ヘパリンを用いる．
　標準法として原子吸光法が適用され，EDTAによる滴定法もあるが，一般的に自動分析装置に適用が容易で高精度で測定できる o-CPC やメチルキシレノールブルー（MXB）法が主として用いられている．イオン型カルシウムの測定にはイオン選択電極法がある．

1）原子吸光法

　フレーム方式，フレームレス方式とも原子化が可能であるが，吸収波長は422.7 nmである．共存するリン酸イオンのマスキング剤として塩化ランタンを用いてリン酸をランタンイオンと結合させる．

2）o-クレゾールフタレインコンプレクソン（o-CPC）法

　アルカリ性下でカルシウムイオンと o-CPC が，紫紅色（575 nm）の錯体を生成することを利用しているが，マグネシウムイオンも同様の発色をするので，8-ヒドロキシキノリンをマスキング剤として用いる．

3）イオン選択電極法

　有機リン酸のカルシウム塩（ジデシルリン酸塩など）を含有する膜電極を用いて標準試料と

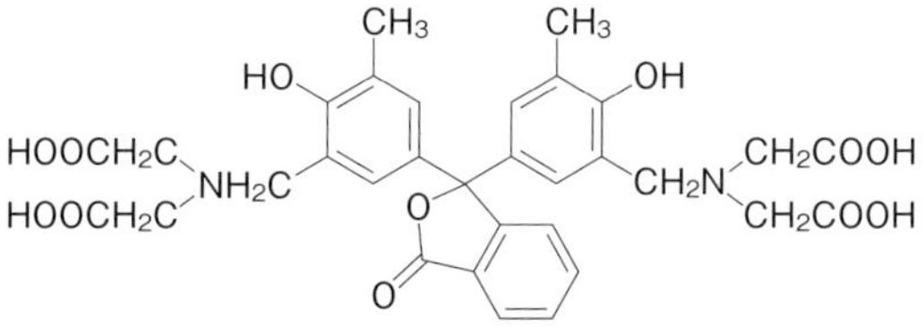

o-クレゾールフタレインコンプレクソン

図 2-57　カルシウム定量用試薬

の電位差により測定する．塩基性下では，カルシウムイオンがタンパク結合しやすいので，pHを管理しながら測定する必要がある．一般にタンパク質結合型カルシウムは電極では測定できないが，カルシウムイオンの生理作用を知る目的で汎用されている．

4）酵素法

α-アミラーゼ活性がカルシウムイオンに依存することを利用している．ただし，反応温度や反応時間などの測定条件は厳しく管理する必要がある．

c. リン（P）

基準値）血清リン濃度：2.5～4.8 mg/dL（0.81～1.55 mmol/L）

食事の影響や日内変動が大きく，昼間が最低値になり，夜半に最高値となる．生体内において無機および有機リン酸化合物として存在し，その大部分がカルシウムやマグネシウムと結合し，骨組織や骨格筋の構成成分として分布するほか，リン脂質，核酸，高エネルギーリン酸化合物などの多くのリン酸エステルとして体内に存在する．また無機リン酸（Pi）は自由に細胞内外を移行することが知られている．

血清中の無機リン酸はカルシウムと副甲状腺ホルモンの制御では相反して変動することが多いが，ビタミンD過剰による調節の場合は，カルシウムも無機リンもともに増加する．

d. 無機リン（P）の測定法

血球中には多量の有機リンが存在しているので，溶血試料には多量のリンが放出され，加水分解でさらに無機リンになることがあるので注意を要する．また，無機リン濃度は血漿中よりも血清中のほうが0.1～0.3 mg/dL（0.034～0.102 mmol/L）低くなっており，これは無機リンが血小板成分に存在していることを示している．

リンの主な測定法には化学的測定法と酵素的測定法がある．

1）リン・モリブデンブルー法

リン酸酸性溶液にモリブデン酸を加えると，リン・モリブデン（Ⅵ）酸が形成される．これに還元剤を加え，リン・モリブデンブルーの青色錯体を生成する反応を基本としている．

2）酵素法

プリンヌクレオシドホスホリラーゼやスクロースホスホリラーゼの加リン酸分解酵素を利用する方法で，イノシンまたはスクロースを基質として過酸化水素による発色反応あるいはNADPHの吸光度を測定する．

e. マグネシウム (Mg)

基準値) 血清マグネシウム濃度: 1.7〜2.5 mg/dL (1.4〜2.0 mEq/L, 0.7〜1.0 mmol/L)

血中マグネシウムは30%がタンパク質と結合しているが, 残りの70%は, イオン型や有機酸塩として存在している. カルシウムと拮抗して働き, ホスファターゼなどの解糖系, 尿素生成系酵素反応における活性因子であるが, 決定的な必要性については議論されている. しかし, 循環器系, 消化器系疾患に重要な因子であり, 測定法の開発は有意義である.

f. マグネシウム (Mg) の測定法

カルシウムと同様に抗凝固剤であるEDTAなどのキレート剤の使用は不適当であり, ヘパリンを用いる. 溶血試料は赤血球の崩壊によりマグネシウム含量が高値にでる.

1) 酵素法

マグネシウムがヘキソキナーゼ, または, グリセロールキナーゼの活性化因子であることを利用する方法である. 反応温度, 反応時間などの測定条件は厳しく管理する必要がある.

2) キシリジルブルー法

エタノール共存下で, マグネシウムイオンが, 淡紅色を呈する錯体を生成するので, これを510〜515 nmで測定するか, または試薬由来の610 nmの吸光度の減少量で定量する.

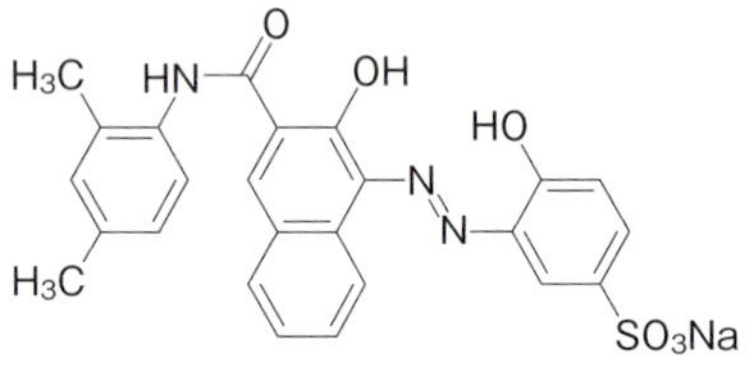

キシリジルブルー

図 2-58 マグネシウム定量用試薬

4 鉄 (Fe), 銅 (Cu)

a. 鉄 (Fe)

血清鉄濃度: 成人男性 80〜180 μg/dL (14.3〜32.2 μmol/L)
　　　　　　成人女性 70〜160 μg/dL (12.5〜28.7 μmol/L)
TIBC: 320〜400 μg/dL
UIBC: 90〜250 μg/dL

鉄は生体微量金属の中で最も含量が多く, その2/3は, 血色素として血球中に存在している一方, 血清中では, トランスフェリンと結合し, 輸送される. 貯蔵鉄としては, フェリチンやヘモジデリンとして肝臓や脾臓に分布している. 全身鉄含量は, 成人男性4g, 成人女性3gであり, 性差がある.

生体内での鉄は, 消化管より吸収・利用され, 骨髄により破壊・再生され, 脾臓および肝

臓で貯蔵され，バランスを保っている．食餌性鉄は上部消化管（十二指腸と小腸上部）から2価鉄のみが吸収され，腸管粘膜細胞内で酸化されて3価鉄となりアポフェリチンと結合し貯蔵鉄と呼ばれるフェリチンとなる．これらは，細胞内および細胞間隙にも存在している．

このように鉄は様々な複合体を形成して血液由来の病態と深いかかわりをもっているが，中でもトランスフェリンの値からトランスフェリン総量を示す総鉄結合能 (total iron-binding capacity, TIBC) と，鉄と結合していないトランスフェリン量を示す不飽和鉄結合能 (unsaturated iron-binding capacity, UIBC) が重要であり，TIBC＝UIBC＋血清鉄という関係式が成り立つ．さらに貯蔵鉄であるフェリチンとの値の変動を含めて考えると，表2-27のような病態の分類ができる．

表2-27　各種病態と鉄関連項目との関係

病態	血清鉄	TIBC（UIBC）	フェリチン（貯蔵鉄）
鉄欠乏性貧血	↓	↑	↓
再生不良性貧血	↑	↓	↑
貯蔵鉄利用障害	↓	↓	↑
鉄過剰肝細胞壊死	↑	↓	↑

b. 鉄（Fe）の測定法

血清鉄には日内変動があり，朝高夕低であるので一定時間に採血することが重要である．また，測定器具などの環境由来の鉄による汚染にも注意が必要である．

1）血清鉄

血清中の鉄の測定には比色法が用いられる．キレート剤としてo-フェナントロリンや，バソフェナントロリンを用いる方法が知られているが，さらに溶解性の良いバソフェナントロリンスルホン酸ナトリウムを用いた松原法は，pH 2〜9の広範囲で，Fe^{2+}との赤橙色錯体を535 nmで測定することによる定量法である．国際基準法では，鉄の分離（塩酸で加熱処理），除タンパク（トリクロロ酢酸），Fe^{3+}の還元（チオグリコール酸）を用いて，松原法に準拠している．

スルホン酸基をもつ水溶性の高い分析試薬であるニトロソPSAP［2-ニトロソ-5-(N-プロピル-N-スルホプロピルアミノ)フェノール］はFe^{2+}と750 nm付近に吸収極大を有するキレートを生成するので，これにより比色定量できる．

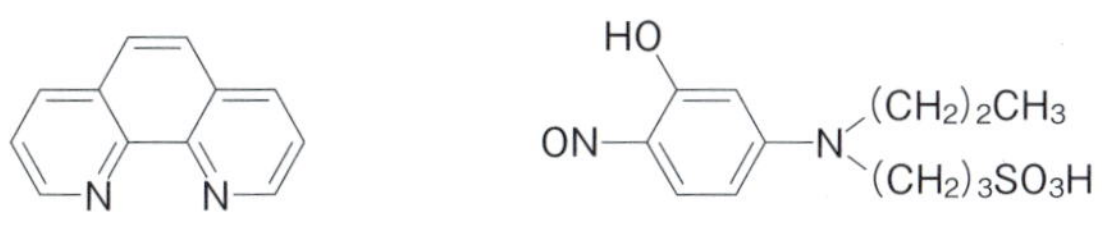

o-フェナントロリン　　　ニトロソPSAP

図2-59　鉄定量用試薬

2）総鉄結合能（TIBC）および不飽和鉄結合能（UIBC）

測定の際には，トランスフェリンに対して過剰の鉄（Ⅲ）を添加した後，炭酸マグネシウム粉末を添加して過剰の鉄を吸着沈殿させ，その上澄みの結合鉄を定量する．UIBC の値は，TIBC から血清鉄を差し引いて求める．

c. 銅（Cu）

血清銅濃度：成人男性　82～134 μg/dL（12.9～21.1 μmol/L）
　　　　　　成人女性　103～159 μg/dL（16.2～25.0 μmol/L）

血清中の銅は遊離型のみで存在することはなく，約 95% がセルロプラスミンと結合しており，一部がアルブミンと弱く結合している．セルロプラスミンは，グロブリン分画に属し，8 原子の銅（Ⅱ）イオンと結合できるアミンオキシダーゼ様活性を有するタンパク質である．

その他にも銅はチトクロム，カタラーゼ，モノアミンオキシダーゼ，スーパーオキシドジスムターゼなどの構成成分として存在しており，ヘモグロビン合成のための鉄の吸収，代謝のように造血にも関与している重要な微量元素である．

セルロプラスミンの合成に障害のあるウィルソン病は，脳，肝臓，腎臓に銅が沈着し，肝硬変，錐体外路障害を引き起こす疾患である．また，銅の吸収障害によるメンケス症候群は銅欠乏症のひとつであり，過剰症には，鉄欠乏性貧血，再生不良性貧血，閉塞性黄疸，悪性リンパ腫，感染症などがある．

d. 銅（Cu）の測定法

血清銅の測定には，原子吸光法を用いることもできるが，比色分析が一般的に用いられる．鉄と同様にジピリジル系試薬が用いられるが，銅（Ⅱ）をアスコルビン酸で還元して銅（Ⅰ）にして，バソクプロインスルホン酸とのキレートを生成させ，480 nm で比色定量できる．銅（Ⅰ）は配位数が 2 であり，2 位がメチル基で置換されているバソクプロインスルホン酸と選択的に錯体生成するので，配位数 4 の銅（Ⅱ）との分別定量が可能である．他にアゾ色素である 3,5–DiBr–PAESA（4–(3,5–ジブロモ–2–ピリジルアゾ)–*N*–エチル–*N*–(3–スルホプロピル）アニリンナトリウム）を用いる場合，セルロプラスミン，およびタンパク質に結合した銅を，弱酸性下，変性剤により解離させ，銅–3,5 DiBr–PAESA 錯体を波長 600 nm で測定することにより銅濃度を求める．

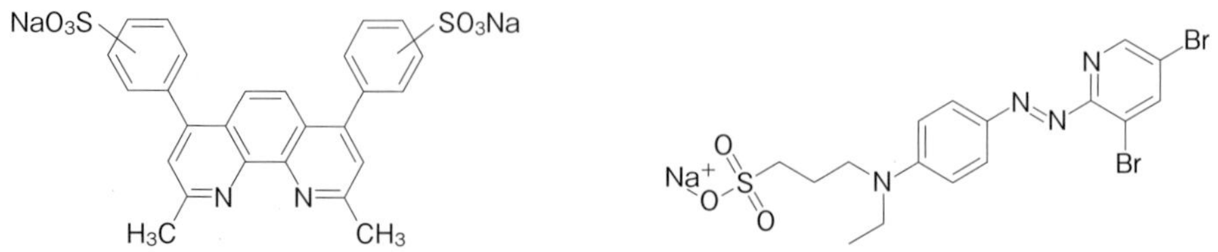

バソクプロインスルホン酸ナトリウム　　3,5–DiBr–PAESA

図 2–60　銅定量用試薬

5 その他の無機質（微量元素）

その他の微量元素について表 2-28 にまとめた．

表 2-28　微量元素の生体内での存在意義と分析法

微量元素	構成酵素・生理機能など	欠乏症・過剰症など	分析法
亜鉛 (Zn)	DNA ポリメラーゼ，RNA ポリメラーゼ，アルカリホスファターゼ，炭酸脱水素酵素，アルコール脱水素酵素など多くの酵素	欠乏症：味覚異常，食欲不振，小児成長や性成熟の抑制，免疫機能の低下，精神障害，生殖能異常	原子吸光法
マンガン (Mn)	ピルビン酸カルボキシラーゼ，アルギナーゼ，マンガンスーパーオキシドジスムターゼのほか糖質，脂質，タンパク質，核酸代謝に関与する酵素の補酵素	過剰症：パーキンソン病類似の中枢神経障害，マンガン肺炎，心疾患 欠乏症：尿毒症，てんかん	原子吸光法 ICP-AES 法
セレン (Se)	グルタチオンペルオキシダーゼや 5'-デイオジナーゼの構成成分	欠乏症：克山病，カシン・ペック病 過剰症：肝障害，胃腸障害，爪の変形，脱毛，脱力感	原子吸光法
コバルト (Co)	ビタミン B₁₂（シアノコバラミン）の構成成分	欠乏症：巨赤芽球性貧血（悪性貧血）	PAN* 比色法
モリブデン (Mo)	キサンチン酸化酵素の構成成分	欠乏症：成長遅延，低尿酸血症，高オキシプロリン血症	モリブデンブルー法
クロム (Cr)	耐糖因子として糖代謝にかかわっている．また，脂質代謝にも関与し，高脂血症や動脈硬化にも関連するといわれている．	過剰症：嘔吐，腹痛，下痢，尿細管障害	原子吸光法
ヨウ素 (I)	80％が甲状腺に存在している．遊離状態で甲状腺に運ばれ，エネルギー代謝，タンパク質代謝，精神作用の刺激，骨形成に関与する甲状腺ホルモンの合成	欠乏症：鉄欠乏症やビタミン A 欠乏症とともに，世界で患者発生率の最も多い欠乏症の一つである	ICP-MS 法

*PAN（1-ピリジルアゾ）-2-ナフトール

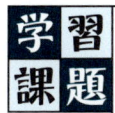

学習課題
- 金属の関与する酵素反応にはどのようなものがあるか．
- 血液ガス分析をする意義を説明しなさい．

2-A-8 ホルモン

ホルモンは生体内外の情報に応じて，内分泌細胞や一部の神経細胞によって産生・分泌され，体液を介して標的器官に到達し，その情報を伝達する物質と定義されている．

ホルモンは化学構造からはステロイド，カテコールアミン，アミノ酸，タンパク質，ペプチドの5種類に，産生部位や機能からは視床下部ホルモン，下垂体ホルモン，甲状腺ホルモン，副甲状腺ホルモン，膵ホルモン，消化管ホルモン，副腎皮質ホルモン，性ホルモン（男性，女性），副腎髄質ホルモンなどに分類される．これらは類縁物質も含めて100種にも及び，その多くが臨床検査の対象とされている．化学構造との関係は，① 副腎皮質ホルモン，性ホルモンおよび $1\alpha,25$-ジヒドロキシビタミンD_3 はステロイド，② 副腎髄質ホルモンはカテコールアミン，③ 甲状腺ホルモンはアミノ酸，④ それ以外はタンパク質またはペプチドである．主なホルモンの産生部位，生理作用などについては表2-29に示した．また各ホルモンの基準値は巻末の表にまとめてある．測定は主に各種免疫測定法［イムノアッセイ；放射免疫測定法（ラジオイムノアッセイ，RIA），酵素免疫測定法（エンザイムイムノアッセイ，EIA）など（1章1-6①b 参照）］により行われ，とくにタンパク質，ペプチド系ホルモンが本法の対象となる．ステロイドホルモンは免疫測定法以外に化学的測定法やガスクロマトグラフィー／質量分析法（GC/MS）でも測定されている．これに対してカテコールアミンの測定は，十分な抗体が得難いことなどから高速液体クロマトグラフィー（HPLC）（1章1-6①a 参照）が汎用されている．なお，これらの血中や尿中濃度測定のみで内分泌機能の評価ができない場合は，負荷試験を実施する．

1 生理作用

a. 視床下部ホルモン

視床下部は間脳の脳底部に位置し，種々の下垂体ホルモンの分泌を調節するペプチド系ホルモン類が産生されている．成長ホルモン放出ホルモン（growth hormone-releasing hormone, GHRH），成長ホルモン放出抑制ホルモン（growth hormone release-inhibiting hormone, GHRIH, 別名：ソマトスタチン，somatostatin），性腺刺激ホルモン放出ホルモン（gonadotropin-releasing hormone, GnRH），甲状腺刺激ホルモン放出ホルモン（thyrotropin-releasing hormone, TRH）および副腎皮質刺激ホルモン放出ホルモン（corticotropin-releasing hormone, CRH）は視床下部の特定の分泌ニューロンで産生され，下垂体門脈系に分泌される．

b. 下垂体ホルモン

下垂体は脳の視床下部底部にあり，前葉，中葉，後葉からなる．下垂体ホルモンは，一般にタンパク質性あるいはペプチド性である．構造の類似性から成長ホルモン（growth hormone, GH）とプロラクチン（prolactin, PRL），および糖タンパク質ホルモン［甲状腺刺激ホルモン（thyroid-stimulating hormone, TSH），性腺刺激ホルモン］，そしてプロオピオメラノコルチン系ペプチド［副腎皮質刺激ホルモン（adrenocorticotropic hormone, ACTH）など］の

表 2-29 主なホルモンの産生部位，化学構造的分類および作用

産生または分泌部位	ホルモン名	化学構造的分類	主な作用
視床下部	成長ホルモン放出ホルモン growth hormone-releasing hormone, GHRH	ペプチド （アミノ酸 44 個）	脳下垂体前葉：GH の合成・分泌促進
	成長ホルモン放出抑制ホルモン（ソマトスタチン） growth hormone release-inhibiting hormone, GHRIH (somatostatin)	ペプチド （アミノ酸 14 個）	脳下垂体前葉：GH の合成・分泌抑制
	性腺刺激放出ホルモン（黄体形成ホルモン放出ホルモン） gonadotropin-releasing hormone, GnRH (luteinizing hormone-releasing hormone, LHRH)	ペプチド （アミノ酸 10 個）	脳下垂体前葉：LH, FSH の分泌促進
	甲状腺刺激ホルモン放出ホルモン thyrotropin-releasing hormone, TRH	ペプチド （アミノ酸 3 個）	脳下垂体前葉：TSH の合成・分泌促進
	副腎皮質刺激ホルモン放出ホルモン corticotropin-releasing hormone, CRH	ペプチド （アミノ酸 41 個）	脳下垂体前葉：ACTH の合成・分泌促進
下垂体前葉	成長ホルモン growth hormone, GH	ペプチド （アミノ酸 191 個）	全身の成長促進 肝：IGF-I の合成促進
	プロラクチン prolactin, PRL	ペプチド （アミノ酸 198 個）	乳腺：乳汁の分泌促進
	甲状腺刺激ホルモン（チロトロピン） thyroid-stimulating hormone, TSH (thyrotropin)	糖タンパク質 （アミノ酸 204 個）	甲状腺：甲状腺ホルモンの産生・分泌促進
	黄体形成ホルモン（間質細胞刺激ホルモン） luteinizing hormone, LH (interstitical cell-stimulating hormone, ICSH)	糖タンパク質 （アミノ酸 207 個）	卵巣：排卵，黄体形成の促進 精巣：アンドロゲンの合成
	卵胞刺激ホルモン（濾胞刺激ホルモン） follicle-stimulating hormone, FSH	糖タンパク質 （アミノ酸 210 個）	卵巣：卵胞の発育と成熟促進 精巣：精細管成熟・精子形成促進
	副腎皮質刺激ホルモン（コルチコトロピン） adrenocorticotropic hormone, ACTH (corticotropin)	ペプチド （アミノ酸 39 個）	副腎皮質：副腎皮質ステロイドホルモンの合成・分泌促進
下垂体中葉	メラニン細胞刺激ホルモン melanocyte-stimulating hormone, MSH	ペプチド （α-MSH はアミノ酸 13 個）	メラニン色素細胞：メラニン色素の形成・沈着を促進
	β-エンドルフィン β-endorphin	ペプチド （アミノ酸 31 個）	中枢神経系：モルヒネ様の鎮痛作用

（つづく）

表 2-29 つづき

産生または分泌部位	ホルモン名	化学構造的分類	主な作用
下垂体後葉	抗利尿ホルモン（バソプレッシン） antidiuretic hormone, ADH（vasopressin）	ペプチド （アミノ酸9個）	腎：水の再吸収促進，尿濃縮（抗利尿作用）
	オキシトシン oxytocin, OT	ペプチド （アミノ酸9個）	子宮：子宮平滑筋の収縮 乳腺：乳汁の射出
甲状腺	トリヨードチロニン triiodothyronine, T_3 チロキシン thyroxine, T_4	ヨウ素含有アミノ酸誘導体	成長や基礎代謝の維持 酸素消費・熱産生の増加
	カルシトニン calcitonin, CT	ペプチド （アミノ酸32個）	血漿カルシウムとリン酸濃度の低下 骨：リン酸カルシウムの放出抑制 腎：カルシウム，リン酸の排泄増加
副甲状腺	副甲状腺ホルモン（パラトルモン） parathyroid hormone, PTH（parathormone）	ペプチド （アミノ酸84個）	骨：リン酸カルシウムの放出促進 腎：カルシウム排泄抑制，リン酸排泄増加 腎：ビタミンDの活性化反応促進
膵臓	インスリン insulin	ペプチド （アミノ酸51個）	血糖値の低下 肝，筋肉：グリコーゲンの合成促進 脂肪組織：糖の取り込みおよび脂肪合成促進
	グルカゴン glucagon	ペプチド （アミノ酸29個）	血糖値の上昇 肝：グリコーゲンの分解・糖新生促進
胃前庭部	ガストリン gastrin	ペプチド （アミノ酸17個）	胃：胃酸の分泌促進
副腎皮質球状層	鉱質コルチコイド mineralocorticoid	C_{21} ステロイド	腎：Na^+, Cl^- の貯留，K^+, H^+ の排泄促進
副腎皮質束状層	糖質コルチコイド glucocorticoid	C_{21} ステロイド	肝：糖新生促進，グリコーゲン・タンパク質合成促進
副腎皮質網状層	男性ホルモン（アンドロゲン） androgen	C_{19} ステロイド	男性の第二次性徴の発現と生殖機能，精子形成促進
精巣	男性ホルモン（アンドロゲン） androgen	C_{19} ステロイド	男性の第二次性徴の発現と生殖機能，精子形成促進
卵巣	卵胞ホルモン（エストロゲン） estrogen	C_{18} ステロイド	女性の第二次性徴の発現と生殖機能，性周期維持
	黄体ホルモン（プロゲステロン） progesterone	C_{21} ステロイド	性周期後半維持，乳腺発育促進
副腎髄質	アドレナリン adrenaline	カテコールアミン	平滑筋の収縮，心拍出量の増大，糖・脂質代謝促進

3つのグループに分けられる．下垂体前葉では，GH，PRL，TSH，性腺刺激ホルモン，ACTH が産生・分泌されている．また，抗利尿ホルモン（antidiuretic hormone, ADH）とオキシトシン（oxytocin, OT）は視床下部の特定の神経細胞で合成され，軸索を通って下垂体後葉の神経終末部へ輸送された後，分泌される．

1）成長ホルモン

GH は下垂体前葉の好酸性細胞で産生されるアミノ酸191個からなるペプチドである．GH の分泌は，視床下部の GHRH によって促進され，GHRIH により抑制される．GH の直接作用は骨端部の成長を促す作用であり，間接作用は肝臓に作用してインスリン様成長因子-I（insulin-like growth factor, IGF-I, 別名：ソマトメジン C，somatomedin C）を産生させ，これが軟骨組織や全身の成長を促進する．

2）プロラクチン

PRL は下垂体前葉の好酸性細胞で産生されるアミノ酸198個からなるペプチドで，GH とよく似た構造をしている．PRL の分泌は，視床下部の PRL 分泌抑制因子により支配されている．PRL は，妊娠中に発達した乳腺組織に作用して乳汁分泌を促進する．

3）甲状腺刺激ホルモン

TSH はチロトロピン（thyrotropin）とも呼ばれ，α-およびβ-サブユニットからなる二量体の糖タンパク質で，下垂体前葉の好塩基性細胞で産生・分泌される．α-サブユニット（アミノ酸92個）は黄体形成ホルモン（luteinizing hormone, LH），卵胞刺激ホルモン（follicle-stimulating hormone, FSH）と共通で，β-サブユニット（アミノ酸112個）が固有の生理活性を示す．TSH は甲状腺に作用して，甲状腺ホルモンのトリヨードチロニン（triiodothyronine, T_3）とチロキシン（thyroxine, T_4）の合成・分泌を促進する．TSH の分泌は，視床下部の TRH および血中の甲状腺ホルモン（T_3, T_4）によって調節される．

4）性腺刺激ホルモン

LH と FSH の2種類があり，あわせて下垂体性性腺刺激ホルモン（gonadotropin, Gn）という．これらは二量体の糖タンパク質で，TSH と共通のα-サブユニットおよび固有の生理活性を示すβ-サブユニットからなる．下垂体性 Gn は，視床下部の GnRH の刺激により下垂体前葉の好塩基性細胞で産生され，血中の性ステロイドホルモン濃度により制御される．

① 黄体形成ホルモン

LH は間質細胞刺激ホルモン（interstitial cell-stimulating hormone, ICSH）とも呼ばれる．女性では卵巣に作用して，排卵および濾胞の黄体形成を促進し，プロゲステロン（progesterone）合成を促進する．男性では精巣の間質細胞に作用してテストステロン（testosterone）の合成を促進する．

② 卵胞刺激ホルモン

FSH は濾胞刺激ホルモンとも呼ばれる．女性では卵巣に作用して卵胞の成長とエストロゲン（estrogen）合成を促進する．男性では精巣に作用して，精細管の成熟と精子の形成を促進する．

5）副腎皮質刺激ホルモン

ACTH はコルチコトロピン（corticotropin）とも呼ばれ，アミノ酸39個からなるペプチド

であり，プロオピオメラノコルチン（pro-opiomelanocortin, POMC）からプロセシングを受けて生成する．視床下部の CRH の刺激により下垂体前葉より分泌され，副腎皮質に作用して，副腎皮質の肥大と副腎皮質ステロイドホルモンの合成・分泌を促進する．

POMC のプロセシングにより，ACTH 以外に，メラニン色素細胞刺激ホルモン（melanocyte-stimulating hormone, MSH），コルチコトロピン様中葉ペプチド（corticotropin-like intermediate lobe peptide, CLIP），リポトロピン（lipotropin, LPH），エンドルフィン（endorphin）などが産生される．MSH は色素細胞に作用して，メラニン合成・沈着を促進する．LPH は脂肪組織に作用してリパーゼを活性化して，脂質の動員を行う．エンドルフィンには α-, β-, γ- の 3 種類あるが，β-エンドルフィンは中枢神経系に作用して，モルヒネ様の鎮痛作用を示す．

6）抗利尿ホルモン

ADH はバソプレッシン（vasopressin）とも呼ばれ，視床下部の視索上核で合成されて下垂体後葉より分泌される．次に述べる OT と同様にアミノ酸 9 個からなるペプチドであり，両者を比較すると 7 個のアミノ酸は同一である．血漿浸透圧の上昇や循環血液量の減少などで分泌が促進され，血漿浸透圧の低下や体液量の減少などで分泌が抑制される．腎臓の遠位尿細管に作用して水分の再吸収を促進する．また，血管収縮作用もあり，血圧を上昇させる．

7）オキシトシン

OT は 9 個のアミノ酸からなるペプチドホルモンである．視床下部の傍室核で生成され，下垂体後葉から分泌される．吸乳刺激や子宮頸部拡張によって分泌が促進され，乳汁射出作用と子宮収縮作用を示す．

c. 甲状腺ホルモン

甲状腺から産生・分泌される T_3 と T_4 はヨウ素を含むアミノ酸で，これらは甲状腺ホルモン（thyroid hormone）と呼ばれる．甲状腺ホルモンは甲状腺濾胞上皮細胞で，ヨウ素化糖タンパク質であるチログロブリンが加水分解を受けて生成する．甲状腺ホルモンの分泌は TSH および血中の T_3, T_4 濃度による調節を受ける．血中の T_3, T_4 は，ほとんどがチロキシン結合グロブリン（thyroxine binding globulin, TBG）またはトランスサイレチン（transthyretin）と結合している．T_4 の多くは末梢で，脱ヨウ素反応を受けて T_3 に変換される．これらは成長や基礎代謝の維持などに関与し，T_3 の生物活性は T_4 に比べ約 10 倍高い．

d. 副甲状腺ホルモン

副甲状腺からは副甲状腺ホルモン（parathyroid hormone, PTH）が分泌される．これは，アミノ酸 84 個からなるペプチドであり，パラトルモン（parathormone）とも呼ばれる．このペプチドの N 末端から 34 個のアミノ酸が PTH 活性を示す．腎臓の近位尿細管でのリン酸の再吸収を抑制し，遠位尿細管でのカルシウム再吸収を促進する．また，腎臓におけるビタミン D の活性化を促進し，腸管からのカルシウムの吸収を促進する．骨ではカルシウムとリン酸を溶出させて血中に放出させる．

e. 膵，消化管ホルモン

膵臓からはインスリン (insulin)，グルカゴン (glucagon) が，消化管（胃や十二指腸および空腸粘膜の内分泌細胞）からは食物の消化を助けるため，ガストリン (gastrin) に代表される消化管ホルモンと呼ばれるペプチドホルモンが産生・分泌される．

1) インスリン

インスリンは A 鎖（アミノ酸 21 個）と B 鎖（アミノ酸 30 個）の 2 本のペプチド鎖からなり，膵臓のランゲルハンス島の B (β) 細胞で産生・分泌される．まずプレプロインスリン (preproinsulin, アミノ酸 110 個) が合成され，小胞体でプロインスリン (proinsulin, アミノ酸 86 個) に，さらにゴルジ装置で C-ペプチド部分が除去され，インスリンと C-ペプチドが血中へ分泌される．したがって，インスリンと同時に C-ペプチドを定量することにより，膵臓でのインスリンの生合成量を知ることができる．インスリンはグルコースの取り込み，解糖，グリコーゲン合成などの促進，糖新生の抑制により，血糖値を低下させる．

2) グルカゴン

グルカゴンはアミノ酸 29 個からなるペプチドホルモンで，膵臓のランゲルハンス島の A (α) 細胞から産生・分泌される．肝臓に作用して，グリコーゲンの分解と糖新生の促進，解糖を抑制し，血糖値を上昇させる．

3) ガストリン

主な消化管ホルモンのなかで，とくに重要で検査対象となるのはガストリンである．これは，アミノ酸 17 個のペプチドで，胃幽門前庭部の G 細胞で合成・分泌される．ガストリンの主な作用は胃底腺壁細胞からの胃酸分泌の促進である．食物や迷走神経の刺激などにより分泌が促進され，胃幽門部から十二指腸の pH 低下により分泌が抑制される．

f. 副腎皮質ホルモン

副腎皮質は，組織学的に 3 層からなり，球状層からは電解質代謝に関連する鉱質コルチコイド (mineralocorticoid)，束状層からは糖代謝に関連する糖質コルチコイド (glucocorticoid)，網状層からは副腎性アンドロゲン (androgen) などのステロイドホルモンが分泌される．これらを含むステロイドホルモンの生合成と代謝経路を図 2-61 に示した．なお，代表的な副腎皮質ホルモンである前 2 者と，これと同じ作用をもつ多数の合成物質をコルチコイド (corticoid) と総称する．

糖質コルチコイドの代表であるコルチゾール (cortisol) は，血漿中でアルブミン (albumin) やコルチコイド結合グロブリン (corticoid binding globulin, CBG, 別名：トランスコルチン，transcortin) と結合して体内を循環している．肝臓，筋肉などで糖新生，タンパク質，脂質代謝を促進するが，抗炎症作用，免疫系との関連や弱いナトリウム貯留作用も知られている．肝臓で，テトラヒドロコルチゾール (tetrahydrocortisol) を経てグルクロニドまたはサルフェートへの変換を受け，尿中 17-ヒドロキシコルチコステロイド（17α 位に水酸基を有する C_{21} ステロイド；17-OHCS）の主要成分として排泄される．コルチゾールの分泌は，視床下部-下垂体前葉-血中コルチゾール濃度によるフィードバック機構によって調節されるが，副腎皮質の腺腫，癌腫，過形成などによる過剰症としてクッシング (Cushing) 症候群，副腎

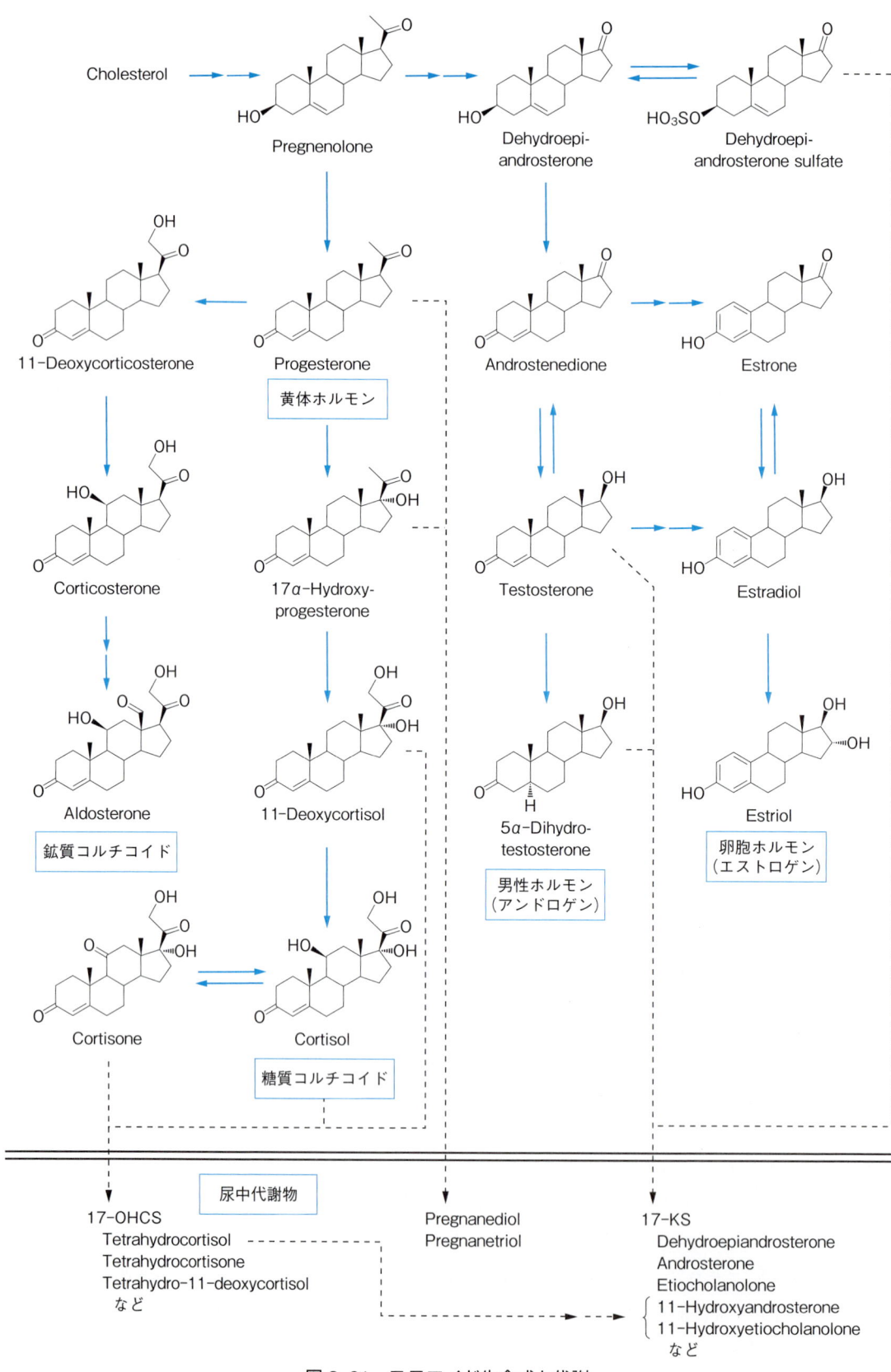

図2-61 ステロイド生合成と代謝

炎などによる欠乏症としてアジソン (Addison) 病がある．なお，その他の主な糖質コルチコイドとしてはコルチゾン (cortisone)，コルチコステロン (corticosterone) がある．

　鉱質コルチコイドの代表であるアルドステロン (aldosterone) の分泌は，レニン (renin)–アンジオテンシン (angiotensin) 系によって調節されている．腎臓の遠位尿細管に作用して，ナトリウム貯留，カリウム排泄作用を示す．過剰症として原発性アルドステロン症（コン症候群；腺腫，過形成），欠乏症としてアジソン病が知られている．

　なお，副腎性アンドロゲンについては男性ホルモンの項で詳述する．

g. 男性ホルモン

　男性ホルモン作用を有する C_{19} ステロイドはアンドロゲンと総称される．精巣からは主にテストステロンが分泌されるが，これは標的細胞で 5α–ジヒドロテストステロン（5α–dihydrotestosterone）に還元されて活性を発揮する．尿中にはテストステロンよりもアンドロステロン (androsterone)，デヒドロエピアンドロステロン (dehydroepiandrosterone, DHEA)，エチオコラノロン (etiocholanolone) などが多量に見出されるが，後3者のように17位にケト基を有するステロイドを 17–ケトステロイド (17–KS) と呼ぶ．副腎性アンドロゲンの代表である DHEA およびそのサルフェート (DHEAS) の男性ホルモン作用は弱い．男性での尿中 17–KS の 1/3 は精巣由来で，2/3 は副腎皮質に由来する．女性の場合は後者のみのため，尿中 17–KS は男性の 2/3 程度である．副腎酵素欠損症の中で，ある種の酵素欠損の結果，副腎性アンドロゲンの過剰分泌をきたして，男性の性早熟と女性の男性化を呈するのが副腎性器症候群である．

> **副腎酵素欠損症**
> 　鉱質コルチコイド，糖質コルチコイド，副腎性アンドロゲンを生合成する酵素が先天的に欠損していることから生ずる疾患．

h. 女性ホルモン

　女性ホルモンには卵胞ホルモン（エストロゲン，C_{18} ステロイド）と黄体ホルモン（プロゲステロン，C_{21} ステロイド）の2種類があり，女性の性殖機能はこれらのホルモンおよび下垂体前葉ホルモンにより支配されている．卵胞ホルモンは輸卵管上皮，子宮内膜，頸管，膣上皮などを発育増殖させ，女性の第二次性徴発現を促す．エストロン (estrone)，エストラジオール (estradiol)，エストリオール (estriol) が代表的なものであるが，生理作用はエストラジオールが強く，エストロンはその 1/5，エストリオールは 1/100 以下である．なお，エストロゲンは女性では卵巣，黄体，胎盤および副腎で，男性では精巣，副腎で産生される．

　月経周期は，卵巣からのホルモン分泌の変動によってつくり出される．卵胞期前半にはエストロゲンはあまり大きく変動しないが，エストラジオールは後半に急激な上昇を示し，排卵の前日に最高値に達して排卵日にやや低下する．非妊時のエストロゲンの分泌量は微量で日常検査の対象とされないが，血中のそれの低下は卵巣機能の低下や分泌調節を受けている間脳下垂体系の機能低下を意味する．これに対して妊娠時にはとりわけエストリオールの排泄量が 1,000 倍にも増大し，その尿中排泄量は，母体の胎盤機能と，胎児の副腎・肝機能を

知るうえで有用な診断指標となる．

プロゲステロンは下垂体前葉より分泌されるLHの刺激を受け黄体細胞より月経周期の後半に分泌される．しかし，受胎後は胎盤から分泌されるヒト絨毛性性腺刺激ホルモン（human chorionic gonadotropin, hCG）により連続的に分泌され，主として妊娠維持の役割を果たす．プロゲステロンは肝臓で還元されてプレグナンジオール（pregnanediol）となり，各種の抱合を受けて尿中へ排泄される．

i. 副腎髄質ホルモン

副腎髄質ホルモンはドーパミン（dopamine），ノルアドレナリン（noradrenaline）［ノルエピネフリン（norepinephrine）］，アドレナリン（adrenaline）［エピネフリン（epinephrine）］の3種類が存在する．これらはチロシンから生合成され，カテコール骨格（ベンゼン核にビシナルジオール基を有する）をもつ生理活性アミンであることからカテコールアミン（catecholamine）と呼ばれている．カテコールアミンはL-チロシン（L-tyrosine）から交感神経節後線

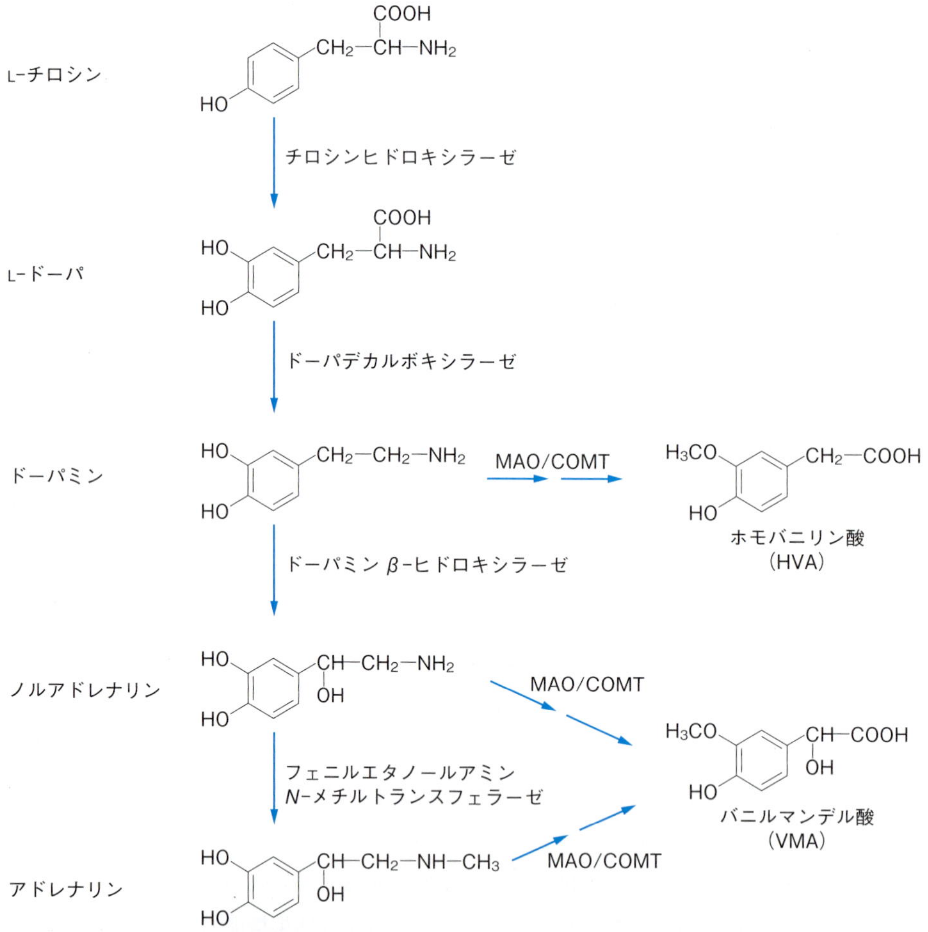

図2-62 カテコールアミンの生合成と代謝
MAO: モノアミンオキシダーゼ
COMT: カテコール O-メチルトランスフェラーゼ

維細胞と副腎髄質細胞で合成される．ドーパミンは，中枢神経系における神経伝達物質であり，ノルアドレナリンは，中枢神経系，末梢の交感神経系および副腎髄質などに広く分布し，交感神経系における神経伝達物質として機能している．アドレナリンは中枢神経系にも存在するが，主として副腎髄質のクロム親和性細胞（chromaffin cell）に存在し，血中に放出されて，種々の細胞を活性化するホルモンとして作用する．

能動輸送で細胞内に取り込まれた L-チロシンから L-ドーパ（L-3,4-dihydroxyphenylalanine, L-DOPA），ドーパミン，ノルアドレナリンが生成する．副腎髄質ではフェニルエタノールアミン N-メチルトランスフェラーゼ（phenylethanolamine N-methyltransferase, PNMT）が存在しているため，ノルアドレナリンがアドレナリンに変換される．細胞内に取り込まれたドーパミン，アドレナリン，ノルアドレナリンはカテコール O-メチルトランスフェラーゼ（catechol O-methyl-transferase, COMT）と，モノアミンオキシダーゼ（monoamine oxidase, MAO）により代謝され，その終末代謝物はホモバニリン酸（homovanillic acid, HVA），バニルマンデル酸（vanilmandelic acid, VMA，別名：バニリルマンデル酸，vanillylmandelic acid）となる．これらの生合成と代謝を図 2-62 に示した．

カテコールアミンの受容体には α，β の 2 種類があり，アドレナリンは α，β 受容体両方に作用するが，ノルアドレナリンは主に α 受容体に作用する．ノルアドレナリンは血圧を上昇させる作用があり，アドレナリンは心臓活作用，糖代謝促進，脂肪分解などの作用がある．ストレス，運動，痛みなどがカテコールアミン分泌刺激となる．

j. その他

1）カルシトニン（calcitonin, CT）

甲状腺の濾胞傍 C 細胞で合成・分泌されるアミノ酸 32 個からなるペプチドホルモンで，骨に作用してその溶解を抑制して，カルシウムとリン酸の血中レベルを低下させる．

2）$1\alpha, 25$-ジヒドロキシビタミン D_3（カルシトリオール）

いわゆる活性型ビタミン D_3 のことで C_{27} のセコステロイドである．腎臓で 25-ヒドロキシビタミン D_3 から産生され，ビタミン D 受容体を介して血中カルシウムの恒常性維持や骨形成に関与する．

3）レニン-アンジオテンシン系

レニンは主に腎臓に存在し，特異的にアンジオテンシノーゲンに作用してアンジオテンシン I に変換する．さらにアンジオテンシン I はアンジオテンシン変換酵素の働きによって活性の強いアンジオテンシン II となり，これが血管収縮，アルドステロン分泌促進に加えて飲水行動や食塩摂取を促し，血圧や体液量の維持に作用する．

4）ナトリウム利尿ペプチド

ナトリウム利尿ペプチドには，心房性ナトリウム利尿ペプチド（atrial natriuretic peptide, ANP）と脳性ナトリウムペプチド（brain natriuretic peptide, BNP）などがある．ANP は心房から分泌されるアミノ酸 28 個，BNP は心室から分泌されるアミノ酸 32 個からなるペプチドである．ANP と BNP には利尿作用，血管拡張作用，レニン-アンジオテンシン-アルドステロン系抑制作用があり，体液量や血圧の調整に関与する．

5）インスリン様成長因子-I

IGF-I は，GH 依存性に肝臓をはじめ種々の組織で合成，分泌されるアミノ酸 70 個からなるペプチドである．IGF-I は，成長促進作用，インスリン様作用，細胞の分化・増殖促進作用，細胞機能調節作用など多彩な作用を有する．

6）ヒト絨毛性性腺刺激ホルモン

hCG は胎盤の絨毛組織で産生される二量体の糖タンパク質である．LH，FSH，TSH と共通の α-サブユニット（アミノ酸 92 個）と生理作用を示す β-サブユニット（アミノ酸 147 個）からなる．hCG は，妊娠初期の卵巣黄体に作用しプロゲステロン産生を促進し，妊娠を維持する働きがある．

2　測定法と検査値

a. 視床下部ホルモン

視床下部ホルモンはイムノアッセイで測定できるが，臨床検査目的には測定されない．むしろ合成ホルモンが負荷試験検査用薬として下垂体ホルモン分泌能の評価に用いられている．

b. 下垂体ホルモン

1）成長ホルモン（GH）

血中 GH の測定は，各種イムノアッセイにより，下垂体の GH 分泌能を評価する目的で行われる．異常値を示す疾患として，巨人症と先端巨大症（高値）および下垂体性低身長症（低値）などがある．

2）プロラクチン（PRL）

血中 PRL の測定は，各種イムノアッセイにより行われる．PRL 値は性，年齢，月経周期により変動するが，高値を示す疾患として PRL 産生腫瘍（プロラクチノーマ，prolactinoma）がある．

3）甲状腺刺激ホルモン（TSH）

血中 TSH 濃度の測定は，各種イムノアッセイにより行われ，視床下部 – 下垂体 – 甲状腺系の機能の診断に有用である．慢性甲状腺炎（橋本病）と甲状腺機能低下症（クレチン病）は高値，バセドウ（Basedow）病は低値を示す疾患である．先天性甲状腺機能低下症に対する新生児マススクリーニングにおいて測定される．

> **バセドウ病**
> びまん性甲状腺腫大，頻脈，眼球突出を 3 大徴候とする．自己免疫性疾患で血液中の甲状腺ホルモンが過剰となり，全身の代謝が亢進する．

4）性腺刺激ホルモン

① 黄体形成ホルモン（LH）

血中 LH の測定は，各種イムノアッセイにより行われ，性腺機能異常（視床下部性，下垂体性，性腺性）の鑑別に有用である．異常値を示す疾患としては多嚢胞性卵巣症候群（高値）

やシーハン（Sheehan）症候群（低値）などがある．
② 卵胞刺激ホルモン（FSH）
　　血中 FSH の測定は，各種イムノアッセイにより行われ，性腺機能異常（視床下部性，下垂体性，性腺性）の鑑別に有用である．異常値を示す疾患としてはターナー（Turner）症候群（高値）やシーハン症候群（低値）などがある．

> **シーハン症候群**
> 出産時の大量出血で下垂体前葉が虚血性壊死となって生ずる下垂体機能低下症．

> **ターナー症候群**
> 正常女性の性染色体は XX であるが，X 染色体が 1 本しかないことで生ずる．

5）副腎皮質刺激ホルモン（ACTH）
　　血中 ACTH の測定は，主に免疫放射定量法（immunoradiometric assy, IRMA）により行われる．異常値を示す疾患としてはクッシング症候群とアジソン病（高値）および ACTH 単独欠損症（低値）などがある．

6）抗利尿ホルモン（ADH）
　　血中の ADH の測定は，主に IRMA により行われる．異常値を示す疾患としては ADH 分泌異常症候群（高値）や尿崩症（低値）などがある．

7）オキシトシン（OT）
　　血中 OT の測定は，主に IRMA により行われる．女性では月経周期により変化し，妊娠週数の増加につれて上昇する．切迫流産時に高値，汎下垂体性機能低下症で低値を示すことがある．

c. 甲状腺ホルモン（T_3, T_4）
　　甲状腺機能亢進症，甲状腺機能低下症の代表例がそれぞれバセドウ病，クレチン病であるが，これ以外にも種々の疾患が知られている．血中の甲状腺ホルモン関連物質である総 T_3 と総 T_4，遊離型の T_3 と T_4，および TBG がイムノアッセイにより測定され，これに TSH の変化を加えて病態が把握される．

d. 副甲状腺ホルモン（PTH）
　　血中 PTH 濃度は，各種イムノアッセイで測定され，原発性副甲状腺機能亢進症（高値）や特発性副甲状腺機能低下症（低値）などの診断に有用である．

e. 膵，消化管ホルモン
1）インスリン
　　血中のインスリンと C-ペプチド，および尿中 C-ペプチドが各種イムノアッセイにより測定され，糖尿病の病態評価と鑑別およびインスリン産生腫瘍（高値）の診断に有用である．

2）グルカゴン

血中グルカゴンは IRMA により測定され，過剰症としてのグルカゴン産生腫瘍（高値）の診断に用いられる．

3）ガストリン

血中ガストリンは RIA により測定され，ガストリノーマ（Zollinger-Ellison 症候群）の診断に用いられる．

f. 副腎皮質ホルモン

血中コルチゾールの測定は ^{125}I を用いる RIA や化学発光酵素免疫測定法（chemiluminescent enzyme immunoassay, CLEIA）により行われている．血中アルドステロンは直接 ^{125}I を用いる RIA により，尿中の場合は 18-グルクロニドとして排泄されるので加水分解して RIA で測定する．また，糖質コルチコイドの前駆物質である 17α-ヒドロキシプロゲステロンは，先天性副腎過形成の診断マーカーとして重要であり，新生児マススクリーニングにおいてその濾紙血濃度がイムノアッセイにより測定される．

コルチゾールの分泌量の 30% が尿中 17-OHCS として排泄されるため，その測定はコルチゾール分泌の指標となる．コルチゾール測定が容易になった現在では，その臨床的意義は低くなりつつあるが，還元・酸化処理により 17-KS に変換される 17-OHCS を 17-ケトジェニックステロイド（17-KGS）と呼び，チンマーマン（Zimmermann）反応による比色定量が行われる．

g. 男性ホルモン

尿中 17-KS の測定は副腎皮質機能検査上（クッシング病，癌腫など）有用であり，GC/MS により DHEA やアンドロステロンなどが分離定量される．また，血中 DHEA およびその硫酸抱合体の定量も RIA や CLEIA によりほぼ同様の目的で行われている．

男性の血中テストステロンのほとんどは精巣由来で，副腎からのそれは 5% 程度とされており，精巣機能の診断指標とされている．女性では副腎および卵巣由来で男性化徴候を有する場合に血中濃度をイムノアッセイで測定する．

h. 女性ホルモン

血中エストロゲンは，各種イムノアッセイで測定される．尿中エストロゲンは胎児胎盤系機能の診断指標とされ，これの測定もイムノアッセイによる．

血中プロゲステロンの測定は黄体機能検査および妊娠時の胎盤機能検査のひとつとして行われており，イムノアッセイで測定される．また，これと同時に尿中のプレグナンジオール，およびプレグナントリオール（pregnanetriol）が GC/MS により測定されることも多い．

i. 副腎髄質ホルモン

臨床検査には，血漿中と尿中のカテコールアミン 3 分画（アドレナリン，ノルアドレナリン，ドーパミン），尿中メタネフリン，ノルメタネフリン，尿中 VMA，HVA が用いられて

表2-30 アドレナリン，ノルアドレナリン，ドーパミンの基準範囲と関連疾患

		基準範囲	疑われる疾患
血中	アドレナリン	100 pg/mL 以下 (550 pmol/L 以下)	高値：褐色細胞腫，神経芽細胞腫，交感神経節細胞腫，心筋梗塞，心不全，甲状腺機能低下，糖尿病，慢性腎不全 低値：甲状腺機能亢進，起立性低血圧症
	ノルアドレナリン	100〜400 pg/mL (590〜2,400 pmol/L)	
	ドーパミン	20 pg/mL 以下 (130 pmol/L 以下)	
尿中	アドレナリン	3〜15 μg/日 (16〜82 nmol/日)	
	ノルアドレナリン	20〜120 μg/日 (120〜710 nmol/日)	
	ドーパミン	100〜700 μg/日 (650〜4,600 nmol/日)	

いる．表 2-30 に，血漿および尿中カテコールアミン類の基準範囲と異常値の場合に疑われる疾患名を掲げた．カテコールアミンの測定が重要となるのは，褐色細胞腫 (pheochromocytoma)，神経芽細胞腫 (neuroblastoma) および交感神経節細胞腫 (ganglioneuroma) の診断，治療効果の判定である．これらの腫瘍はカテコールアミンを過剰分泌するため，その血中濃度や尿中代謝産物の排出量が増加する．

血中および尿中カテコールアミンの定量法としては，蛍光検出 HPLC による方法が最も一般的である．また，カテコール骨格が酸化されやすいことを利用し，電気化学検出 HPLC で分離定量する方法も高感度な手法として汎用されている．

カテコールアミンの最終代謝産物の VMA と HVA はカテコールアミンに比べて安定で，尿中排泄量も多いことから測定される場合が多い．尿中 VMA，HVA の定量では，抽出・酸化処理と組み合わせた紫外・可視吸光検出 HPLC による方法が用いられている．

臨床所見や画像所見から褐色細胞腫が疑われるにもかかわらず，カテコールアミン濃度が高値を示さない場合には，交感神経からのカテコールアミン放出のみを抑制するクロニジン負荷試験が行われる．褐色細胞腫の患者では，クロニジン負荷によるカテコールアミンの産生抑制が認められないが，健常者ではカテコールアミン濃度が約半分に低下する．

血中のカテコールアミン濃度の測定は採血針を刺すことが分泌刺激となるため，血管を確保した後，30 分ほど安静を保ってから採血するのが望ましい．また，尿中カテコールアミンの測定では，尿の pH が上昇するとカテコールアミンが分解するため，あらかじめ 6 mol/L の塩酸を 20〜30 mL 添加した容器に蓄尿する．

j．その他

1）カルシトニン（CT）

血中 CT の定量は，主に IRMA で行われ，甲状腺髄様癌（高値）などの診断，病態解明，治療効果の観察に有用である．

2) 1α, 25-ジヒドロキシビタミン D₃（カルシトリオール）

血中濃度が RIA やラジオレセプターアッセイにより測定される．くる病，骨粗鬆症，腎不全，副甲状腺機能低下症で低値を示す．ビタミン D 供給状態の評価には，1α, 25-ジヒドロキシビタミン D₃ よりもその前駆体である 25-ヒドロキシビタミン D₃ の血中濃度が用いられ，RIA で測定される．

3) レニン-アンジオテンシン系

血中レニンおよびアンジオテンシン II の定量は，それぞれ IRMA および RIA で行われ，高血圧症をきたす原疾患の究明に重要である．レニンは活性から評価されることもあり，単位時間当たりに生成するアンジオテンシン I の量を RIA で測定する．

4) ナトリウム利尿ペプチド

ANP および BNP の定量は，EIA や IRMA などで行われる．うっ血性心不全，慢性腎不全，高血圧症などで高値を示し，これらの病態の重症度の診断や臨床経過の把握，治療効果の判定手段として有用である．

5) インスリン様成長因子-I (IGF-I)

IGF-I は，IRMA により測定される．血中 IGF-I は GH の分泌量を反映しているため，思春期を中心に年齢による変動がみられる．下垂体機能低下症，GH 分泌不全性低身長症や低栄養で低値，先端巨大症で高値を示す．GH 分泌異常症の補助診断および治療効果の評価法として有用である．

6) ヒト絨毛性性腺刺激ホルモン (hCG)

血中および尿中 hCG の定量は，β-サブユニットを認識するモノクローナル抗体を用いた EIA や IRMA などのイムノアッセイで行われる．また，イムノクロマト法による尿中 hCG の半定量が妊娠の迅速診断に用いられる．hCG は，妊娠か絨毛性腫瘍，または非絨毛性腫瘍による異所性 hCG 産生などで高値を示す．妊娠の診断や経過観察，異常妊娠の診断や治療後の経過観察に有用である．

学習課題

- 下垂体前葉ホルモンの作用について説明しなさい．
- 膵ホルモンと血糖値との関係を説明しなさい．
- 血中カルシウム濃度の調節に関与するホルモンについて説明しなさい．
- 血中あるいは尿中ステロイドホルモンレベルの異常によって診断される内分泌疾患をあげなさい．
- 血中および尿中のカテコールアミンを測定する際の注意点を述べなさい．

B ● 遺伝子関連検査

　1970年代に始まった組換えDNA（deoxyribonucleic acid）の技術は，ヒトの遺伝子，mRNA (messenger ribonucleic acid)，cDNA (complementary DNA) の解析，加工，導入を可能とし，遺伝子診断，遺伝子治療への道を開いた．その後の目覚ましい遺伝子解析技術の進歩により，次々と遺伝病の病因が遺伝子レベルで明らかになってきた．臨床検査において，染色体検査や遺伝子解析は，今後ますます重要な領域となってきている．

　そこでまず染色体検査について概説し，次に遺伝子診断（DNA 診断）とその特徴，DNA 診断の基本的手法，その分析対象分野について述べる．

1 染色体検査

　ヒトの体細胞の染色体は46本からなり，22対の常染色体（1～22番染色体）と2本の性染色体（X，Y）からなる．1本の染色体は2つの染色分体からなり，動原体（セントロメア：centromere）で結合した構造をしている．染色体は長さと形態から，A群（第1～3染色体），B群（第4，5），C群（第6～12，X），D群（第13～15），E群（第16～18），F群（第19～20），G群（第21，22，Y）のグループに分けられる．

　染色体検査は，染色体異常を伴う遺伝性疾患の出生前診断，白血病の鑑別診断に有用であるが，さらに，固形腫瘍，流産，死産および各種の原因不明の難病の研究など，幅広い分野で重要な検査である．

　染色体検査の試料は，末梢血液（先天性異常），骨髄細胞（白血病），組織細胞（固形腫瘍），羊水（出生前診断）などが一般的に用いられている．

　染色体検査には，染色体分染法，高精度分染法，FISH法（fluorescence *in situ* hybridization, 蛍光 *in situ* 分子雑種形成法）がある．これらの検査法の利点と欠点，適用と検出限界を考慮して，染色体検査が行われている．また，染色体検査では検出できない染色体異常の検出や染色体検査の信頼性を高めるために，後述するサザンブロットハイブリダイゼーション法やPCR法とその変法などによる検査が行われている．

a. 染色体の基本構造と名称

　染色体分染法によって区分される染色体の各領域は，国際規約（An International System for Human Cytogenetic Nomenclature, ISCN）によって規定されている．図2-63にヒト第1，第13染色体を示した．染色体はセントロメア（動原体）を境として短腕（p）および長腕（q）に分かれ，短腕と長腕は淡染バンド，濃染バンドを区別して動原体に近いほうから順に領域番号，バンド番号が付けられている．

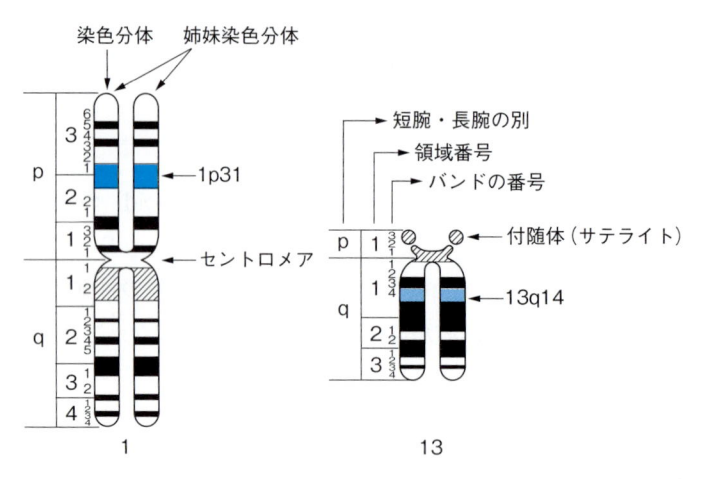

図 2-63 染色体分染による染色体命名規約
［引地一昌, 石原義盛：臨床検査 36 (11), 増刊号, 122 頁, 1992］

b. 染色体分染法

　染色体分染法とは，染色体をギムザ染色液や蛍光色素で染色を行うことにより，染色体の横縞（バンド）を描き出す方法である（図2-64）．染色体分染法に用いられる細胞は，細胞周期のうち分裂中期の細胞に限られる．そこで，細胞培養時にコルセミドを添加して紡錘糸形成を阻害し，分裂中期像を集め，染色体分染法を行うGバンド法，Qバンド法，およびRバンド法は染色体の明暗を検出する方法であり，一方，CバンドやNORバンド法は染色体の特定の部位を染め分ける方法である（表2-31）．これらの方法以外に，姉妹染色分体分染法（染色体を構成する2本の姉妹染色分体を染め分ける）や高精度分染法（微細な染色体構造異常の同定，正確な切断点の決定など）が用いられ，これらの方法により染色体異常を検査する．

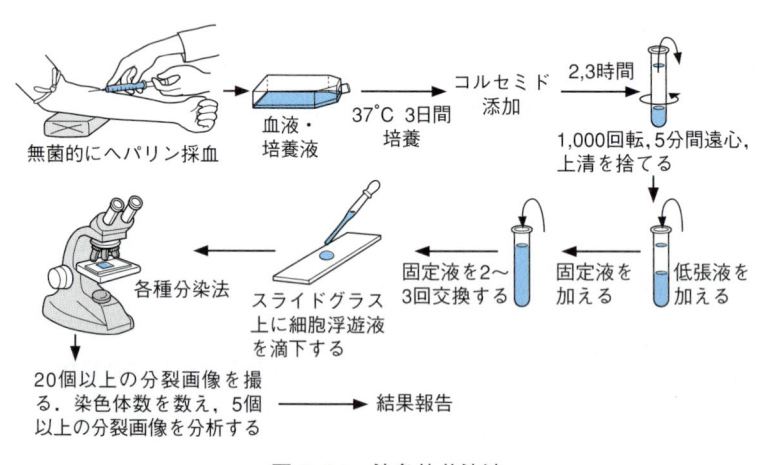

図 2-64 染色体分染法
末梢血を用いる染色体分染法の操作の概略を示した．

表 2-31　染色体分染法

分染法	概　要
G バンド法	染色体分染法の基本であり，最も汎用されている方法．染色体標本をトリプシン処理後，ギムザ染色する．濃いバンドはアデニンとチミンが豊富な部位である．
Q バンド法	蛍光色素のキナクリンマスタード (quinacrine mustard, QM) で染色し，蛍光顕微鏡で観察する方法．その他にヘキスト 33258 や DAPI による蛍光染色が行われている．G バンド法と同様に，濃いバンドはアデニンとチミンが豊富な部位である．
R バンド法	アクリジンオレンジで染色し，蛍光顕微鏡で観察する方法．G バンドや Q バンドと，バンドの濃淡が反対 (reverse) になるのでこの名がある．濃いバンドはグアニンとシトシンが豊富な部位である．
C バンド法	染色体の動原体近傍，二次狭窄部位および Y 染色体のヘテロクロマチンを特異的に染色する方法．動原体の位置や逆位を調べる．
NOR 法	付随体の構造異常を検出する．

c. 染色体異常

染色体異常は，染色体の数的異常（モノソミーやトリソミーなど）と構造異常（① 欠失，② 逆位，③ 挿入，④ 重複，⑤ 相互転座，環状染色体，同腕染色体，染色体切断，染色分体切断など）に分けられる．代表的な常染色体異常としてダウン (Down) 症候群 (21 トリソミー)，パトウ (Patau) 症候群 (13 トリソミー)，エドワード (Edward) 症候群 (18 トリソミー) など，性染色体異常として**クラインフェルター (Klinefelter) 症候群** (XXY)，**ターナー (Turner) 症候群** (X モノソミー)，超女性（トリプル X），XYY 超男性 (YY 症候群) などがある（表 2-32）．そのほかに，姉妹染色分体交換 (sister chromatid exchange, SCE)，脆弱 X 染色体などがある．

代表的な染色体の構造異常を図 2-65 に示した．染色体の構造異常の例として慢性白血病患者（本患者の 90% 以上）に第 9 と第 22 染色体の相互転座 [t(9;22)] に由来する Ph（フィ

表 2-32　代表的な染色体の数的異常

疾　患	異常のみられる染色体対（正常）	異常のみられる染色体対（異常）	主な症状
21 トリソミー症候群（ダウン症候群）	21	21	知能障害，短頭，後頭扁平，心奇形 (40～70% 合併)
18 トリソミー症候群（エドワード症候群）	18	18	発音障害，後頭部突出，小顎症，心奇形 (80～90% 合併)
13 トリソミー症候群（パトゥ症候群）	13	13	小頭症，眼球形成不全，兎唇，口蓋裂
クラインフェルター症候群	X Y	X X Y	女性様乳房，矮小睾丸
ターナー症候群	X X	X	低身長，性発育不全，翼状頸
超雌（超女性）	X X	X X X	精神発育障害（軽度）

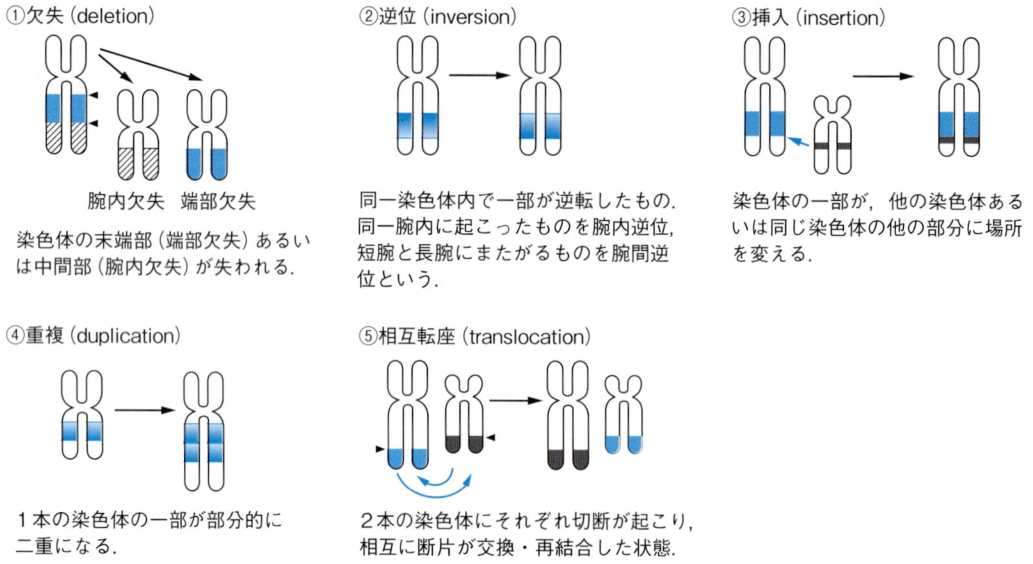

① 欠失（deletion）　　②逆位（inversion）　　③挿入（insertion）

腕内欠失　端部欠失
染色体の末端部（端部欠失）あるいは中間部（腕内欠失）が失われる．

同一染色体内で一部が逆転したもの．同一腕内に起こったものを腕内逆位，短腕と長腕にまたがるものを腕間逆位という．

染色体の一部が，他の染色体あるいは同じ染色体の他の部分に場所を変える．

④重複（duplication）　　⑤相互転座（translocation）

1本の染色体の一部が部分的に二重になる．

2本の染色体にそれぞれ切断が起こり，相互に断片が交換・再結合した状態．

図 2-65　代表的な染色体の構造異常

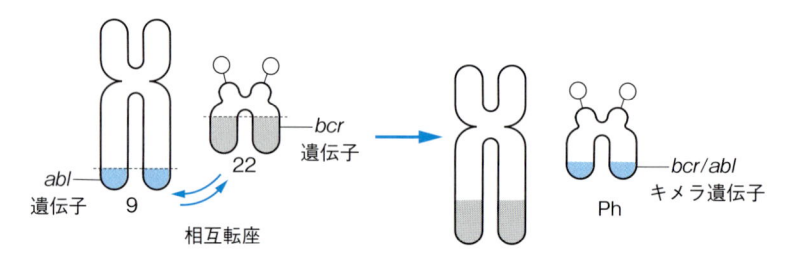

abl 遺伝子　9　　22　*bcr* 遺伝子　　　　Ph　*bcr/abl* キメラ遺伝子
相互転座

図 2-66　慢性骨髄性白血病における Ph 転座による *bcr/abl* 遺伝子の形成

ラデルフィア）染色体を示す（図 2-66）．これより生じた *bcr/abl* キメラ遺伝子由来のタンパク質はチロシンキナーゼ活性を示し，これが慢性白血病の発症に関与する．

d. FISH 法

　　FISH 法（fluorescence *in situ* hybridization，蛍光 *in situ* 分子雑種形成法）は，ビオチンなどで標識したプローブ（DNA 断片）を染色体にハイブリダイズさせ（ハイブリダイゼーションについては遺伝子診断の項を参照），染色体上の座位を蛍光シグナルとして検出する方法である（図 2-67）．本法では染色体異常の検出などが分裂中期染色体上だけでなく，間期細胞核においても可能である．このため，分裂像の得られにくい末梢血細胞や腫瘍細胞でも検査が可能である．本法は染色体分染法よりも精度が高く，迅速で簡便であり，プローブのキット化が進んだことにより広く普及しつつある．また，FISH 法を応用した SKY（spectral karyotyping）法（ヒト染色体 24 種類を染め分ける方法）による染色体検査も行われている．

　　本法は，染色体分染法では検出できない染色体微細欠失・重複（隣接遺伝子症候群など），白血病，固形腫瘍，異性間骨髄移植後の生着検査などに用いられている．

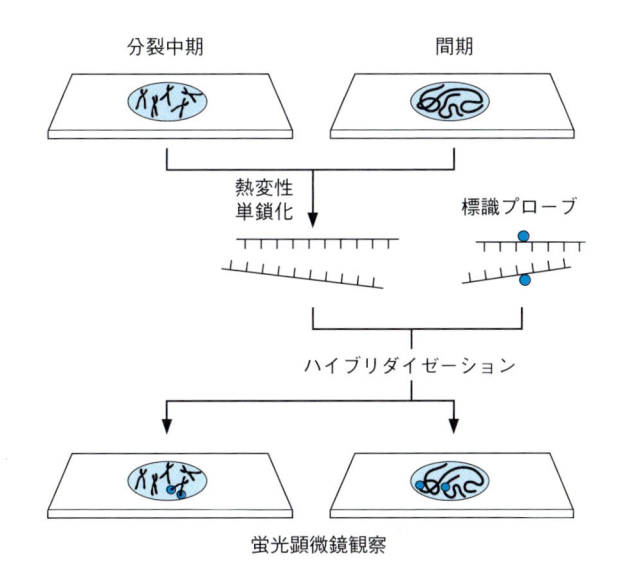

図2-67 FISH法

FISH法に用いるDNAプローブは，次の3種類に大別される．
① サテライトプローブ（セントロメアプローブ）は，各染色体の動原体付近に存在するヘテロクロマチンと特異的にハイブリダイズする．動原体領域の検出に用いられる．先天異常で認められる13トリソミー，18トリソミー，21トリソミー，Xモノソミーなどが検出できる．また，血液造血器腫瘍で8トリソミーや7モノソミーなどの異数性が認められる場合や，異性間骨髄移植後の生着指標などに用いられる．
② 全染色体着色プローブは特定の染色体の全腕にハイブリダイズする．染色体全体を彩色することができる．転座や由来不明の過剰部分を含む染色体構造異常の解析に用いられる．
③ 領域特異的プローブは特定の塩基配列のみにハイブリダイズするプローブである．通常の染色体分析で検出困難な微細欠失・重複，相互転座などの染色体構造異常の解析に用いられる．テロメアプローブは染色体端部（テロメア領域）とハイブリダイズする．端部微細欠失・重複の解析に用いられる．

2 遺伝子（DNA）診断

a. 遺伝子診断とは

遺伝子は遺伝情報の単位であり，デオキシリボ核酸（DNA）の塩基配列としてコードされる．DNAは二重らせん構造をとっており，二本のDNA鎖が互いに塩基を内側にして水素結合により相補的塩基対（AとT，GとC）を形成する．この関係は，DNA鎖間のみではなく，RNA鎖間，DNA鎖とRNA鎖間にも成立する．したがって，特定のDNA鎖（あるいはRNA鎖）をそれに対する相補的なDNA鎖（あるいはRNA鎖）をプローブ（標識体）として用い，検出することができる．これをハイブリダイゼーション法という．このとき二本鎖DNAは，あらかじめ熱やアルカリなどの処理により一本鎖DNAとする（DNAの変性または融解）．なおDNA分子の半量が変性する温度を融解温度（Tm）と呼んでいる．Tm値は，Wallace法，(G+C)%法やnearest neighbor法から計算することができる（図2-68）．熱変性したDNAをゆっくりと冷却すると，変性したDNA鎖が再結合して二本鎖を形成する．この現象はアニーリングあるいはリナチュレーションと呼ばれる．これに要する時間は，DNAの長さ，塩基配列，塩濃度，温度などによって影響される．

DNA配列を読み取ることをDNAシーケンシングと呼ぶ．DNA断片をプラスミドベク

図2-68　PCR法の原理

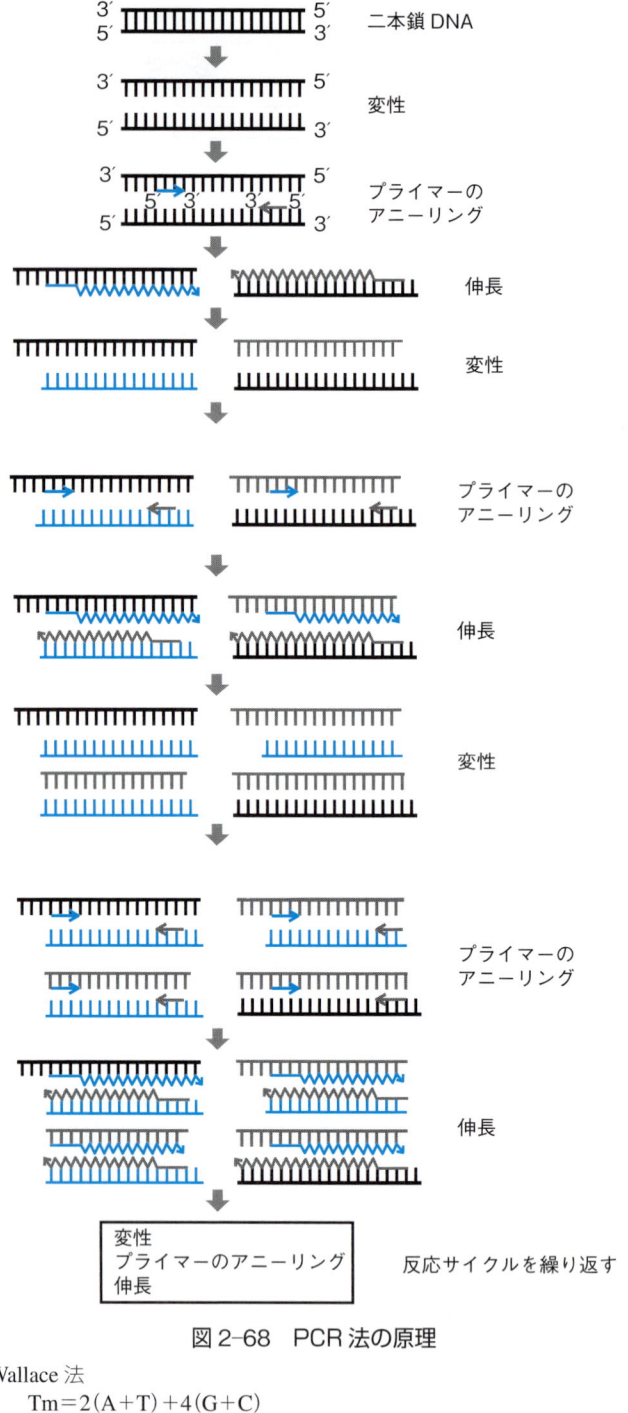

Wallace法
　　Tm＝2(A＋T)＋4(G＋C)
　　ただし，G, A, T, Cは，各ヌクレオチドの発生数　　Tm＝融解温度
(G＋C)％法
　　Tm＝81.5＋16.6log([Na$^+$])＋41(xG＋xC)－$\dfrac{500}{L}$－0.62F
　　ただし，[Na$^+$]：反応溶液中のナトリウムイオンのモル濃度
　　　　　xG, xC：それぞれのモル分率
　　　　　L　　：二本鎖を形成する部分のポリヌクレオチドの長さ
　　　　　F　　：反応溶液中のホルムアミドのモル濃度

ターにクローニングした後，サンガー法を基本原理とする方法によってDNA配列を決定することができる．最近では，DNAの特定の部分をポリメラーゼ連鎖反応（PCR）法により増幅し，クローニングのステップを行わずに遺伝子解析を行うことができる．これをダイレクトDNAシーケンシング法という．PCR法では，まず目的のDNA領域（標的配列）をはさむ2組の相補的なDNA断片（プライマー，通常は20～30塩基長とする）を鋳型DNAにアニーリングさせ，熱耐性DNAポリメラーゼにより，DNA伸長反応を行う．続いて加熱により二本鎖DNAを一本鎖DNAに開裂させた後（変性），アニーリング，伸長反応を繰り返していく．この「変性」「プライマーのアニーリング」「伸長」を1サイクルとして，温度と時間を厳密に制御することにより，試験管内で標的DNA配列を指数関数的に増幅することが可能になった．PCR法を用いることにより，微量試料に存在するDNAやRNAを分析することが可能になる．さらに蛍光色素，DNA/RNAポリメラーゼ，DNAシークエンサー等を新たに研究開発することにより，短時間に多くのDNA配列を決定する技術が確立されてきた．その大きな成果のひとつが，ヒトゲノムの全解析であり，約30億の塩基対に約2万数千種の遺伝子が含まれていることが明らかにされた．

遺伝子の翻訳領域あるいは調節領域の配列の変異によって発症する疾患がある．患者の遺伝子を調べることにより，変異部分や潜在的な変異を分析し発症を予測できる（表2-33）．変異には，塩基が他の塩基に置き換わる「置換」，塩基が失われる「欠失」，塩基が入る「挿入」，近傍で入れ替わる「逆位」がある．挿入や欠失は，フレームシフト突然変異とも呼ばれる．一対の対立遺伝子（allele）が同じ遺伝子型であるものをホモ接合体（homozygote），異なる遺伝子型であるものをヘテロ接合体（heterozygote）という．同一種の中に突然変異のみでは起こりえない頻度（通常は1%以上）で遺伝子型が2つ以上存在しているとき，遺伝子多型（genetic polymorphism）があるという．これはヒトゲノム情報のマーカーとして利用され

表2-33 遺伝子診断の対象

単因子病	フェニルケトン尿症，血友病，筋緊張性ジストロフィー，アデノシンデアミナーゼ欠損症，嚢胞性線維症，家族性高コレステロール血症，サラセミア，ゴーシェ（Gaucher）病，メンケス（Menkes）病，ウイルソン（Wilson）病，ハンチントン（Huntington）病，網膜芽細胞腫，家族性アルツハイマー病，脆弱X症候群などのDNA診断
多因子病	高血圧症，糖尿病，関節リウマチ，各種神経疾患などの遺伝子解析
悪性腫瘍	癌遺伝子，癌抑制遺伝子のDNA診断 悪性リンパ腫，白血病のDNA診断など
感染症	細菌感染症（メチシリン耐性黄色ブドウ球菌，結核菌，ボツリヌス菌，サルモネラ菌，コレラ菌，赤痢菌などの検出） ウイルス感染［B型肝炎ウイルス，C型肝炎ウイルス，HIV (human immunodeficiency virus)，アデノウイルス，日本脳炎ウイルス，麻疹ウイルス，ムンプスウイルス，エンテロウイルス，ヒトパルボウイルス，サイトメガロウイルス，単純ヘルペスウイルス，ヒトパピローマウイルス，HTLV-1 (human T-lymphotropic virus 1) などの検出］その他（肺炎マイコプラズマ，クラミジアなどの検出）
個人識別	HLA (human leucocyte antigen) のDNAタイピング，出生前DNA診断，法医鑑定におけるDNA分析，Y染色体特異DNA解析など
その他	遺伝子モニタリング，考古学など

表 2-34 遺伝子多型と検出法

遺伝子多型	意 味	代表的検出法
RFLP	制限酵素で切断したときに出現する断片の長さの多型	① PCR により増幅 → 制限酵素処理 → 電気泳動による分離 → 断片の長さの解析（PCR-restriction endonuclease-electrophoresis）
VNTR	数塩基から数十塩基を単位とする繰り返し配列の数の多型	① PCR による関心部位の増幅 → 電気泳動による分離 → 断片の長さの解析（PCR-electrophoresis）
STRP	2 から 5 塩基の反復リピートによる多型	① PCR-electrophoresis
SNPs	点突然変異など 1 個の塩基が他の塩基に置き換わる一塩基置換によって生じた多型	① 塩基配列決定法 ② PCR-RFLP 法 ③ DNA チップ法 ④ PCR-SSCP 法 ⑤ TaqMan PCR 法 ⑥ Invader 法 ⑦ 質量分析法
CNV	ゲノム中のある遺伝子のコピー数多型	① DNA チップ法

る（表 2-34）．制限酵素で切断したときに出現する断片の長さの多型は，制限酵素断片長多型（restriction fragment length polymorphism, RFLP）と呼ばれる．その他，VNTR（variable number of tandem repeat），マイクロサテライトマーカーの多型である STRP（short tandem repeat polymorphism），SNP（single nucleotide polymorphism），CNV（copy number variation）がある．アミノ酸配列の変化を生じない同義コドンの多型ではサイレント変異となるが，アミノ酸配列に変化を生じる非同義コドンの多型では非同義変異となり，タンパク質の機能低下や欠如，異常タンパク質の出現などにつながることがある．

b. 遺伝子診断の特徴

疾病原因にかかわる各遺伝子に固有な DNA を指標とし，遺伝子の質的ならびに量的異常の有無を検出し，診断することを「遺伝子診断する」という．*bcr/abl* キメラ mRNA などのように，疾患によっては mRNA 発現量を対象とするものがあるため，RNA も検査対象となる．出生前診断，発症前診断，保因者診断へ応用され，遺伝カウンセリングなどが高い精度でできるようになり，さらには遺伝子治療への道が開けるようになる．また薬物への反応性や副作用発現予測など，テーラーメード医療（個別化医療）においても期待されている．

体細胞遺伝子組換えを起こす細胞を除き，有核細胞の DNA は同一個体においては基本的に同じ配列である．したがって DNA 試料としては，手術材料，末梢血細胞，皮膚，尿（尿路の扁平上皮細胞），毛髪（毛根細胞），口腔粘膜などが用いられる．出生前診断の試料としては，羊水浮遊細胞，子宮細胞を除いた胎盤絨毛が用いられる．診断結果は一人ひとりの運命にかかわる「究極のプライバシー」であるため，事前のインフォームドコンセントの実施，社会的差別が生じないような本人や家族のプライバシーの保護など高度な配慮と厳重な管理が必要である．

c. 遺伝子診断の基本的手法

　原因遺伝子がわかっている場合には，試料から抽出したDNA（多くはPCR法により増幅される）を各種制限酵素で切断後，アガロースゲル電気泳動にて鎖長の異なるDNAを分離する．分離されたDNAをアルカリ変性して一本鎖DNAとし，毛細管現象あるいは電気的にニトロセルロース膜やナイロン膜などに転写する（サザンブロット）．次いで固有のDNAプローブでハイブリダイゼーションを行う．これをサザンブロットハイブリダイゼーション法という（表2-35，図2-69）．その他，臨床検査業務用として採用されている方法を表2-35に示した．また，とくにSNPsに関連した分析法を表2-36にまとめた．

　イリノテカン塩酸塩使用時には，UDP-グルクロン酸転移酵素（UGT）のUGT1A1遺伝子多型と副作用発現との関連に注意が必要である．*UGT1A1*6*もしくは*UGT1A1*28*においては，これら遺伝子多型をもたない患者に比べてヘテロ接合体，ホモ接合体としてもつ患者の

表2-35　代表的な遺伝子検査法と適応例

検査法	適応例
サザンブロット・ハイブリダイゼーション	TCRβ鎖Cβ₁再構成，TCRβ鎖Jβ₁再構成，TCRβ鎖Jβ₂再構成，TCRγ鎖Jγ再構成，TCRδ鎖Jδ再構成，IgH鎖Cμ再構成，IgH鎖JH再構成，IgL鎖Cκ再構成
MLPA	ジストロフィン
PCR	DAZ・SRY，キメリズム解析移植前ドナー/レシピエント，ヘリコバクター・ピロリ，マイコプラズマ・ニューモニエ，クラミジア・ニューモニエシッタン
PCR-PHFA	K-ras codon12点突然変異
PCR-RFLP	ミトコンドリアDNA 11778塩基点突然変異（レーベル病），ミトコンドリアDNA 3243塩基突然変異
PCR-rSSO	HLA-A,Bタイピング，HLA-DRタイピング
PCR-SBT	MHC遺伝子多型：HLAタイピング（A, B, C, DPB1, DQB1, DRB1）
PCR-SSP	HLAタイピング（DQA1）
Invader法 PCR-Invader法	CEPT遺伝子変異G1453A，CEPT遺伝子変異D442G，UGT1A1*6，UGT1A1*28，EGFR変異判定，HPV判定，ヘリコバクター・ピロリ/クラリスロマイシン耐性遺伝子変異，CYP1A2*1C
PCR-ELMA	HBVプレコア/コアプロモータ変異解析，K-ras codon12点突然変異
PCR-SPA	HBVプレコア/コアプロモータ変異解析
RT-PCR	キメラmRNA定性（AML1-EVI1, AML1-MTG8, CBFβ-MYH11, DEC-CAN, E2A-PBX1, ETV6-AML1, major *bcr/abl*, minor *bcr/abl*, MLL-AF4, MLL-AF9, MLL-ENL, PML, RARA, EML4-ALK, EWS-FLI1, SYT-SSX）
RT-PCR （リアルタイムPCR）	キメラmRNA定量（AML1-MTG8, CBFβ-MYH11, DEC-CAN, E2A-PBX1, ETV6-AML1, major *bcr/abl*, minor *bcr/abl*, MLL-ENL, PML-RARA），WT1 mRNA, HBV DNA, HCV RNA, HIV-1 RNA
Scorpion-ARMS法 （リアルタイムPCR）	EGFR遺伝子変異
CycleavePCR法	EGFR遺伝子変異
TMA法，TMA-HPA法	HBV DNA, major *bcr/abl*キメラmRNA，淋菌DNA，クラミジア・トラコマチスDNA

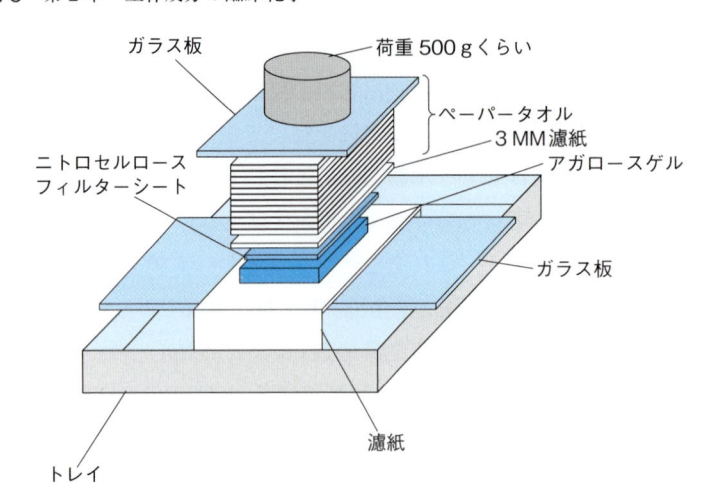

図2-69 サザントランスファー装置例

表2-36　SNPsに関連した分析（例）

ASO法，SSCP法，直接シーケンシング法，denaturing HPLC法，TaqMan® PCR法，melting point法，hybridization probe法，パイロシーケンス法，DOL法，BeadArray™法，FlexMAP™ microsphere (Luminex®，SNP-IT)法，gFCS法，Scorpion-ARMS法，CycleavePCR法，MALDI-TOF/MS法，ESI-QqTOF-MS/MS法，NanoChip法，Invader法，Sniper法

順にイリノテカンの活性化体であるSN-38のグルクロン酸抱合体の生成能力が低下し，SN-38の代謝が遅延する．これより*UGT1A1*6*または*UGT1A1*28*をホモ接合体としてもつ，もしくは*UGT1A1*6*または*UGT1A1*28*をヘテロ接合体としてもつ患者において，グレード3以上の好中球減少発現率は80％と報告されている．2008年11月にこのヒトUGT1A1遺伝子多型解析用としての体外診断用医薬品がわが国で初めて認可された．

d. DNAシーケンシング技術の進歩

　1975年に発表されたサンガー法は，2′-デオキシヌクレオチド（dNTPs）と2′, 3′-ジデオキシヌクレオチド（ddNTPs）存在下に相補DNAを鋳型としてDNAポリメラーゼ依存性反応を行う．DNA合成は，取り込まれたddNTPのところでランダムに停止する．そのため塩基配列は，^{32}P標識のCTPを用い1鋳型あたり4反応（ddGTP, ddATP, ddTTP, ddCTP）を行った後にポリアクリルアミドゲル電気泳動によりDNA合成サイズで分離し，解析する．しかしながら，本法では貴重なddNTPs，DNAポリメラーゼ，プライマーDNAを必要としたため，マキサム・ギルバート（Maxam-Gilbert）法（一方の末端を標識したDNA断片を塩基特異的に化学的に部分分解したものをポリアクリルアミドゲル電気泳動によって解析・解読するもの）がDNAシーケンシング法として汎用されることになる．1977年に発表されたマキサム・ギルバート法は，片方の末端が^{32}Pで標識されたDNA鎖を塩基に特異的な化学反応によって切断した後，ポリアクリルアミドゲル電気泳動により分離することによって塩基配列を解析・解読する方法である．片方の末端のみ標識されたDNA断片は，両端からの長さ

表2-37 塩基に特異的な化学分解法（例）

	塩 基	塩基の修飾	鎖の切断
1	G	硫酸ジメチル	ピペリジン
2	G＞A	硫酸ジメチル	ピペリジンまたは水酸化ナトリウム
3	G＋A	ギ酸	ピペリジン
4	A＞C	水酸化ナトリウム	ピペリジン
5	T＋C	ヒドラジン	ピペリジン
6	C	ヒドラジン＋NaCl	ピペリジン

マキサム・ギルバート法では，1，3，5，6により調査対象DNA鎖を化学分解し，ポリアクリルアミドゲル電気泳動解析によって得られる「ラダー」を読み取り，塩基配列を決定した．

が異なるように切断する制限酵素処理の後，ポリアクリルアミドゲル電気泳動に付して，DNA断片をゲルより抽出・回収することにより得る．なお，塩基に特異的な化学分解法の例を，表2-37に示した．いずれも発表当時は，たかだか200塩基対程度の読み取り能力であった．

その後，組換えDNA技術（とくにDNAポリメラーゼの遺伝子工学的デザイン）の発展，熱耐性酵素の発見，蛍光色素／蛍光検出技術の進展とともにサンガー法が再評価され，主流となった．ラジオアイソトープ標識体を蛍光標識体へ変更したことにより，実験施設的な有益性も増大した．例えば，ABI3730xl™装置では，96個のキャピラリーを配置し，1回の運用で96キロ塩基対を読むことを可能としている．SOLiD™ (supported oligonucleotide ligation and detection system)は，磁気ビーズ上に増幅したDNA断片を，蛍光標識されたオリゴヌクレオチドを繰り返しライゲーション反応することで高精度に大量並列シーケンシングするシステムであり，1回の運用で6ギガ塩基対のマッピング可能なシーケンスデータを産出可能とされている．一方，理論的には質量分析計を用いて，ヒトゲノムの10%（3×10^8塩基対）を1日以内でシーケンシング可能であるとも考えられている．

このような機能性ゲノム解析研究に用いられている自動化サンガー技術，454シーケンシング技術，Illumina/Solexa，ABI/SOLiD™などの次世代シーケンシング技術が，将来，日常の遺伝子診断に利用されるかもしれない．

e. 遺伝子診断の分析対象分野

遺伝子診断は，遺伝病の診断だけでなく，悪性腫瘍，感染症，個人識別など広く応用されている（表2-33参照）．とくに後述するSNPsと疾患感受性，薬物に対する応答性などテーラーメード医療分野で期待されている．例えば，ガラスなどの基板上に多種類のDNA断片やオリゴヌクレオチドを結合させたDNAチップを用いて，一度に多数の遺伝子発現や塩基配列を解析するDNAマイクロアレイ法により，糖尿病，アルツハイマー病，循環器系疾患，癌，アポトーシスに関連する遺伝子発現，病原体の検出・同定，患者ごとの薬剤感受性などの遺伝子解析が行われようとしている（図2-70）．

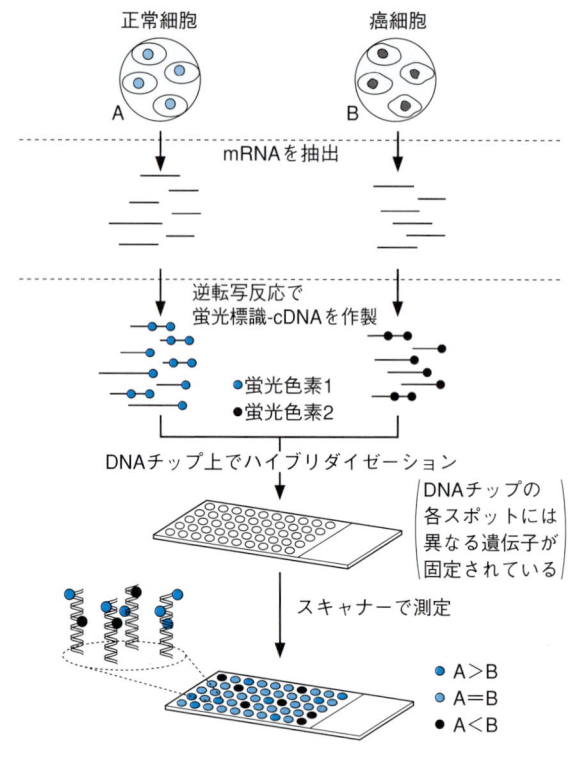

図2-70　DNAマイクロアレイ（DNAチップ）法

3 SNPs

a. SNPs解析の意義

　遺伝子多型の中で一塩基が変異している多型を一塩基多型（single nucleotide polymorphism, SNP）と呼ぶ．複数形のSNPs（スニップス）が使われることが多い．SNPsは，全ゲノム中に高頻度で分布し，世代交代により多型性が失われることが少なく，連鎖不平衡存続検定（TDT），相関分析，ハプロタイプ解析に有効であるとされる．

　とくに，翻訳領域にあってタンパク質の活性変化をもたらすcSNPs（coding SNPs, non-synonymous SNPsとも呼ばれる），アミノ酸置換が生じないsSNP（silent SNPs, synonymous SNPsとも呼ばれる），調節領域にあってタンパク質の発現量に影響するrSNPs（regulatory SNPs），イントロン領域にあるiSNP（intron SNPs），発現遺伝子の領域にはないgSNPs（genomic SNPs）などは数千から数万個程度存在すると予測されている．とくにrSNPs，iSNPs，cSNPsの中で表現型に変化をもたらすものを機能性SNPsと呼ぶ．疾患あるいは薬物動態などに関係する遺伝子に存在するSNPsを解析することを**SNPsタイピング**と呼ぶ．個体差を規定するSNPsの多くはこのタイプであり，テーラーメード医療の推進に有用な情報を提供することが期待されている．またSNPsをゲノム解析のマーカーとして使用することをSNPsマッピングと呼ぶ．

1）疾患感受性とSNPs

　テーラーメード医療への適用対象となるのは，機能性SNPsである．これらは，直接的に

表現型（タンパク質の発現量や活性）に影響することにより，疾患発症の感受性に個人差をもたらすためである．

2）薬物療法と SNPs

SNPs は，個々の患者の薬物に対する応答性の相違や多様性に寄与する重要な因子のひとつで，とくに薬物動態学（pharmacokinetics, PK）相や薬力学（pharmacodynamics, PD）相において重要であり，レスポンダー／ノンレスポンダーを規定する．古くからデブリソキンの水酸化やイソニアジドのアセチル化には代謝能の低いプアーメタボライザー（poor metabolizer, PM）と正常代謝能のエクステンシブメタボライザー（extensive metabolizer, EM）の存在が知られており，SNPs によって生じていることが明らかにされた．

b. SNPs 解析法

SNPs 解析法は，数多く開発されている（表 2-36 参照）．SNPs によって制限酵素認識部位の有無が生じる場合には，電気泳動により解析することができる（制限酵素断片長多型法，RFLP 法）．この方法は，PCR と組み合わせて用いられることが多い（PCR-RFLP 法）．アレルに特異的な PCR プライマーを用いて SNPs の有無を検出する方法が ASP-PCR 法（allele specific primer polymerase chain reaction）である．この方法では，例えば変異がある場合に PCR で増幅が起こらない，という条件で変異を検出できる．同一遺伝子の対立遺伝子（ホモ接合体，ヘテロ接合体）を評価する技術として，PCR-SSCP（single-stranded conformational polymorphism）法が開発された．ハイスループット法として，TaqMan 法がある（図 2-71）．PCR を用いない Invader 法が開発されている．ここでは，代表的な TaqMan 法，Invader 法，そしてマイクロアレイ法について概説する．

1）TaqMan 法

アレル特異的な TaqMan® プローブや PCR プライマーを用いる TaqMan 法がある．ここではアレル特異的なプライマーによる方法を述べる（ASP-TaqMan 法）．ゲノム上の SNP に対応する変異型プライマーと野生型プライマー，および共通プライマーとの 2 セットとプライマーに挟まれた領域に対応する TaqMan® プローブを用意する．TaqMan® プローブは，5′ 末端が消光物質（クエンチャー）で，3′ 末端が蛍光色素（レポーター）で修飾されている．さらに 3′ 末端はリン酸化されている．TaqMan® プローブに蛍光色素の励起波長の光をあてると，蛍光色素（ドナー蛍光分子）と消光物質（アクセプター蛍光分子）との距離が蛍光共鳴エネルギー移動（FRET）を起こす範囲内であるため，蛍光は検出できない．プライマーが特異的に結合し，ポリメラーゼ反応が進行すると，Taq DNA ポリメラーゼの 5′ エクソヌクレアーゼ活性により，TaqMan® プローブは切断されるとともに，蛍光物質と消光物質が遊離状態となる．そして，蛍光色素と消光物質との距離が FRET を起こす範囲外になり，蛍光が検出可能になる．PCR により鋳型が増幅するため，蛍光強度は指数的に増強する．試料当たり，① 野生型プライマー／共通プライマー，② 変異型プライマー／共通プライマーという 2 反応を一セットとして行い，Ct（①）-Ct（②）の結果よりホモ接合体，ヘテロ接合体，野生型を決めることができる．

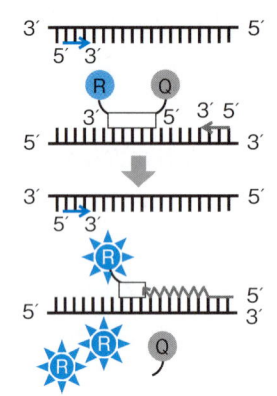

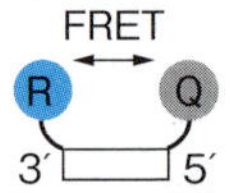

PCR 増幅領域に相補的な TaqMan®プローブ

5′末端が消光物質（クエンチャー，Q）で，3′末端が蛍光色素（レポーター，R）で修飾されている．また，本プローブからのPCR伸長反応を防ぐため，3′末端はリン酸化されている．レポーターの蛍光エネルギーは，FRET現象によりクエンチャーに吸収されるため検出できない．

5′ ⟶ 3′ 共通プライマー
5′ ⟶ 3′ 野生型プライマーあるいは変異型プライマー

PCRが進行するとき，DNAポリメラーゼの5′→3′エクソヌクレアーゼ活性によりTaqMan®プローブは分解され，レポーター蛍光色素が放出され，発光する．この蛍光強度は，試料中に含まれる目的核酸のコピー数に依存する．

図の通り，アレル特異的変異プライマーを用いる場合には，試料あたり①野生型プライマー/共通プライマー，②変異型プライマー/共通プライマーという2反応を一セットとして反応を行い，Ct(①)−Ct(②)の結果より遺伝子型（ホモ型，ヘテロ型，野生型）を決めることができる．

最近では，野生型用と変異型用として，それぞれ異なるレポーター蛍光色素で標識されたTaqMan®プローブとそれを挟むプライマーを用い，2種類の蛍光色素の強度により遺伝子型を決めることが多い．すなわち，野生型では野生型プローブを標識した色素の蛍光のみが，変異型ホモ接合体では変異型プローブを標識した色素の蛍光のみが，さらにヘテロ接合体では両方の蛍光が検出されるため，各型のタイピングが可能となる．

図2-71　TaqMan PCR法

2) Invader法

アレルプローブ，インベーダープローブ，FRETプローブを準備する．すなわち，SNP部位を中心として5′側にフラップ部位と3′側に標的DNA塩基配列認識部位を有するオリゴヌクレオチド（アレルプローブ），標的DNA塩基配列を認識し，3′末端の一塩基（塩基は任意）のみアレルプローブに侵入するオリゴヌクレオチド（インベーダープローブ），および3′側はアレルプローブのフラップ部位と5′側はプローブ内で相補結合できるように設計されており，その5′末端に蛍光色素が標識されているが，FRETの起こる上流近傍には消光物質が結合しているため蛍光が検出できないFRETプローブの3種類である．

標的DNAとアレルプローブが結合し，インベーダープローブが侵入（invasion）すると，SNP部位に3つの塩基が並ぶ．酵素クリベース（cleavase）が構造特異的に認識し，アレルプローブからSNP部位を含むフラップが切断される．切断されたフラップはFRETプローブと相補結合し，3′末端のSNP部位を侵入させる．酵素クリベースが認識し作用することで，蛍光色素が切り離され蛍光を発する．フラップの切断されたアレルプローブは標的DNAから解離し，新たなアレルプローブが相補結合し，同様の反応が繰り返される．この反応は，例えば63℃の恒温条件で進行するため，PCR法とは異なり，厳密な温度と反応時間を制御する必要はないことが特徴である．

アレルとマッチしないアレルプローブを用いた場合は，アレルプローブからフラップが切断されない．また，FRETプローブはフラップと相補的配列を有するため，フラップ部位での切断の有無にかかわらずアレルプローブとしてFRETプローブと結合しうるが，遊離されたフラップとFRETプローブとの反応効率はアレルプローブに比べて高いため，蛍光強度は強くなる．

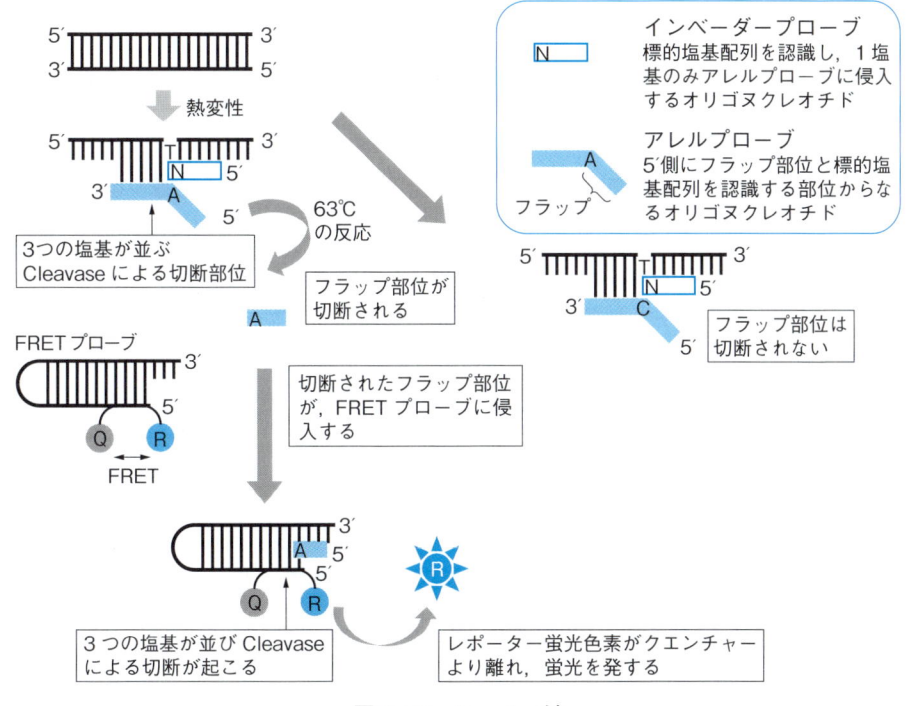

図 2-72　Invader 法

3) DNA マイクロアレイ法

DNA マイクロアレイは DNA 断片（プローブ）をプラスチックやガラスなどの基板上に高密度に配置したもので，全ゲノムスケールの SNP や CNV を探索できるものが市販されている．アレイ法から実際に得られるデータは実験条件や試料状態の影響を受けることがあり，今後の課題も残されているが，有力な解析技術である．

c. SNPs のテーラーメード医療への応用

現在，タンパク質の遺伝的解析とテーラーメード医療への臨床応用は，薬物代謝酵素，薬効を左右する薬物受容体，薬物の体内動態に影響を与える薬物トランスポーター，疾患の原因遺伝子などさまざまな遺伝子を対象として検討されている．上述したようにハイスループットに SNPs を解析するシステムも考案されている．また，医薬品開発においても個人ごとの薬効発現を考慮に入れた開発が行われている．

臨床所見とともに SNPs 解析により，これまで行われてきたヒトへの集団的治療から個人ごとに適切な疾患発症予防と治療法を選択するよりきめ細かなテーラーメード医療への展開が可能になると期待される．

学習課題
- 染色体検査について説明しなさい．
- 染色体分染法について説明しなさい．
- 染色体の構造異常について説明しなさい．
- 医療における次世代シーケンシング技術がもたらす利点について説明しなさい．
- 一塩基多型（SNPs）が薬物代謝酵素活性個体差の原因になりうる理由を説明しなさい．

C ◆ 微生物検査

　細菌感染の多くは病原微生物の宿主への進入，細菌への定着と増殖，組織壊死に伴う感染巣の形成，他の組織や臓器への伝播という経過をたどるが，それぞれの過程において，線毛，莢膜，リポ多糖体（lipopolysaccharide, LPS）などの細菌表層構造や，細菌の産生する種々の菌体外酵素が病原因子として作用している．本項では，微生物の病原因子と感染症診断との関連および質量分析法による微生物同定について述べる．

1　毒素と酵素

　細菌が産生する毒素には，大きく分けて菌体外毒素，エフェクター分子，内毒素の3種類がある．外毒素（exotoxin）は菌体外に分泌される毒素で，エフェクター分子（effector molecule）はタイプⅢまたはタイプⅣ分泌系によって標的細胞に直接送り込まれる分子で，内毒素（endotoxin）は菌体成分のひとつであり，菌が壊れたときに菌体外に放出される．この3つの違いを表2-38に示した．

a. 外毒素

　外毒素はタンパク質（protein）である．グラム陽性菌や陰性菌が産生し，単一タンパク質または糖タンパク質などの複合体で，熱に不安定なものが多い．

　外毒素の作用の多くは症状との関連を説明することができるが，ジフテリア，破傷風，ボツリヌス中毒などのように，細菌がつくる単一の毒素で症状が説明できる場合と，ブドウ球菌や連鎖球菌による感染症のように，数種類の外毒素の共同作用で病原性が説明できる場合とがある．

　分子の構造から，複数のペプチドからなる複合毒素と，単一ペプチドからなる単純毒素に分けられる．複合毒素は，機能的に異なる2つのペプチド部位からなる毒素で，毒性を発揮する部位（active site）と，細胞の受容体に結合する部位（binding site）からなるので，AB成

表2-38　外毒素，エフェクター分子と内毒素の比較

	外毒素		内毒素
	菌体外毒素	エフェクター分子	
所　在	菌体内で合成され，菌体外に分泌される	菌体内で合成され，標的細胞内に注入される	グラム陰性菌の細胞壁構成成分
分泌装置	タイプⅠ，タイプⅡ分泌系	タイプⅢ，タイプⅣ分泌系	菌体が壊れた時に放出される
化学組成	タンパク質	タンパク質	リポ多糖体
熱感受性	多くが易熱性	多くが易熱性	耐熱性
毒　性	ng～mgの量で作用	pgの量で作用	μg～mgの量で作用

分毒素と呼ばれている．最初から別々に合成されるものとして，コレラ毒素，志賀毒素などがある．いずれも1つのAサブユニットと5つのBサブユニットからなる．また最初は一本のペプチドが合成され，これが切れて2つの機能部分に分かれるものとして，破傷風，ジフテリア，ボツリヌスなどの毒素がある．ジフテリア毒素は分子量63kDaのタンパク質であり，菌によって分泌されるタンパク質分解酵素の作用によってペプチドに切り込みが入り，39kDaのBフラグメントと21kDaのAフラグメントに分かれるが，これらのフラグメントはS-S結合により結ばれている．単純毒素は，1つのペプチドからなる酵素で，細胞膜に作用する細胞毒や溶血毒，スーパー抗原はこの型である．

黄色ブドウ球菌（*Staphylococcus aureus*）は α, β, γ, δ 溶血毒素（hemolysin），ロイコシジン（leucocidin），腸管毒（enterotoxin），毒素性ショック症候群毒素（toxic shock syndrome toxin-1, TSST-1），剥脱性毒素（exofoliative toxin）などの外毒素，コアグラーゼ（coagulase），クランピング因子（clumping factor），スタフィロキナーゼ（staphylokinase），耐熱性核酸分解酵素（DNaseおよびRNase），ホスファターゼ，リパーゼなどの酵素産生能を有している．微生物検査においては，培養により分離した菌株の腸管毒やTSST-1産生性を逆受身ラテックス凝集反応（RPLA法）やELISA法を用いて調べ，分離菌の病原性を判断する．

腸管出血性大腸菌（enterohemorrhagic *Escherichia coli*, EHEC）の産生するベロ毒素（vero toxin）は志賀毒素と同じ作用をもち，糖脂質であるグロボトリアオシルセラミド（globotriaosylceramide）（Gb3）を受容体として細胞内に侵入して，タンパク質合成阻害やアポトーシスを誘導する．ベロ毒素の細胞内侵入経路は，エンドサイトーシス→ゴルジ装置→小胞体へと移行する逆行輸送である．とくに大腸，腎臓，脳の血管内皮細胞が損傷されて，それぞれ出血性大腸炎，溶血性尿毒症症候群（hemolytic uremic syndrome, HUS），急性脳症を引き起こす．現在知られているベロ毒素の種類は，Stx1, Stx1c, Stx1d, Stx2, Stx2c, Stx2c2, Stx2d, Stx2e, Stx2f の9種類であり，そのうちHUSを起こすのはStx1, Stx1c, Stx2, Stx2c, Stx2dを産生する菌である．O-157株の多くはソルビトールを遅れて分解し，β-グルクロニダーゼを産生しないので菌の分離に応用されている．PCR法によるベロ毒素遺伝子の検出が併用される．最近ではベロ毒素迅速診断法としてイムノクロマト法が開発されており，EHECが多量に糞便中に認められる場合に，ベロ毒素を検出できる．

b. エフェクター分子

エフェクター分子はタイプⅢまたはタイプⅣ分泌系を使って，標的細胞に直接注入されるタンパク質である．エフェクター分子が細胞への定着，侵入，細胞内増殖など，さまざまな段階に関与していることが明らかにされつつある．

腸管病原性大腸菌や腸管出血性大腸菌はタイプⅢ分泌系であり，エフェクター分子としては，Tir, EspG, EspF, Orf3 などがある．サルモネラとエルシニアはタイプⅢ分泌系からエフェクター分子を細胞内に送り込む．エルシニアではYop，赤痢菌ではIpaである．

c. 内毒素

内毒素はリポ多糖体（lipopolysaccharide, LPS）である．グラム陰性菌の細胞壁外膜に存在

するLPSの分子構造は，O特異多糖（O抗原多糖側鎖）とコア多糖の2つの多糖領域，およびリピドA（lipid A）の脂質領域から構成されている．リピドAはすべてのLPSに共通する構成成分で，エンドトキシンの活性を担っている．グラム陰性菌の感染により，補体，マクロファージ，Bリンパ球などの生体防御機構が活性化し，発熱や炎症症状が現れる．とくに，大腸菌，緑膿菌，髄膜炎菌などが血液内で増殖すると，内毒素によりショックや全身性の播種性血管内凝固症候群（disseminated intravascular coagulation, DIC）が引き起こされ，重篤化すれば多臓器不全（multiple organ failure, MOF）へと移行することが知られている．

内毒素検出試験は，定性試験としてゲル化法，定量試験として比濁法，比色法，蛍光法が用いられている．内毒素血症やエンドトキシンショックの病態の解析には，血中内毒素の濃度が正確または有意義な値として測定できる方法が不可欠である．

2 定着因子

病原菌が粘膜に定着するには，目では涙の流れ，呼吸では粘膜上皮の線毛運動，消化管では腸の蠕動運動，泌尿器では尿の流れに逆らって定着しなければならない．その能力を担うのが定着因子（colonization factor）である．定着因子には線毛，アドヘジン（付着素），菌体外多糖体，鞭毛がある．

a. 線 毛

Fimbrillinまたはpilinの構成タンパク質が配列してできたもので，尿路感染あるいは腸管感染菌の重要な定着因子である．線毛は特定の組織の特定の細胞を目標として定着し，その特異性は高い．例えば，尿路感染を起こす大腸菌は尿路に定着するための線毛（Pep線毛）を持ち，腸管に感染する大腸菌は腸管に定着する線毛を持つ（CFA線毛）．さらに同じ腸管でも，ヒトの腸管に定着する線毛は，動物の腸管に定着するそれとは異なっている．このように受容体の分布により，細菌が定着できる場所や宿主が決定され，多様性が生じる．

毒素原性大腸菌（enterotoxigenic *E. coli*, ETEC）は60℃，10分で失活する易熱性の毒素（heat-labile enterotoxin, LT）と，耐熱性すなわち100℃，30分の加熱に耐える毒素（heat-stable enterotoxin, ST）のいずれか一方，または両方を産生することによって下痢症状を起こす．ヒトの場合には定着因子として働く抗原として，K88, K99以外にcolonization factor antigen（CFA）IIおよびIIIが必要である．定着因子の多くは特定の動物の赤血球を凝集し，他の細菌による凝集と異なってマンノースによる抑制を受けない．また，特異抗体による検出も可能である．

3 質量分析法による細菌同定

従来細菌の同定は，主に形態学的手法（グラム染色，コロニーの形状やその大きさ）や生化学的手法が用いられていた．しかしながら，いずれの手法も煩雑な作業であり高い専門性が要求される．高い識別能力がある16S rRNAを指標とする手法は，多くの検体を一度に解析

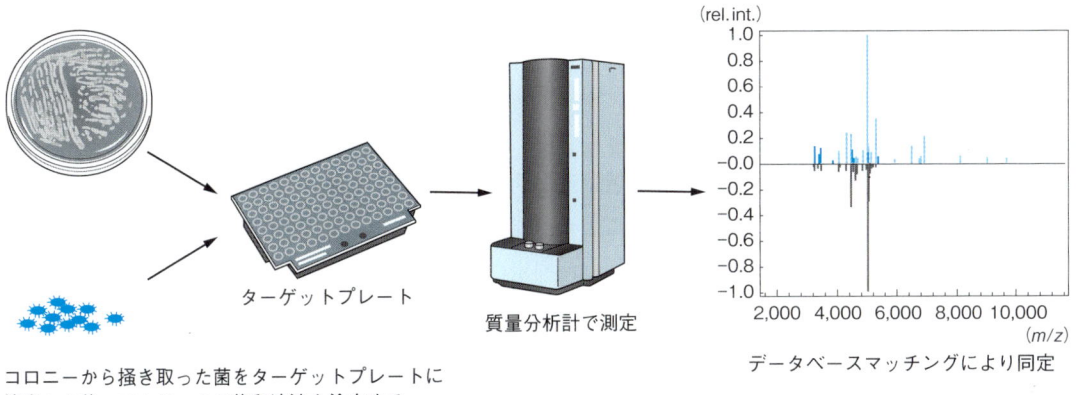

図2-73 試料調製から細菌同定までの流れ

コロニーから掻き取った菌をターゲットプレートに塗布した後，マトリックス飽和溶液を塗布する

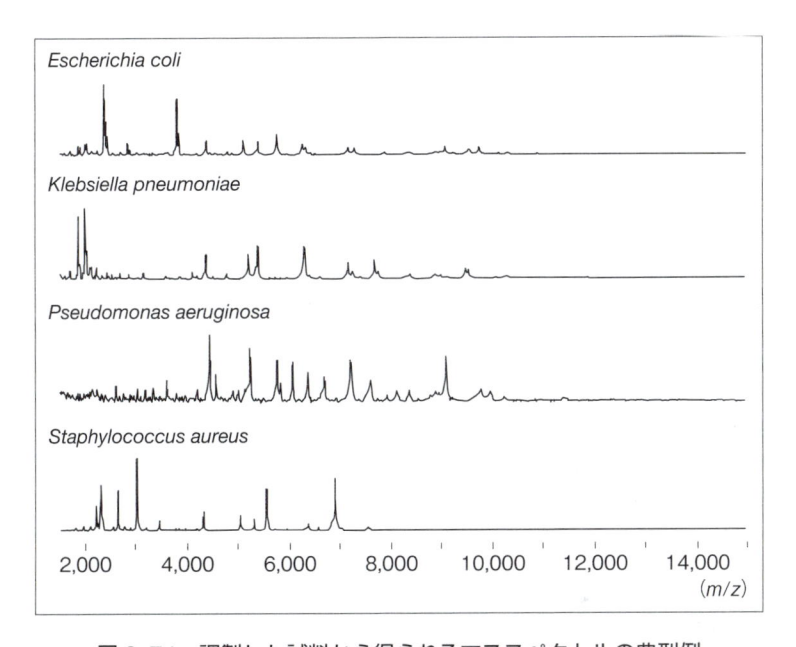

図2-74 調製した試料から得られるマススペクトルの典型例

することが難しい．質量分析法による細菌同定はサンプル調製が容易で，測定操作も簡便であり，一菌種約5分で同定結果が得られる．この特徴を活かして，煩雑な試料前処理を行わず，属や種を容易に識別することのできる手法として注目されている．試料調製から細菌同定までの流れを図2-73に示す．本法では，データベース検索を行い，マッチングによって細菌を同定する．

調製した試料から得られるマススペクトルの典型例を図2-74に示す．*Escherichia coli*, *Klebsiella pneumoniae*, *Pseudomonas aeruginosa*, *Staphylococcus aureus* を示した．各細菌のマススペクトルパターンの違いが分かる．試料量として数 μg 程度で，菌数で $1.0\times 10^4 \sim 10^5$ 個程度あれば同定可能である．マススペクトル中に検出されるピークは主として菌

体のタンパク質に由来する．そのうち50～70％はリボソームに由来するタンパク質である．これは，タンパク質合成を担うリボソームは菌体内で多量に発現していること，また，分子量が解析可能な範囲内（約2,000～15,000 Da）であり，塩基性に富むためイオン化されやすいことによる．

　本手法は既存の手法と比べて前処理が簡便で，細菌ごとに試薬の選択をする必要もないため，スクリーニングに使用することが可能である．また同定に際し，質量分析に関する基本的な知識は必要であるが，従来の細菌同定に必要な高い専門性は求められないので，汎用性が高い．

学習課題
- 細菌が産生する毒素について説明しなさい．
- 質量分析法による細菌同定の利点について説明しなさい．

D ● 感染症検査

　感染症とは、ウイルス、細菌・真菌、寄生虫・原虫、リケッチア、クラミジアなどの病原体がヒトとヒトとの間で起こる接触感染や、咳などによる空気、または飛沫感染により体内に侵入して増殖し、発熱や下痢などの症状が出ることをいう場合が多いが、ヒト以外にも動物や昆虫などの生物や食物、土などからも感染する場合がある。わが国では感染症法により、感染症の類型・対象疾患・性格・対応と処置を詳細に定義づけ、対策が図られている。
　本項目ではウイルス感染を中心に述べる。ウイルスの遺伝子型、エンベロープの有無、属する科名、形や大きさ、測定法、疾患名、侵入箇所と標的器官を表2-39にまとめた。

1 ウイルス院内感染

　院内感染は、ヒトからヒトへ直接または医療器具などを媒介として発生することから、易感染患者を防衛する環境を整備することが必要である。そのためには、院内部門や対象患者および病原性微生物などに対応した標準的予防策や空気、飛沫などの予防策を実施することが重要である。空気、飛沫、接触感染の恐れがある院内感染症の特徴と対応を表2-40（上）に示し、院内感染防止のための検査対象者と検査項目について表2-40（下）に示す。

2 ウイルスの抗原および抗体測定法

　ウイルス検査の測定対象は、抗原と抗体がある。ウイルス抗原測定法には、①酵素免疫測定法（EIA）、②蛍光免疫測定法（IFA）、③遺伝子増幅法（PCR）があり、高価で手間を要するが、感度と特異性が高い。さらに、④DNAの量的・質的変化を調べるためのサザンブロット法、⑤ウイルス感染細胞の確認や目的とする遺伝子の局在を調べるための in situ ハイブリダイゼーション、⑥液相中で溶菌処理した病原体のrRNAと標識プローブをハイブリダイゼーションする方法がある。
　一方、ウイルス抗体測定には次の方法がある。①CF（補体結合反応）とは抗原抗体複合体が補体を活性化する反応であり、IgGとIgMにCF活性をもつ。ウイルス感染後の短期間に検出される。②HI（赤血球凝集抑制試験）とはウイルスが抗原抗体反応を起こし、動物の赤血球凝集能が抑制される性質を利用して抗体価を測定する。③NT（中和試験）とは段階的に希釈した血清検体中の抗体と添加ウイルスとの抗原抗体反応後、ウイルス感受性細胞に接種して培養を行う。中和抗体によりウイルスの感染性や増殖性が失われた希釈率から抗体価を判定する方法であり、極めて特異性の高い抗体価測定法である。④PA（粒子凝集法）とは抗体に結合したゼラチンなどの粒子担体と抗原を結合させ凝集反応を調べる方法である。⑤PHA（受身赤血球凝集試験）もPA同様で、粒子担体の代わりに動物赤血球を用いる凝集法である。⑥イムノクロマトグラフ法（IC）により早期にその場で迅速診断され、最近では汎用

表 2-39 ヒト病原ウイルスの特徴と臨床

ウイルス遺伝子	ウイルス科名 / ウイルス名	抗原測定 DNA, RNA	IFA	EIA	抗体測定 HI	CF	NT	HF	EIA	PHA, PA	WB	疾患	侵入門（標的器官）
RNA型一本鎖（＋鎖）	ピコルナウイルス												
	ポリオウイルス	●				●	●					急性灰白髄炎	消化管（腸管, 神経）
	コクサッキーウイルス	●			●	●	●					ヘルパンギーナ, 手足口病, 心筋炎	消化管（皮膚, 神経, 粘膜）
	ライノウイルス	●				●	●					普通感冒	気道（呼吸器）
	レトロウイルス												
	HTLV-1	●						●	●	●		成人T細胞白血病, HTLV-1関連脊髄症	血液, 口（T細胞, 脊髄）
	HIV	●		●					●	●	●	後天性免疫不全症候群	血液（T細胞）
	トガウイルス												
	風疹ウイルス	●			●	●	●	●	●	●		風疹	気道（皮膚, 臓器, 粘膜）
	フラビウイルス												
	日本脳炎ウイルス	●			●	●	●					日本脳炎	血液（神経）
	HCV	●		●				●				肝炎, 肝硬変, 肝癌	血液（肝臓）
	コロナウイルス												
	コロナウイルス					●	●					上気道炎	気道（呼吸器）
RNA型一本鎖（－鎖）	パラミクソウイルス												
	ムンプスウイルス	●			●	●	●		●			流行性耳下腺炎	気道（呼吸器, 臓器）
	麻疹ウイルス	●			●	●	●		●			麻疹, 亜急性硬化性全脳炎	気道（呼吸器, 皮膚, 粘膜）
	RSウイルス		●	●	●	●	●					上気道炎, 気管支炎, 肺炎	気道（呼吸器）
	オクソミクソウイルス												
	インフルエンザウイルス	●		●	●		●					インフルエンザ	気道（呼吸器）
RNA型二本鎖	レオウイルス												
	ロタウイルス				●	●	●					乳幼児下痢症	気道（腸管, 呼吸器）
DNA型二本鎖	ヘパドナウイルス												
	HBV	●					●	●				肝炎, 肝硬変, 肝癌	血液（肝臓）
	ヘルペスウイルス												
	単純ヘルペスウイルス	●	●		●	●	●					口唇ヘルペス, 性器ヘルペス	咽頭（神経, 皮膚, 粘膜）
	水痘帯状疱疹ウイルス	●	●		●	●	●					水痘帯状疱疹	気道（皮膚, 粘膜, 臓器）
	サイトメガロウイルス	●	●	●		●						サイトメガロ単核球症,（先天性）巨細胞封入体症	血液, 口, 粘膜（臓器）
	EBウイルス	●						●	●			伝染性単核球症, バーキットリンパ腫, 上咽頭癌	皮膚, 咽頭（咽頭, B細胞）
	パポーバウイルス												
	パピローマウイルス	●			●							乳頭腫, 子宮頸癌	皮膚, 粘膜（皮膚, 粘膜）
	アデノウイルス												
	アデノウイルス	●			●	●	●	●				咽頭炎, 咽頭結膜熱, 小児下痢症, 流行性角結膜炎など	気道, 消化管（腸管, 呼吸器）

表2-40 ウイルス院内感染の特徴と防止

空気，飛沫，接触感染の恐れがある院内感染症の特徴と対応					
		水 痘	麻 疹	風 疹	ムンプス
潜伏期間		10～21日	10～18日	14～21日	16～25日
感染源となる期間		発生前2日～痂皮形成完了	接触日～発疹出現後5日	潜伏期間7日～発症後5日	発生前7日～発症後9日
72時間以内の感受性職員緊急ワクチン接種		効果あり	効果あり	効果なし	効果なし
職員発生時対応		感染期間就業停止	感染期間就業停止	感染期間就業停止	感染期間就業停止
ワクチン接種効果		90～95%	95～98%	95%	90%

院内感染防止のための検査対象者と検査項目										
検査項目 検査対象者	水痘抗体	麻疹抗体	風疹抗体	ムンプス抗体	HIV抗体,抗原	HCV抗体	HBs抗体	HBc抗体	CMV抗体	TOX抗体
病院職員	●	●	●	●		●	●	●		
針刺し事故					●	●	●	●		
臓器移植患者	●	●	●	●	●	●	●	●	●	●
母子間感染 妊婦→新生児	▲		●		●	●	●	●	●	●
輸血患者					●	●	●	●	●	
免疫不全症患者	●	●	●	●	●	●	●	●	●	

HIV: human immunodeficiency virus, HCV: hepatitis C virus, HBs: hepatitis B surface, HBc: hepatitis C core, CMV: cytomegalovirus, TOX: toxoplasma

されている．これはインフルエンザ治療時にノイラミニダーゼ阻害薬の投与を直ちに開始でき，ノロウイルス診断のように周囲への感染拡大を防ぐことができる．その他に，IIF（間接蛍光抗体法）がある．

3 移植患者における感染症

移植患者が感染症に罹りやすい理由として移植前は免疫機能が低下し，移植直後は免疫抑制薬が大量に投与され，免疫機能がさらに低下することによる．移植後3ヵ月間が最も感染症に罹りやすい時期であり，退院後においても免疫抑制状態が持続するため，通常では罹患しない感染症（日和見感染症）に罹患しやすい．感染症が生じたときや，治療経過観察時にサイトメガロウイルス（CMV）抗原をアンチゲネミア法で観察し，移植後1週間ごとにPCR法によりCMV抗原と血清抗体価などを測定する．治療にはガンシクロビルが有用である．ドナー由来の移植心や輸血を介した感染症には，ヘルペス属（CMV, HSV, VZV, EBV），肝炎ウイルス（HBV, HCV），レトロウイルス（HIV, HTLV），原虫（トキソプラズマ）がある．また，レシピエント由来の感染症として免疫抑制療法により再活性化して発症するヘルペス属（CMV, HSV, VZV, EBV），原虫（ニューモシスチス・カリニ，トキソプラズマ）がある．し

たがって，ドナー側は心臓摘出（前）時に，レシピエント側はあらかじめ抗体の保有などを確認しておく．

4 梅　毒

　感染源はトレポネーマ・パリダム（*Treponema pallidam*, TP）による感染で，Nichols 株は病原性であるが，Reiter 株は非病原性である．第一期，第二期，第三期，晩期と病状は進行していく．それぞれの病期で必要な検査をする．晩期梅毒には麻痺性認知症や脊髄癆となり，トレポネーマの DNA を髄液から PCR 法で検査する．
　梅毒検査には脂質抗原に対する抗体（STS 法）と TP 菌体成分に対する抗体（TP 抗原法）を用いる方法が主に用いられる．
　検査結果の解釈の仕方として，STS（−），TP（−）は陰性か梅毒感染直後，STS（＋），TP（−）は梅毒感染初期か生物学的偽陽性，STS（−），TP（＋）は先天性梅毒か治療後または感染後期，STS（＋），TP（＋）は梅毒となり，TP（＋）を認める場合は他のトレポネーマ感染も考えられる．確認法として鏡検による蛍光抗体吸収法（FTA-ABS）がある．

5 肝炎ウイルス

　肝炎ウイルスには A 型（HAV），B 型（HBV），C 型（HCV），D 型（HDV），E 型（HEV）などがあり，HAV と HEV は経口感染，それ以外は血液・体液を介して感染する．とくに，HBV，HCV 感染は日本人に多い．ウイルス性肝炎は感染すると肝細胞が壊れて機能障害になり，肝細胞が再生できない肝硬変や肝癌に進行する．慢性肝炎では HBV，HCV 感染によ

表 2-41　ウイルス性疾患と起因ウイルスおよび症状の特徴

ウイルス名	症状・特徴
ウイルス性下痢症 （ロタウイルス）（ノロウイルス）	病棟内や施設内の集団感染を起こし，冬季に流行する．患者の排泄物が乾燥し飛散しても感染する．下痢による脱水症状に注意する．カキなどの貝に濃縮
呼吸器合胞体性ウイルス （RS ウイルス）	乳幼児の冬かぜの原因として晩秋から早春にかけて毎年流行し，乳幼児期の感染は気管支炎などの下気道感染をきたす
急性灰白髄炎 （ポリオウイルス）	経口侵入後，咽頭増殖を経て小腸粘膜細胞に侵入・増殖する．次いで，腸管膜リンパ節で増殖して血流に入り，体内の侵入しやすい組織で増殖する
流行性耳下腺炎 （ムンプスウイルス）	経気道感染から上気粘膜上皮や頸部リンパ節で増殖し，発熱を伴う耳下腺腫脹で発症し，ウイルス血症となり全身に拡大される
麻疹 （麻疹ウイルス）	咳・くしゃみ・唾液など飛沫感染し，喉の上皮細胞の増殖を経て，10 日前後の潜伏ウイルスが増殖し発病する．胸腺，肝臓，脾臓，肺などで多核巨細胞を認める
風疹 （風疹ウイルス）	感染者の耳咽頭分泌物により飛沫感染し，2〜3 週間の潜伏期のあと，発熱，気道炎，リンパ腫脹が発症し，発疹が頭部，耳に広がるが 3 日で消失する
流行性角結膜炎 （アデノウイルス）	流行性角結膜炎は伝染性が非常に強く，アデノウイルスによる咽頭や結膜を侵し少なくとも 6 つの症候群や肺炎を引き起こすので重症化する場合がある

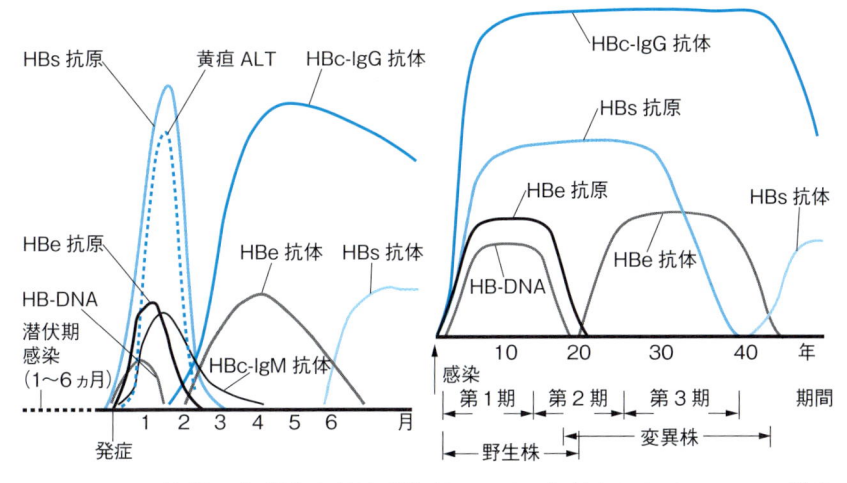

図 2-75　B 型急性肝炎（左）と持続感染（キャリヤー）（右）における HBV の推移

表 2-42　各種 HB 検査の測定法

測定系 \ 検査項目	HBs-Ag	HBs-Ab	HBc-Ab	HBc-IgM	HBe-Ag	HBe-Ab
測定原理	1 ステップサンドイッチ EIA 法	2 ステップサンドイッチ EIA 法	競合 EIA 法	2 ステップサンドイッチ EIA 法	2 ステップサンドイッチ EIA 法	競合 EIA 法
酵素／HB抗原／HB抗体／Ig抗体						
固相	HBs モノクローナル抗体	ad 型と ay 型 HBs 抗原	ヒト HBc 抗原	抗ヒト IgM 抗体		抗 HBe-IgG 抗体
酵素標識分子	HBs 抗体	ビオチン標識 HBs 抗原，ペルオキシダーゼ標識アビジン	HBc 抗体	HBc 抗原		HBe 抗体
基質発色液	o-フェニレンジアミン	テトラメチルベンジジン	o-フェニレンジアミン			
反応停止液	1M 硫酸					
吸光度測定	主波長 492 nm，副波長 620 nm					
判定法	カットオフ値	抑制率	カットオフ値			抑制率

り長期の肝障害となり肝臓が線維化する．急性肝炎では HAV，HBV，HEV 感染による急激な肝細胞破壊のために発熱や黄疸を伴うが，自然治癒する場合が多い．劇症肝炎では肝炎発症から 8 週間以内に重症な肝障害を起こし，生存率は約 30% である．

図 2-75 に急性肝炎と持続感染（キャリヤー）における HBV (hepatitis B virus) の推移を示した．HB 検査には検体と試薬の HB 抗原と抗 HB 抗体との結合で生じる複合体に酵素標

識抗体を結合させた後に基質を添加して発色させるサンドイッチ EIA 法が一般的であるが，競合 EIA 法も用いられている（表 2-42）．また，HBV 検査結果の解釈として，HBs 抗原（＋）や HBc 抗体（＋）は HBV の感染，HBc-IgM 抗体は HBV 初期感染，HBs 抗体（＋）は感染の治癒や HBV ワクチン接種，HBe 抗原（＋）は HBV 増殖力が強く，HBe 抗体（＋）は HBV 増殖力の低下を示す．

HCV 抗体検査はコア領域，NS3 領域，NS4 領域にエピトープをもつリコンビナント抗原を用いた EIA 法によりスクリーニング検査として実施されることが多いが，感染初期には陰性を呈することもあり，HCV 抗体（＋）でも HCV 抗原（－）の場合は既感染・治癒症例と診断する．とくに，C 型慢性肝炎患者の治療薬であるインターフェロンの効果や症状を把握するために HCV-RNA 測定が有用である．抗原検査には PCR 法による遺伝子検査以外に，前処理によって抽出した血清中の HCV コアタンパク質を EIA 法で行い，最終的に蛍光および化学発光にて定量する方法がある．

6 ヒト T 細胞白血病ウイルス 1（HTLV-1）

HTLV-1（human T-lymphotropic virus 1）はレトロウイルスであり，ヘルパー T 細胞（細胞数の低下はない）に感染後，HTLV-1 の RNA が逆転写酵素により DNA に逆転写され，宿主細胞の染色体に取り込まれる．九州や沖縄を中心とする西日本に比較的キャリヤーが多く，50 歳代前後に多く発病し，リンパ節腫瘍や皮膚病変を認める成人 T 細胞白血病（ATL）の原因ウイルスである．ATL は母子感染したキャリヤーが 10％ 以下の割合で成人になって発症する場合が多く，発症すると死亡率が高いが，成人の初感染は発症率が低い．また，細胞同士の感染なので血液製剤での感染はない．HTLV-1 抗体検査は EIA 法や PA 法により実施する．

7 ヒト免疫不全ウイルス（HIV）

HIV（human immunodeficiency virus）は感染後 1 週間で表面抗原 CD4 を介して T 細胞内に侵入し，HIV 抗体は 1～4 ヵ月後に出現する．HIV 抗体検査は EIA 法や PA 法（または IC 法）でスクリーニング検査を行い，陽性時の確認検査として WB 法や PCR 法を実施する．通常，急性ウイルス感染における宿主（図 2-76 左）のようにインターフェロン（INF），NK 細胞，キラー T 細胞（CTL），抗体の順にピークとなる免疫機構を示す．感染における HIV および T 細胞の推移を図 2-76 右に示した．

図のように感染直後の window period の期間には感度の面で陰性になることがある．感染初期には発熱や頭痛などのかぜ症状とともに CRP が高値となる．

8 インフルエンザウイルス A，B

インフルエンザウイルスは A 型，B 型および C 型があり，ウイルス粒子内の RNA 遺伝子

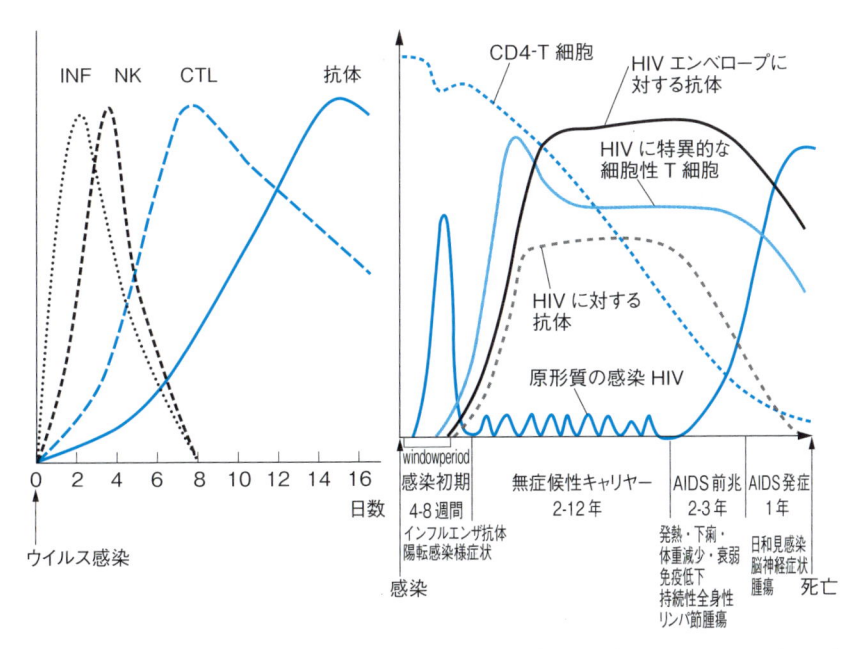

図2-76 急性ウイルス感染における宿主反応（左）と感染におけるHIVおよびT細胞の推移（右）

に結合した核タンパク質（nucleoprotein, NP）の免疫原性の違いで区別されている．インフルエンザウイルスの中で鳥類に感染するのはA型であり，抗原型（HAの亜型ではH1〜H16）（NAの亜型ではN1〜N9）と多くの組み合わせがある．通常はインフルエンザウイルスに感染すると1〜4日の潜伏期の後，急激に発熱・関節痛・頭痛・悪寒を伴い，咽頭痛・咳・鼻汁などの呼吸器症状が現れる．インフルエンザウイルスA，B抗原検査には血清や髄液を用いるCF法やHI法があり，鼻腔や咽頭ぬぐい液を用いるEIA法，IC法がある．

9 ヘルペス科ウイルス

神経に潜むウイルスであり，突然，唇に痛みが生じ，ぽつんと水腫れができる．

ヒトを宿主として感染するのは単純ヘルペスウイルス1,2（herpes simplex virus, HSV-1,2），水痘・帯状疱疹ウイルス（varicella zoster virus, VZV），サイトメガロウイルス（cytomegalovirus, CMV），EBウイルス（Epstein-Barr virus, EBV），ヒトヘルペスウイルス6,7,8型（human herpesvirus, HHV-6,7,8）がある．ヘルペス，CMV，EBウイルス，VZVのように再燃や再感染を起こすものやCMV，風疹ウイルスのように6ヵ月以上持続感染するものがある．

a. 単純ヘルペスウイルス1, 2（HSV-1, 2）

アフタ性口内炎，単純疱疹，ヘルペス性角膜炎，全ぶどう膜炎，性器ヘルペス，口唇ヘルペス，ヘルペス性ひょう疽の感染となる．HSV抗体検査としてEIA法はIgG，IgM抗体の分別測定も可能であり，感度が高いので，初感染の診断にIgM抗体，中枢神経感染の診断に

IgG抗体の検出が有用である．これに対して，NT法は特異性が高いので，目的に応じて使い分けられる．抗原検査としてウイルス分離や病変部細胞を用いて実施するIFA法や遺伝子検査（PCR法）があり，ヘルペス脳炎や新生児ヘルペス感染症などの早期診断に役立つ．

b. 水痘・帯状疱疹ウイルス（VZV）

VZVの初感染で水痘症状となり，治癒後にVZVが知覚神経節に潜伏して再活性化すると帯状疱疹になる．抗体検査として急性期と回復期のペア血清で4倍以上の血清抗体価の上昇をCF法により診断できる．また，水痘罹患後の初感染か再感染の判別はIFA法やEIA法（IgM抗体の検出）が有用となり，ワクチン接種や経過観察はEIA法（IgG抗体の検出）が有用である．抗原検査としてウイルス分離や病変部より得た試料を用いてIFA法により実施する．

c. エプスタイン・バールウイルス（EBV）

伝染性単核症，バーキットリンパ腫，上咽頭癌などの症状を示す．異好抗体凝集反応（ポール・バンネル（Paul-Bunnell）試験では，EBウイルスによる単核球増加症の患者の血清がヒツジの赤血球を凝集させる）が陰性の場合にEBV検査をすることが多い．発症初期はIgM型ウイルスカプシド抗体（IgM-VCA）は1:10以上，IgG型（IgG-VCA）は1:320以上，抗初期抗原D（EAD）が1:10以上，抗EBウイルス核抗原（EBNA）抗体は1:5以下，抗早期抗原（EA）抗体が1:40以上となる．これらの検査はFA法により実施される．

d. サイトメガロウイルス（CMV）

CMVは母子間で経胎盤や経母乳で垂直感染を起こし，飛沫や接触感染，血液・唾液・尿・分泌液などを介するので輸血・移植・性行為によっても水平感染する．慢性または潜伏感染として終生体内に存在する．また，CMV抗体検査にはCF法やEIA法（IgG, IgM）があり，抗原検査にはアンチゲネミア法（IFA法を原理とする）やPCR法がある．

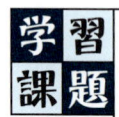

学習課題
- DNAウイルスとRNAウイルスの種類と疾患名について説明しなさい．
- ウイルス抗原と抗体の測定法について目的や略号を入れて簡単に説明しなさい．
- 移植後の感染症について重要となるウイルスを説明しなさい．
- 種々の梅毒検査の結果が陽性または陰性になったときの解釈について説明しなさい．

3 器官機能と病態

3-1 消化管機能と病態

　消化管は口から肛門に至る管腔臓器である．大きな区分としては，口腔，咽頭，食道，胃，小腸，大腸に分類される．消化管の基本構造は，粘膜，粘膜下層，筋層，漿膜という4つの層が同心円状に重なるものであり，外からの栄養の吸収と，不要物の排泄といった生体の恒常性を保つために重要な働きをしている．

　口から摂取された食物は，口腔内での機械的な咀嚼と唾液の分泌に始まる第一段階の消化作業を受け，引き続き蠕動運動により消化管を輸送されながら，物理的・化学的な処理を受ける．この過程で分解された栄養素は消化管粘膜を経由して体内に吸収される．吸収された栄養素の輸送先は異なるが，とくに門脈を経路とし，体内の化学工場ともいえる肝臓への輸送が最も重要である．その他にも，分泌された胃液由来の酸による胃内消化，アミラーゼやトリプシンといった消化酵素による分解，さらにヒト由来ではない腸内細菌による分解なども消化作用において重要な意味をもつ．

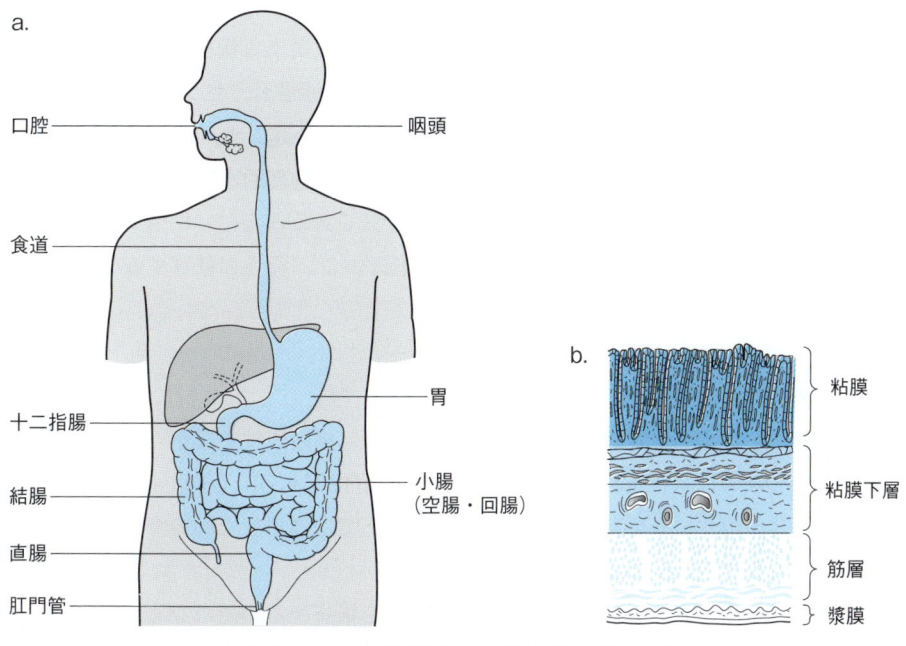

図3-1　ヒト消化管（a）と消化管の構造（b）

1 各消化管の機能と病態

a. 口　腔

　　口腔は重層扁平上皮によって覆われ，歯による機械的な咀嚼による消化の第一義的な働きをしている．さらに口腔粘膜内には多数の小唾液腺が存在しており，口腔外の耳下腺，顎下腺，舌下腺らの大唾液腺とともに唾液分泌に参加している．口腔内消化においては，唾液に含まれるデンプン分解酵素プチアリンと麦芽糖分解酵素マルターゼが消化酵素として働くが，タンパク質や脂質の吸収は積極的には行われていない．口腔を通過した食物は，嚥下に引き続き咽頭にて咽頭筋の波状の収縮を受けて食道に送り出される．

b. 食　道

　　食道は約 25 cm の細長い管であり咽頭と胃をつないでいる．食道は重層扁平上皮で内面が構成されているが，胃の入り口である噴門で急に単層円柱上皮に置換される．食道下端部では，粘膜下層のみならず粘膜固有層にも静脈叢がみられるため，肝硬変に代表される門脈圧亢進症ではこの部位に側副血行路としての静脈瘤を認めることが多くなる．また，食道下端部では下部食道括約筋（lower esophageal sphincter, LES）という輪状筋が存在し，強酸性の胃内容物の食道への逆流を阻止する．

　　しかし LES が病的に弛緩すると胃内容物が逆流して，食道粘膜に炎症を生じるようになる．この状態が持続すると食道上皮が扁平上皮からバレット（Barrett）上皮と呼ばれる円柱上皮に置換されることとなる．さらに食道の全周性に 3 cm 以上の置換がなされた場合はバレット食道と呼称される．バレット食道は腺癌が高頻度に発生することが知られている．ちなみにわが国ではこれまでよくみられる食道癌は扁平上皮癌であったが，少しずつ腺癌も増加しつつある．

　　LES を制御するものには消化管ホルモンや食事摂取による機械刺激に伴う自律神経があるが，このうち消化管ホルモンではガストリンにより緊張され，セクレチンによって拮抗され，さらにコレシストキニン，グルカゴンによって圧低下を起こす．LES の低下は逆流性食道炎などにおいても重要な意味をもち，アカラシアなどの物理的な機能異常にも関与することになる．また，食道は厚みにおいて比較的薄い管腔であるうえに，粘膜下層には血管やリンパ管が発達しているため，食道癌が容易に血行性やリンパ行性に転移することになる．

c. 胃

　　胃は袋状の消化管でその容積は約 1.5 L である．区分としては噴門，胃底，胃体，前庭，幽門であり，十二指腸に連続する．胃粘膜の上皮層は単層円柱上皮からなる．胃での消化のうち最も重要なのは胃液分泌によるタンパク質の消化である．胃内では糖質は分解されない．また，脂質の消化に必要な胃リパーゼは強酸性下では作用しないので，脂質もあまり消化されないことになる．

　　胃酸は，単なる食物吸収のために強酸性環境を維持するのではなく，異物に対して殺菌作用を有するという意味でも感染防御機構として重要な役割をもっている．しかし後述される

ヘリコバクター・ピロリ（*Helicobacter pylori, H. pylori*）はこのような強酸の環境でも生きる方法を獲得しており胃での疾患形成にきわめて重要な働きをしている．胃は強酸性の環境下でも自身の内側の表面はムチンという粘液に覆われているため自己消化から守られている．ムチンを産生するのは胃底腺にある副細胞である．主細胞はペプシンの前駆物質であるペプシノーゲンを分泌し，壁細胞は塩酸を分泌する．これら3種の外分泌細胞のほかに，内分泌細胞が存在する．胃液を分泌する胃底腺は胃底と胃体にのみ存在し，前庭と幽門の粘膜固有層には典型的な粘液産生腺である幽門腺が存在する．幽門には内分泌細胞も存在し，代表的なものにG細胞（ガストリン分泌細胞）がある．G細胞はガストリンを分泌し，血行性に胃の蠕動運動を高め，また主細胞や壁細胞からの消化酵素や塩酸の分泌を促す．

胃は他の消化管と異なり筋層が内斜，中輪，外縦といった3層から構成されている．胃の筋層は部位によりその筋線維の走行が異なっているため構造は複雑なものとなっている．このため，胃は多様な方向に収縮が可能となっていて，これを支配する神経がアウエルバッハ（Auerbach）神経叢である．

d. 小　腸

小腸は大きく分けて十二指腸，空腸，回腸からなる．十二指腸はその名のとおり，約12横指（約25 cm）の長さをもち，前面を腹膜に覆われることにより後腹膜に固定されている．十二指腸は球部，下行部，水平部，上行部に区分され，トライツ靱帯を境に空腸に連続する．一般的にトライツ靱帯までより口側からの消化管出血は黒色便（タール便）を呈する．

十二指腸下行部の後内側壁には十二指腸ヒダがあり，その下端にファーター（Vater）乳頭が存在して総胆管や膵管から胆汁や膵液が分泌される（図3-8参照）．十二指腸に続き盲腸に達するまでの小腸は，約7 m弱の長さがあり腸間膜を有する空腸と回腸である．両者の区切りは明瞭ではないが口側の約2/5が空腸，残りが回腸であるとされる．両者での最も顕著な相違は，回腸にはパイエル板という集合リンパ節が存在する点である．空腸と回腸にも十二指腸と同様に輪状ヒダが存在する．

これらの小腸粘膜の大きな特徴は，その内側の粘膜構造である．小腸上皮は単層の円柱上皮で構成され，一部に少数の杯細胞が存在している．上皮細胞には微絨毛という微小な突起が存在している．これらの細胞が数多く寄り集まって，腸絨毛や腸腺を形づくり，さらには腸絨毛と腸絨毛の間には粘膜の陰窩が陥入して腸腺（リーベルキューン，Lieberkühn腺）を形成する．この腺の底部には，粗大な顆粒をもつパネート細胞があり，また種々の内分泌細胞が存在する．小腸の筋層は内輪層と外縦層からなるが，ともに平滑筋で上部ほど発達が強い．輪状筋による収縮と，縦走筋による振り子運動を合わせた蠕動運動により小腸内容物はさらに肛門側に送られていく．

小腸は，最も消化吸収で大きな役割を果たしており，前述の独特な構造も吸収面積を大きくする目的で進化してきたと考えられている．小腸での消化作業は，十二指腸で消化された分解物を十二指腸粘膜および小腸から分泌された腸液によって分解することで完了する．そのため，小腸液中にはアミノペプチダーゼ，リパーゼ，ホスホリパーゼ，サッカラーゼ，マルターゼ，ラクターゼ，ヌクレオチダーゼ，ホスファターゼなどの多くの加水分解酵素が存

在している．これらの分泌に異常が起こると，それに応じた吸収異常が生じるわけである．近年，小腸から分泌されるこれらの消化酵素の他に，インクレチンという食事を摂取したとき腸管（主に小腸）から血液中に分泌される消化管ホルモンが注目されている．インクレチンは，食後に高くなった血糖値をコントロールするために，膵臓β細胞からのインスリン分泌を増加させ，膵臓α細胞からのグルカゴン分泌を抑制する．この作用は，血糖値が上昇しているときに作用し，血糖値が正常にコントロールされているときには働かないため，血糖依存的な作用であるとされる．インクレチンは分泌後 DPP-4（ジペプチジルペプチダーゼ-4）と呼ばれる分解酵素により速やかに分解されてしまい，生体内での活性を失う．

また，回腸末端には胆汁酸の再吸収に必要な特別なトランスポーターが存在している．近年，小腸から大腸にかけて宿主であるヒトに寄生している腸内細菌がヒトの健康に大きな影響を与えることが報告され，今後，とくに消化器疾患との関連について明らかにされることが期待されている．

> **インクレチン**
> 腸管（とくに小腸）由来の消化管ホルモンであるが，その血糖依存的に血糖値をコントロールする作用（血糖値を下げすぎない作用機序）に着目してインクレチンを分解するDPP-4を阻害する薬剤などが開発されている．DPP-4阻害薬は，既存の血糖降下薬の作用機序と異なる新しい薬剤として2型糖尿病患者における血糖改善薬として使用されている．

e. 大　腸

大腸は小腸に続くもので，盲腸，結腸，直腸となり，肛門管に続いた後肛門に開く．約1.5 m の長さを有し小腸に比して短いがその直径は太い．盲腸は回腸終末部が入り込みバルブ状の構造を形成するバウヒン弁すなわち回盲弁を有し，内容物を小腸に逆流させない機構をもつ．大腸粘膜もほとんどが単層円柱上皮からなっている．小腸に認められる腸絨毛は有していないが粘膜の落ち込みによる大腸陰窩をもつ．一方，直腸下端と肛門管以降の表面は重層扁平上皮で覆われる．大腸においては栄養分の吸収よりは内容物の水分の調整が主な役割となる．したがって大腸の障害は下痢という症状が出現しやすい．

2 胃液分泌の調節機構とその破綻による病態

他の多くのホルモンと同様に消化管ホルモンに関しても，抑制系と促進系が絡み合いながらフィードバックコントロールをしつつ恒常性を維持している．例えば迷走神経刺激によりガストリンの血中への放出が高まると，胃底腺の壁細胞が刺激され胃液分泌が促進される．ガストリンは 17 個のアミノ酸からなる分子量 2,096 のペプチドホルモンであり，胃の幽門の機械的，化学的（アルコール，pH の変化など）迷走神経刺激，もしくはレセプターをもつ gastrin releasing peptide（GRP）刺激により分泌される．血中に放出されたガストリンは，異所性に胃壁細胞に作用して胃酸分泌を高める．逆に分泌された胃液中の塩酸が胃の幽門部の粘膜に接するとガストリン分泌細胞（G 細胞）からのガストリン分泌は抑制される（図 3-2）．同様に，胃の内容物が十二指腸に進むと多くの消化管ホルモンが分泌される．

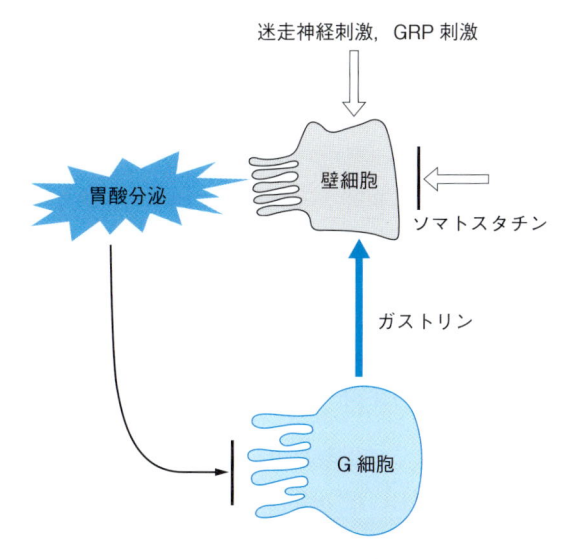

図 3-2　ガストリンによる胃液分泌の調整作用

セクレチンは壁細胞に作用して胃液分泌を抑制する．またG細胞からのガストリン分泌も抑制する．コレシストキニンやエンケファリンは，胃液の分泌を促進し，gastric inhibitory polypeptide（GIP）は胃酸分泌を抑制する．さらにソマトスタチンはガストリンやセクレチンの分泌抑制や壁細胞に対して胃液の分泌抑制作用をもつ．したがって，ガストリン値が異常高値となった場合は，過剰な酸分泌すなわち過酸を伴う場合と過酸を伴わない場合を想定せねばならない．前者で最も有名なのはガストリン産生腫瘍であるガストリノーマ（ゾリンジャー・エリソン Zollinger–Ellison 症候群）であり，ガストリンの過剰産生から異常な胃酸分泌亢進をきたし，臨床的には難治性の消化性潰瘍をきたす．異所性のガストリン分泌は膵臓ランゲルハンス島，肝臓，十二指腸などで起こりうるが，その頻度は低い．一方，過酸を伴わない場合には，酸分泌抑制薬（プロトンポンプ阻害薬や H_2 受容体拮抗薬）服用中の医原的な萎縮性胃炎などがあげられる．また，慢性腎不全などのガストリン代謝障害がある場合も高値となる．逆にガストリン値が低値となる場合には胃切除後，胃底腺ポリープなどがある．

3 *Helicobacter pylori* による疾患

胃潰瘍・胃炎は永らく，防御因子と攻撃因子のバランスが破綻することにより起こり，ストレスなどがその原因となると考えられてきた．しかし，1982 年に Warren と Marshall によって，*H. pylori* が胃内に存在することが発見され，大きな転換期となった．それまで，胃のような強酸性の環境で細菌が生存できるとは考えられなかったからである．これは非常に革命的な発見であり，両名は 2005 年のノーベル医学生理学賞に輝いている．

強酸の胃の中で *H. pylori* が生存するには巧妙な仕組みがある．グラム陰性桿菌である *H. pylori* はウレアーゼという酵素を産生し，胃内に存在する尿素を加水分解することによりア

表3-1 *H. pylori* の検査法

	検査法	長所	短所
内視鏡的検査	鏡検法	病理像も得られる	侵襲的, 高コスト
	培養法	薬剤感受性も実施できる	侵襲的, 高コスト, 時間がかかる
	迅速ウレアーゼ試験	最速の判定可能	侵襲的, 高コスト
非侵襲的検査	尿素呼気試験	定量性, 客観的	やや煩雑, 食止め
	血清抗体・尿中抗体	低コスト, 簡便	特異度がやや低い
	便中抗原	低コスト, 簡便	除菌後早期は精度低い

ンモニアを生成し，これによって胃酸を中和することで胃内という過酷な環境で生き延びることを可能としている．ただし，*H. pylori* の感染が具体的にどのように，胃潰瘍，胃炎，ひいては胃癌を発症させるかということについては現在も研究が活発に行われている段階で，まだ不明の点が多い．ただし，疫学的には若年者層では *H. pylori* の感染率は低下している．したがって将来的には *H. pylori* 感染に起因する疾患構成は変化してくるものと考えられる．

　H. pylori の臨床的意義としては，① 新規の *H. pylori* 感染により胃炎が起こり，さらに炎症粘膜を母地として消化性潰瘍が発症する．② 逆に *H. pylori* を薬剤により除菌すると胃潰瘍・胃炎は改善する．③ 胃癌に対する内視鏡治療後でも，*H. pylori* を除菌すると再発率が低下する，④ 低悪性度の胃 MALT リンパ腫でも *H. pylori* 除菌をすると改善する，といった点があげられ，上部消化管疾患における *H. pylori* の関与はきわめて大きいものである．

　したがって，*H. pylori* の感染の有無を確認することは上部消化管疾患においてはきわめて重要である．さらに，感染が確認されて疾患が *H. pylori* の感染に起因すると考えられた場合，治療後，とりわけ *H. pylori* 除菌療法後に再検査を行って，除菌がなされたかを確認することも重要である．感染の有無を確認する検査には表3-1に示すような検査法がある．大きく2つに分けると，内視鏡を用いる侵襲的検査とそれ以外の方法による非侵襲的検査である．それぞれの検査方法について長所と短所があり，その意味を十分考えて検査を実施してその結果を解釈する必要がある．最も頻繁に行われる試験法にウレアーゼ呼気試験法がある．これは *H. pylori* のもつウレアーゼを直接測るものである．原理としては，これは自然界にほとんど存在しない ^{13}C を用いて，ウレアーゼにより二酸化炭素とアンモニアに分解された試薬中の ^{13}C を最終的に排出された呼気の中で検出することにより，酵素活性を定量するものである（1章1-6①a項参照）．

　また，除菌治療後についての効果判定は，治療終了4週以降に行う必要があり，とくに尿素呼気試験を行う場合は治療終了12週以降に実施する必要がある．通常，除菌に成功した場合は再感染することはまれである．しかし，検査の実施が不適切な場合は偽陰性となっている場合がある．それ以外の場合は再感染の検査を頻回に行う必要はない．ただし，*H. pylori* の除菌後に逆流性食道炎などを新たに発症することがあるので，該当する症状が出た場合は内視鏡検査を行う必要がある．

> ***Helicobacter pylori*（*H. pylori*）**
> ヒトでは胃内に存在する細菌で，胃潰瘍の約70〜80%，十二指腸潰瘍の約90%に関係する．日本人を対象に*H. pylori*感染の有無で長期間経過をみた報告では，感染者だけに胃癌を認めたが，感染者全員が胃癌になるわけではないことから，食事内容，体質など様々な因子が発癌に関与すると考えられている．日本人の約60%が*H. pylori*に感染しているとされるが，感染は衛生環境と関連する．すなわち，衛生環境が劣悪な場合，人から排泄された*H. pylori*が食物や飲料水を汚染して感染が拡大する．したがってわが国では若年者では感染率は低い．

4 消化管ホルモン

　消化管ホルモンは胃，十二指腸，小腸の粘膜内に存在する内分泌細胞から分泌され，消化管や，肝胆道系臓器の機能調節を行っている．多くの種類のホルモンが報告されているが，その生理学的な作用についてはまだ十分に明らかにされてはいない．比較的よく研究されてきたのはガストリン，セクレチン，パンクレオザイミンである．その他を含めて主なホルモンを表3-2に示す．

　疾患との関係でとりわけ有名なものに異所性ガストリン産生腫瘍がある．これは本来の産生箇所以外の膵臓ランゲルハンス島，肝臓，十二指腸からガストリン産生腫瘍が発生して，ガストリンが異常分泌して本来の胃液によるフィードバック機構が作用しないために高ガストリン血症となり胃液が異常に分泌され，胃や十二指腸に難治性潰瘍を発症させるものである．異所性ガストリン産生腫瘍をガストリノーマと称し，このような疾患をゾリンジャー・エリソン症候群と呼ぶ．この疾患の頻度はきわめて低いが，30〜40歳代で発症例が多く，治療抵抗性の消化性潰瘍のほか，胃液分泌過多，手術後の潰瘍再発，胃液分泌過多などの特徴をもつ．血中ガストリンが異常高値であったり過酸分泌を伴う場合はゾリンジャー・エリソン症候群のほかに幽門洞ガストリン細胞過形成，幽門狭窄などがあり，過酸分泌を伴わない場合は酸分泌抑制薬服薬中（プロトンポンプ阻害剤，H_2受容体拮抗薬など），悪性貧血，副

表3-2　主な消化管ホルモンとその生理学的意義

種　類	基準値	生理学的意義
ガストリン	70〜140 pg/mL	胃酸・膵酵素・膵液・胆汁分泌促進，胃腸運動亢進
セクレチン	20〜60 pg/mL	胃酸分泌抑制，膵液・胆汁分泌促進
パンクレオザイミン（コレシストキニン）	5.8〜12.9 pg/mL	膵酵素分泌亢進，胆嚢収縮，小腸運動亢進，胃酸分泌抑制
gastric inhibitory polypeptide (GIP)	≦200 pg/mL	インスリン分泌刺激，胃酸分泌抑制
膵ポリペプチド	≦250 pg/mL	膵外分泌抑制，胆嚢弛緩，胃酸分泌促進，ガストリン分泌亢進
ソマトスタチン	1.0〜12 pg/mL	ガストリン，セクレチン分泌抑制，胃酸分泌抑制

甲状腺機能亢進症，褐色細胞腫などの場合がある．ゾリンジャー・エリソン症候群の確定診断には胃酸分泌亢進が必要で，ガストリン値が軽度上昇の場合はセクレチン負荷試験などをさらに必要とする（2章2-A-8②項参照）．ゾリンジャー・エリソン症候群に対するWilsonの診断基準では基礎酸分泌量が15 mEq/時以上（胃切除後では5 mEq/時以上），基礎酸分泌量/刺激後酸分泌量≧0.6である．セクレチン負荷試験ではセクレチン2単位/kg静脈注射した場合に，負荷前に比べて通常の消化性潰瘍ではガストリン値は下降するか変化しないのに比し，ゾリンジャー・エリソン症候群では負荷前値に比してガストリン値が200 pg/mL以上増加する．

5 ペプシノーゲン

わが国において，上部消化管の疾患の検査では内視鏡が広く普及しているが，侵襲的でありコストも高い．欧米では血清ペプシノーゲンの測定が胃粘膜の炎症の指標や粘膜萎縮の有無を推測するために広く用いられている．ペプシノーゲンⅠとペプシノーゲンⅡを測定し，Ⅰ/Ⅱ比を求める（表3-3）．ペプシノーゲンⅠおよびⅡは，主に胃粘膜内主細胞量を反映するとされる．前者は胃酸分泌能とよく相関し胃壁細胞量もよく反映する．すなわちペプシノーゲンⅠの上昇は胃の攻撃因子の増大を示唆する．ペプシノーゲンⅠ/Ⅱ比は胃粘膜萎縮の程度を反映するとされ，最高酸分泌量（maximal acid output, MAO）とも相関する．したがって，血清ペプシノーゲン値は，①胃粘膜萎縮の有無，②胃分泌機能検査，③胃粘膜の炎症の有無，④消化性潰瘍の再発の有無，などを推定するために幅広く測定される．

ペプシノーゲンが異常高値である場合は，胃粘膜での産生亢進か，薬剤内服中，もしくは腎臓からの排泄低下が原因であることが多く，異常低値であれば胃粘膜での産生減少もしくは胃切除などによる物理的な胃粘膜量自体の低下が原因である．高値である場合，ⅠとⅡの比率が参考になる．胃潰瘍では，Ⅰがやや高値，Ⅱが異常高値となり，Ⅰ/Ⅱ比は有意に低下する．十二指腸潰瘍ではⅠ，Ⅱ共に高値を示すが，とりわけ前者が高値となる．したがって，Ⅰ/Ⅱは有意に高値となる．プロトンポンプ阻害薬を内服後にはペプシノーゲンⅠおよびⅡは服用前値の2～3倍高値となるが，中止2ヵ月後には前値に服する．

ペプシノーゲンが異常低値となるのは萎縮性胃炎や胃癌，悪性貧血で，Ⅰ値およびⅠ/Ⅱ比が有意に低下する．萎縮性胃炎は胃癌の先行病変であることが多いため，胃癌同様にペプシノーゲン低値であることが多い萎縮性胃炎の割り出しにも有用である．

表3-3 ペプシノーゲンとその意義

	ペプシノーゲンⅠ	ペプシノーゲンⅡ	ペプシノーゲンⅠ/Ⅱ比
基準値	15～100 μg/L	3～40 μg/L	1～9
上昇	十二指腸潰瘍	胃潰瘍	十二指腸潰瘍
低下	萎縮性胃炎など		萎縮性胃炎，胃癌

6 胃液検査

　胃底腺の主細胞からはペプシノーゲンと壁細胞から塩酸が分泌され，塩酸によるpHの変化でペプシノーゲンはペプシンとなる．本来，胃液検査と称するならばペプシンと塩酸両者を測定するべきだが，一般的には後者の測定をもって胃液検査と称されることが多い．近年標準的に行われているのは消化管ホルモンであるガストリンを負荷することにより胃酸分泌を刺激しその酸度を測定するものである．

　具体的には，刺激前の1時間被検者を側臥位にして10分ごとに胃液を採取し，基礎分泌測定用の胃液を胃管より採取する．続いて，ガストリン（テトラガストリンもしくはペンタガストリンを用いることが多い）を負荷して，やはり10分ごとに胃液を1～2時間まで分割採取する．採取された胃液の量とpHおよび塩酸濃度を測定する．酸度は低濃度の水酸化ナトリウムで中和滴定される量により算出される．胃酸分泌はこのように算出された胃酸酸度に，採取胃液量を乗じれば求めることができる．基礎酸分泌量（basal acid output, BAO）は刺激薬投与前の1時間に分泌された胃酸量を示し，最高酸分泌量（maximal acid output, MAO）は最高刺激1時間以内に分泌された胃酸量を示す．したがって，酸度と，胃液量の両方の要素が関係する．

　酸分泌亢進状態である過酸症（BAO 7 mEq/時，MAO 23 mEq/時以上）は十二指腸潰瘍でよくみられる．ガストリン産生腫瘍ではきわめて高値となる．逆に，酸分泌低下状態である低酸症（MAO 9 mEq/時以下）は慢性萎縮性胃炎や胃癌でしばしば観察され，無酸症（最高刺激で酸分泌がない状態）は悪性貧血でみとめられる．

　しかし，この胃管を利用する検査は被検者にとって大変負担のかかる方法であるため，アズールA色素を利用した簡便法も存在するが，胃液分泌量がわからないため集団検診などの際の簡便法としての役割が大きい．

7 内視鏡検査

　消化管の検査として日常診療で最も大きなウェイトを占めているのは内視鏡検査である．これには，主に①食道，胃，十二指腸（主に下行脚まで）を対象とする上部内視鏡検査，②肛門からS状結腸，下行結腸，横行結腸，上行結腸，回盲部，盲腸を対象とする下部内視鏡検査，③小腸を対象とする小腸内視鏡検査，そして④主に胆道・膵管などを対象とする胆膵内視鏡検査がある．これまでは主に消化管の内視鏡検査は上部と下部の内視鏡検査を指していることが多かったが，今後は③と④の領域も増加していくことが予想される．とくに小腸の内視鏡検査に関してはこれまでよい検査法がなかったが，ダブルバルーン内視鏡やカプセル内視鏡の開発により，日常診療でも診断に欠かせないものになりつつある．内視鏡検査のよい点は，直接病巣を観察できるという他，必要とあれば診断のための生検を実施できることなどがある．また，診断のための観察に続いて，引き続きポリープの切除などの処置も行えることも有利な点である．この領域の治療法の進歩は目覚ましく，一定の条件を満たした早期の胃癌や大腸癌は内視鏡的粘膜下層剥離術（endoscopic submucosal dissection, ESD）

や内視鏡的粘膜切除術（endoscopic mucosal resection, **EMR**）といった内視鏡手術で治癒が望める状況となっている．

8 ABC検診

最近は上述のヘリコバクター・ピロリ抗体と血清ペプシノーゲン値を組み合わせた**ABC検診**が胃癌の発見を目指した集団検診で用いられることがある．このABC検診は胃癌の発生リスクを，A，B，C，Dの4段階に分けて評価する手法である．A群は，ピロリ菌の感染がなく，胃粘膜の萎縮のない群で，胃癌が発生するリスクはほとんどない．B群は，ピロリ菌の感染はあるが，ペプシノーゲン値が基準値以上（陰性），すなわち胃粘膜の萎縮が進んでいない群であり，胃癌発生率は年率0.1%程度の群．C群は，ピロリ菌の感染があり，ペプシノーゲン値が基準値以下（陽性）で萎縮の進んだ群で，年率0.2%（500人に1人）程度の胃癌発生率があるとされる．D群は，胃粘膜の萎縮が高度となりピロリ菌すら存在できなくなった胃粘膜の状態とされる．この場合ピロリ菌抗体が陰性で，ペプシノーゲンは陽性となり，胃癌発生率は年率1.25%とされる．つまり，A群→B群→C群→D群の順に胃癌になるリスクが高くなり，これにより効果的な集団検診を行うことができる（表3-4）．ただし，従来のバリウム（硫酸バリウム）を用いた集団検診との比較などについては明確ではなく，現在はあくまでもリスク評価としての一手法という段階である．

表3-4 ABC分類と胃癌のリスク

ABC分類	A群	B群	C群	D群
ピロリ菌	−	+	+	−
ペプシノーゲン値	−	−	+	+
胃癌のリスク	低い			高い
胃の状態	健康な胃粘膜	粘膜萎縮がなく，ピロリ菌はいるがリスクはそれほど高くない	ピロリ菌もいて，粘膜萎縮もあり，胃癌のリスクは高い	高度の粘膜萎縮があり，胃癌のリスクがとても高い
胃癌の年間発生頻度	ほとんどない	1/1,000人	1/500人	1/80人

学習課題
- 各消化管の解剖学的特性を説明しなさい．
- 消化吸収に関係するホルモンの作用を説明しなさい．
- ピロリ菌感染と消化器疾患について説明しなさい．

3-2 肝・胆道機能と病態

1 肝臓の構造と機能

　　肝臓は成人では体重の 2.5% 近くを占め，血流が豊富で心拍出量の 20% に相当する 500 mL/分の血液が流れている．肝臓には 2 本の血管が入り，門脈が 70〜80%，肝動脈が 20〜30% の血液を供給している．血管は肝内で樹状に分岐して肝小葉と呼ばれる組織学的単位（機能的には肝腺房）に達する．小葉内では，血液は肝細胞索間のジヌソイド（洞様毛細血管）を流れ中心静脈へ向かう．ここを出た血液は集まって太い肝静脈となり下大静脈と合流して心臓へ向かう．肝小葉は肝全体では約 50 万個あり，また 1 個の肝小葉は約 50 万個の肝細胞からなる．ジヌソイドの内面は有窓扁平内皮細胞で覆われ，肝細胞との間隙はディッセ腔と呼ばれ，基底膜は存在しない．内皮細胞のジヌソイド側には食作用の強いクッパー細胞が定着し，肝細胞側にはビタミン A を貯蔵する伊東細胞が存在する．一方，肝細胞で生成された胆汁は肝細胞間を走る毛細胆管中に分泌されるが，この胆汁分泌には毛細胆管側膜に局在する bile salt export pump (BSEP) や multidrug resistance-associated protein 2 (MRP2) などのトランスポーターが関与している．分泌された胆汁は血流とは逆向きに流れて細胆管を経由して胆嚢に貯蔵され，総胆管を通って，十二指腸内へ排泄される（図 3-3）．

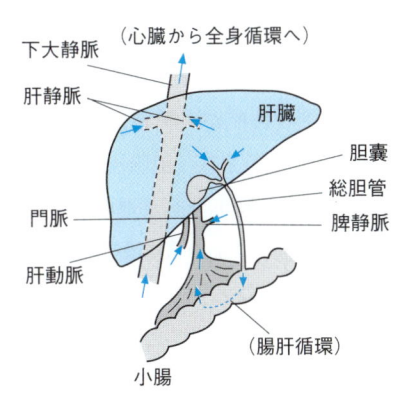

a. 肝臓の循環系と胆汁排泄

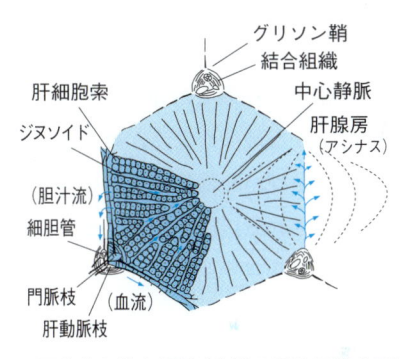

b. 肝小葉と微小循環（右側は肝腺房概念図）

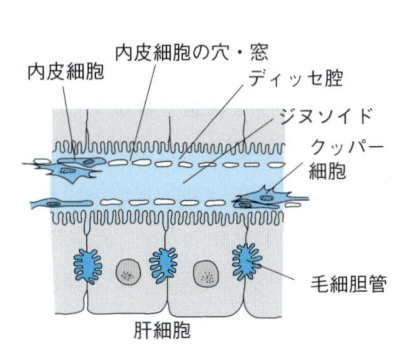

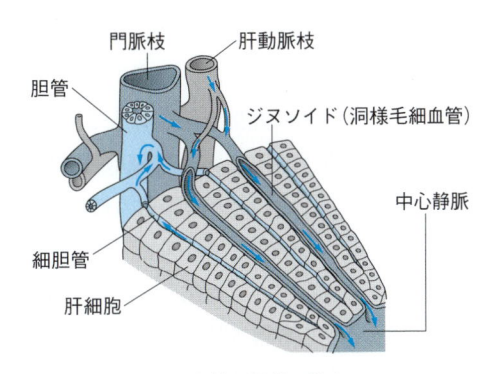

c. ジヌソイドと毛細胆管断面

d. 血液と胆汁の流れ

図 3-3　肝臓の循環系と構造

肝臓は消化管から吸収された物質が最初に通過し処理を受ける臓器であり，代謝を通じて全身の恒常性の維持にあたっているので，身体の化学工場にたとえられる．主な働きは，① 消化管から吸収された栄養素の取り込みと代謝，② アルブミン，血液凝固因子，輸送タンパク質など血漿タンパク質の合成，③ 血中老廃物の解毒や再利用，④ 薬物その他の脂溶性物質の水溶性物質への代謝，⑤ 胆汁の生成と異物の胆汁中への排泄，⑥ 細菌のような固形物質の除去，⑦ 血液量の調節，などである．

肝臓は再生能があり，機能的には代償性がある臓器で，障害が軽度の場合には自覚症状も少なく，検査して初めて異常値として現れる．

2 肝・胆道系の病態

a. 急性肝炎

肝細胞の変性・壊死とその部分への炎症性細胞の浸潤が特徴である．肝臓は結合組織に乏しいため，他の組織にみられるような血管性あるいは滲出性の炎症性病変は認められない．多くは良好な経過をとり8〜10週で治癒するが，重篤な肝不全状態である劇症肝炎に移行する場合もある．その病因により，ウイルス性，薬物性，アルコール性，中毒性肝炎などがある．

b. 慢性肝炎

肝組織の炎症が回復することなく続く状態で，門脈域（グリソン鞘）を中心とした慢性の炎症性細胞の浸潤と線維化が特徴である．慢性非活動性肝炎（炎症が門脈域に限られ，肝細胞の明らかな破壊がなく，経過が比較的良好なもの）と慢性活動性肝炎（細胞浸潤や線維化が小葉内に及び，肝細胞の破壊を伴う潜伏進行性の肝炎で肝硬変や肝不全へと進む可能性がある）に分類される．B型およびとくにC型肝炎ウイルスの持続感染によるものが最も多く，他に，薬物，アルコール，ウイルソン（Wilson）病などがその原因となる．

c. 肝硬変

種々の慢性炎症の終末像である．高度の線維化により結節（偽小葉）が形成され，正常の肝小葉と血管構造が失われ，肝臓が硬化し萎縮した状態である．非代償性のものでは，肝内の門脈血流が阻害され，門脈圧が亢進するとともに肝内および肝外でバイパスが形成され，門脈血の一部は直接大循環に入る（門脈-大循環短絡）．このような状態では種々の肝不全症状が現れる．例えば，① 肝細胞性黄疸，② 腹水の貯留（血清アルブミンの減少，門脈圧亢進などによる），③ 食道静脈瘤の形成と出血（門脈圧亢進による胃冠状静脈-食道静脈短絡，凝固因子産生の低下），④ 脾腫，⑤ 肝性脳症（生体内とくに大腸で発生したアンモニアやメルカプタン類などの毒性物質が，肝機能低下あるいはバイパス形成などによって，体内蓄積することで生じる精神神経症状）などである．肝硬変は病因により，ウイルス性，アルコール性，自己免疫性，胆汁うっ滞性，代謝性，うっ血性，薬物性，特殊感染症性，非アルコール性およびその他に分類される．

d. 肝癌

原発性のものと転移性のものがある．前者には原発性肝細胞癌と胆管細胞癌があるが，多くは肝細胞癌である．肝硬変の併発頻度が高く，肝硬変が重要な素地となる．肝炎ウイルス（とくにC型）のほか，化学発癌物質（アフラトキシン B_1 など）も因子となる．後者では，諸臓器の癌はすべて末期には肝転移の可能性がある．とくに，門脈系臓器（胃，大腸，膵，胆道など）の癌が転移しやすい．多発性で非癌部が正常であることが多い．

e. 脂肪肝

肝細胞に中性脂肪が異常に蓄積して肝障害を引き起こす病態を脂肪肝（fatty liver）という．組織学的には 30% 以上の肝細胞に脂肪滴が認められる状態である．脂肪肝はその成因から，アルコール性脂肪肝と非アルコール性脂肪性肝疾患（non-alcoholic fatty liver disease, NAFLD）に分類される．NAFLD は，肥満，糖尿病，薬物（ステロイド，テトラサイクリンなど），極度の低栄養などによって生じる．日本国内の NAFLD 患者の 80～90% は単純性脂肪肝で，肝細胞への脂肪沈着を認めるのみであるが，10～20% は非アルコール性脂肪肝炎（non-alcoholic steatohepatitis, NASH）と呼ばれるものと推定され，この疾患は脂肪沈着に加えて細胞壊死，炎症や線維化を伴い，肝硬変，肝癌へと進行する可能性がある．

f. 胆汁うっ滞

肝細胞から十二指腸に至る胆汁排泄経路が障害され，胆道系に流出すべき胆汁成分が肝組織内に蓄積して血中に逆流する．

肝外胆汁うっ滞（閉塞性黄疸）：総胆管の閉塞により脈管内圧が上がり，肝内細胆管などを破壊する．胆石，炎症，腫瘍などが原因となる．

肝内胆汁うっ滞：肝細胞ないし肝内胆管系の異常により，胆汁が肝臓から分泌されずに肝内にうっ滞する．ウイルスや薬物（メチルテストステロン，クロルプロマジンなど）が原因となる．

g. その他

末期の肝硬変や肝性脳症を伴う劇症肝炎などでは，腎不全の合併を伴う肝腎症候群を発症しやすい．また，先天性代謝異常により肝細胞内に種々の代謝産物が異常蓄積する蓄積症として，糖原病（蓄積物質：グリコーゲン），ムコ多糖症（グルコサミノグリカン），ヘモクロマトーシス（鉄），ウィルソン病（銅）などがある．

3 肝・胆道機能検査と病態

肝・胆道機能検査には次のような種々の手法が用いられる．① 血液成分の化学分析によるもの，② 薬物代謝や肝炎ウイルスなどにおける遺伝子検査や免疫化学検査，③ 画像検査診断［超音波，コンピューター断層撮影（CT），肝シンチグラフィー（1章1-6②項参照）］，④ 腹腔鏡検査，⑤ 肝生検．

以下，① および ② について述べる．

a. 糖代謝

　　血糖の維持は肝臓の重要な機能のひとつである．消化管から吸収されたグルコースは肝臓でグリコーゲンに合成・貯蔵され，血糖値の低下とともに分解されグルコースとして血中に放出される．肝グリコーゲンの貯蔵がなくなると，乳酸，アミノ酸などから**グルコースが新生**（gluconeogenesis）され血糖の維持にあたっている．インスリン，グルカゴン，カテコールアミン，糖質コルチコイド，成長ホルモンなどが血糖調節に関与している．各種の肝障害下では糖代謝障害を伴う（2 章 2–A–1 項参照）．

　グルコース負荷試験：糖代謝障害を最もよく反映する検査で，糖尿病の診断にも用いられる．肝障害患者では負荷前の血糖値は正常であるが，糖尿病型の糖負荷曲線を描くものが多い．とくに肝硬変で多くみられる．

　ガラクトース負荷試験：ガラクトースは大部分肝臓に取り込まれ，ガラクトース–1–リン酸を経て，UDP–ガラクトース，UDP–グルコースに変換される．肝実質細胞障害時にはガラクトース代謝系が低下し，また肝硬変ではバイパス形成により肝臓への取り込みが少なくなるため，ガラクトース負荷後は血中停滞率が上昇し尿中排泄が増加する．

b. 脂質代謝

　　肝臓における脂質代謝の要点は，① エネルギー源としての脂肪酸の酸化，② 内因性および外因性脂肪酸からのトリグリセリドやリン脂質などの合成，および超低比重リポタンパク質（VLDL）の血中への分泌，③ 内因性コレステロール合成，④ コレステロールから胆汁酸の生成，などである（2 章 2–A–2 項参照）．

　　脂肪肝は，血中遊離脂肪酸の増加，内因性脂肪酸の合成亢進，リポタンパク質の合成・分泌障害，脂肪酸の酸化障害などが原因となる．胆汁うっ滞時には，胆汁酸や胆汁脂質であるコレステロールやリン脂質の血中上昇をきたす．重症肝障害では各種脂質の低下が起こる．また，LCAT の合成・分泌低下により，血中コレステロールエステルが減少する．

c. アミノ酸代謝

　　重症の肝障害では，肝臓におけるアミノ酸代謝障害や門脈–大循環バイパスにより，血中アミノ酸濃度が上昇する場合が多く，とくに劇症肝炎では数倍に上昇する．肝硬変では**分枝鎖アミノ酸**（branched-chain amino acid, **BCAA**）（バリン，ロイシン，イソロイシン）の低下と**芳香族アミノ酸**（aromatic amino acid, **AAA**）（チロシン，フェニルアラニン）の増加が認められ，フィッシャー（Fischer）比（BCAA/AAA）が低下する（基準値 2.5〜4.5）．最近ではフィッシャー比と相関する BCAA/チロシンモル比（BTR，基準値 5〜9.5）が用いられる．

　　アンモニアは，肝臓におけるアミノ酸の脱アミノ化や，腎臓でのグルタミン，グルタミン酸の脱アミノ化などによる組織産生のほか，かなりの量が消化管で生成（食物中のタンパク質や消化管中への分泌液に含まれる尿素の腸内細菌による分解）・吸収され，門脈，肝臓を経由して全身循環に入る．肝臓では，アンモニアは**尿素回路**により解毒・排泄されるほか，α–ケト酸からアミノ酸への合成により処理される．重症肝障害では，腸管におけるアンモニア生成の増加，肝処理能の低下，バイパス形成などにより，血中アンモニアが増加する．血中

アンモニア濃度の測定は，肝性脳症，劇症肝炎，尿素回路酵素欠損症，ライ（Reye）症候群の診断，経過観察に用いられる（2章2-A-4③項参照）．

d. タンパク質代謝

血漿タンパク質の合成は肝臓の重要な機能のひとつである．アルブミン，糖タンパク質，リポタンパク質，凝固系・線溶系因子，種々の輸送タンパク質を合成して血中に放出している（2章2-A-3項参照）．

1） アルブミン

血液のpH・浸透圧の維持，体タンパク質の補給のほかに，生体内物質や外因性化学物質と結合して運搬を行う重要な役割をもつ．

アルブミンは，血中半減期が14〜20日と長いため，急性肝疾患では変動が少ない．重症肝疾患（劇症肝炎，肝硬変，肝癌など）では，肝臓におけるタンパク合成能の低下や腹水中への漏出などにより血清アルブミンは一般に減少する．αおよびβ-グロブリン分画も低下傾向がみられる．一方，γ-グロブリン分画は網内系細胞（脾臓，リンパ節，骨髄など）の反応により多クローン性の増加を示し，とくに肝炎の重症度と並行し，慢性化に伴って著しく増加する．このような場合は，血漿の総タンパク質量の変化が少なくても，アルブミン／グロブリン（A/G）比の減少として現れる（2章2-A-3②項参照）．

血漿タンパク質の分析は，化学的定量法や電気泳動法のほかに，従来からの簡便な肝機能検査法として血清膠質反応がある．これは，血清中のアルブミン（水溶性）の減少とγ-グロブリン（難溶性）の増加により，血清の膠質安定性が低下し，タンパク変性試薬の添加により混濁や沈殿が起こりやすくなることを利用している．種々の要因により変動し，その機序も不明な点が多い．慢性肝疾患のほかに，慢性感染症や膠原病などで陽性を示す．

血清膠質反応，硫酸亜鉛混濁試験（**Zinc sulfate turbidity test, ZTT**，クンケル試験）：血清0.1 mLに硫酸亜鉛試薬（硫酸亜鉛をバルビタール緩衝液に溶かしたもの，pH 7.6）6.0 mLを加えて，25℃に30分放置後，660 nmで吸光度を測定する．塩化バリウムと硫酸から調製した硫酸バリウム懸濁液を標準液とする．基準値は4〜12 Kunkel単位．混濁は主にIgGによる．慢性肝炎では中等度，肝硬変では著しい高値を示すが，急性肝炎ではあまり上昇しない．

2） その他のタンパク質成分

肝細胞は多数の血液凝固・線溶系タンパク質を合成し血中に放出している．肝疾患の85%に凝固異常があるといわれており，血漿フィブリノーゲンの減少，プロトロンビン時間（prothrombin time, PT）の延長が肝実質細胞障害（劇症肝炎）とくに肝硬変では著しい．プロトロンビンの血中半減期（77時間）はアルブミンのそれに比べて短いため，肝臓でのタンパク合成低下が速やかに現れるといわれている．プロトロンビンなどの凝固活性を総合的に検査する方法のPTとヘパプラスチンテスト（hepaplastin test, HPT）が肝機能検査に用いられている．

PTは被検血漿に，組織トロンボプラスチンとカルシウムイオンを添加して凝固時間を測定し，凝固因子［プロトロンビン（第Ⅱ因子），第Ⅴ因子，第Ⅶ因子，第Ⅹ因子］の肝細胞にお

ける合成能を，正常血漿との時間（秒）比から求めるものである．国際標準比（international normalized ratio, INR）では，用いる試薬の国際感受性指標（international sensitivity index, ISI）により感度補正が行われる．肝機能障害による各因子の合成能低下のほか，ビタミンK欠乏症あるいはビタミンK拮抗薬投与によってもPTは遅延する．

　肝細胞癌では，血中の**α-フェトプロテイン**（**AFP**）（癌胎児タンパク）や**PIVKA-Ⅱ**（protein induced by vitamin K absence or antagonists-Ⅱ，ビタミンKの欠乏あるいは拮抗薬投与により出現する異常プロトロンビン）が上昇し，腫瘍マーカーとして有用である．

　肝線維化のマーカーとして**プロコラーゲンⅢペプチド**（P-Ⅲ-P）の免疫測定が行われている．このペプチドはコラーゲンの前駆物質であるプロコラーゲンが合成，分泌され，コラーゲンとして重合するときに遊離するものであるが，肝臓に特異的なものではない．ほかに，Ⅳ型コラーゲンやヒアルロン酸などが線維化マーカーとしてあげられる．

e. 胆汁酸代謝

　胆汁中の有機物質はすべて肝細胞から分泌され，その主成分は胆汁酸（固形成分の50％），リン脂質，コレステロール，胆汁色素（ビリルビン）で，胆汁酸は肝細胞内でコレステロールから生合成された**一次胆汁酸**（コール酸とケノデオキシコール酸）およびそれらが小腸内細菌により代謝された**二次胆汁酸**（デオキシコール酸，リトコール酸，ウルソデオキシコール酸）からなる．その多くはグリシンあるいはタウリン抱合体（グリココール酸，タウロコール酸などと呼ぶ）として分泌される．小腸内に分泌された胆汁酸の約95％は再吸収され肝臓へ戻る．その腸肝循環は非常に効率がよく，4g程度の胆汁酸プールで6〜10回循環する．胆汁は小腸内で脂肪滴の乳化により消化を促進し，吸収を高めるほか，生体内のコレステロールの排泄経路であり，脂質代謝に重要な役割をもっている．

　血中胆汁酸濃度はうっ滞性黄疸や肝硬変（副血行路形成による胆汁酸摂取障害）では上昇し，尿中への排泄が増加する．無黄疸性肝疾患の診断や慢性肝疾患の重症度判定に用いられる．

f. ビリルビン代謝

　ビリルビンはヘムの分解産物である．大部分は老朽化した赤血球が網内系で破壊されて生じるヘモグロビンに由来する．生成した**遊離型ビリルビン**（**非抱合型または間接ビリルビン**）は水に難溶性で血中ではアルブミンと結合しており，肝細胞に取り込まれると小胞体のグルクロン酸転移酵素（glucuronyl transferase）によりグルクロン酸抱合を受け，水溶性の**抱合型ビリルビン**（**直接ビリルビン**）に変わる．抱合型ビリルビンは毛細胆管に分泌され，胆汁成分として十二指腸内に排泄される．腸管内では細菌によって脱抱合・還元されて**ウロビリノーゲン**に変わり，その大部分はステルコビリノーゲンとして糞便中に排泄される．正常では，血中の総ビリルビン濃度は0.2〜1.2 mg/dL（3.4〜20.5 μmol/L）で，非抱合型のほうが多い．非抱合型は尿中には出ないが，抱合型は血中濃度が2〜3 mg/dL（34.2〜51.3 μmol/L）以上になると尿中に漏れ出る．ウロビリノーゲンの一部は腸肝循環するが，一部は肝臓を通過し全身循環に入り，腎臓の排泄閾値が低いため正常尿中にも出る（2章2-A-5項参照）．

黄疸は組織および血中のビリルビンが増加する状態で，皮膚・粘膜が黄染する顕性黄疸［血清中濃度が 2 mg/dL（34.2 μmol/L）以上］と，外見上判別できない不顕性黄疸［1〜2 mg/dL（17.1〜34.2 μmol/L）］がある．ビリルビンの測定は黄疸の鑑別に重要である．

① 溶血性黄疸

肝前性黄疸の代表的なもので，赤血球崩壊の亢進により肝臓の処理能力を超えるため，血清中の非抱合型ビリルビンが増加する．一方，胆汁中への抱合型の排泄が増加するため，消化管でのウロビリノーゲンの生成・再吸収が増加し，尿ウロビリノーゲン量が増加する．

② うっ滞性黄疸

肝外胆汁うっ滞（閉塞性黄疸），肝内胆汁うっ滞ともに，血中の抱合型ビリルビンが上昇する．尿ビリルビンも陽性となる．しかし，ビリルビンが十二指腸へ排泄されないのでウロビリン体が生成されず，便は灰白色となる．

③ 肝細胞性黄疸

肝炎，肝硬変などの肝細胞障害によるものである．機序はビリルビンの肝細胞内輸送障害，抱合不全，毛細胆管中への排泄障害など種々の要因が複雑に関与している．病態が進行すると，抱合型が肝細胞から血中へ逸脱し，尿ビリルビンも増加する．

④ 体質性黄疸

先天性の高ビリルビン血症には，グルクロニルトランスフェラーゼの先天的欠乏により遊離型（非抱合型）ビリルビンが高値となるクリグラー・ナジャー（Crigler–Najjar）症候群やジルベール（Gilbert）症候群がある．また，グルクロン酸抱合後のビリルビンは毛細胆管側膜に局在する MRP2 によって胆汁中に排泄されるが，*MRP2* 遺伝子に変異があると，毛細胆管への排泄障害を生じて抱合型ビリルビンが高値となる．この先天性抱合型高ビリルビン血症に，デュビン・ジョンソン（Dubin–Johnson）症候群やローター（Rotor）症候群がある．

g. 血清酵素

肝疾患時には種々の血漿中酵素活性が変動する．肝障害の発症，経過，予後をみるうえで，血清酵素活性の測定は肝機能検査としては欠かせない．鋭敏であるが，特異性の面で問題があるものもあり，アイソザイム分析や他の検査法との組み合わせが必要とされるものがある（2 章 2–A–6 項参照）．

1）肝実質細胞の変性・壊死により，血中へ逸脱する酵素

肝細胞の障害により，多くの細胞内酵素が逸脱する．これを逸脱酵素という．一般的にはAST と ALT のトランスアミナーゼ活性測定の組み合わせが最もよく行われている（2 章 2–A–6 ④ f 項参照）．

AST, ALT：肝細胞内では両者ともに活性が高く AST は ALT の 3 倍以上であるが，ALT の方が肝特異性がある．肝疾患の状態により両者の血中の活性上昇の程度（AST/ALT 比，De Ritis 比）が異なり診断の参考とされる．急性肝炎では血中両活性とも最高値は 500 U/L を超える．初期には AST ＞ ALT，急性期を過ぎると AST ＜ ALT になる場合が多い．これは AST の血中半減期が ALT のそれより短いためといわれている．劇症肝炎では著しく上昇し，その後，症状の悪化とともに逸脱酵素が枯渇するため低下する場合がある．慢性肝炎や肥満

性脂肪肝では軽度の上昇（100〜200 U/L）か基準値を示し，AST＜ALT の場合が多い．肝硬変や肝癌では両活性の上昇は軽微か正常で，AST＞ALT の場合が多い．ミトコンドリア由来の血清 **mAST** は肝細胞障害の重症度を反映する．

　AST は肝臓以外では心筋・骨格筋などにも高濃度に存在し，心筋梗塞や筋肉疾患でも活性が上昇するので，CK などと組み合わせて測定し障害臓器を判別する必要がある．

　LD：心筋，骨格筋，腎臓，肝臓，赤血球その他多くの臓器に含まれており，活性値のみで障害臓器を特定することは難しい．他の指標と組み合わせるか，アイソザイム（5種）分析が必要となる．肝疾患時における血清 LD 活性の上昇は，AST，ALT 活性の上昇よりも低い．しかし，肝癌とくに転移性肝癌では LD の方が鋭敏である．肝障害では急性期に LD_5 の上昇が起こる．

　その他：肝臓に特異性が高いといわれている血中酵素としては，ソルビトールデヒドロゲナーゼ（sorbitol dehydrogenase, SDH），オルニチンカルバモイルトランスフェラーゼ（ornithine carbamoyltransferase, OCT），グアナーゼ（guanase）などがある．

2）胆汁流出障害に伴って血中へ遊離する酵素

　γ-GT, ALP, LAP（leucine aminopeptidase），5′-nucleotidase は**胆道系酵素**と呼ばれ，肝細胞の毛細胆管側絨毛（細胞膜）や胆管上皮に存在する．肝胆道系疾患におけるこれら酵素の活性上昇の原因は胆汁うっ滞による血中への逆流，および酵素合成の促進によると考えられている．

　γ-GT：活性上昇は胆汁うっ滞で高く，肝炎や肝癌でも上昇がみられる．この酵素は肝細胞内の小胞体にも局在している．アルコール性肝障害に特異性が高く，肝内酵素合成の亢進により血中活性が著しく上昇する．アルコール常用者でも上昇するが，禁酒により急速に低下する（2章 2-A-6 ④c 項参照）．

　ALP：閉塞性黄疸，原発性胆汁性肝硬変などで著しく上昇する．急性肝炎や慢性肝炎では AST, ALT の変動に伴って γ-GT とともに軽度〜中等度変動する．ALP には6つのアイソザイムが存在し，血清 ALP_1 は高分子 ALP で閉塞性黄疸で上昇し，ALP_2（肝性）は肝疾患時に，ALP_3（骨組織由来）は骨新生性骨疾患や小児期で，ALP_4（胎盤由来）は妊娠時に，ALP_5（小腸由来）は肝硬変や高脂肪食で，それぞれ上昇する（2章 2-A-6 ④b 項参照）．

　LAP（ロイシンアミノペプチダーゼ）：ALP よりも肝胆道系疾患に対する特異性が高く，胆道癌などによる胆道閉塞では高値を示す．肝炎の急性期や肝癌でも上昇する．肝胆道系疾患以外では妊娠時に上昇する．

3）肝酵素合成能の低下に伴い血中濃度が低下する酵素

　血漿 ChE や LCAT は肝臓で合成されて血中へ放出され，正常血液中で機能している酵素である．重症の肝障害ではタンパク質合成の低下に伴って血中濃度が下がる．

　ChE：アルブミン濃度とほぼ並行して低下する．急性肝炎では，重症度に比例して低下し，慢性肝炎，肝硬変での持続的な低下は予後が不良なことを示す．肝硬変と肝癌の併発下では低下が著しい．過栄養性脂肪肝では高値を示す（2章 2-A-6 ④e 項参照）．

　LCAT：急性・慢性の肝実質障害で重症度に応じて低下する．

h. 色素排泄機能検査，ICG 試験

　　肝臓の胆汁中への異物排泄能を総合的にみる検査である．暗緑色色素のインドシアニングリーン（ICG, indocyanine green）を静注すると大部分は肝臓に取り込まれ，胆汁中に排泄される．ICG は抱合を受けずに排泄され，腸肝循環もせず，他臓器への取り込みもきわめて少ないため，肝異物排泄能をより正確に反映する．また副作用も少ないため，肝臓の予備能力（肝予備能）の指標として，あるいは肝切除における切除範囲決定の指標として用いられている．この検査は肝臓への色素取り込みを支配する肝血流量によっても著しく影響される．そのため，肝血流量検査にも用いられる．肝炎，肝硬変，胆汁流出障害などで血中の ICG 停滞率が増加する．

　　ICG 試験：インドシアニングリーン 25 mg を注射用蒸溜水 5 mL に溶かし，1 mL/10 kg 体重の割合で静注し，正確に 15 分後に採血する．血清中の色素濃度を 805 nm で比色定量し，注入直後の理論濃度（体重 1 kg 当たりの循環血漿流量を 50 mL とすると 1 mg/dL となる）に対して停滞率を求める．採血を 5, 10, 15 分後に行い，ICG の血中消失率を求める場合もある．また，肝予備能を調べる目的で，ICG の負荷量を変えて最大除去率を求めることも行われる．

　　基準値は 15 分血中停滞率（R_{15}）0〜10%，血中消失率（K）0.168〜0.206，最大除去率（R_{max}）3.18 ± 1.62 mg/kg/分である．

i. 薬物代謝能の検査

　　体内に薬物や毒物などが入ると，主に肝臓の薬物代謝酵素によって薬物代謝されるが，その薬物代謝は肝疾患により影響を受ける（4 章 4-2③項参照）．また，薬物代謝能の個人差を左右する一塩基多形（SNPs）の解析は，TaqMan-PCR 法などの遺伝子検査で行われる（2 章 B②項参照）．

j. ウイルス性肝炎の検査

　　ウイルス性肝炎は，肝炎ウイルスの感染によって引き起こされる肝臓の炎症をいう．肝炎ウイルスとしては，A 型（HAV），B 型（HBV），C 型（HCV），D 型（HDV），E 型（HEV）がよく知られている（2 章 D⑤項参照）．B 型あるいは C 型肝炎ウイルスの長期持続感染者（キャリヤー）は肝硬変，肝細胞癌（肝癌）に移行する恐れが大きい．とくに，輸血用血液や針刺し事故などを原因とする C 型肝炎ウイルス（hepatitis C virus, HCV）の感染による C 型肝炎は，感染した年齢とは関係なくキャリヤーとなり，慢性肝炎，肝硬変，肝癌へと進行する場合が多い．HCV は約 9,500 塩基の一本鎖 RNA を遺伝子とするウイルスで，RNA とコアタンパク質で形成された核（コア）とこれを外側から包む外殻（エンベロープ）タンパク質から構成されている．HCV に感染すると，2 週間から，長くて 4〜6 ヵ月の潜伏期間を経て発症する．

　　C 型肝炎の症状は，全身けん怠感，食欲不振，悪心，嘔吐，黄疸などであるが，感染しても自覚症状のない場合が多くみられる．

　　C 型肝炎の確定診断は，採血して肝機能検査やウイルス感染の有無を検査して行われる．輸血後 C 型肝炎感染の臨床経過の一例を図 3-4 に示す．一般に，肝機能検査では肝細胞の破

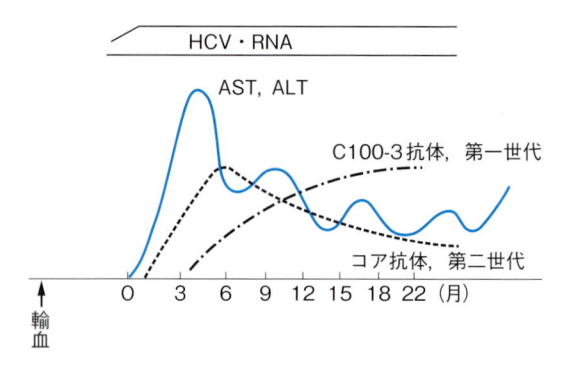

図 3-4　輸血後 C 型肝炎の臨床経過
［中野　博：肝臓・胆道系疾患と臨床検査，病気の成立ち
と臨床検査 6．医歯薬出版，東京，1993，図 7 改変］

壊に伴う AST（GOT）および ALT（GPT）の上昇がみられる．ウイルス感染の有無は，次のように特異抗体，特異抗原あるいはウイルス遺伝子の存在を血液中から検出することで行われる．

① C100–3 抗体［HCV の非構造（NS）領域がコードする C100–3 タンパク質に対する抗体で，第一世代抗体といわれる］を検出する（HCV 抗体検査）．

② コア抗体（C22–3 抗体や C33C などの構造領域のコアタンパク質に対する抗体で，第二世代抗体といわれる）を検出する（HCV 抗体検査）．

③ 第二世代抗体に加えて，NS5 領域に対する抗体（第三世代抗体といわれる）を検出する（HCV 抗体検査）．

④ コアタンパク質を抗 HCV コアタンパクモノクローナル抗体で検出する（HCV 抗原検査）．

⑤ 核酸増幅検査（nucleic acid amplification test, NAT）により，ウイルス感染 1〜2 週間後の血液中に存在する HCV 遺伝子を PCR（polymerase chain reaction）法を応用して，約 1 億倍程度に増幅して検出する（NAT による HCV–RNA 検査）（ウイルス性肝炎については 2 章 D⑤項を参照）．

k. その他の検査

自己免疫反応が関係していると考えられている慢性肝炎に自己免疫性肝炎があり，抗核抗体（antinuclear antibody, ANA）や抗平滑筋抗体（anti–smooth muscle antibody, ASMA）が高率に強陽性となる．また，胆汁うっ滞性の自己免疫性肝疾患の原発性胆汁性肝硬変（primary biliary cirrhosis, PBC）では，高ミトコンドリア抗体（anti–mitochondrial antibody, AMA）が高率に検出される．

l. 肝機能検査の選択基準

肝機能検査は病変に対してそれぞれ特異性や鋭敏度が異なっており，診断を特定するためには検査項目の組み合わせが必要となる（図 3-5 および表 3-5，表 3-6）．新しい肝機能検査法の選択基準では，血小板数の減少が追加されている．血小板数の減少は慢性肝疾患に伴う脾機能の亢進に伴って起こり，C 型慢性肝炎の進展度の判定に利用される．

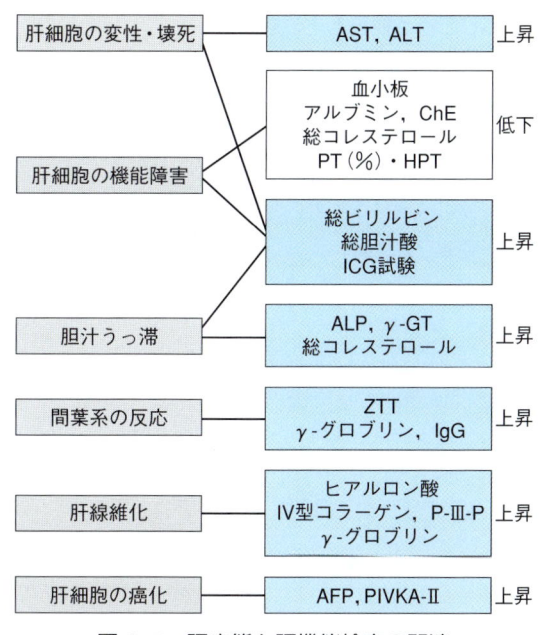

図 3-5 肝病態と肝機能検査の関連

肝病態	検査項目	変動
肝細胞の変性・壊死	AST, ALT	上昇
肝細胞の機能障害	血小板, アルブミン, ChE, 総コレステロール, PT(%)・HPT	低下
肝細胞の機能障害／胆汁うっ滞	総ビリルビン, 総胆汁酸, ICG試験	上昇
胆汁うっ滞	ALP, γ-GT, 総コレステロール	上昇
間葉系の反応	ZTT, γ-グロブリン, IgG	上昇
肝線維化	ヒアルロン酸, IV型コラーゲン, P-III-P, γ-グロブリン	上昇
肝細胞の癌化	AFP, PIVKA-II	上昇

[日本消化器病学会肝機能研究班, 2006 より]

表 3-5 肝機能検査法の選択基準 (2006年)

	発見のための*肝疾患の 集検	発見のための*肝疾患の ドック	肝細胞障害の診断	胆汁うっ滞の診断	重症度の判定	経過観察 急性	経過観察 慢性
AST	◎	◎	◎	◎		◎	◎
ALT	◎	◎	◎	◎		◎	◎
γ-GT	◎	◎	◎	◎		○	◎
ALP	○	◎	◎	◎		○	
総ビリルビン	◎	◎	◎	◎	◎	◎	○
直接ビリルビン	○	○	○	◎	◎	◎	○
総タンパク質	○	○			○		
アルブミン	◎	○			◎	◎	◎
ChE		○			◎	◎	○
ZTT		○	○				
総コレステロール	◎	○		◎	◎	◎	◎
プロトロンビン時間		○	○		◎	◎	○
ICG試験					○		○
血小板数		○			◎	○	◎

◎ 必須, ○ できるだけ行う, * HBs 抗原, HCV 抗体の測定を同時に行うことが望ましい.
[日本消化器病学会肝機能研究班, 2006 より]

表 3-6 必要に応じて行う検査とその意義

検　査	とくに注目される病態・疾患
ALP アイソザイム	ALP 上昇例の鑑別
ICG R_{max}	肝予備能の判定
タンパク質分画	慢性肝障害診断，肝硬変の推定
血中アンモニア，遊離アミノ酸	肝性昏睡，劇症肝炎
総胆汁酸	無黄疸性肝障害，重症度の判定
尿ビリルビン	黄疸の鑑別
血清鉄	ヘモクロマトーシスなど
セルロプラスミン	ウイルソン病
肝線維化マーカー	活動性肝病変，肝線維化
血液の凝固因子・線溶因子・阻止因子	肝細胞障害，重症度の判定
抗核抗体（ANA）	自己免疫性肝炎
抗ミトコンドリア抗体（AMA）	原発性胆汁性肝硬変
AFP，PIVKA-Ⅱ	肝細胞癌

［日本消化器病学会肝機能研究班，2006 より］

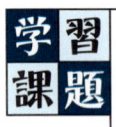

学習課題

- 肝臓の構造と機能について説明しなさい．
- 肝・胆道系の病態について説明しなさい．
- 肝・胆道機能検査と病態の関係を説明しなさい．

3-3 腎機能と病態

　生体は外界より体内に取り入れた物質から必要なものを体内に残し，不要なものは排泄しなければならない．例えば摂取した薬物を代謝，排泄できなければ体内にいつまでも留まることとなり，さまざまな副作用を生じてしまう．腎臓はこの不要な物質の排泄において中心的な役割を担っている．腎臓は水分，電解質，毒物，生体内で産生された不要な代謝物や老廃物などを尿として排泄する．電解質や水分をかなり増減をもって摂取しても生体内のpHや電解質濃度が精密に維持されているのは腎臓の働きによるといえる．腎臓が正常であれば，1日の食塩摂取量が1gでも50gでも血清ナトリウム値は正常に保たれるが，尿中ナトリウム排泄量は50倍違ってくる．腎不全を生じた際には維持機能の許容範囲が狭くなるため，水分やカリウム摂取制限などが必要となり，薬物や食事療法による腎機能の代償が難しい場合には透析療法が必要となる．

　さらに腎臓は排泄機能のほかにも活性型ビタミンDやエリスロポエチンの産生という重要な役割も担当している．

　この項では腎臓の機能評価や実際の病態に際して頻用される検査について解説する．

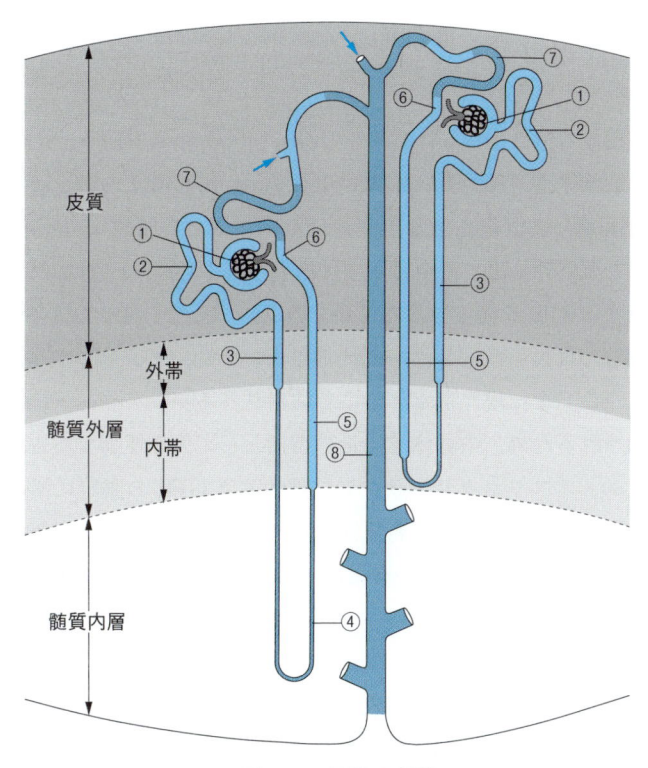

図3-6　腎臓の構造
①糸球体，②近位曲尿細管，③近位直尿細管，④ヘンレの細い上行脚，
⑤ヘンレの太い上行脚，⑥マクラデンサ，⑦遠位曲尿細管，⑧集合尿細管

1 腎臓の構造と各部位の機能検査

a. 腎臓の構造

　　腎臓は血管や結合組織も含めてさまざまな組織より形成されるが，機能単位として**ネフロン**が知られている．ネフロンは片側の腎臓に約 100 万個存在する．ネフロンは図 3-6 にあるように大きく分けると糸球体，近位尿細管，遠位尿細管，集合尿細管に分類される．腎臓は血流の豊富な臓器であり，両側でわずか 300 g の腎臓に心拍出量の 20％（1 L/分）が流入する．腎臓に流入した血液は糸球体で濾過されるが，健常者では糸球体濾過は 1 日約 140 L にも及び，全細胞外液量が 1 日に 10 回以上もいったん体外に濾過されることになる．しかし，1 日尿量が 1〜2 L 程度であることからわかるように，その 99％は尿細管で再吸収され，体内に戻される．近位尿細管では糸球体で濾過された原尿の約 70％が再吸収され，このとき同時にグルコースやアミノ酸，炭酸水素イオンなどの生体に必要な物質が回収される．さらに遠位尿細管でもナトリウム，塩化物イオンの再吸収が行われ，カルシウムやリンの調節も行われる．そして集合尿細管ではカリウムの調節や水分の再吸収が行われる．また物質によっては再吸収のみではなく，後で述べるパラアミノ馬尿酸のように尿細管から尿中に分泌される物質も存在する．ここでは詳しいメカニズムについては触れないが，ネフロンの各部位が糸球体で濾過された原尿を調節し，尿として排出する機構を担っている．

　　それぞれの部位の機能および検査に関する模式図を図 3-7 に示す．

b. 腎臓各部位の検査（図 3-7）

1）糸球体機能

　　主に糸球体機能の指標となる腎血流量（renal blood flow, RBF），腎血漿流量（renal plasma flow, RPF），糸球体濾過量（glomerular filtration rate, GFR）の測定は特性をもった物質のクリアランスを利用して測定される．例えばパラアミノ馬尿酸（p-aminohippuric acid, PAH）は糸球体濾過と尿細管分泌で完全に尿中に排泄されるため，PAH のクリアランスを測定すれば腎臓を環流する RPF を測定することができる．一方でイヌリンは糸球体では自由に濾過されるが，尿細管では再吸収も分泌も認められないため，**イヌリンクリアランスはGFR**を反映することとなる．また現在も臨床でよく使用されるクレアチニンは生体内に存在し，糸球体で主に濾過されるため，糸球体濾過量の指標として大変便利であるが，尿細管からも少量分泌されるため，イヌリンクリアランスに比べると GFR の測定に関しては劣る．ただイヌリンは生体内に存在しないため，簡便性からクレアチニンがよく使用されており，これを指標とした推算 GFR は腎機能の重要な指標となっている．詳細については②で解説する．

2）近位尿細管機能

　　PAH の血中濃度を上げていくと，糸球体からの濾過は血中濃度の上昇に応じて増加する．しかし，尿細管からの排泄はある濃度で最大に達し一定となる．この最大濃度を PAH の尿細管排泄極量（T_{mPAH}）という．PAH の血清濃度を 50 mg/dL 以上の一定濃度に維持し糸球体で濾過された量を差し引いた尿細管の排泄濃度として求めることができる．

　　一方，通常血清中グルコースは生理的には糸球体で濾過され尿細管で完全に再吸収され，

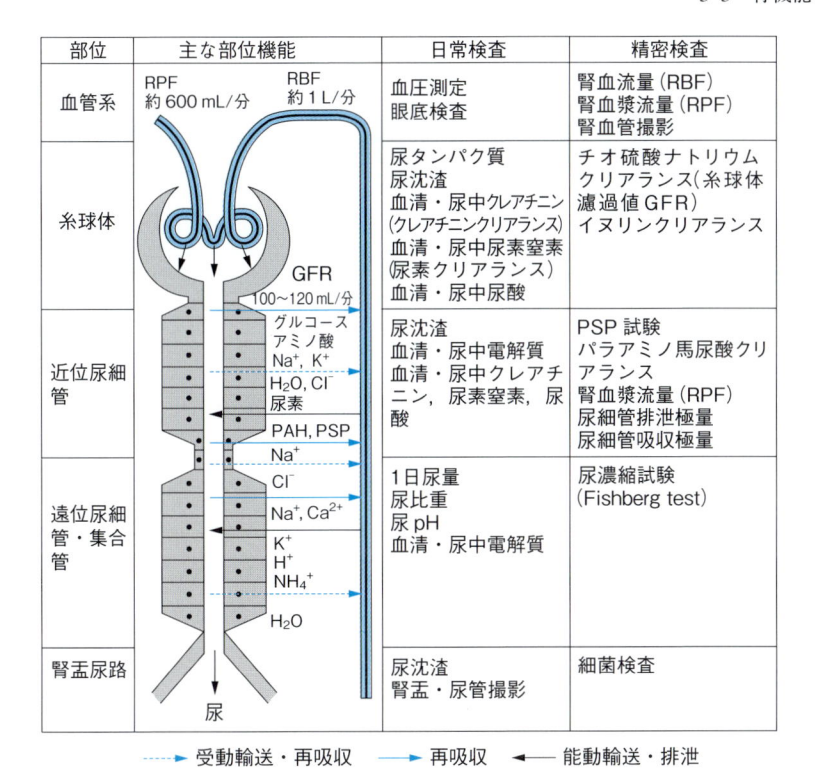

部位	主な部位機能	日常検査	精密検査
血管系	RPF 約600 mL/分　RBF 約1 L/分	血圧測定 眼底検査	腎血流量（RBF） 腎血漿流量（RPF） 腎血管撮影
糸球体	GFR 100〜120 mL/分	尿タンパク質 尿沈渣 血清・尿中クレアチニン（クレアチニンクリアランス） 血清・尿中尿素窒素（尿素クリアランス） 血清・尿中尿酸	チオ硫酸ナトリウムクリアランス（糸球体濾過値 GFR） イヌリンクリアランス
近位尿細管	グルコース アミノ酸 Na^+, K^+ H_2O, Cl^- 尿素 PAH, PSP Na^+	尿沈渣 血清・尿中電解質 血清・尿中クレアチニン, 尿素窒素, 尿酸	PSP試験 パラアミノ馬尿酸クリアランス 腎血漿流量（RPF） 尿細管排泄極量 尿細管吸収極量
遠位尿細管・集合管	Cl^- Na^+, Ca^{2+} K^+ H^+ NH_4^+ H_2O	1日尿量 尿比重 尿 pH 血清・尿中電解質	尿濃縮試験 (Fishberg test)
腎盂尿路	尿	尿沈渣 腎盂・尿管撮影	細菌検査

‥‥▶ 受動輸送・再吸収　──▶ 再吸収　◀── 能動輸送・排泄

図 3-7　ネフロンの構造および部位別機能と検査法

尿中には排泄されないが，血清中のグルコース濃度が高くなって，尿細管の再吸収能の限界を超えた分は尿中に排泄される．この尿細管によるグルコースの最大再吸収能を尿細管再吸収極量（T_{mG}）という．グルコースを点滴静注して血糖値を 500 mg/dL 以上に上昇させ，単位時間に濾過されるグルコース量から尿中に排泄される量を差し引くことによって求める．

このほかフェノールスルホンフタレイン（phenolsulfonphthalein, PSP）も近位尿細管より排泄されるため，尿細管機能の評価に用いられていた．

しかし，これらの検査は現在あまり行われていない．また近位尿細管には PAH やグルコースに限らずさまざまな物質を輸送する多くのチャネルやトランスポーターが存在するため，尿細管としての機能を一元的に評価することはなかなか難しい．

3）遠位尿細管，集合管機能

遠位尿細管，集合管に関しては代表例としてフィッシュバーグ濃縮試験が行われる．通常尿は遠位尿細管を通過するまでは濃縮されず，近位尿細管でのナトリウムイオンなどの選択的再吸収により血漿よりも低張となっている．尿濃縮は主に抗利尿ホルモン（antidiuretic hormone, ADH）の働きによって皮質集合管以降の遠位側ネフロンにおいて行われる．フィッシュバーグ濃縮試験では水制限により ADH 分泌を促したときに，遠位側ネフロンにおいて正常に尿の濃縮が起こるかどうかを評価する検査法である．12 時間の絶飲食の後に尿を 3 回採取し，尿比重 1.020，尿浸透圧 700 mOsm/kgH₂O 以下の場合は尿濃縮力が低下していると判断される．

このほかにも尿希釈試験（水負荷試験）やバソプレッシン試験が ADH の分泌異常の検査に

表 3-7　尿濃縮力障害を呈する疾患

糸球体濾過値などに先立ち尿濃縮力低下を認める	糸球体濾過値に比して尿濃縮力低下が大きい
本態性高血圧 糖尿病	間質性腎炎 慢性腎盂腎炎 閉塞性尿路疾患 嚢胞腎 ファンコニ症候群 尿崩症 低カリウム血症 高カルシウム血症

用いられる．これらの検査もあくまで遠位尿細管，集合管の尿濃縮力の部分を反映した検査といえる．

尿濃縮力障害と病態に関しては表3-7の関係が認められる．

2　腎疾患の病態と検査

各検査値は腎臓のもつ機能の一部を反映するだけであり，それのみでは必ずしも病態を説明できるものではない．このため一般的には複数の検査から病態を想定することとなる．現在一般的に頻用される指標がGFRと尿検査（尿量，尿定性検査，尿沈渣など）である．他にも多くの検査が存在するが，ここでは代表的なこの2点について主に解説する．

腎臓が障害される病態は，腎炎や糖尿病などさまざまであり，腎機能障害を生じる原因疾患の診断にもGFRや尿検査は必須である．一方で，結果として生じる慢性的な腎機能の低下は末期腎不全へと進行する危険因子であるのみならず，心筋梗塞などの心血管疾患発症の危険因子であることも知られている．このような慢性的な腎機能の低下を慢性腎臓病（chronic kidney disease, **CKD**）と呼び，世界中に普及する疾患概念となっている．このCKDの診断や重症度の分類においても，GFRや尿所見は重要である（表3-8）．

a. GFR

原因を問わず，腎障害が進行し，糸球体に到達する血流量が低下する，あるいは糸球体数が減少するとGFRは低下する．このため現在では広く腎障害の指標として使用されている．表3-8のように日本腎臓学会においても**CKD**の指標のひとつにGFRを使用している．

先に述べたようにGFRを示す最も適切なものはイヌリンクリアランスであるが，内因性で簡便なクレアチニンクリアランスで代用することが実際の臨床では多い．また血清クレアチニン値と年齢，性別をイヌリンクリアランスと比較し，推算**GFR**（estimated GFR, **eGFR**）を算出する方法も以前より欧米を中心に行われてきたが，2008年には日本人のデータを基にしたeGFRの算出式が発表され，現在使用されている．ここでは新たに着目されているシスタチンCも含めてGFRの評価方法について述べる．

表 3-8 CKD の定義および重症度分類

1. CKD の定義

① 尿異常, 画像診断, 血液, 病理で腎障害の存在が明らか. とくに 0.15 g/gCr 以上の蛋白尿 (30 mg/gCr 以上のアルブミン尿) の存在が重要

② **GFR** < 60 mL/分/1.73 m²

①, ②のいずれか, または両方が 3 ヵ月以上持続する

2. CKD の重症度分類

原疾患	蛋白尿区分		A1	A2	A3
糖尿病	尿アルブミン定量 (mg/日)		正常	微量アルブミン尿	顕性アルブミン尿
	尿アルブミン/Cr 比 (mg/gCr)		30 未満	30〜299	300 以上
高血圧 腎炎 多発性嚢胞腎 移植腎 不明 その他	尿蛋白定量 (mg/日)		正常	軽度蛋白尿	高度蛋白尿
	尿蛋白/Cr 比 (mg/gCr)		0.15 未満	0.15〜0.49	0.50 以上
GFR 区分 (mL/分/1.73 m²)	G1	正常または高値	≧90		
	G2	正常または軽度低下	60〜89		
	G3a	軽度〜中等度低下	45〜59		
	G3b	中等度〜高度低下	30〜44		
	G4	高度低下	15〜29		
	G5	末期腎不全 (ESKD)	<15		

重症度は原疾患・GFR 区分・蛋白尿区分を合わせたステージにより評価する. CKD の重症度は死亡, 末期腎不全, 心血管死亡発症のリスクを ▨ のステージを基準に, ▨, ▨, ▨ の順にステージが上昇するほどリスクは上昇する. (KDIGO CKD guideline 2012 を日本人用に改変)
糖尿病性腎症の病期分類および CKD 重症度分類との関係に関しては別途報告あり (2014 年糖尿病性腎症合同委員会報告参照)
[日本腎臓学会編: CKD 診療ガイド, 2012 より]

1) クレアチニンクリアランス (Ccr)

クレアチニンは, 体格や年齢により異なるものの, 1 日の尿中排泄量が 1 g 前後であることから, 腎臓におけるクリアランスを簡便に測定するうえでは有用である. したがって, イヌリンクリアランスは日常臨床の場ではクレアチニンクリアランスで代用することが多い. 一般にクレアチニンクリアランスは下記の式で求められる.

$$Ccr\,(mL/分) = \frac{Ucr\,(mg/dL) \times V\,(mL/日)}{Scr\,(mg/dL) \times 1,440\,(分/日)}$$

Ucr: 尿中クレアチニン, V: 1 日尿量, Scr: 血清クレアチニン
1,440: 60 分×24 時間

クレアチニンクリアランスでは 24 時間蓄尿が必要であり，不完全な蓄尿で誤差が生じることや，クレアチニンが尿細管で分泌されるため，クレアチニンクリアランスはイヌリンクリアランスや後述の eGFR よりも高くでることが多い．一般に，GFR（≒Ccr）の低下は血清クレアチニンの上昇を伴うことが，式からも理解できる．

2）推算糸球体濾過量（eGFR）

血清クレアチニンの体内産生量は筋肉量に比例するため，筋肉の減少した女性や高齢者では必ずしも GFR を反映しない．このため推算 GFR 式にて血清クレアチニン値から GFR を推定する簡易式を使用する場合がある．2008 年には日本人のデータを基にする簡易式が発表された．下記のような式で eGFR が求められる．

$$\text{eGFR（推算 GFR mL/分/1.73 m}^2\text{)} = 194 \times \text{Cr}^{-1.094} \times \text{Age}^{-0.287}$$

（女性の場合はさらに×0.739）

3）シスタチン C

シスタチン C は全身の有核細胞から産生され，年齢，性別，筋肉量，運動など細胞内外の環境に影響されず分泌されるといわれている．糸球体を自由に通過し，近位尿細管で 99％ 再吸収され分解されるため，血中シスタチン C 濃度は GFR により規定される．日本人を対象とした検討においてもシスタチン C は血清 Cr よりも早期に腎機能低下を感知するという報告がある．より正確に，簡便に GFR を推定する方法として期待される検査である．

b. 尿検査

腎臓は尿を産生し，その環境で不要な物質を排泄する．このため尿所見は腎臓内で起きていることを忠実に反映するものであり，実にさまざまな検査方法，推定式が存在する．今回はその中でも基本である尿量，尿定性検査，尿沈渣，タンパク尿について紹介する．CKD の定義においても，GFR のみならず，尿所見や腎病理異常の合併が重要である（表 3-8）．

1）尿　量

尿量は一番わかりやすい尿所見である．一般には多尿（2,000 mL 以上），乏尿（400 mL 以下），無尿（100 mL 以下）と分類される．乏尿や無尿の場合は腎臓まで血流がこない（RBF 低下，腎前性），糸球体や尿細管機能の低下（GFR 低下など，腎性），尿を産生しても腎臓の下流で通過障害がある（尿管結石や腫瘍など，腎後性）の 3 種類に分類される（表 3-9）．それぞれに対する治療が異なることから正確に診断を行うことが大切となる．一般に腎機能が悪化すると尿量が低下すると単純に考えがちであるが，腎機能が低下して尿濃縮力が低下すると逆に浸透圧の低い尿が多量に排泄されることもあるため注意が必要である．

表 3-9　乏尿・無尿になる原因

腎前性（腎血量減少）	脱水，心不全，ショック
腎性（糸球体濾過能低下，尿細管機能障害）	急性糸球体腎炎，ネフローゼ症候群，急性腎不全，慢性腎不全
腎後性（尿路通過障害）	結石，腫瘍，外傷，結紮

2）尿定性検査

試験紙法を利用して簡便に検査を行う方法で，健康診断でも使用される．

項目として，pH，比重，タンパク質，グルコース，ケトン体，赤血球，白血球，ウロビリノーゲンなどがあげられる（表 3-10）．

pH：健常者では pH 5.0〜8.0 であり，食事内容により変化し，動物性食品摂取が多い場合は酸性，植物性が多い時はアルカリ性となる．pH が常時 7.0 以上の時は尿細管性アシドーシスなどを疑う．早朝尿は原則 pH 5.5 未満である．

比重：尿の濃縮能，希釈能を適正に評価するためには，尿中の溶質の分子濃度に比例する浸透圧を測定することが最もよいが，浸透圧に比例する比重の測定で代用できる．基準値は 1.010〜1.030 であり，下痢，嘔吐，発熱などにより脱水状態となる場合には 1.030 以上の高比重尿を呈する．

タンパク質：タンパク尿は 1＋，2＋，3＋ といった形式で評価されるが，特異度が高い（陽性ならばタンパク尿があると判断できる）反面，感度は低い（陰性であってもタンパク尿がないとはいえない）（2 章 2-A-3 ③項参照）．また多発性骨髄腫などで認められるベンス・ジョーンズ（Bence-Jones）タンパク質などのアルブミン以外のタンパク質への反応性は低いので注意が必要である．

グルコース：血中グルコース値が 160〜180 mg/dL 以上となり，再吸収能力を超えると尿糖が陽性となる（2 章 2-A-1 項参照）．血糖の上昇を伴わなくても，腎尿細管の再吸収能が低下した場合は尿糖がみられ，腎性糖尿と呼ぶ．ファンコニ（Fanconi）症候群，ウイルソン（Wilson）病，カドミウム中毒などでみられる．

ケトン体：糖質摂取不足時や組織における糖利用が低下したときなどに，ケトン体の肝臓における産生が高まりエネルギー源として利用されるため検出される．ケトアシドーシス，妊娠悪阻，飢餓などで陽性となる．

赤血球：試験紙法の血尿はヘム色素を検出する方法であり感度が非常に高い（陰性であれば血尿をほぼ除外できる）．またミオグロビンも検出するので，血尿，ヘモグロビン尿，ミオグロビン尿の一次検査として優れている．試験紙法の種類によってはビタミン C を多量に含有する場合に偽陰性を示すことがあるので注意を要する．

白血球：尿路感染症などで陽性となる．

ウロビリノーゲン：ビリルビン産生増加のある場合に陽性となるが，現在では肝疾患の診断や評価に用いることはほとんどない．

3）尿沈渣検査

尿沈渣は risk free renal biopsy ともいわれ，試験紙法で血尿が疑われた場合に顕微鏡的に確認して変形の有無や赤血球量，ミオグロビン尿との鑑別を行うとともに，下記の円柱や結晶，細菌などさまざまな情報を得ることができる（表 3-10）．

赤血球：糸球体性血尿では尿中赤血球の 80％ 以上に変形が認められるため，腎炎などによる糸球体性の血尿か，膀胱腫瘍などの下部尿路からの血尿かの鑑別に有用である．

白血球：尿路感染症の存在の診断に有効である．尿中好酸球増加は薬剤性急性間質性腎炎などを反映する．

表 3-10 尿定性検査と尿沈渣検査

	項目	基準値	異常値の意味
尿定性検査	pH	5.0〜8.0	pHが常に7.0以上のときは尿細管性アシドーシスなどを疑う．早朝尿は原則pH5.5未満
	比重	1.010〜1.030	下痢，嘔吐，発熱などにより脱水状態となると1.030以上の高比重尿を呈する
	タンパク質	(−)	陽性時は腎炎，腎症などによるタンパク尿が存在する．ベンス・ジョーンズタンパク質などのアルブミン以外のタンパク質への反応性は低いので注意が必要
	グルコース	(−)	血中グルコースが160〜180 mg/dL以上となり，再吸収能力を超えると陽性となる
	ケトン体	(−)	糖質摂取不足や組織における糖利用が低下したときなどに検出される．ケトアシドーシス，妊娠悪阻，飢餓で陽性となる
	赤血球	(−)	血尿，ヘモグロビン尿，ミオグロビン尿時に陽性となる．感度が非常に高い．ビタミンCを多量に含有すると偽陰性となるので注意が必要
	白血球	(−)	尿路感染症などで陽性となる
	ウロビリノーゲン	(±)	ビリルビン産生増加のある場合に陽性となるが，現在では肝疾患の診断や評価に用いることはほとんどない
尿沈渣検査	赤血球	1視野に2個以内*	糸球体性血尿では尿中赤血球の80%以上に変形が認められる
	白血球	1視野に3個以内*	尿路感染症などの診断に利用される
	硝子円柱	(−)	運動，発熱，脱水，うっ血性心不全や精神的ストレスで出現するが，単独では病的意義はない
	顆粒円柱	(−)	腎実質障害などで出現する
	赤血球円柱	(−)	糸球体病変で出現する
	白血球円柱	(−)	糸球体疾患でも疾患の活動性が高い場合に出現する
	上皮円柱	(−)	尿細管病変で出現する
	ロウ様円柱	(±)	尿流の停滞が長く続いた場合，慢性腎不全や腎移植の拒絶反応で出現する
	脂肪円柱	(−)	ネフローゼ症候群で出現する

*：赤血球，白血球の基準値にある1視野は，顕微鏡で400倍に拡大した1視野を表す．

円柱：タム・ホースフォール（Tamm-Horsfall）ムコタンパク質を基質とした，いわば尿細管の鋳型である．鋳型にさまざまな血球や物質が混入することがあり，病態を反映する．
① 硝子円柱：ほとんどがタム・ホースフォールムコタンパク質で構成されている円柱である．運動，発熱，脱水，うっ血性心不全や精神的ストレスなどで出現するといわれるが，単独では病的意義はない．
ただし，以下は存在すると異常である．
② 顆粒円柱：基質に細胞成分の変成したものや血漿タンパク成分の凝集したものが含まれて顆粒状にみえる円柱である．腎実質障害などで出現する．

③ 赤血球円柱：糸球体病変，例えば急性腎炎，急性進行性糸球体腎炎，ループス腎炎，急性腎盂腎炎などでみられる．
④ 白血球円柱：基質に白血球を含んだもので，糸球体疾患でも疾患の活動性が高い場合に出現する．
⑤ 上皮円柱：尿細管上皮を含んだ円柱で，尿細管病変の存在を示す．
⑥ ロウ様円柱：不規則に屈曲した円柱で，顆粒円柱が尿細管腔内に長時間停滞して崩壊，変性し，脱水したものと考えられている．この円柱は尿流の停滞が長く続いた場合，慢性腎不全や腎移植の拒絶反応でみられる．
⑦ 脂肪円柱：卵円脂肪体はネフローゼ症候群でみられることが有名である．

4）タンパク尿

タンパク尿が疑われた場合は，程度を知るための尿タンパク量の把握と原因の検索の2点が必須である．

① 尿タンパク質の定量

24時間蓄尿を行えば，正確に1日に排泄される尿タンパク量を把握することができるが，煩雑であり，収集ミスも多い．このため1日尿クレアチニン排泄量がほぼ1gであることを利用してスポット尿を用いて1日排泄量を推定することがある（2章2-A-3④項参照）．これをグラムクレアチニン補正と呼びmEq/gCrあるいはmg/gCrと表記する．1日尿クレアチニン排泄量は筋肉量に比例するので，女性・高齢者では1日1g以下のことが多いが，同一患者での短期間の比較については非常に信頼性が高いといわれている．

例えば尿中クレアチニン 22 mg/dL，尿中タンパク 56 mg/dL であったときにクレアチニン1g当たりの尿量は $1,000 \div (22 \times 10) = 4.54$ L となり，グラムクレアチニン換算した尿中タンパク量は $56 \times 10 \times 4.54 = 2,542$ mg/gCr ≒ 約2.5 g のタンパク質が尿中に出ていると概算することができる．

② タンパク尿の原因

タンパク尿の原因は，表3-11に示すように，腎臓に至るタンパク質が増加する腎前性，腎臓自体が原因で尿中にタンパク質が漏れる腎性，腎臓より下流の尿管や膀胱でタンパク質が尿に混じる腎後性，そのほか体位性，機能性に分類される．正確な診断には，症状や画像診断，血液・病理検査が有用となる．

表 3-11　タンパク尿の分類とその主な原因

腎前性タンパク尿	ベンス・ジョーンズタンパク尿，ポルフィリン尿，ヘモグロビン尿，ミオグロビン尿，心不全，貧血
腎性タンパク尿	糸球体性：糸球体腎炎，ネフローゼ症候群，腎腫瘍，糖尿病（微量アルブミン尿） 尿細管性：ファンコニ症候群，ロウ（Lowe）症候群，ウイルソン病，クロム・水銀・カドミウム中毒，腎毒性，薬剤腎障害
腎後性タンパク尿	尿道炎，結石，腫瘍
体位性タンパク尿	起立性，前彎性
機能性タンパク尿	運動後，入浴後，発熱時

タンパク尿はCKDの重症度分類においても，ひとつの指標となっている（表3-8）．タンパク尿が多いほど，その後の腎機能，心血管疾患のリスクが高くなることが知られている．なかでも微量アルブミン尿は糖尿病性腎症の早期診断や，その後の腎機能低下，心血管疾患の発症の指標として，海外も含めて研究報告が多く，近年よく使用されている（一方で，わが国の保険診療では尿中アルブミンの定量測定が糖尿病性腎症に限られることから，表3-8の糖尿病以外の原疾患では尿中タンパクが使用されている）．微量アルブミン尿を検出し，早期に治療を行うことは，その後の腎機能低下や心血管疾患の予防にもつながることが示唆されている．

このように腎臓においては腎臓の構造，機能を理解したうえで，それぞれに対応する検査を把握することが重要である．それぞれの病態において血中や尿中の物質や計算式を駆使して，腎疾患の理解を深めることが可能となる．

補足であるが腎臓ではエリスロポエチンや活性型ビタミンDの産生も行っていることから，腎機能が低下したときにはこれらの指標も低下する．腎臓は排泄機能のみでないことも留意しなければならない．

学習課題

- GFRについて，その意味と測定法，測定することの重要性について説明しなさい．
- 尿所見の種類と各検査の特徴について述べなさい．
- 尿タンパクを生じる原因疾患と，尿タンパク質の定量方法，定量することの重要性について説明しなさい．

3-4 膵機能と病態

　膵臓は後腹膜腔という腹腔の中では深部に位置しており，重さは70〜160g程度の臓器である．膵臓は，膵頭部，膵体部，膵尾部と大きく三部に呼称され，膵頭部は十二指腸中部に結合し，膵尾部は脾臓近くにまで達する（図3-8）．膵臓は発生学上腹側膵原基と背側膵原基が癒合して形成されるが，その過程で異常が起こるとさまざまな膵形成異常が生じる．

　膵臓は，外分泌機能と内分泌機能という2つの分泌機構をもっている．大部分を占めるのは外分泌機能であり，腺房および導管細胞より膵液が分泌される．一方，内分泌機能に関しては，点在する内分泌器官［膵島，ランゲルハンス（Langerhans）島もしくはラ島とも呼称される］がその役割を担い，インスリン，グルカゴンなどのホルモンを分泌している．

　膵臓は，腹腔の深部にある臓器のため，その検査についてはCTや超音波検査といった画像検査法が発達するまで詳細な検査が困難であった．したがって，膵癌なども早期で発見されることはまれであったが，近年の画像診断法の進歩に伴い，疾患の早期発見の頻度も増加してきている．膵機能の評価に関しては，外分泌機能と内分泌機能の両面から考える必要がある．また，加齢人口の増加とともに嚢胞性膵腫瘍の増加も認められている．

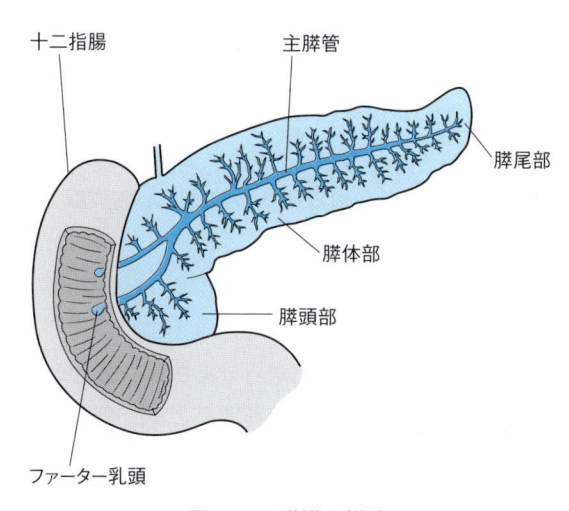

図3-8　膵臓の構造

1 膵外分泌機能

　膵臓からは膵液が分泌されるが，その量はおよそ1,500mL/日である．膵液は食事刺激により分泌量が増える．約98％が水で，残り2％は無機イオンと消化酵素といった有機物で構成される．消化酵素には表3-12で示すような多彩なものが含まれる．

　膵液中の水に関しては，膵腺房細胞，腺房中心細胞および導管細胞により分泌されるが，とくに後2者から分泌される．一方，消化酵素は膵腺房細胞より分泌される．膵液自体はほぼ等張性で体液に類似するが，大きな特徴として炭酸水素イオン（HCO_3^-）を多く含んだアルカリ性であることである．膵液によって，胃を通過してきた十二指腸に存在する酸性の内容

表 3-12 膵臓より分泌される消化酵素

酵素名	前駆体	作　用
α-アミラーゼ		多糖類の内側 α1〜4 グリコシド結合の切断
トリプシン	トリプシノーゲン	塩基性アミノ酸のカルボキシル側ペプチド結合の切断
キモトリプシン	キモトリプシノーゲン	芳香族アミノ酸のカルボキシル側ペプチド結合の切断
エラスターゼ	プロエラスターゼ	中性アミノ酸のカルボキシル側ペプチド結合の切断
リパーゼ		トリグリセリドのエステル結合を切断
リボヌクレアーゼ		RNA を分解してモノヌクレオチドにする

物は中和され，膵液中に含まれる消化酵素の活性が高くなる仕組みをもつ．膵液中の HCO_3^- 濃度は膵液の分泌量に応じて高くなる．

　膵液の分泌の調節は，神経性調節と体液性調節という分泌調節因子が関与し，その分泌経過に関しては，主に迷走神経による脳相，迷走神経と消化性ホルモンによる胃相，消化管ホルモンのパンクレオザイミンとセクレチンが主体の腸相からなる．膵腺房細胞でのイオン液の分泌機構に関しては，Cl^- チャネルが Ca^{2+} もしくは cAMP 依存性に働くことにはじまり，細胞内に入ってきた Na^+ に関しては基底側に存在する Na^+-K^+ATPase（Na^+ ポンプ）によって血流に戻される．

　一方，腺房中心細胞や導管細胞では Cl^- チャネルのほかに Cl^-・HCO_3^- 交換輸送体が存在するために，イオン組成が膵腺房細胞と異なることになる．すなわち，セクレチンやパンクレオザイミンなどが刺激となって細胞内 Ca^{2+} や cAMP が上昇すると，管腔側膜にある Na^+ 交換輸送体の機能亢進により H^+ の血液側への輸送が増加する．そのため CO_2 より HCO_3^- と H^+ を生成し，細胞内の H^+ の不足を補うことになるが，結果として細胞内 HCO_3^- が増加することになり管腔側に移動が起こる．Cl^- は HCO_3^- との交換輸送のため，その和はほぼ一定になる．

　一方，消化酵素に関しては膵腺房細胞から分泌されるが，ほとんどは前駆体が膵腺房細胞の管腔側から開口分泌によって放出される形態をとる．細胞内の粗面小胞体で作られた消化酵素は酵素原顆粒となり，開口される際に中身が放出される．このときには細胞内の Ca^{2+} や cAMP によって活性化されるリン酸化酵素（PKA やカルモデュリン）が重要な働きをもつ．

　表 3-12 に示した消化酵素のほかにも膵液には多種多量の酵素が含まれていて，十二指腸や空腸といった消化管での栄養素の消化に重要な働きをもつ．糖質の消化に関与する酵素は α-アミラーゼである．α-アミラーゼはデンプンやグリコーゲンなどの多糖類を二糖類程度まで分解するが，単糖類には分解できない．単糖類まで分解するには 1,6-グリコシド結合や外側にある 1,4-グリコシド結合が切断されなければならないが，α-アミラーゼにはこの作用はなく，この切断は小腸上皮細胞にある分解酵素が司る．また，膵臓からは 5 種のタンパク質分解酵素が前駆体の形で分泌される．これが，小腸内で分解されて活性型に転換するが，その端緒となるのはトリプシノーゲンである．トリプシノーゲンが十二指腸上皮細胞に存在するエンテロキナーゼによりトリプシンとなる．この生じたトリプシンがトリプシノーゲン自体や他のタンパク質分解酵素前駆体のペプチド結合を切断して活性型に転換する．こうして

活性型に転換した酵素は特異的に作用できるペプチド結合を切断して単離アミノ酸や小分子ペプチドを生成する．生成された小分子ペプチドは小腸上皮に存在するペプチダーゼによりさらに分解され，単離アミノ酸となる．脂肪を分解する酵素としては膵リパーゼ，ホスホリパーゼA_2などがある．膵リパーゼはトリグリセリドを脂肪酸やグリセロール，モノグリセリドなどに分解する．この作用は，膵液自体で完結できず，胆汁に含まれる胆汁酸塩が必要となる．このように，膵臓の外分泌系は消化吸収にとって，きわめて中心的な役割を果たしていることがわかる．

2 膵内分泌機能

膵臓の内分泌機能で，最もよく知られているのは血糖の調節で中心的に働くインスリンである．インスリンのほかにもグルカゴンやソマトスタチンなどが膵臓から分泌される．

表3-13に膵臓から分泌されるホルモンを記した．これらのホルモンは膵臓のラ島から分泌されるが，それぞれのホルモンを産生する細胞の由来がある．しかし，本来，ラ島で産生されないホルモンでも，腫瘍性細胞では異所的に産生されることがある．ガストリンやvaso-active intestinal polypeptide（VIP）は本来膵臓でつくられるものではなく胃や消化管でつくられるものである．つまり，腫瘍となる細胞の発生母地は内分泌細胞に分化しうる未熟幹細胞である可能性があり，これが本来のフィードバックシステムの干渉を受けずにホルモンを無条件に産生し続けることがさまざまな臨床症状を呈する原因となる．もっとも，膵内分泌腫瘍のうち，約10%は特有の臨床症状を欠き，非機能性，もしくは無症候性膵内分泌腫瘍と称する．近年，これらのホルモンを産生する腫瘍をGEPNET（gastroenteropancreatic neuro-

表3-13 膵臓から分泌される主なホルモンとラ島腫瘍に関連するホルモン

ホルモン名	ラ島産生細胞	作　用	腫瘍性疾患名	症　候	特　徴
インスリン	B細胞	グルコース取り込み血糖低下	インスリノーマ	低血糖 Whippleの3徴	10%が多発 10%は悪性 全体の6割
グルカゴン	A細胞	糖新生 血糖上昇	グルカゴノーマ	糖尿病 壊死性融解性遊走性紅斑	低アミノ酸血症 体重減少
ソマトスタチン	D細胞 (中枢神経でも)	他のホルモン（グルカゴン，ガストリン，VIPなど）の分泌抑制	ソマトスタチノーマ	糖尿病 胆石 脂肪便	無症候性が多い
ガストリン	非産生 (胃幽門粘膜のG細胞)	胃酸分泌促進	ガストリノーマ	難治性胃潰瘍 下痢	MEN1型の合併 BAO（基礎酸分泌量）高い 高ガストリン血症 セクレチン負荷試験陽性
VIP	非産生 (腸管の神経線維に広く分布)	腸管平滑筋弛緩作用 胃酸分泌抑制 腸液分泌刺激	WDHA (watery diarrhea hypokalemia achlorhydria)症候群	水様下痢 低カリウム血症 胃無酸症	

endocrine tumor）という総称で整理することが提唱されている．以前は消化管カルチノイドをはじめさまざまな呼称が用いられたが，2010 年の WHO 分類で消化管・膵領域の神経内分泌腫瘍群に共通した分類方法が示された．

> **インスリン**
> インスリンは以下 ①〜③ の一連のカスケードにより血中の糖を細胞内へ取り込ませる．① 細胞膜上のインスリン受容体にインスリンが結合すると，インスリン受容体はチロシンキナーゼとして活性化し，細胞質の IRS-1 がリン酸化される．② IRS-1 から P13 キナーゼ，PKB へ順次シグナル伝達が起こり，細胞質の GLUT-4 が細胞膜上へ移動する．③ GULT-4 は血中のグルコースをカリウムとともに細胞内へ取り込む．糖は疎水性である細胞膜（脂質二重膜）に対して透過性をもたないため，細胞内に取り込まれる際には糖輸送担体（glucose transporter）と呼ばれる膜タンパクを必要とする．近年では糖輸送担体のうち，ナトリウム共役能動輸送性糖輸送担体（sodium glucose co-transporter, SGLT）の阻害薬が糖尿病や肥満症の治療薬として用いられている．

3 膵臓の検査

膵臓は前述のように腹腔の最深部にあるため，近年の画像診断法の進歩を待たねば，その診断は困難であり，検査法は生化学的な検査が主体であった．

a. 膵外分泌酵素活性測定

前述の膵外分泌酵素の中で最も頻繁に測定されるのは α-アミラーゼである（2 章 2-A-6 ④ a 項参照）．分泌されたアミラーゼは血液中にも吸収され，尿中に排泄される．膵中から血中への逸脱などにより上昇することがある．例えば急性膵炎などでは，血清アミラーゼは早期に急上昇し，24 時間後には急速に低下する．最終的には尿中に排泄されるが，血液中とそのピークに関して，ずれが生じる．尿中の値のほうが，上昇は遷延するので，膵炎の後期になると尿中アミラーゼの値はより重要である．排泄に関しては，腎機能の影響を受けるので，血清と尿中のアミラーゼの計測と同時に，それぞれのクレアチニンの測定をすればアミラーゼ-クレアチニンクリアランス比（amylase creatinine clearance ratio, ACCR）を以下の式で算出できる．

$$\text{ACCR}(\%) = \left(\frac{amylase\ (urine)}{amylase\ (serum)} \right) \div \left(\frac{creatinine\ (urine)}{creatinine\ (serum)} \right) \times 100$$

この ACCR は尿量の影響を除外でき，簡便でかつ膵型高アミラーゼ血症の診断に有用である．ACCR の上昇は膵炎以外にも腎不全，熱症などでもみられるが，高アミラーゼ血症を伴っていれば膵型高アミラーゼ血症であると診断できる．しかし，アミラーゼの値自体は，急性膵炎の重症化の指標となっているわけではなく，唾液腺などの障害でも血清，尿中のアミラーゼが上昇することがある．また，血清中のアミラーゼが免疫グロブリンなどと結合し，巨大分子化したマクロアミラーゼとなると，腎臓から排泄できなくなり，結果として血清アミラーゼは高値となり，逆に尿中アミラーゼは低値となることもある．

最近では膵障害の程度をアミラーゼではなく，血清リパーゼ活性で評価することもある．急性膵炎の際，血清リパーゼは血清アミラーゼに比して上昇が持続することが多いので，膵

炎後期ではとくに有用な評価項目となる．

また，血清リパーゼより上昇の程度が遷延する膵酵素であるエラスターゼIは急性膵炎でも上昇するほか，その重症度の判定や，場合によっては膵癌の診断にも用いられることがある．エラスターゼIの測定は，酵素活性自体を測定するのではなく，RIA法やEIA法で酵素タンパク量として測定される．

トリプシンは，膵ホスホリパーゼA_2とともに膵特異性の高い酵素である．血清トリプシンは膵炎や膵癌でも上昇する．逆に低値，とくに異常低値の場合は膵機能の荒廃を意味することが多く，他の膵外分泌機能不全を生じていることが多い．

b. 負荷試験

セクレチンは膵液量および炭酸水素塩の分泌を亢進するが，この負荷試験（セクレチン試験）によって，投与後の膵液量，炭酸水素塩濃度，アミラーゼ活性を測定することにより，膵外分泌機能を評価できる．ただし，胃液を排除しながら，検体を採取せねばならないなど検査手技が煩雑で，患者負担も大きい検査でもある．

一方，安息香酸とチロシンおよびアミノ安息香酸からなる合成ペプチドであるベンチロミド（BT-PABA）を負荷する試験（PFD試験あるいはBT-PABA試験）もあり，慢性膵炎の臨床診断基準のひとつである．これは，BT-PABAが膵キモトリプシンで分解されて尿中に排泄されることを原理としており，その排泄率より膵外分泌機能を推定するものである．ただし，膵外分泌機能が30％以下で初めて低値となるので，感度は低く軽度の機能障害は検出できない．また試薬が肝臓で代謝されるので，肝機能障害があれば，結果に影響する．

c. 膵内分泌機能

膵臓の内分泌機能の評価については血糖や尿糖を測るものと，血中のホルモン自体を測定するものに大別される．

例えば，空腹時血糖を測るのは前者であり，これに75gグルコース負荷試験を行うと，さらにその機能について詳細に調べることができる（2章2-A-1②項参照）．後者としてはインスリンを直接測ることもあるし（2章2-A-8②e項参照），その前駆体であるプロインスリンからインスリンが生成されるときの中間産物として尿中に排泄されるC-ペプチドを測ることもある．これにより，膵ラ島のB細胞の残存量や機能を推察することができる．インスリンは肝臓で代謝されるが，それと比較するとC-ペプチドは肝臓への取り込みが軽度で，大部分は腎臓で代謝され，排泄される．したがって，尿中C-ペプチドを測定する場合が多い．C-ペプチドは，インスリンの生成・分泌過程における異常では低値を，代謝過程の異常（慢性腎不全）では高値を示す．また，重症肝硬変などでも高値を示す．

膵臓のホルモン自体を測る，もしくはその活性を測るのは難しいことが多く，前駆体を測ることもある．また，膵ラ島腫瘍を疑うような場合は，その産生ホルモンが異常高値となるので，臨床症状に合わせてホルモンを計測することが重要となる（表3-13）．

学習課題

- 膵臓の解剖学的特性を説明しなさい．
- 膵臓の外分泌機能とその検査法について説明しなさい．
- 膵臓の内分泌機能とその検査法について説明しなさい．

3–5 内分泌異常と病態

1 内分泌の概念と作用機構

a. 内分泌の定義，概念

　　内分泌（endocrine）とは，体内外からの刺激に対応して分泌細胞から生理活性物質（＝ホルモン）が分泌され，そのホルモンがもつ情報が標的細胞に伝えられることにより種々の作用が発揮される仕組みをいう．この仕組みは，神経系・免疫系と協調して体内の恒常性（ホメオスタシス，homeostasis）を維持し，身体機能の維持・調節にかかわっている．消化液や母乳・汗など生理活性物質が直接外界に分泌される外分泌（exocrine）と違って，生理活性物質が循環血液中に分泌されるところが内分泌の本来の特徴であり，このことから理解される通り，ホルモンは「分泌細胞から分泌された後，血流を介して運搬され，標的細胞に作用する物質」と定義される（狭義のホルモン）．ただし，現在では，神経細胞や脂肪組織，血管内皮細胞などから分泌される生理活性物質や，血流を介さずに近隣の細胞や分泌細胞自体に作用する化学物質もホルモンに含める考え方が広く認められ（広義のホルモン），そのことから，内分泌の概念も「生体内における細胞間の情報伝達機構」と広範囲に理解されるようになっている（表3-14）．

b. ホルモンの分泌調節

1）フィードバックによる調節

　　視床下部・下垂体・副腎系に代表されるように，ホルモン分泌においては，上位内分泌腺から分泌されるホルモンが下位内分泌腺を刺激し，その下位内分泌腺がさらにホルモンを分泌するという接続指令系統が構築されている．また，この仕組みの中で，下位ホルモンがある一定濃度に達すると，その上位ホルモンの分泌が抑制されるネガティブ・フィードバック

表3-14　内分泌・ホルモンの概念，種類

内分泌（endocrine）	
狭義の内分泌	分泌細胞から分泌されたホルモンが血流を介して標的細胞に達し，受容体に結合して作用を発揮する． （例）一般的なホルモン
神経内分泌	神経細胞で産生されたホルモンが軸索突起から血中に放出され，血流を介して標的細胞に達する． （例）下垂体後葉ホルモンなど
傍分泌（paracrine）	ホルモンは血流を介さずに近傍の細胞に作用を発揮する． （例）ソマトスタチンなど
自己分泌（autocrine）	いったん細胞外に分泌されたホルモンが，分泌細胞自体に作用を発揮する． （例）エンドセリン，インターロイキンなど
細胞内分泌（intracrine）	産生されたホルモンが分泌細胞内で作用を発揮する． （例）一部のペプチドホルモン

(negative feedback) 機構が存在し，各ホルモンの血中濃度が常に正常に保たれるように調節されている．

　フィードバック機構は，様々な内分泌疾患において血中ホルモンの異常値の意味を理解するうえで重要なポイントになる．例えば，甲状腺機能亢進症では血中甲状腺ホルモン値（T_3, T_4）が上昇するが，一部の病態を除いて，下垂体から分泌される甲状腺刺激ホルモン（TSH）は低下していることが多い．これは，T_3，T_4 の血中濃度上昇によってネガティブ・フィードバックがかかり，その上位ホルモンに相当する甲状腺刺激ホルモン放出ホルモン（TRH）あるいは TSH の分泌が抑制されるからである．TSH の血中濃度は甲状腺ホルモンの動きを反映して鋭敏に変動し，かつ測定値の信頼性も高いので，甲状腺の機能を評価するうえでは，むしろ TSH の値の方が参考になるともいわれている．すなわち，TSH 産生腫瘍のような例外的な疾患以外では，TSH が高い時は甲状腺機能が低下していることを示し，TSH が低いときは甲状腺機能亢進を意味する．

　一方，下垂体後葉から放出されるオキシトシンのように，子宮の収縮に対して出産が成立するまではポジティブ・フィードバックが一方的に持続するホルモンもある．このような場合にネガティブ・フィードバックでホルモン分泌が抑制されると出産に支障が生じるので，生体にとってはポジティブ・フィードバック機構が合目的な働きをすることになる．

　別の例としては，エストロゲンによる黄体形成ホルモン（LH）サージがあげられる．エストロゲンは，血中濃度が一定の範囲内にある場合はネガティブ・フィードバックにて調節されるが，一定濃度を超えるとポジティブ・フィードバックにより濃度がさらに上昇して排卵が誘導される．

2）神経系による調節

　生体に何らかのストレスが負荷されると，交感神経-副腎髄質系が働いてカテコールアミンが分泌される．また視床下部・下垂体前葉-副腎皮質系にも働きかけが起こり，糖質コルチコイドや鉱質コルチコイドが分泌される．

　一般的に神経系の反応は即時型で，ストレスに対して素早い対応になる．その一方，内分泌系の反応は比較的遅く，反応の持続時間も長い．この性質が異なる2つの反応が連動することにより，ストレスに対して効果的な体制が構築されることになる．

　消化管ホルモンは脳・腸ペプチド（brain-gut peptide）ともいわれるように，神経系の調節機構と密接に関連して働く．実際消化管ホルモンの多くは脳内にもその存在が確認されており，神経伝達物質として食欲調節などに共通の役割を果たすことが指摘されている．

3）生体リズム

① 日内変動

　生体の日内リズムは視床下部の視交叉上核でコントロールされ，松果体から分泌されるメラトニンが，この「生物時計」をセッティングするとされている．

　その他のホルモンも，それぞれに固有の日内変動（概日リズム，circadian rhythm）をもっており，成長ホルモン（GH），プロラクチン，TSH などは深夜に分泌量が亢進する．一方，副腎皮質系ホルモンは朝方に高値を示し，夜間には低値となる．

　また，ホルモン分泌リズムが疾患の発症しやすい時間帯と関連することが知られており，

例えば心筋梗塞などの心血管系障害は朝方に発症しやすいが，その時間帯にはストレスに関連したホルモン系の分泌が高まっている．病態解明を目的とするホルモン測定においても，このような日内リズムを念頭に置くことが重要である．

② 時間変動

GHや成長ホルモン放出ホルモン（GHRH）は夜間睡眠時に血中濃度が上昇するが，それとは別に1日を通して1〜3時間周期で分泌量が大きく変動する（脈動性分泌）．

③ 性周期変動

濾胞（卵胞）刺激ホルモン（FSH），黄体形成ホルモン（LH）などは，性周期に合わせて分泌量が変動する．

2 ホルモンの分泌異常とその病態

各ホルモンはそれぞれに特有の生理作用をもつことから，内分泌異常が起こった場合には，その生理作用を反映する臨床所見を呈する．例えば甲状腺機能亢進症では前頸部の腫脹とともに眼球突出や手指振戦・発汗・体重減少などの特徴的症状が認められる．

ただし，ホルモン分泌異常の病態診断においては，ホルモン分泌調節機構における上位ホルモン，下位ホルモンの関係に留意しなければならない．破綻部位が異なっていても最終的には標的細胞に直接働きかけるホルモンにかかわる臨床症状のみが現れるため，表面的な病状だけでは障害部位を特定できない．例えば甲状腺ホルモンの分泌低下は甲状腺自身の機能低下による場合が多いが，それ以外に，上位ホルモンである甲状腺刺激ホルモン（TSH）の分泌低下の結果として起こる場合がある．さらにはTSHの上位にある視床下部の異常や，甲状腺ホルモンの標的細胞の異常がかかわっている場合もあり，病態は多岐にわたる．したがって，甲状腺機能異常の診断にあたっては甲状腺ホルモン値のみならずTSHの値も重要であり，甲状腺疾患の発症にかかわる各種抗体の検索や甲状腺エコー，あるいは下垂体・視床下部の画像診断（CT，MRIなど）などの必要性も生じる．

同じようなことは，糖質コルチコイドの分泌異常や他の内分泌異常についてもいえることであり，それぞれの内容については以下の各論の中で述べる．

3 視床下部-下垂体系と病態

a. 視床下部-下垂体系の成り立ちと働き

1）視床下部

視床下部は間脳に位置する神経核群であり，自律神経の中枢としてさまざまな生命活動の調節を行うほか，視床下部ホルモンと下垂体後葉ホルモンを産生する．

視床下部ホルモンは視床下部神経細胞で合成され，下垂体門脈を通じて下垂体前葉細胞に到達して下垂体前葉ホルモンの分泌を刺激する．

下垂体後葉ホルモンは視床上核，室傍核で合成され，軸索突起内を運搬された後に，後葉に分布する神経終末より血中に分泌される（神経内分泌）．

2）下垂体

下垂体は蝶形骨のトルコ鞍の中に存在し，下垂体茎を介して視床下部と連絡している．前葉・中葉・後葉の3部位から構成されており，前葉から副腎皮質刺激ホルモン（ACTH），甲状腺刺激ホルモン（TSH），成長ホルモン（GH，ソマトトロピン），プロラクチン（PRL），卵胞（濾胞）刺激ホルモン（FSH），黄体形成ホルモン（LH）の6種類，後葉からバソプレッシン，オキシトシンの2種類のホルモンが分泌されているが，中葉はヒトでは痕跡程度に退化し，ほとんど機能していない．

b. 下垂体腺腫

下垂体腺腫は，下垂体前葉細胞から発生する良性腫瘍であり，全脳腫瘍の15〜20%を占めている．ホルモン産生の有無で機能性腺腫（GH産生腺腫，PRL産生腺腫，ACTH産生腺腫，TSH産生腺腫）と非機能性腺腫に分けられる．

機能性腺腫はそれぞれのホルモン作用に伴う特徴的症状が出るため，比較的早期の段階で微小腺腫（腫瘍径1cm未満）として発見されやすい．一方，非機能性腺腫は特有の症状に乏しいために早期の発見が困難であり，腫瘍が正常下垂体を圧迫することによって起こる下垂体機能低下や，局所的な症状（頭痛や，視神経交叉圧迫に伴う両耳側性半盲など）が発見の契機になることが多い．

機能性，非機能性を問わず，腺腫がある程度以上にまで大きくなれば，頭部単純X線検査でトルコ鞍部の風船状拡大（ballooning）やトルコ鞍底の二重化（double floor）などの所見が認められる．ただし，腫瘍が小さいうちは単純X線画像での検出が難しく，診断のためには頭部CTスキャンやMRI検査が必要になる．

頻度的には，全下垂体腺腫のうち45〜50%を非機能性腺腫が占め，残りの機能性腺腫の中では，GH産生腺腫，PRL産生腺腫の2種が圧倒的に多い．次に多いのがACTH産生腺腫であり，TSH産生腺腫はまれである．以下，代表的な下垂体腺腫であるGH産生腺腫，PRL産生腺腫，ACTH産生腺腫について，それぞれの特徴を述べる．

1）先端巨大症・下垂体性巨人症（GH産生腺腫）

先端巨大症（acromegaly），下垂体性巨人症（pituitary gigantism）は，GHの過剰が原因で骨・軟部組織，各種臓器の異常な発育と代謝異常をきたす疾患であり，眉弓部の膨隆，鼻・口の肥大，下顎の突出，手足の容積の増大，巨大舌などの特徴的な身体所見が認められる．先端巨大症になるか下垂体性巨人症になるかは，発症時期により決定される．すなわち，発症が骨端線の閉鎖前であれば下垂体性巨人症，閉鎖後の思春期以降であれば先端巨大症になる．

2）プロラクチノーマ（PRL産生腺腫）

腺腫からPRLが自律性に過剰分泌されることにより，女性では乳汁漏出と性腺機能低下（無月経，不妊），男性でも乳汁漏出や性欲低下が起こる．

3）クッシング病（ACTH産生腺腫）

副腎皮質ホルモンであるコルチゾールの過剰が原因となり起こる疾患群（＝クッシング症候群と総称される）の中で，ACTH産生下垂体腺腫が原因になるものをクッシング病という．

副腎性クッシング症候群と異なってコルチゾール分泌がデキサメサゾン抑制試験 (0.5 mg) では抑制されず，大量デキサメサゾン抑制試験 (8 mg) で抑制される．また，CRH (副腎皮質ホルモン放出ホルモン) 試験で血中 ACTH が正常ないし増加反応を示し，頭部 MRI 検査にて下垂体腺腫が認められる．腺腫が確認されない場合でも，下垂体静脈洞サンプリング検査で下垂体からの ACTH 過剰分泌が認められればクッシング病と診断される．

　臨床症状としては，他のクッシング症候群と同様に，満月様顔貌 (moon face)，中心性肥満，水牛様肩 (buffalo hump)，赤色皮膚線条，皮膚非薄化，痤瘡，多毛，色素沈着，浮腫，高血圧，高血糖，脂質異常症，骨粗鬆症，筋力低下，易感染性，腎・尿路結石，精神異常，白血球増加，好酸球低下などが認められる．

　また，下垂体腺腫以外に ACTH が過剰分泌される病態として異所性 ACTH 産生腫瘍がある．主なものとして，肺小細胞癌，胸腺腫，カルチノイド腫瘍，膵癌などが知られている．

　なお，クッシング症候群の臨床症状を呈する症例をみた場合には，疾患の治療を目的として副腎皮質ステロイドが外因性に長期間持続して投与されている医原性クッシング症候群の可能性も念頭に置く必要がある．

　いずれにしても，病態把握のためには，ACTH 依存性 (ACTH 産生下垂体腺腫，異所性 ACTH 産生腫瘍) か，ACTH 非依存性 (副腎腫瘍，副腎過形成) かの鑑別が重要であり，通常血中 ACTH 値 10 pg/mL 以下なら ACTH 非依存性，以上なら依存性を考えて検査を進める．

c. 下垂体前葉機能低下症

1) 汎下垂体機能低下症

　① 成人女性では無月経，乳房・性器の萎縮，男性では性欲低下，精巣の萎縮に始まり，② 筋力・筋肉量の低下，体脂肪の増加が加わり，③ 経過とともに耐寒性の低下，皮膚乾燥，便秘，徐脈，④ さらに全身倦怠感，食欲不振，消化器症状，低血圧，低血糖，体重減少などの症状が出現してくる．これら ①〜④ はそれぞれ FSH・LH，GH，TSH，ACTH の分泌低下に対応する症状である．

　原因は視床下部性と下垂体性に大別され，前者では鞍上部腫瘍 (頭蓋咽頭腫など) や視床下部の肉芽腫性病変，外傷，放射線照射後，先天奇形などがあげられ，後者では下垂体腫瘍が最も多く，その他に分娩に伴う大量出血によって引き起こされる下垂体の虚血性壊死 (Sheehan 症候群) や自己免疫性下垂体炎などがある．

2) 下垂体ホルモン単独欠損症

　GH 単独欠損症，ゴナドトロピン (FSH，LH) 単独欠損症，TSH 単独欠損症，ACTH 単独欠損症などがあげられる．

　このうち，GH 単独欠損症は，臨床的に「成長ホルモン分泌不全性低身長症」を示す．均整のとれた低身長を示すのが特徴であり，インスリン負荷などの成長ホルモン分泌刺激試験で血中 GH 濃度が上昇しない．また，GH 分泌障害以外に，TSH の分泌障害に伴う甲状腺機能低下によっても成長障害が起こる (下垂体性クレチン病)．

　近年は，成人における成長ホルモン分泌不全症が注目されている．汎下垂体機能低下症の

部分症状であることが多いが，GH 分泌不全に伴って易疲労感，集中力低下，性欲低下，うつ状態などの症状とともに，耐糖能異常，脂質代謝異常，動脈硬化などが高率に合併する．重症例は，GH 分泌不全性低身長症と同様に GH 療法の適応となる．

d. 尿崩症と SIADH（ADH 不適合分泌症候群）
1）尿崩症（diabetes insipidus）

下垂体後葉から分泌されるバソプレッシン（アルギニン・バソプレッシン＝AVP）は，腎臓の集合管細胞の V_2 受容体に結合して水の再吸収を促進し，水分の体内保持と血漿浸透圧の維持にかかわる．その作用から，抗利尿ホルモン（ADH）とも呼ばれている．

何らかの原因により AVP の合成・分泌が障害されると，腎集合管における水の再吸収が障害されて多尿，口渇，多飲をきたすようになり，その病態を（中枢性）尿崩症という．一般的に 1 日尿量 3 L 以上が多尿と定義されるが，尿崩症では 1 日 5〜10 L に及ぶ著しい多尿をきたす．原因としては視床下部・下垂体の腫瘍や肉芽腫性病変・炎症・外傷・手術後などがあり，家族性に発生する AVP 遺伝子変異も鑑別にあげられるが，全体の中では原因が明らかでない特発性尿崩症が最も多い（全体の 40％ 程度を占める）．

なお，心因性ストレスが視床下部の口渇中枢を刺激することにより起こる心因性多飲症でも同じような症状がみられるが，尿崩症とは水制限試験や高張食塩水負荷試験で鑑別できる．

また，中枢性尿崩症と区別すべき疾患として腎性尿崩症があげられる．AVP に対する腎臓の反応性が低下するのが原因であり，基礎疾患として各種腎疾患，高カルシウム血症，低カリウム血症，リチウム製剤などの薬剤の影響，バソプレッシン V_2 受容体遺伝子あるいはアクアポリン 2（AQP2）遺伝子の異常などがあげられる．中枢性尿崩症とはバソプレッシン試験によって鑑別することができる．

2）SIADH（syndrome of inappropriate secretion of ADH, ADH 不適合分泌症候群）

AVP（＝ADH）の不適切な分泌（本来なら AVP が分泌されないような低浸透圧状態でも AVP が分泌されてしまう）により体内に水分が貯留し，その結果，血液が希釈されて低ナトリウム血症，低浸透圧血症などを呈する病態をいう．原因として，①脳腫瘍，脳炎，髄膜炎，脳出血，頭部外傷などの中枢性疾患，②肺炎，肺結核，気管支喘息，陽圧呼吸などの胸腔内疾患，③ビンクリスチン，クロフィブラート，カルバマゼピン，イミプラミン，アミトリプチン，パロキセチンなどの薬剤，④異所性 AVP 産生腫瘍（肺小細胞癌，膵癌など），があげられる．

4　甲状腺疾患と病態

a. 甲状腺機能亢進症

甲状腺機能亢進症は甲状腺ホルモンが過剰に分泌される病態の総称であり，その中で最も頻度が高いのがバセドウ（Basedow）病である（英語圏ではグレーブス病と呼ばれる）．

1）バセドウ病

甲状腺の表面には，下垂体で産生される甲状腺刺激ホルモンの受容体（TSH レセプター）

が存在する．バセドウ病では，この受容体に対する自己抗体（**抗 TSH レセプター抗体**，TRAb）が生じ，それが TSH の代わりに TSH レセプターを過剰に刺激するために，甲状腺ホルモン（T_3，T_4）が必要以上に産生・分泌される．このため全身の新陳代謝が異常に活発になり，様々な臨床症状が出現する．

身体所見としては，Merseburg の 3 徴（Merseburg は，1840 年に最初の症例を報告したドイツ人医師の Basedow が開設していた診療所があった場所）といわれる甲状腺腫大，眼球突出，頻脈・動悸が最も特徴的であるが，そのほかにも甲状腺ホルモンによる基礎代謝亢進に伴って，多汗，体温上昇，食欲亢進，軟便・下痢，体重減少，るい痩がみられたり，精神的にも興奮状態や不安・いらいら感を呈する．手指振戦や収縮期血圧の上昇も特徴的な所見である．

臨床検査では，血中 T_3，T_4 の上昇，ネガティブ・フィードバックによる TSH の低下，および抗 TSH レセプター抗体陽性が認められる．

2）亜急性甲状腺炎

バセドウ病と同様に血中 T_3，T_4 の上昇による機能亢進症の症状を認めるが，この場合の上昇は甲状腺の炎症（多くはウイルス性と考えられている）に伴って甲状腺内の濾胞が破壊され，ホルモンが血中に逸脱するために起こるものである．

通常，本疾患は風邪のような上気道症状で始まることが多く，自発痛・圧痛を伴う甲状腺腫を生じ，しばしば 38℃ を超える高熱と種々の甲状腺中毒症状を呈する．

3）無痛性甲状腺炎

慢性甲状腺炎（橋本病）の経過中に一過性に発症する甲状腺中毒症であり，痛みを伴わない．出産などの誘因により自己免疫的な機序で発症するとされている．

b. 甲状腺機能低下症

甲状腺機能低下症は，甲状腺自身の機能低下のほかに，下垂体や視床下部の機能低下によっても起こる場合があり，それぞれ原発性，二次性，三次性の甲状腺機能低下症と呼ばれる．

原発性の中では慢性甲状腺炎（橋本病，Hashimoto's thyroiditis）の頻度が高い．軽症例を含めれば成人女性の約 10% に慢性甲状腺炎が存在するとされ，とくに 30 歳代の女性に多い．TSH 受容体への遮断抗体や組織障害性抗体などの自己抗体により甲状腺が徐々に破壊されていく自己免疫異常が病因であり，免疫血清検査で抗甲状腺ペルオキシダーゼ抗体，抗サイログロブリン抗体などが陽性になる．また，T_3，T_4 の低下，TSH の上昇に加えて，コレステロール値の上昇や筋原性酵素（CK，LDH，AST など）の上昇が認められる．身体的には，びまん性の甲状腺腫大，基礎代謝率の低下に伴う易疲労感や動作の緩慢，寒がりなどの症状のほか，ムチンが真皮に沈着することによる皮下浮腫（粘液水腫，myxoedema）が特徴的である．

5 副甲状腺疾患と病態

a. 副甲状腺機能亢進症

原発性副甲状腺機能亢進症は，副甲状腺の腺腫，過形成，癌などにより副甲状腺ホルモン（PTH）の産生が亢進し，高カルシウム血症，低リン血症のほか，消化器症状や骨病変などを

きたす病態である．頻度的には腺腫が約80％，過形成が15％，癌が5％を占める．

PTHの分泌過剰により，① 骨吸収の促進，② 腎遠位尿細管でのカルシウム再吸収亢進，③ 腎臓における活性型ビタミンDの産生亢進を介する小腸からのカルシウム吸収亢進などが起こって高カルシウム血症を生じる．リンについては，骨・小腸からの吸収は増加するが，腎近位尿細管での排泄がそれを上回るために低リン血症になる．

また，副甲状腺以外の病変に由来する低カルシウム血症のためにPTHの分泌が持続的に亢進する病態を続発性副甲状腺機能亢進症という．慢性腎不全が原因になることが多く，これに伴って生じる骨変化は従来から腎性骨異栄養症 renal osteodystrophy と呼ばれてきたが，現在は最新の国際的な呼称に合わせる形でCKD–MBD（chronic kidney disease–mineral and bone disorder，慢性腎臓病に伴う骨・ミネラル異常）と総称されている．

b. 副甲状腺機能低下症

PTHの作用不足により低カルシウム血症，高リン血症をきたす病態であり，PTH分泌不全による特発性（自己免疫異常や先天性形成不全が原因となる）または続発性（多くは甲状腺などの頸部手術後に起こる）の副甲状腺機能低下症と，PTHに対する不応性（受容体機能異常）による偽性副甲状腺機能低下症に分類される．

低カルシウム血症に伴って，テタニー症状（四肢の強直性けいれん）が起こる．

6 副腎疾患と病態

副腎皮質ホルモンの分泌は視床下部・下垂体からの上位ホルモンに影響されるが，両者の関連についてはすでに「視床下部–下垂体系と病態」（3章3–5 3 項参照）でその概略を述べたので，ここでは副腎固有の疾患について解説する．

a. 副腎性クッシング症候群

副腎皮質ホルモンであるコルチゾールの過剰病態を総称する「クッシング症候群」の中で，副腎の腫瘍や過形成が原因になるものが副腎性クッシング症候群である．下垂体性のクッシング病と異なり，ACTH分泌は抑制されている．副腎からコルチゾールが自律性に分泌されるため，大量デキサメサゾン抑制試験（8 mg）でもコルチゾールの分泌は抑制されない．

なお，頻度としてはまれではあるが，副腎皮質癌の場合は腫瘍細胞からコルチゾール以外にアンドロゲンが自律性に分泌されることがあり，その際は男性化徴候が現れる．

b. 原発性アルドステロン症

原発性アルドステロン症は，副腎皮質の腺腫などにより過剰分泌されたアルドステロンが腎臓の遠位尿細管に働いてナトリウムイオンの再吸収とカリウムイオンの排泄を促し，その結果として高血圧症や高ナトリウム血症，低カリウム血症などが生じる病態をいう．また漢方薬の甘草やグリチルリチン製剤でも同じような病態（偽アルドステロン症）が引き起こされるので，とくに高齢者で漢方薬を服用しているような患者では注意が必要である．

アルドステロンは図3-9に示される体液調節機構の一端を担っており，血清アルドステロン濃度（PAC）が上昇するとネガティブ・フィードバックがかかって血漿レニン活性（PRA）が低下する．したがって，原発性アルドステロン症の診断のうえでは，PACのみならずPRAの測定も重要であり，アルドステロン／レニン比（ARR）＞200以上の場合は本症の可能性が高いとされている．なお，ARRを求める際は，その測定単位に注意する（PACがpg/mL，PRAがng/mL/hで表示された際のARR＞200が基準になる）．

アルドステロン産生腺腫の局在診断にはCTスキャンやMRIが有用であるが，それらの画像診断で検出が難しい微小腺腫も多く，その際は選択的副腎静脈サンプリングが最も確実な診断になる．

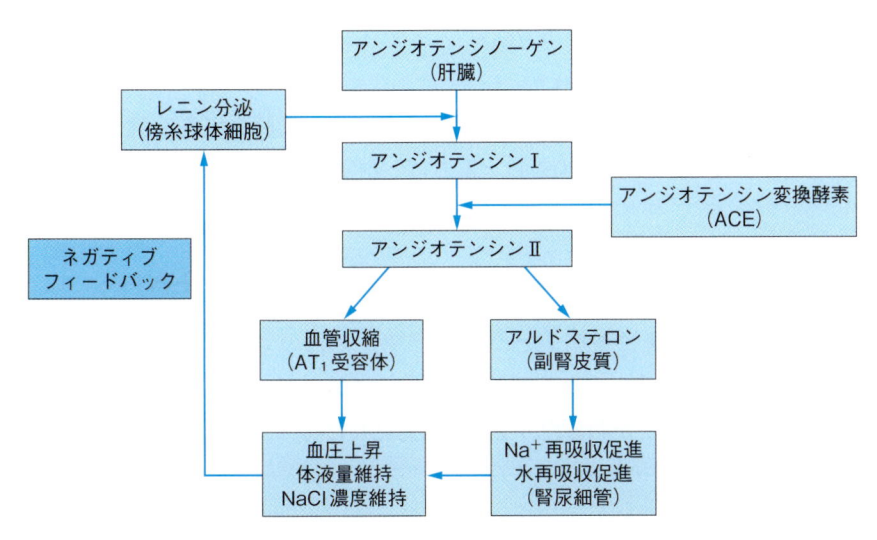

図3-9 レニン-アンジオテンシン-アルドステロン系を介する体液調節機構

アンジオテンシン変換酵素阻害薬（ACEI），アンジオテンシンⅡ受容体（AT₁受容体）拮抗薬（ARB），抗アルドステロン薬，直接的レニン阻害薬（DRI）などが高血圧治療薬として臨床応用されている．

c. 副腎皮質機能低下症

副腎皮質機能低下症は，両側副腎皮質の病変に由来する原発性，視床下部や下垂体の病変に由来する続発性，および長期ステロイド投与に伴う医原性に分類される．また，発症の経過から急性と慢性に分類される．

原発性の中で，副腎低形成などの先天性疾患を除く後天性の慢性副腎不全はアジソン（Addison）病と呼ばれており，以前は結核性が多かったが，最近は癌の副腎転移や手術・放射線療法後，あるいは自己免疫疾患である特発性アジソン病が多い．皮膚の色素沈着が特徴的症状であり，とくに口腔粘膜の顕著な色素沈着は本疾患を疑う根拠となる．そのほか易疲労，倦怠感，食欲不振などがみられ，検査所見ではアルドステロン分泌障害に伴う低ナトリウム血症，高カリウム血症が認められる．さらに高度な副腎皮質ホルモンの分泌能低下では，感染症などのストレスに対応できず，副腎クリーゼ（急性副腎不全）というきわめて重篤な病態に陥る．治療目的でステロイドホルモンを長期に投与している場合も，内因性副腎皮質ホルモ

d. 褐色細胞腫

　副腎髄質の疾患では，褐色細胞腫（pheochromocytoma）が代表的なものである．交感神経系にあるクロム親和性細胞から発症する腫瘍で，カテコールアミンの過剰分泌により高血圧，発汗過多，発作性顔面紅潮，動悸，代謝亢進，体重減少などの多彩な症状を起こす．両側性副腎褐色細胞腫に甲状腺髄様癌が合併するものはシップル（Sipple）症候群と呼ばれ，多発性内分泌腺腫症（MEN）2A 型に分類される（表 3-15）．診断には，画像診断による腫瘍の局在診断のほか，血中，尿中におけるカテコールアミン（アドレナリン，ノルアドレナリン）の過剰分泌を確認する．また，尿中 VMA（バニルマンデル酸），メタネフリン，ノルメタネフリンの高値も診断上の価値が高い．

　なお，褐色細胞腫の多くは片側の副腎に発生する良性腫瘍であるが，両側発生，副腎外発生，悪性の頻度がそれぞれ 10% ほどあることが知られており，「10% 病」といわれている．

7 多発性内分泌腺腫症（multiple endocrine neoplasia, MEN）

　2 つ以上の内分泌腺に腫瘍または過形成が生じるものであり，合併する腫瘍の組み合わせにより 1 型，2A 型，2B 型に分類される（表 3-15）．多くは常染色体優性遺伝で家族内発生をみるので，これにかかわる内分泌腫瘍を発見した場合には，他の腫瘍の合併も検索する必要がある．

表 3-15　多発性内分泌腺腫症（MEN）の分類

MEN 1 型	下垂体（15〜90%），副甲状腺（95%），膵ラ島（30〜80%）に腫瘍が多発する．原因遺伝子は MEN 1 遺伝子．
MEN 2A 型（シップル Sipple 症候群）	甲状腺髄様癌（100%），副甲状腺腫瘍（20%），副腎髄質の褐色細胞腫（50%）を合併する．原因遺伝子は RET 遺伝子．
MEN 2B 型	甲状腺髄様癌（100%），褐色細胞腫（50%），多発性粘膜神経腫（口唇，角結膜，舌，消化管），マルファン（Marfan）様体型など

学習課題
- 下垂体前葉ホルモンの分泌過剰症，分泌低下症の病態を説明しなさい．
- 甲状腺ホルモンの分泌調節機構を「フィードバック」という用語を用いて説明しなさい．
- 副腎皮質ホルモンの分泌過剰症，分泌低下症の病態を説明しなさい．
- 多発性内分泌腫症の分類と，それぞれの内容をまとめなさい．

3-6 循環器機能と病態（脳を含む）

　循環器疾患の症状は胸痛，動悸，呼吸困難などであるが，循環器疾患には非常に多くの疾患が含まれ，特徴的な血液・尿検査を分類すると，心不全に伴う肺や肝うっ血によるもの，心筋梗塞による細胞からの逸脱，心筋炎などの感染や炎症によるもの，二次性高血圧によるもの，脂質異常症（高脂血症）や糖尿病などの虚血性心疾患が疑われる危険因子などに分類できる．

　表 3-16 にこれらの分類を検査項目別に記載する．循環器は全身の循環を行う重要な器官であり，心臓や血管により構成されている（図 3-10）．全身へ血液を送る重要なポンプである心臓に，栄養を運ぶ冠状動脈が詰まり，酸素などが輸送できなくなると心筋虚血状態になり不整脈の症状を示し，さらに心筋壊死状態になると心筋梗塞に至る．また，心拍出量の増加や動脈硬化症などで血管抵抗が上昇することによって高血圧となる．このような心機能の状態を調べるには中心静脈圧が非常に便利であり，心筋収縮力が低下すると心拍出量が減少し，貯留血液が増え，中心静脈圧が上昇するので心臓のポンプ機能を把握できる．

　また，心機能評価を心筋逸脱タンパク質などの臨床化学検査により行うことも重要である．心臓だけでなく動脈硬化などの血管障害により全身への循環不全が生じるとヘモグロビン中の酸素が不十分になり脱酸素状態となりチアノーゼが生じる．また，疾患の経過中に急に末梢血液循環不全になり，意識状態低下，顔面蒼白，冷汗，脈拍微弱，血圧低下，尿量減少などを起こした状態になるとショックを伴う．

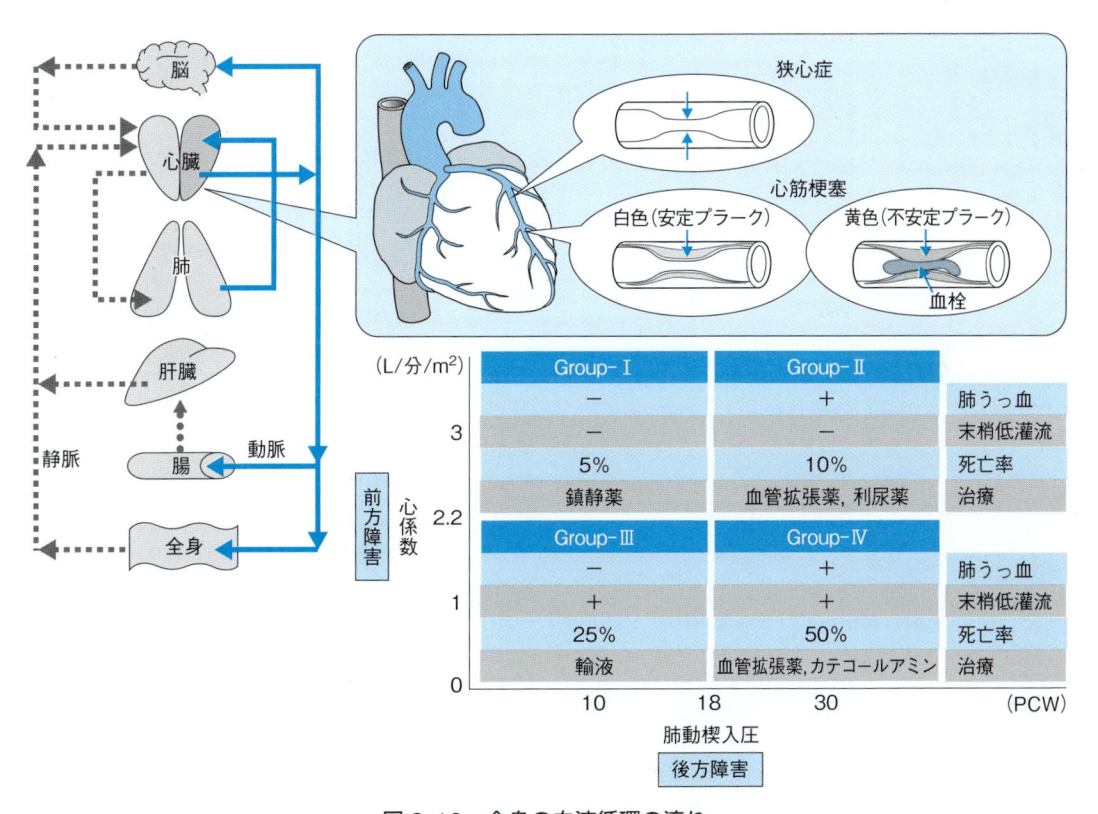

図 3-10　全身の血液循環の流れ

表 3-16 循環器疾患の臨床検査項目

検査の内容	名　称	心不全	急性心筋梗塞	急性心筋炎	二次性高血圧	糖尿病	高脂血症
心臓の筋肉に存在する逸脱タンパク質	CK		●				
	CK-MB		●	●			
	LD	●	●	●			
	AST	●	●	●			
	MYOG		●				
心臓筋肉の構成成分	Troponin-T, I		●	●			
心臓機能の評価	BNP, NTproBNP	●	●				
肝臓に存在する酵素 AST, LD, ALPも存在	ALT	●					
	γ-GT	●					
胆汁うっ滞（肝臓での排泄が滞り貯留）	ALP	●					
	T-Bil, D-Bil	●					
腎臓機能の指標 腎臓悪化とともに高値	BUN				●		
	CRE				●		
血液の浸透圧に関与する電解質	Na				●		
	K				●		
	Cl				●		
脂質代謝異常の指標	T-Cho, E-Cho						●
	TG						●
	PL						●
	FFA						●
	LDL-Cho						●
	HDL-Cho						●
	アポタンパク分画						●
	リポタンパク分画						●
動脈硬化の危険因子	LP (a)						●
血糖を下げるホルモン	インスリン					●	
	C-ペプチド					●	
糖代謝に関与	空腹時血糖					●	
	HbA1c					●	
急性相反応物質	WBC		●	●			
	CRP			●			
炎症があると亢進	赤沈 30, 60, 120			●			
副腎から分泌されるステロイドホルモン	CORTISOL				●		
	ALDO	●			●		
昇圧に関与する	RENIN	●			●		
カテコールアミン	B-NAD, AD, DOP	●			●		
各種ウイルスの抗体	コキサッキーBウイルス抗体			●			
	インフルエンザウイルス抗体			●			
	エコーウイルス抗体			●			
	ヘルペスウイルス抗体			●			
凝固系の検査（出血が起きたとき血を固めて血管を修復する）	PT (%), PT-INR		●				
	APTT		●				
	AT III		●				
	Protein C 活性		●				
線溶系の検査	D-dimer		●				

したがって循環器機能と病態を不整脈，高血圧，静脈圧，チアノーゼ，ショック，心筋梗塞，心不全に分けて説明する．

1 不整脈

不整脈は脈拍が異常を示し，心臓の電気的興奮のリズムが異常になった病態の総称である．心臓の血管が詰まる狭心症や心筋梗塞の病名とは異なる．

脈拍は毎分60〜80回規則的に生じ，100回以上を頻脈，60回以下を徐脈と定義する．その内，洞性徐脈はよく緊張する人に多く，洞性頻脈は疼痛時や興奮時に交感神経が過敏になる人に多い．呼吸性不整脈は空気を吸うときに緊張度が急に減り頻脈を起こす．ジギタリス中毒，心房細動，心房粗動，洞房ブロック，房室ブロック，脚ブロック，期外収縮などは不整脈を生じる．強心配糖体や抗不整脈薬が重篤な不整脈を引き起こす場合もある．

脳梗塞に関与する不整脈として心房細動があり，徐脈が出ないように β 遮断薬やカルシウム拮抗薬などを使用する．不整脈を伴う脳塞栓症は心機能だけでなく，血液凝固機能も考慮して検査を進め，抗凝血薬療法を行う．

狭心症発作は，冠状動脈に血液が流れにくくなり前胸部が痛くなる心臓性胸痛である．症状は胸痛が約30分以内に消え，両肩に若干痛みを認める点が心筋梗塞と異なるところである．また，解離性大動脈瘤などと異なり，狭心症は血圧，体温，細胞質タンパク質に変化を認めない．

心臓のリズミカルな動きを司る電気的活動をみるのが心電図（図3-11，上）であり，P波，Q波，T波，PR部分，ST部分，QRS部分，PQ間隔，QT間隔の異常により不整脈が確認できる．また狭心症や心筋梗塞時にも心筋の電気活動に異常が生じ，一般的に狭心症では心電図にST部分の低下，心筋梗塞ではST部分の上昇（図3-11，下）を認める．

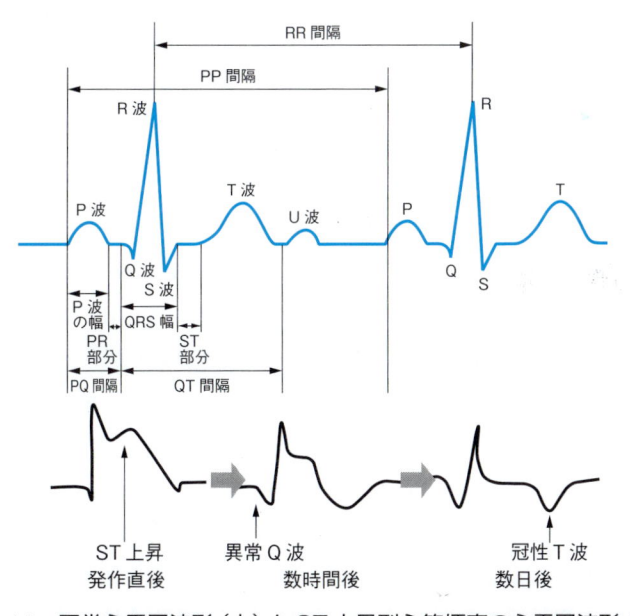

図3-11　正常心電図波形（上）とST上昇型心筋梗塞の心電図波形（下）

2 高血圧

　高血圧の診断基準（高血圧治療ガイドライン 2014）は収縮期 140 mmHg 以上，拡張期 90 mmHg 以上であるので 140/90 mmHg 以上で降圧薬を投与する．また，血圧を下げる降圧目標は若年・中年者高血圧の場合は 140/90 mmHg，後期高齢者（75 歳以上）の場合は 150/90 mmHg である．糖尿病合併高血圧は脳卒中を主体とした心血管病の予防のために，一般の高血圧の基準よりも低い 130/80 mmHg を目標と設定している．

　高血圧の検査として重症度を知るための血圧測定，心拡大の程度を調べるための胸部 X 線検査，心電図上の左室肥大や ST–T 変化がある．高血圧腎症や糖尿病などの合併症では表 3–16 の二次性高血圧のマーカーであるホルモンや腎機能マーカーが中心となる．最近ではクレアチニンよりも腎再吸収のあるシスタチン C が有用である．血管性高血圧では炎症性のものもあり，CRP なども診断に使用されている．

3 静脈圧

　静脈圧は中心静脈圧（右房への血液量，右心ポンプ作用）と末梢静脈圧（うっ血性心不全）に分けられる．通常血液は，動脈から毛細管を経て静脈に流れるので，静脈圧は毛細血管圧より低く，末梢の静脈圧は心臓付近の静脈圧より高い．右房に近い上下大静脈を中心静脈と呼び，その内圧が中心静脈圧であるので静脈還流と右房への拍出量が把握できる．その中心静脈圧の測定は静脈カテーテルを挿入して圧を測り，基準値の 8〜12 cmH$_2$O の水柱圧から高値か低値かによって心不全を伴うか大出血や脱水傾向にあるかどうかを見極める．

　心機能の状態を調べるには中心静脈圧が非常に便利であり，心筋収縮力が低下すると心拍出量が減少し，中心静脈圧が上昇する．中心静脈圧の上昇する原因として心不全，心原性ショック，過剰輸血，カテコールアミンの増加などが考えられ，中心静脈圧の下降する原因として出血性，敗血性やアナフィラキシーショックや脱水などが考えられる．

4 チアノーゼ

　口唇，爪，頬，耳翼などの小血管内血液の還元型ヘモグロビン量の増加によるもので，健常者の毛細血管血の還元型ヘモグロビンは約 2.6 g/dL（26 g/L）であるが，還元型ヘモグロビンが 5.0 g/dL（50 g/L）以上，メトヘモグロビンが 1.5 g/dL（15 g/L）以上，スルフヘモグロビン（ヘモグロビンに硫化水素が作用して生成される）が 0.5 g/dL（5 g/L）以上になると皮膚や粘膜が青紫色を帯びチアノーゼが現れる．ただし，一酸化炭素中毒は酸素欠乏となるが桃色の皮膚症状となるのでチアノーゼと呼ばない．

　チアノーゼの原因は還元型ヘモグロビンの増加，つまり，ヘモグロビンに酸素が十分に結合していない中心性のものか，循環不全による脱酸素状態が起こる末梢性のものかに由来する．この原因とされる酸素欠乏には動脈血側と静脈血側の酸素欠乏がある．呼吸や循環障害により動脈血の還元型ヘモグロビンが増加した状態を中心性チアノーゼといい，呼吸器疾患

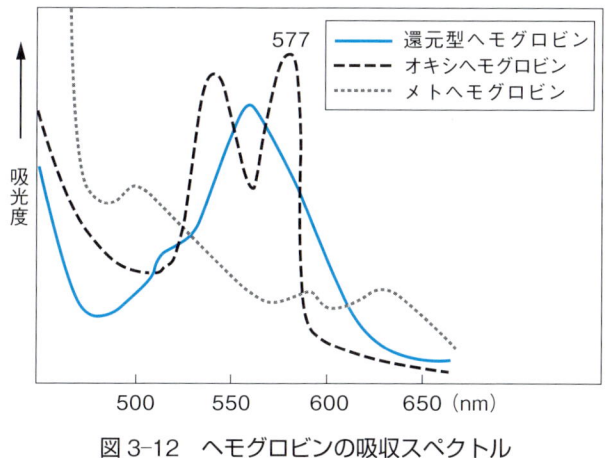

図 3-12 ヘモグロビンの吸収スペクトル

や肺・心内シャント（短絡）による低酸素血症，メトヘモグロビン血症やスルフヘモグロビン血症などがある．それ以外の静脈血側にある場合を末梢性チアノーゼといい，手足，耳，口唇などに顕著にみられ，ショック，心不全，心拍出量低下，動静脈の閉塞，寒冷時の静脈血中の還元型ヘモグロビンが増える．

したがって，治療の指標はヘモグロビン分画や血液ガス測定が重要になってくる．還元型ヘモグロビンが 5.0 g/dL（50 g/L）以下，PaO_2 が 50 mmHg 以上では脳血流量に影響はないが，PaO_2 が 50 mmHg 以下では脳血流量が急激に増加し，動脈血 pH が 7.25 以上になるように調節する．還元型ヘモグロビン，オキシヘモグロビン，メトヘモグロビンは図 3-12 に示したように吸光光度法により測定する．

一般的な全身性チアノーゼの検査においては，心電図による心機能状態，胸部 X 線による肺への関与，血圧測定による循環状態を調べる．とくに，肺（肺血流量の減少や肺胞のガス交換の不良）と心臓（右心からの血液が直接大動脈に流れる）のどちらに原因があり，急性か慢性かなども調べる必要がある．とくに，肺疾患では細菌検査や痰の細胞診，心疾患では心筋マーカー測定や心臓カテーテル，熱性疾患には血液培養の検査を行う．試験管内の静脈血を振ると，増加した還元型ヘモグロビンに空気中の酸素が取り込まれて鮮明な紅色を示すことによって，簡便に検査することもできる．しかし，全身性か局所性か，発熱，胸痛，呼吸困難などの症状はあるのか，心臓病，高血圧，結核，生理，亜硝酸塩などの薬剤使用はあるかなどにも注意する必要がある．

5 ショック

ショックには，出血性や熱傷性が原因となる循環血液量減少性ショックをはじめさまざまなものがある．ショックとは急性全身性循環障害で，重要臓器機能を維持するのに十分な血液循環が得られない結果に発生する生体機能異常を呈する症候群と定義され，循環血液量減少性ショック（出血，脱水，腹膜炎，熱傷など），血液分布異常性ショック（アナフィラキシー，脊髄損傷，敗血症など），心原性ショック（心筋梗塞，弁膜症，重症不整脈，心筋症，

心筋炎など），心外閉塞・拘束性ショック（肺塞栓，心タンポナーデ，緊張性気胸など）に分類される（日本救急医学会）．主な検査に関する変化は尿量減少，血液および体液の減少，高カリウム血症，乳酸・ピルビン酸の上昇，中心静脈圧の変化などである．一般的に，ショックの検査には血圧測定，尿量測定，血液検査，臨床化学検査の電解質や血糖，血液尿素窒素などを測定し，急性心筋梗塞ではAST，LD_1，CKなどを測定する．

ショックは病歴や身体の状態により診断できるが，輸血時には心原性ショックによる心筋梗塞や心タンポナーデなどが起こる．腹膜炎や熱傷時の血液濃縮と大出血時の血液希釈に伴う循環血液量を把握するには，血圧や脈拍以外にヘマトクリットや尿の比重，さらに血液ガス測定を行い，PaO_2を60 mmHg以上に保ち中心静脈圧を検査する．

大出血や冠状動脈閉塞では，ショックを伴う急速な血圧の下降がはじまり，脳循環をはじめ全身の循環動態が悪くなり，全身の細胞内の虚血と壊死が起こる．したがって，血圧低下による微小循環の流れが悪くなることにより末梢血管収縮が起こり，手足などは冷たく，皮膚が青白く，発汗を認める．

また，うっ血性心不全や急性循環不全を伴うショックは，悪いところが心臓か血液循環かに二分される．虚血を反映する乳酸値の上昇や心筋マーカーの測定も重要であり，肝・腎血流量の低下を考慮すると尿中ミオグロビンなども必要とされる検査である．

呼吸不全などの肺が関連するショックでは，動脈の血液ガスを測定し，PaO_2低下の呼吸性アシドーシスを調べる．

> **心タンポナーデ**
> 急激に心外膜と心筋の間に血液が溜まって，心臓を圧迫している状態．

6 心筋梗塞

冠スパスムや動脈硬化で内腔狭窄により末梢血流が低下したり，冠状動脈に血栓が詰まると無酸素状態になり心筋虚血状態を経て心筋梗塞になる．この時に壊れやすい内皮の白色プラークなのか血栓をつくりやすい黄色なのかで重症度が異なる．画像診断で把握できない白色プラーク時に有用なのがイムノクロマトグラフ法のtroponin-T迅速検査である．また，急性心筋梗塞（AMI）の血流動態と予後や治療方針との関係を表すフォレスター（Forrester）分類がある．

AMIにおける診断順序のように持続した胸痛や心電図上のST上昇，異常Q波に加え，臨床化学検査として一般的には以下の生化学的指標により診断されている．

図3-13に心筋細胞内における心筋マーカーの局在と経時変化を示した．AMIにおいてT-CK（総CK活性）およびCK-MBは発症後6時間以内から上昇し，約30時間で最高を示し，2～4日間で正常に戻る．AMI時のASTは6～12時間に急上昇し4～8日間続く．AMI時のALTはASTほど上昇しないが，心不全でしばしば上昇する．T-LD（総LD活性）およびアイソザイムLD_1，LD_2は12～24時間後に上昇し，7～14日間続き，梗塞細胞の修復過程を知るうえで役立つ．このような心筋マーカーは大きく3つに分類される．

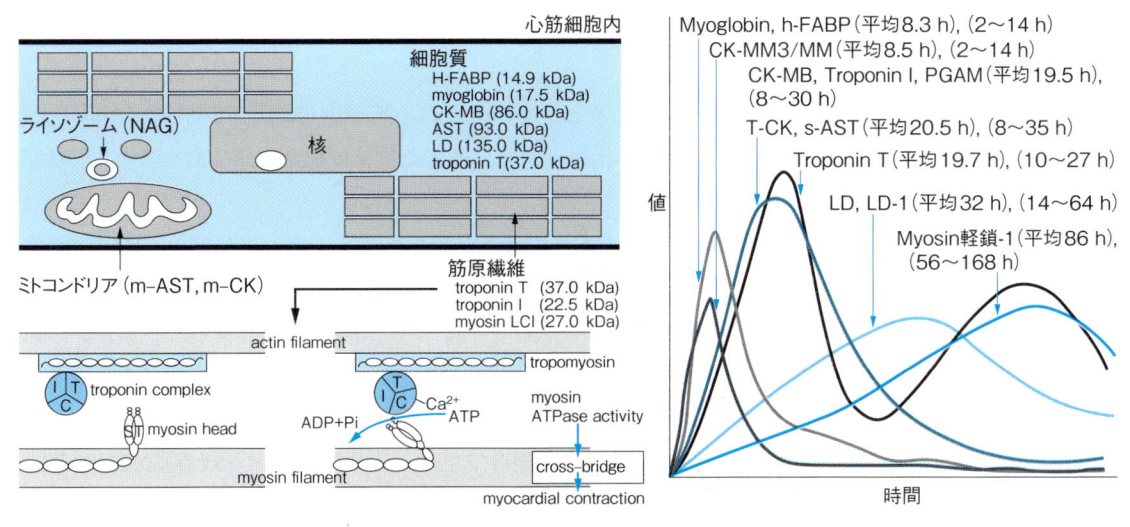

図3-13 全身の血液循環の流れとAMIにおける血流・予後・治療

① 細胞質中に可溶性画分（サイトゾール画分）として存在するAST, CK（CK-MB），(CK isoform), LD (LD-1,2), myoglobin
② ミトコンドリアやリソソームの細胞内小器官内に存在するm-AST, NAGなどの酵素
③ 心筋細胞の構造タンパク質であるmyosin軽鎖-1 (myosin LC-1), troponin-T, troponin-I

などである．小さな貫壁性および非貫壁性梗塞時では心電図の感度はせいぜい70〜80％の信頼性であり，微小梗塞には役立たない．

これに対し，この心筋マーカーのAMI時における主な診断的評価は次の3つである．

① 再灌流療法の成否判定（治療方法の成果）
② 早期診断（虚血状態から梗塞時の把握）
③ 梗塞量の算出（梗塞時から予後の把握）

急性心筋梗塞による死亡例のうち45％は発症後1時間以内に死亡し，70％は24時間以内に死亡しているので早期診断は重要である．心筋マーカーの遊出速度はおのおののタンパク質の細胞内局在と壊死部の血流量により決定されるが，通常，細胞質画分の酵素の逸脱は分子量が小さいものほど早く遊出する．したがって，myoglobin (MW: 17,200), CK-MB (MW: 82,000), sAST (MW: 120,000), LD (MW: 140,000) の順に分子量が小さいのでピーク時間も早くなる．細胞質画分のtroponin-I (MW: 22,500), myosin LC-1 (MW: 28,000), troponin-T (MW: 37,000) は分子量が小さいが量的に少なく，構造タンパク質が主なので全体的にピーク時間が遅くなる．

AMIの心筋損傷部の大きさは，梗塞後の血中CK-MB活性の経時的変化を追跡し，その面積より求める方法が推奨されていた．具体的には，梗塞量は心筋逸脱酵素のピーク値，減少率，失活率などより算出される．AMIの慢性期におけるLD1, myosin LC-1, troponin-T, troponin-Iは1ポイントの採血および測定で予後の重症度や梗塞量が判定できる．

7 心不全

　慢性心不全治療ガイドラインによると，心不全とは心臓障害によりポンプ機能が低下し，末梢に必要な血液量を拍出できない状態であり，肺または体静脈系にうっ血をきたし，生活機能に障害を生じた状態を示す．

　ニューヨーク心臓病協会（NYHA）Ⅰ～Ⅳ度に分類される心不全の重症度と，BNP（brain natriuretic peptide，脳性ナトリウム利尿ペプチド）およびNT-proBNPはよく相関する．BNPは心筋細胞において前駆体（preproBNP）の形で合成され，酵素的切断を受けてproBNP（108アミノ酸残基）となり，心不全のような循環血液量の増加や心室壁へのストレスなどが原因でproBNPが産生する．心負荷において上昇するproBNPから，活性型BNP（32アミノ酸残基）と不活性型のNT-proBNPが1：1の割合で生成し，血中に放出される．NT-proBNPはタンパク質分解酵素による分解や受容体への結合はせず，代謝や分解も受けないため，血中ではNP-proBNPが約6倍以上存在する．代謝経路としてはBNPのクリアランス受容体を介する機序のほか，腎近位尿細管や血管内皮に存在するニュートラルエンドペプチダーゼ（NEP）による分解を受ける．

　欧州心臓病学会（ESC）と米国心臓病学会（ACC）／米国心臓協会（AHA）における心不全の診断と治療ガイドライン2005では，急性心不全の診断における臨床検査として，血漿BNPをER（救急救命室）で呼吸困難が認められた患者のうっ血性心不全の除外診断に用いている．デシジョンレベルとしてNT-proBNPでは300 pg/mL，BNPでは100 pg/mLが推奨判断値となる．BNPおよびNT-proBNPは心不全を除外するのに有用な予知マーカーとなり，急性心不全においてもBNPおよびNT-proBNPの上昇は，重要な予後予測情報となる．

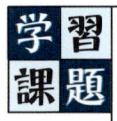

学習課題
- 心電図上のP, Q, R, S, Tの位置と心筋梗塞時の特徴を説明しなさい．
- 循環器疾患における臨床検査項目について検査内容を解説しなさい．
- 心筋マーカーの種類と細胞内の局在部位，心筋梗塞時の経時変化について説明しなさい．
- 心不全マーカーであるBNPとNT-proBNPに至るまでの代謝について説明しなさい．

4 薬物と臨床化学

4-1 治療薬物モニタリング (TDM)

1 概念と意義

　薬物治療における投与量設定に際し，患者間の個体差の大きい薬物や治療域と毒性発現域が近い薬物を，より安全かつ有効に用いるためには，薬の体内動態を定量的に評価し，予測するための手段が必要である．この考えは個々の患者における最適な薬物投与設計，そして薬物適正使用に役立つ．すなわち薬物速度論的解析により望ましい治療濃度域を維持できるように投与設計を行う．このような患者の薬物治療に実際に用いられる学問を，臨床薬物動態学 (clinical pharmacokinetics) と呼ぶ．臨床薬物動態学は1960～1970年代はじめに提唱され，今日に至っており，なかでも治療薬物モニタリング (therapeutic drug monitoring, TDM) が重要となる．TDMとは，血中の薬物およびその代謝物などの濃度を測定し，得られたデータを薬物速度論的解析により，患者個別の薬物投与計画に必要なパラメータを求め，さまざまな臨床所見とあわせて，望ましい有効治療濃度を維持できるように合理的な投与計画を立案することである．

　臨床にて最初にTDMが実施されたのは1960～1970年代にかけてであり，その頃フェニトインをはじめとして種々の薬物の有効治療濃度域が明らかにされた．また1970～1980年代では臨床にてこれらの薬物を簡便に測定できる方法が開発され，TDMが広く一般に展開されるようになった．このような研究実績により，医療におけるTDMの必要性が認められ，診療報酬上においても特定薬剤治療管理料として保険請求できるようになった．そして1980年の炭酸リチウムの発売と同時に保険点数化が認められ，翌年には抗てんかん薬やジギタリス製剤も対象となり，現在では多くの薬剤群が対象となっている．

　一方，近年の分子生物学の進歩に伴い，種々のタンパク質の機能解析が進んできた．それに伴い薬物動態制御因子の分子レベルにおける研究が進展し，薬物の体内動態がより詳細に解析できるようになり，理論的な動態予測も可能になってきた．その結果，薬物の投与設計に基づく個別化医療の推進の観点から，今後TDMの重要性はますます高まるものと考えられる．

2 臨床的意義と有用性

　薬物が体内に入り，効果を発揮するためには，ある程度の量（濃度）が必要であり，逆に高濃度になりすぎると副作用が出現することもある．すなわち，血中薬物濃度が有効治療濃度域以下では，薬物は生体にとっては単に異物でしかなく，有効治療濃度域を超えると有用性より危険性（副作用）が大きくなる（図4-1）．有効治療濃度域の狭い薬物は用法・用量の設定が難しい．一方，薬物の体内動態は個体間および個体内で変動の差があることが知られており，変動の大きい薬物では有効治療濃度に維持するための投与量の設定がより難しい．したがって患者ごとの最適な投与量の設定のためには血中薬物濃度を指標として，薬物の効果を最大限に引き出すことが望まれる．換言すればTDMを実施することにより，これらの目的が達成される．表4-1にTDMの有用性を示した．

　TDMが臨床的に意味をもつためには，①効果・副作用を発現する分子種（未変化体や代謝物など）が同定されていること，②血中薬物濃度と薬効・副作用との間に相関があること，③信頼できる測定方法が確立できていることがあげられる．さらに，患者を中心とした医師，薬剤師，臨床検査技師，看護師などがそれぞれの専門性を発揮する真の意味での医療チーム内で，TDMが理解されていることが重要である．例えば患者の服薬に対するコンプライアンスも非常に重要であり，TDMが臨床的に意味をもつための条件として患者へのインフォームドコンセントも重要である．

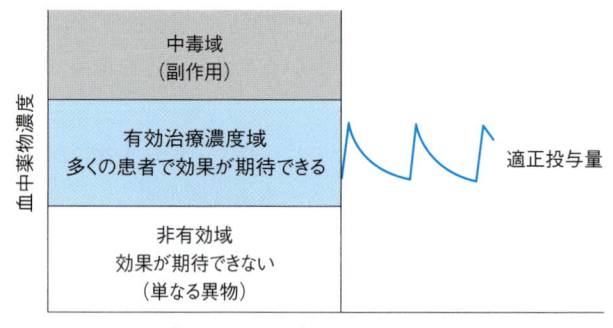

図4-1　薬理効果と血中濃度

表4-1　TDMが有用な場合

1	有効治療濃度域が狭い薬物
2	体内動態の個人差が大きい薬物
3	体内動態に非線形性がある薬物
4	作用を直接評価しにくい薬物
5	肝機能や腎機能障害などのある患者
6	小児，高齢者などの患者で投与量設定が難しい薬物
7	相互作用の可能性が生じるおそれがある薬物併用時
8	患者のコンプライアンスが疑われる場合
9	誤薬などの疑いがある場合
10	その他

3 TDMの対象薬物

表4-2に現在診療報酬上，特定薬剤治療管理料として保険請求できる11薬剤群を示したが，これ以外においても臨床上TDMが実施されている薬剤も多い．例えば抗癌薬，解熱鎮痛薬のアセトアミノフェン，免疫抑制薬ミコフェノール酸，抗真菌薬，抗ウイルス薬リバビリンなどがある．リバビリンはインターフェロン α-2b（IFNα-2b）との併用によりC型慢性肝炎の治療効果を向上させる有用な薬剤であり，腎機能などを指標とし，かつTDMを利用して適正に投与することが期待されている．今後は特定薬剤治療管理料として認められていない薬剤においてもTDMが展開され，医薬品適正使用に貢献することが期待されている．

また最近では，従来からの抗てんかん薬，テオフィリン製剤，ジギタリス製剤などの比較的慢性期に用いられる薬物のTDMとともに，感染症治療，移植医療，不整脈治療などの比較的急性期に用いられるTDMが臨床でより有用視されるようになってきている．とくに免疫抑制薬のTDMは，移植医療においては不可欠とさえいわれるようになっている．

表4-2 特定薬剤治療管理料と保険点数

薬剤名	特定薬剤治療管理料 1〜3ヵ月	4ヵ月以上	初回月加算点
ジギタリス製剤 テオフィリン製剤 抗不整脈薬 ハロペリドール製剤（統合失調症） ブロムペリドール製剤（統合失調症） リチウム製剤（躁うつ病） バルプロ酸ナトリウム（片頭痛） サリチル酸製剤 メトトレキサート（悪性腫瘍） アミノ配糖体抗生物質（入院中） グリコペプチド抗生物質（入院中） トリアゾール系抗真菌薬（入院中） イマチニブ	470点	235点	280点[*4]
抗てんかん薬（てんかん） バルプロ酸ナトリウム（躁うつ病または躁病） カルバマゼピン（躁うつ病または躁病） シクロスポリン[*1] タクロリムス水和物[*2]	470点	470点	280点[*4]
免疫抑制薬[*3]	470点	470点	2,740点[*5]

[*1]: ベーチェット病，その他の非感染性ぶどう膜炎症，重度の再生不良貧血，ネフローゼ症候群，アトピー性皮膚炎など
[*2]: 全身型重症筋無力症，関節リウマチなど
[*3]: 臓器移植後
[*4]: 薬剤の投与を行った初回月のみ加算
[*5]: 臓器移植を行った月を含め3月に限り加算
検査対象薬剤や疾患により算定が異なることに注意

4 血中薬物濃度の測定

臨床では種々の検査目的などのために血液採取は日常的に実施されている．しかしTDMにおける血中薬物濃度の測定では，通常の臨床検査目的における採血とは大きく異なりいろいろな問題が生じる．例えば血中薬物濃度は投与から採血までの時間により変動すること，またその変動も薬物により大きく異なること，そしてその解析方法などにも多くの問題がある．そこで，ここでは血中薬物濃度の測定に関する諸問題を記載する．

a. 検 体

医療従事者が微生物病原体などに感染する場合があり，多くの施設でICT（infection control team）が設置されている．TDMにおいても血液サンプルを扱うことによる感染防止には十分な注意が必要である．すなわち，測定時に血液成分の針刺し事故，手指の創傷からの病原体の進入，血液成分の霧状での飛散・噴霧による吸入などを起こす場合がある．その対策の一環としてTDM対象患者の背景を十分認識しておくことも重要である．一方，測定後の試料の処分や測定に用いた器具類などの処理においても十分な対策が必要である．廃棄方法を含めた検体の取り扱いマニュアルやトラブル発生時の対策マニュアルをそろえておくことが不可欠であり，またそのための感染対策を含めた院内での対策システム（例えば，感染症患者の検体には測定者に何らかの注意事項を事前に通知することなどをシステムとして実施するなど）が必要となる．

b. 検体採取・保存方法

TDM実施時の対象となる検体の多くは血液であり，特別な場合を除き，採血回数が制限される．通常1，2回であり，その限られた測定結果から適切に投与設計を行うためには，薬物の特徴を把握した採血時間の設定が非常に重要となる．TDMでは他の臨床検査における血液検体採取と異なる時間を設定することも多く，採取における考え方を十分理解しなければならない．

1）採血時間

血中薬物濃度から臨床効果を評価するためには採血時間がきわめて重要である．TDMが意味をもつためには測定時の血中濃度が目的とする作用部位での薬物濃度を反映する必要がある．薬物の投与後，吸収がまだ持続している時間帯，あるいは組織への分布の途中である時間帯などでは，血中濃度は作用部位での濃度を十分反映していないため，臨床効果を十分に評価できない．また血中濃度が最高濃度に到達する時間は，患者の背景により異なる場合があることや薬物の特徴あるいは剤形などにより変動するため，一般的に最高濃度を測定することが難しい．一方，投与直前（このときの濃度をトラフ値という）では通常薬物の組織への分布が終了している場合が多く，また測定値は比較的再現性が高いため，臨床では投与直前での採血が一般的である．しかし，副作用発現時（例えば副作用が発現している時の血中濃度値を知りたい場合，血中濃度が定常状態に入っていないにもかかわらず副作用が発現した場合など），あるいは緊急入院時などの場合などではこのかぎりではない．

2）血液採血管の問題，血液採取時の注意点

　臨床現場ではディスポーザブルな血液採血管が用いられる．血液採血管には多くの種類があり，管内に凝固剤あるいはヘパリンやクエン酸ナトリウムなどの抗凝固剤などが入っているものや，何も入っていないものなどがある．抗凝固剤に関してもいろいろな種類がある．また臨床では1つの血液採血管で採取された血液を種々の検査やTDMの目的など多目的に用いる場合もある．したがって血液採血管の特徴や測定対象薬物の特徴を考慮して，適切な血液採血管を選択しなければならない．

　一方，TDMでは全血中の濃度を測定する場合，血清あるいは血漿中濃度を測定する場合があり，薬物により異なる．前者にはシクロスポリンやタクロリムスが知られている．これらの薬物では赤血球への取り込みが大きいため，抗凝固剤が入っていない血液採血管を用いた場合，保存時間などにより血清中の薬物濃度に変動が生じるため，全血を用いて測定する．また抗凝固剤の種類により微小凝塊ができる場合もあり，再現性が悪くなることもある．したがって，通常抗凝固剤としてEDTA・2Naが入った血液採血管がよく用いられる．

　血清あるいは血漿中濃度を測定する場合では，凝固剤，抗凝固剤などが入っていないプレーン血液採血管を用いるのが最も安全であるが，血清分離剤入り血液採血管を用いると，薬物が分離剤に吸着される場合や，分離剤の成分が測定を妨害する場合がある．例えばフェニトイン，フェノバルビタール，シクロスポリン，キニジンなどは分離剤に吸着することが知られており，このような薬剤では分離剤入りの血液採血管を用いないのが原則である．

　TDMでは，血液検体採取後直ちに測定を行う場合と，そうでない場合がある．採血直後に血中薬物濃度を測定しない場合，あるいは血中薬物濃度測定後一定期間検体を保存する場合には通常凍結保存する．この場合，血清サンプルを解凍する際に十分な注意が必要である．すなわち解凍後は試料内で濃度差が生じているため，十分な混和後測定に用いることが肝要である．

3）測定法

　TDMにおける血中薬物濃度測定には，患者の病態などの変化にできる限り早く対応するために一般にリアルタイムでの測定が求められる．そのためには測定操作が簡便かつ高い精度が得られる測定法が求められる．しかも医療経費の問題から測定費用の低コスト化も求められる．

　近年，放射性免疫測定法（ラジオイムノアッセイ，RIA），酵素免疫測定法（酵素イムノアッセイ，EIA），蛍光偏光免疫測定法（蛍光偏光イムノアッセイ，FPIA），化学発光免疫測定法（化学発光イムノアッセイ，CLIA）などの免疫測定法（イムノアッセイ）の登場によりng/mLレベルでの簡易な測定が可能になった．これらの方法は迅速性と簡便性に優れているためTDMにおいて広く用いられている（表4-3）．一方，簡便性と迅速性にはやや劣るが，精度と特異性が高いことより高速液体クロマトグラフィー（HPLC）などの分離分析法も広く用いられている．HPLCでは多剤併用時の同時定量，代謝物などの測定，あるいは光学異性体別の測定などにも有利であり，また一度測定法が確定すれば比較的簡便であることより臨床においても広く用いられている．FPIAは迅速性と簡便性に優れていること，比較的多種類の薬剤が測定できるが，ジゴキシンの測定ではジゴキシン様免疫反応陽性物質（digoxin-like

表 4-3 TDM に用いられている血中薬物濃度測定法の分類

1. 免疫学的測定法
    a. 放射性免疫測定法（RIA）
    b. 非放射性免疫測定法
        1. 免疫反応を利用した測定法
            蛍光偏向免疫測定法（FPIA）
            ラテックス免疫凝集阻害法（PETINIA）
            金コロイド凝集免疫法
            免疫比ろう法（NIA）
            化学発光免疫測定法（CLIA）
        2. 酵素免疫反応を利用した測定法
            均一酵素免疫測定法（HEIA）
            不均一酵素免疫測定法（HTEIA）
            ドライケミストリー
            酵素免疫クロマトグラフィー（EICA）
2. 分離分析法
    a. ガスクロマトグラフィー（GC）
    b. 高速液体クロマトグラフィー（HPLC）
3. 原子吸光光度法，フレーム分析法

immunoreactive substance, DLIS）の問題があり，新生児，腎・肝障害患者では測定値が高くなることがある．またセンソなどを含んだ薬物（救心®など）を服用中の患者においても測定値が高くなることがあるので注意しなければならない．

臨床検査における測定値の精度管理は，信頼性の高い情報を提供するために非常に重要である．TDM においても同様であり，現在精度管理は分析の精密度および正確度だけでなく，精度保証と位置づけられ，さらに品質改善にも拡大されている．精度管理法としては内部精度管理とコントロールサーベイなどの外部精度管理がある．前者では日常管理として管理血清の作製，あるいは市販コントロール血清などを利用する管理などがある．TDM における血中濃度測定では，日常から精度管理の問題を十分理解して精度保証を担保しておかねばならない．また近年このような考え方から精度管理に関しては国内だけでなくグローバルスタンダードな管理が求められてきている．

4）測定値の解釈

一般に体内における薬物の運命は，吸収・分布・代謝・排泄によって規定される．生体側から考えれば，その各過程において個人的な違いがあると共に生体は刻々と変化している．一方，薬物側から考えれば，各過程の生体機能としての特徴に応じて，薬物個々の動態が大きく異なり，かつ薬物により特徴がある．したがって臨床において血中薬物濃度測定値の解釈を行う場合，各過程における生体機能としての個人間差や個人内差など（生体）の特徴と，その変化に応じた薬物（化合物）としての動態とその特徴を把握することが非常に重要となる．かつその動態は時間というパラメータに支配されていることを念頭に置かねばならない．ここではとくに薬物における要因，問題点などを記載する．

血中薬物濃度測定値の解釈のための薬物動態を考える場合，個々の薬物の吸収・分布・代謝・排泄の特徴を理解することが重要であり，その中でもとくに薬物の体内からの消失を理

解することが肝要である．薬物の体内からの消失は腎臓より未変化体で排泄する場合と，肝臓などにより代謝され，腎，胆汁中へ排泄，あるいはそのまま胆汁中へ排泄されるかどちらかである．前者を腎排泄型薬物，後者を肝代謝型薬物という．一般に物性として脂溶性が高い薬物は腎臓より未変化体では排泄されにくい．また腎排泄型薬物あるいは肝代謝型薬物はそれぞれ種々の特徴があり，例えば前者は薬物クリアランスに及ぼす腎機能や年齢の影響は大きい．後者では比較的影響度が小さいが，薬物代謝酵素などの質的（遺伝的多型性など）あるいは発現量の影響が大きく，その結果として個体間・個体内変動が大きいことが知られている．また薬物クリアランスを考える場合，消失過程における腎臓あるいは肝臓における寄与率だけでなく，対象とする患者の腎機能および肝機能により寄与率も変動することが大きな問題であり，投与設計時にはその寄与率の把握が非常に重要である．

　また，薬物代謝酵素の遺伝的多型性を考慮した投与設計も重要となる．例えば薬物投与前に遺伝子診断を実施することで，投与初期からより適正な投与設計が可能となる．したがって，TDM において血中薬物濃度測定値の解釈を行う場合，薬物代謝酵素の分子種の把握と患者背景，バイタルサインを十分把握して，測定値を理解しなければならない．そのためには薬物の体内動態パラメータやその母集団平均値などの認識が必要であり，測定値の解釈には母集団データと患者データの比較およびその理解が重要である．そして日常から既知母集団データの認識だけでなく，自施設のデータの集積とその評価も重要となる．

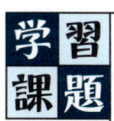

学習課題
- 薬物の投与設計において TDM が有用性を発揮する薬物の特徴を説明しなさい．
- TDM の実施時において，採血検体を採取するための注意点を説明しなさい．
- TDM の対象となる薬物を列挙しなさい．
- FPIA 法による薬物の血中濃度測定の有用性と問題点について説明しなさい．

4-2 薬物代謝障害

　生体に投与された薬物の代謝は，主に肝臓の薬物代謝酵素による化学的構造の変化によって説明される．多くの場合，生体に対する薬理作用が減弱されることが多いが，中には薬理活性を有する化合物に変換される場合（活性代謝物，プロドラッグ）や，毒性の強い化合物に変換される場合（発癌性化合物）もある．薬物動態学的には，代謝物は親化合物に比べ極性（親水性）が高く（極性基の導入），水溶性に富み尿中または胆汁中へと排泄されやすい形となる（解毒機構）．

　肝薬物代謝酵素群による化学構造の変化は，チトクローム P450（CYP）による第Ⅰ相反応（酸化・還元・加水分解）と，内因性物質の転移酵素による第Ⅱ相反応（生体成分の結合，抱合反応）とに大別される．とくに，経口投与された薬物のバイオアベイラビリティーは，小腸上皮細胞と肝臓における代謝・排泄に影響を受ける（図 4-2）．

　このように，薬物代謝能は投与された薬物の循環血中への移行過程ならびに体内からの消失過程に重要な役割を担うことから，その機能的障害は薬物に対する曝露量の増大につながり，毒性発現と関連性を示す．

> **バイオアベイラビリティー**
> 投与された薬物が，代謝されず未変化体のままどれだけ全身循環中に到達するかの指標．通常 0〜1 の間の割合として表す．

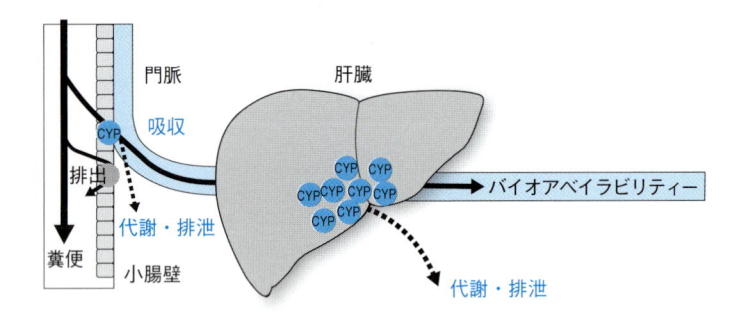

図 4-2　薬物の代謝・排泄とバイオアベイラビリティー
　経口投与時に薬物が消化管内より吸収され，循環血中に到達する以前に小腸上皮細胞内および肝臓において，代謝・排泄により消失を受ける現象．バイオアベイラビリティーと密接に関連する．

1 薬物代謝障害

　小腸粘膜や肝臓における薬物代謝障害は，先天的（遺伝的），後天的（疾患）および環境的（薬物による機能修飾）な要因によって引き起こされると考えられる．小腸粘膜は，障害を受けた場合でも再生能力が強いため臨床的に大きな問題とならない場合が多いが，門脈から肝臓に流入した薬物の代謝は肝薬物代謝酵素によって代謝される．したがって，代謝酵素の中には肝疾患の影響を強く受けるものと受けないものとに大別される．

a. 先天的（遺伝的）薬物代謝障害

　　薬物代謝を司る代謝酵素のうち，遺伝的多型が知られるものが最近明らかになってきている．本項目については 2 章 生体成分の臨床化学，SNPs（B ③ 項）を参照されたい．ここでは，薬物代謝酵素それぞれの説明に際して必要な関連事項について述べる．

b. 後天的（疾患）薬物代謝障害

　　肝臓は薬物代謝の主要な臓器であるため，肝機能障害時において薬物代謝を主要な消失過程とする薬物の動態特性は大いに影響を受ける．一方，その血中濃度推移に肝機能異常の影響をほとんど受けない薬物も存在するため，血中薬物濃度モニタリングは肝機能低下患者に対する投薬量の正しい設定のために有効であると考えられる．

　　この矛盾した現象は，肝機能異常という 1 つの範疇に分類しようとする考え方から引き起こされる．すなわち，肝薬物代謝酵素含量の変化，血漿中における薬物のタンパク結合率の変化，肝血流量の変化などによって個体レベルの薬物代謝能は影響を受けるからである．したがって，薬物個々の代謝障害を論じる前に肝機能異常が及ぼす薬物代謝活性の変動について理解を深める必要がある．

　　近年，ほとんどの医薬品については代謝・消失にかかわる分子メカニズムが明らかにされており，どの酵素によって代謝されるのか，どういった経路を通って体外へ排除されるのかが明らかにされている．したがって，本項では薬物代謝酵素の肝疾患時における機能的変動に焦点を当てて述べることとする．

② 肝血流速度の異常

　　薬物の中には，肝初回通過効果を大きく受けるものがあり，これが薬物のバイオアベイラビリティーを支配している．肝血流量は慢性的な肝疾患，例えば肝硬変において低下傾向を示す．また，自発性あるいは外科的な門脈大静脈短絡路（P–C シャント）形成によって，門脈血のすべてが肝臓を通過せず，一部が迂回して直接大静脈に流入する．すなわち，小腸粘膜から吸収された薬物のすべては門脈に流入するが，門脈大静脈短絡路形成によって一部が肝臓に流入せず肝臓における代謝を免れる．したがって門脈を迂回した血流に入った薬物はそのまま循環血に流入することから，結果的にバイオアベイラビリティーの上昇を呈し，個体として肝代謝能が低下し，毒性発現の危険性を含む．

> **初回通過効果**
> 経口投与時に薬物が消化管内より吸収され，全身循環に到達する以前に小腸粘膜，および肝臓において，代謝・排泄により消失する現象．

③ チトクロム P450（CYP）と肝疾患

　　肝臓の病態は程度の違いはあるものの，グルクロン酸抱合反応に比べて酸化反応に強く影響を及ぼす（表 4-4）．肝臓における酸化反応のほとんどは CYP ファミリーによって媒介さ

表 4-4 肝疾患時（主に肝硬変）における薬物代謝酵素の機能変動

酵素	CYP1A2	CYP2A6	CYP2C9	CYP2C19	CYP2D6	CYP3A4
変化	↓↓	↓	±	↓↓	±	↓

れ，主にCYP1，CYP2，CYP3の3つのファミリーが主要な役割を担う．同時にCYP遺伝子には多型の存在が注目されており，薬物動態の個人差や，民族差を説明するための位置情報として利用されている．

a. CYP1A2

CYP1A2は，全CYP中の約10%を占め，喫煙で誘導を受けやすい（機能亢進しやすい）ことが知られている．遺伝子多型としては，野生型の*1A，低活性型の*1C，そして誘導を受けやすい型の*1F遺伝子などが知られ，わが国では，低活性の*1C/*1C，誘導を受けやすい*1F/*1Fがそれぞれ4%，36%存在する．

カフェインはそのほとんどがCYP1A2によって代謝を受けるため，肝機能が低下した患者におけるCYP1A2機能の変化を調べるためのプローブ薬物としてカフェインが使用されてきた．肝硬変患者におけるカフェインの消失速度は，肝機能の状態と良好な相関関係を示し，カフェインの脱メチル化反応は肝臓の病態に対応して変化することが示されている．すなわち，肝機能の低下はCYP1A2を介した薬物代謝速度の低下につながると考えられる．テオフィリンやフェナセチンもカフェインと同様に考えることができる．

b. CYP2A6

CYP2A6によって7-水酸化反応を受けたクマリンは，グルクロン酸抱合を受けて速やかに尿中へと排泄される．アルコール性肝硬変患者に対してクマリンを投与すると，その肝機能の重症度に応じて尿中のヒドロキシクマリンの排泄量が低下することが知られている．しかしながら，腎障害を合併する患者では代謝物の尿中排泄も影響を受けるため正しく見積もることは困難である．

また，CYP2A6はたばこの煙に含まれるニコチンの代謝や一部のニトロソアミン［4-(メチルニトロソアミノ)-1-(3-ピリジル)-1-ブタノン，NNK］の活性化も媒介することが知られている．活性化されたNNKは強力な発癌物質として位置づけられており，喫煙と肺癌リスクの一要因として考えられている．日本人において，CYP2A6欠損型の被験者でニコチンの滞留性と関連して喫煙本数が少ないこと，同程度のCYP2A6野生型の喫煙者に比べて有意に肺癌への罹患リスクが低いことが示されている．

c. CYP2C

CYP2CにはCYP2C8，CYP2C9，CYP2C19といったサブファミリーが存在し，このうちCYP2C9の活性は肝疾患の影響を受けにくいことが知られている．トルブタミドやR-メフェニトインといったCYP2C9の基質として知られる薬物の体内からの消失は，肝疾患によ

る変動を示さないことが知られており，主にCYP2C9によって代謝・消失を受ける薬物（ワルファリン，フェニトインなど）の動態特性は肝疾患の有無にかかわらず大きく変動しないと考えられている．

CYP2C19は，全CYP中の約20%を占め，ヨーロッパ系の人種では3%程度にしか機能欠損がみられないのに対し，日本人では約20%が欠損するという大きな人種差を示すことから注目されている．CYP2C19の遺伝子多型としては，野生型の*1，機能欠損型の*2，*3遺伝子が知られており，日本人においてはこれら3つの遺伝子型の組み合わせですべて説明可能といわれている．CYP2C19はCYP2C9の場合と異なり，肝機能異常に対応してその活性が顕著に低下することが知られている．CYP2C19によって代謝される薬物にはS-メフェニトイン，オメプラゾール，ランソプラゾール，ボリコナゾールがあげられる．これらの薬物の全身クリアランスは肝CYP2C19活性に依存しているので，肝機能異常の状態においては代謝障害に伴う毒性発現に注意を要する．反対に，抗血栓薬のクロピドグレルは，肝臓におけるCYP2C19による代謝を経てはじめて活性型となり，抗血小板作用を発揮することから，肝機能異常の状態ならびにCYP2C19機能欠損患者では効果不十分となることもあり，注意を要する．

d. CYP2D6

CYP2D6は，全CYPの2%ほどで，主に肝臓に存在する．CYP2C19の場合とは逆に，ヨーロッパ系人種では約7%が機能欠損であるのに対し，日本人においては機能欠損の割合は1%未満といわれる．しかしながら，ヨーロッパ系人種における遺伝子多型に比べて，酵素活性が50%程度の中間型の*10と呼ばれる多型の割合は日本人において高頻度にみられる（20～30%）．

遺伝子多型としては，野生型の*1，*2，機能欠損型の*3，*4，*5，低活性（中間）型の*10遺伝子などが知られる．肝疾患時におけるCYP2D6酵素活性は，CYP2C9と同様に大きな影響を受けず，デブリソキンをはじめイミプラミン，ハロペリドール，カルベジロール，メトプロロールなどCYP2D6に選択的に代謝される薬物の消失速度はあまり変化しない．

e. CYP3A

CYP3AにはCYP3A4，CYP3A5，CYP3A7およびCYP3A43というサブファミリーがヒトにおいて見出されている．しかし，CYP3A7は胎児期の肝臓に多く発現しており，出生後成長とともにその発現は消失へと向かう．一方，CYP3A4は出生とともに発現を開始し，成長につれて肝臓における主要な薬物代謝酵素になることが知られている．CYP3A4は肝臓に加え小腸粘膜にも発現することから，経口投与された薬物の小腸粘膜における代謝にかかわることが知られている．とくに，CYP3A4が代謝する化合物は多岐にわたっており，医薬品として使用されている化合物の約50%がその基質となる．また，CYP3A4の類似タンパク質CYP3A5には酵素タンパク質が生合成できないSNPsが知られており（*3），ヨーロッパ系人種の80%以上は欠損型である．一方，アフリカ系や日本人を含むアジア系人種では，*3の頻度はそれぞれ20%，60%とされる．CYP3A5の機能面において大きな人種差の存在

が注目されている．CYP3A4 については，機能的個人差の大きいことが古くから指摘されてきたが，遺伝子多型の側面に関する情報に乏しい．

患者の肝疾患に応じて CYP3A サブファミリーは大きく機能変化を呈することが知られており，その程度は 30〜50％ とされている．CYP3A4 の機能指標として用いられるテストステロン 6β-水酸化活性は，肝硬変患者において顕著に低下するものの，胆汁うっ滞性の肝炎ではほとんど変化しないことが知られている．また，CYP3A4 は小腸粘膜においても薬物代謝に寄与することから，小腸における代謝の割合が大きな一部の薬物においては，肝硬変患者における消失速度に優位な変化を認めない．例えば，トリアゾラムは CYP3A4 によって代謝を受ける薬物であるが，小腸における初回通過効果が大きいため肝硬変患者においても半減期は長くなる傾向を示すものの有意ではない．注射で用いられるリドカインなどでは，小腸における代謝反応を回避できるため肝 CYP3A4 活性の変化の影響を強く受ける．すなわち，肝硬変時においてはその消失速度は有意に低下する．

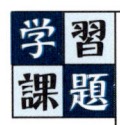

学習課題
- 肝血流異常について説明しなさい．
- 薬物代謝酵素の遺伝子多型と薬物代謝異常について説明しなさい．

4-3 臨床検査値への薬物干渉

臨床検査値に影響を及ぼす要因には，検査以前の検査試料採取時の患者の状態と検査試料採取後の保存状態がある．前者には採取時間，食事・飲料摂取，運動，体位，入院・外来患者などの条件があるが，これらの要因は採取時に条件を厳守し採取すれば解決する．しかし，患者に投与された薬物やその代謝物が検査値に誤差を与えることは，薬物投与の情報があらかじめ得られていないことが多いので，検査結果を判断するうえで重要な問題である．

この投与薬物の干渉の様式を分類すると以下の2つになる．

1. 直接的な薬物干渉：投与薬剤の物理的妨害，化学的妨害による影響に分類される．前者はその薬剤あるいは代謝物がもっている特長的な色とか，試薬によるpHの変化によって，呈色，濁りなどが生じ測定値に影響を与えることである．後者は投与薬剤あるいはその代謝物が，試薬に対して，検査の対象となる成分と類似の化学反応を呈して正誤差を与え，逆に妨害反応により負誤差を与えることである．

2. 間接的な薬物干渉：薬剤の本来もっている薬理作用あるいは副作用によって，生体内で，検査の対象となる成分の濃度を変えてしまうことである．とくに副作用が「薬剤の検査値への影響」と定義づけられているのは，検査値が予期せぬ値として変動し，期待されない検査値が得られてしまうという意味で，間接的な薬剤の検査値への影響と分類されている．

1 直接的な薬物干渉

a. 尿検査および糞便検査

尿の試験紙法による定性反応は色調により判断するが，薬物により尿（または便）そのものの色調が変化し，誤った判定を示すものがある．例えば，白濁していれば細菌混入を疑い，黒褐色であればメチルドーパの投与を疑う．蛍光を発する薬剤であるジピリダモール，ビタミン B_2（リボフラミン）や代謝物が蛍光を発するビタミン B_1（チアミン）を投与すると尿も蛍光色となる．尿と便に共に影響する薬物と尿だけに影響する薬物を表4-5に示した．また，

表4-5 薬物または代謝物により尿および便の色調が変化するもの

尿と便に共に影響	尿だけに影響
クロファジミン	アンチピリン
センナ	キニーネ
鉄剤	エパルレスタット
リファンピシン	ダウノルビシン
	フェナセチン
	フェニトイン
	フェノチアジン系薬物
	メチルドーパ
	リボフラビン
	ワルファリン

表 4-6　薬物または代謝物が反応過程に関与するもの

尿糖（還元性）	尿タンパク質
ペニシリン系抗生物質（＋） セフェム系抗生物質（＋）	ラニチジン（＋） シベンゾリン（＋）
尿ビリルビン	尿ウロビリノーゲン
クロルプロマジン（＋） エトドラク（＋）	サルファ剤（＋） メロペネム（＋）
便潜血反応	
サリチル酸（＋） 鉄剤（＋） 銅含有製剤（＋）	アスコルビン酸（－）

（＋）は正誤差（偽陽性），（－）は負誤差（偽陰性）を示す．

試験紙法の反応過程において誤った色調となるものがある．還元作用を利用した尿糖測定，尿タンパク質，尿ビリルビン，尿ウロビリノーゲンにおいて偽陽性を示すもの，ペルオキシダーゼ様作用で検出する便潜血反応において偽陽性または偽陰性を示すものを表4-6に示した．とくに，色素体を酸化呈色させるため，アスコルビン酸などの還元剤が存在すると偽陰性を示す．ペットボトル飲料などには酸化防止剤としてアスコルビン酸が入っているので採尿時には注意する必要がある．

b. 臨床化学検査
1）血　糖

GOD-POD（glucose oxidase-peroxidase）法は生成する H_2O_2 の酸化作用を利用する方法なので，表4-7に示す還元物質となる薬物は負の影響を与える（2章2-A-1[2]項参照）．

HK-G6PDH（hexokinase glucose-6-phosphatedehydrogenase）法はNADPHの増加を340 nmで測定するUV法であるが，GDH（glucose dehydrogenase）法やGOD酵素電極法と同様にあまり薬物干渉を受けない．

表 4-7　薬物または代謝物が測定法により反応過程に関与するもの

血糖（GOD-POD法）	BUN（urease-GLDH法）	クレアチニン（ヤッフェ法）
アスコルビン酸（－） グルタチオン（－） ドーパミン（－） ニトラゼパム（－） クロルプロマジン（－） テトラサイクリン系抗生物質（－）	アミノフェノール（＋） アスパラギン酸（＋） スルファミド（＋） フッ素化合物（－） アミノグリコシド系抗生物質（－）	尿酸（＋） グルコース（＋） アスコルビン酸（＋） メチルドパ（＋） ジギタリス製剤（＋） セフェム系抗生物質（＋） 　セフメタゾール 　セファゾリン

（＋）は正誤差（偽陽性），（－）は負誤差（偽陰性）を示す．

2）血清脂質

オキシダーゼ反応を利用する酵素法によるリン脂質，トリグリセリド，コレステロール，遊離脂肪酸の測定も，グルコース測定の GOD-POD 法と同様にアスコルビン酸やグルタチオンなどの還元物質による負誤差を示す．グリセロール非消去のトリグリセリド測定法では，グリセロールを含む薬剤は正誤差を示す（2 章 2-A-2②項参照）．

3）血清総タンパク質

ビウレット法ではアルカリ性条件下で銅がタンパク質のアミド結合と錯体を形成することによる赤紫色を検出している．ペニシリンおよびセファロスポリンはともに β-ラクタム系抗生物質であり，分子内にアミド結合をもつ．このため正誤差を示す．また，カテコールアミンはアミド結合をもたないが同じく正誤差を示す．

リドカインも分子内にアミド結合をもつので正誤差を与える可能性がある．

4）血清電解質（Na, K, Cl）

イオン選択電極法による電解質測定は I^- や Br^- を含む構造の薬物は Cl^- 測定値の正誤差を示す（2 章 2-A-7①, ②項参照）．

5）含窒素化合物（BUN，クレアチニン）

ウレアーゼ-GLDH 法による血液尿素窒素（BUN）測定において正誤差になるものとウレアーゼ阻害のため負誤差になるものを表 4-6 に示した（2 章 2-A-4②, ④項参照）．クレアチニン測定には図 4-3 のように多種あるので影響の受け方も異なる．ヤッフェ（Jaffe）法は測定原理からセファロスポリン系抗生物質や糖尿病治療薬のアセトヘキサミドのような活性メチレン化合物では影響（表 4-6）がみられるが，酵素法ではそれらの影響はみられない．ザルコシンオキシダーゼ・ペルオキシダーゼ（sarcosine oxidase-POD）酵素法では，ザルコシンオキシダーゼ精製の問題として L-プロリンで正誤差がみられる．

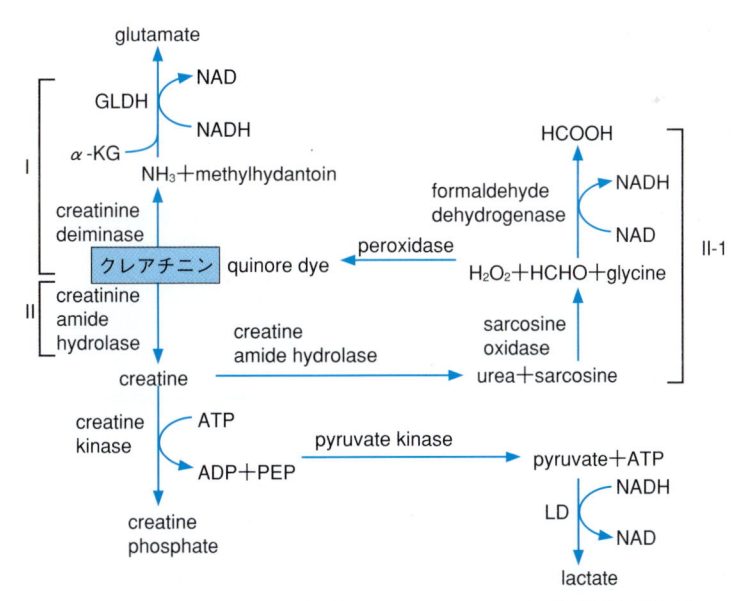

図 4-3 クレアチニンの代謝とクレアチニンの各種酵素的測定法

クレアチニンデイミナーゼ法は抗真菌薬の 5-fluorocytosin（フローセン）がクレアチニンデイミナーゼによって脱アミノ化されてアンモニアを発するために正誤差の影響を受ける．

6）血清酵素

アルカリホスファターゼ（ALP）はマグネシウム塩やスルホブロモフタレインによる正誤差を認め，セフェム系抗生物質の負誤差を認める（2 章 2-A-6 ④ 項参照）．γ-GT, LAP はサルファ剤による正誤差を認める．コリンエステラーゼ測定に影響する薬物には農薬として使用する有機リン製剤がある．スルフヒドリル（SH）酵素であるクレアチンキナーゼ（CK）は，SH 基阻害作用のあるシクロシアピンやピンドロールにより負誤差となる．

7）ホルモン

GH, TSH, ACTH, T_3, T_4 などは，抗体を用いる免疫学的方法により測定されるため，直接影響する薬物は少ない（2 章 2-A-8 ② 項参照）．

2 間接的な薬物干渉

1）血　糖

副作用によって血糖値を変動させる主な薬物には表 4-8 のように正誤差，負誤差，異常をきたすものが数多い（2 章 2-A-1 ② 項参照）．

2）血清脂質

コレステロール排泄経路の肝胆道系を障害する薬物や肝実質を障害する薬物はコレステロー

表 4-8　血糖，コレステロール，アルブミン，グロブリンを変動させる薬物

血糖を変動させる薬物	コレステロールを変動させる薬物
ヒドロコルチゾン（＋）	クロルプロマジン（＋）
デキサメサゾン（＋）	サイアザイド系利尿薬（＋）
アミノフィリン（＋）	マニジピン（＋）
プレドニゾロン（＋）	アシクロビル（＋）
クロルマジノン（＋）	フェロジピン（＋）
ピオグリタゾン（−）	ミコナゾール（＋）
グリメピリド（−）	アスピリン（−）
ST 合剤（−）	抗生物質（−）
ピルメノール（−）	**血清アルブミンを増加させる薬物**
ボグリボース（−）	男性ホルモン
カルテオロール（−）	成長ホルモン
β遮断薬（−）	インスリン
血圧降下薬（−）	タンパク質同化ホルモン
サリチル酸剤（−）	**血清グロブリンを減少させる薬物**
ワルファリン（−）	抗腫瘍薬
サルファ剤（−）	免疫抑制薬
抗腫瘍薬（−）	副腎皮質ホルモン
レボフロキサシン（＋，−）	
オフロキサシン（＋，−）	
スパルフロキサシン（＋，−）	

（＋）は正誤差（偽陽性），（−）は負誤差（偽陰性），（＋，−）は異常をきたす．

ルを変動させる（表 4-7）．グルカゴンはインスリンに拮抗するので中性脂肪合成は抑えられる．ステロイド服用によりリン脂質が上昇する．

3）血清タンパク質

血清アルブミンを増加させる薬物とグロブリン産生を抑制し血清グロブリンを減少させる薬物を表 4-8 に示した．それらの場合は，同様に総タンパク質も変動する（2 章 2-A-3②項参照）．アミノグリコシド系薬物による腎障害やインターフェロン投与では，血中 β_2 ミクログロブリンが上昇する．フェリチンはアスコルビン酸不足で低下する．心筋や骨格筋障害により上昇するミオグロビンは，筋弛緩薬により異常をきたす．

4）無機電解質（Na, K, Cl, Ca, P, Mg）

急性腎不全を起こす薬物以外に，カリウム値を増加させる薬剤やその他の副作用により電解質に影響する薬物を表 4-9 に示した（2 章 2-A-7①項参照）．炭酸脱水酵素阻害性利尿薬は腎尿細管の HCO_3^- 再吸収抑制により血清 Cl^- が増加するが，サイアザイド系利尿薬の場合は Cl^- の排泄が増え，血清 Cl^- が低下する．腎臓からの排泄を促進する薬物や消化管吸収障害のあるアルカリ性制酸薬などにより血清カルシウムが低下する．スピロノラクトン投与により血清マグネシウムが増加し，利尿薬などでは尿中マグネシウム排泄が増え，血清マグネシウムが低下する．血清無機リンもビタミン D，ホルモンによる代謝促進や利尿薬による腎障害により増加し，副甲状腺ホルモンやアルカリ性制酸薬などにより減少する．

5）含窒素化合物（BUN，尿酸，クレアチニン）

腎障害をきたす薬物には急性尿細管壊死と尿細管間質性腎症が原因となり，BUN やクレアチニン，尿中 NAG，β_2 ミクログロブリン値が増加する（2 章 2-A-4②，④，⑤項参照）．とくに，血清クレアチニンは糸球体濾過量と関係するので BUN よりも糸球体壊死の目安とな

表 4-9　血清電解質を変動させる薬物

電解質異常	スピロノラクトン A（+，−） カンレノ酸カリウム（+，−） エンビオマイシン（+，−） マンニット（+，−）	血清 Na	オメプラゾール（−） ニフレック（塩化ナトリウム配合剤）（−）
血清 Cl	アミドアセタール（+） トリアムテレン（+） サイアザイド系利尿薬（−）	血清 K	デラプリル（+） シラザプリル（+） カプトプリル（+） ベリンドブリルエルブミン（+） リシノプリル（+） アラセプリル（+） イシダプリル（+） ロサルタンカリウム（+） トリメトキノール塩酸塩水和物（−） メチルエフェドリン塩酸塩（−） メトキシフェナミン塩酸塩（−） サルブタモール塩酸塩（−） ツロブテロール（−）
血清 Ca	ホルモン（+） ビタミン D（+）* アセタゾラミド（−） アルカリ性制酸薬（−）		
血清 Mg	スピロノラクトン（+） 利尿薬（−） グルココルチコイド（−） ゲンタマイシン（−） アムホテシリン B（−）		

（+）は正誤差（偽陽性），（−）は負誤差（偽陰性），（+，−）は異常をきたす．
*一般名はカルシフェロール．

る．核酸分解と腎排泄障害が原因となり血清尿酸値が異常を示す．これらの影響する薬物を表 4-10, 4-11 に示した．

6）血清酵素

肝障害を起こす薬物としては胆汁うっ滞型と肝細胞型の多くの薬物がある（2 章 2-A-6① 項参照）．肝臓からの逸脱酵素（AST，ALT）に影響する薬物も解熱鎮痛薬，抗精神病薬，抗悪性腫瘍薬，抗菌薬，降圧利尿薬，脂質改善薬，筋弛緩薬，麻酔薬，循環器系薬，内分泌系薬，糖尿病治療薬，痛風治療薬などと幅広い．とくに，表 4-12 に示した中毒性肝障害を起こす薬物や胆汁うっ滞を起こす薬物により肝臓からの酵素が血中に上昇する．薬物アレルギーによる肝障害はとくに肝胆道系酵素（ALP, γ-GT, LAP）の異常が出やすく，影響する薬物も幅広い．重症筋無力症治療薬のネオスチグミンはコリンエステラーゼ阻害薬なので低値を示し，ツボクラリン，アスパラギナーゼ，毒ガス（サリン）などもコリンエステラーゼの低値を示す．

表 4-10 腎障害をきたす薬物

急性尿細管壊死が要因	尿細管間質性腎症
アセチルサリチル酸	ペニシリン系抗生物質
アミノグリコシド系抗生物質	非ステロイド性抗炎症薬
セファロスポリン系抗生物質	ループ利尿薬
アムホテシリン B	アザチオプリン
バンコマイシン	シクロスポリン
メトトレキサート	サイアザイド系利尿薬
サルファ剤	アロプリノール
ビタミン D	
サイアザイド系薬物	

表 4-11 血清尿酸値異常を示す薬物

核酸分解
アザチオプリン
プレドニゾロン
メルカプトプリン

腎排泄障害
スピノロラクトン
ピラジナミド
サイアザイド系利尿薬

表 4-12 血中逸脱酵素を変動させる薬物

中毒性肝障害を起こし AST，ALT が変動する薬物		
アセトアミノフェン	ベンズブロマロン	セフェム系抗生物質
抗悪性腫瘍薬	ラミブジン	ペニシリン系抗生物質
ハロゲン系麻酔薬	ジクロフェナク	アジマリン
メチルドーパ	トログリタゾン	イソニアジド
スリンダク	アカルボース	チオプロニン

胆汁うっ滞を起こし AST，ALT が変動する薬物	
化学療法剤	フルコナゾール，ノルフロキサシン，イソニアジト
中枢神経薬	バルプロ酸，マプロチリン，リルマザホン
抗菌薬	ペニシリン系，セフェム系，バンコマイシン，リファンピシン
ホルモン	テストステロン，メスタノロン，スタノゾロール
循環器系薬	ジソピラミド，メチルドパ，プロパフェノン，アジマリン
高脂血症治療薬	プロプコール，プラバスタチンナトリウム
その他の薬物	インドメタシン，チクロピジン，ペニシラミン，チオプラミン

筋障害を起こし CK が変動する筋注薬物		
精神神経用剤	脂質異常症治療薬	バソプレッシン
NSAID	β ブロッカー	フェロジピン
抗菌薬	テオフィリン	抗菌薬

骨格筋に多く存在するCKは筋弛緩薬や筋肉注射により逸脱するため高値を示す．とくに，筋障害を起こしやすい筋肉注射薬物を表4-12に示す．肝臓や血球中にはLD$_5$，心筋にはLD$_1$と幅広くLDが存在するので，それらを障害する薬物はCKを増加させ，殺虫剤や脂質異常症（高脂血症）治療薬（クロフィブラート）は減少させる．酸性ホスファターゼは男性ホルモンやインスリンにより増加し，女性ホルモンや副腎皮質ホルモンにより低下する．薬物により膵臓や唾液腺が障害される場合や肝臓や腎臓障害によりアミラーゼは増加する．

7）ホルモン関連検査

甲状腺関連ホルモン（遊離T$_3$，遊離T$_4$，TSH，T$_3$，T$_4$）の合成および遊離を阻害する薬物とT$_3$，T$_4$と結合するチロキシン結合グロブリンを変化させる薬物を表4-13に示した（2章2-A-8②項参照）．

表4-13 ホルモン関連検査を変動させる薬物

甲状腺ホルモンに影響する薬物
ケトコナゾール
アミオダロン
フェニルブタゾン
プロピルチオウラシル
リファンピシン
クロルプロマジン
ST合剤
スルホニル尿素系薬
チロキシン結合グロブリンに影響する薬物
ジアゼパム
フェニトイン
サリチル酸
サルファ剤

③ 治療薬側から判断する検査値への影響

抗てんかん薬（フェノバルビタール，フェニトイン）を筋肉注射すると，筋肉細胞からCKやアルドラーゼが遊出し，血中濃度が高くなる．エステル型麻酔薬であるプロカインはアミノ安息香酸に分解され，類似構造のサルファ剤と同様にメトヘモグロビン血症が生じる．抗不整脈薬やアミド型麻酔薬として用いられるリドカインは，生体内でN,N-ジエチルグリシンに分解されるが，これがクレアチンと構造が似ているためにクレアチン経路が亢進し，血中のクレアチニン濃度が上昇する．他の薬剤にも構造類似のものがある．強心配糖体であるジゴキシンとジギトキシンは半減期，体内蓄積時間，治療血中濃度などが異なり薬剤変更時には副作用や血中濃度測定に注意する必要があり，救心®なども構造類似なので薬感覚がなく使用してしまう場合があるので同様に注意が必要である．コーヒーなどのカフェインも気管支喘息薬であるテオフィリンと構造が類似しているので，併用すると相乗効果が生じることがあり，血中濃度測定に注意する必要がある．これら薬剤と類似構造を示す成分を図4-4に示す．

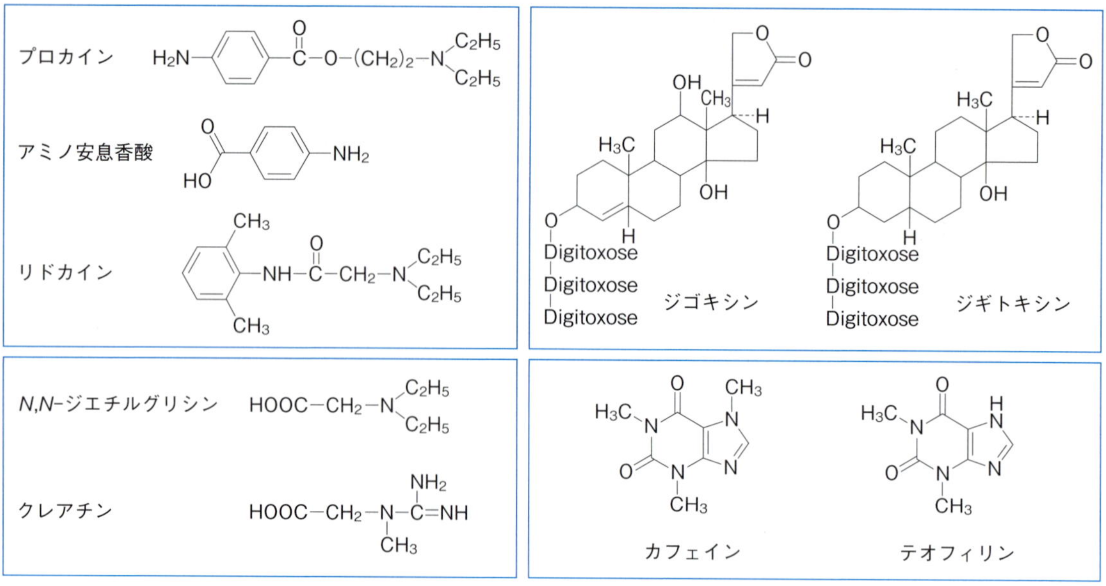

図4-4　検査値に影響を与える薬剤と類似構造を示す成分の構造

学習課題

- 直接的な薬物干渉と間接的な薬物干渉について例をあげて説明しなさい.
- 採尿検査の前にペットボトルのお茶を飲むと検査値にどのような影響を及ぼすか説明しなさい.
- クレアチニン測定のヤッフェ反応がセファロスポリン系抗生物質でなぜ高値を認めるのか反応式を用いて解説しなさい.

略語一覧

略語	英文	和文
AAA	aromatic amino acid	芳香族アミノ酸
ACCR	amylase-creatinine clearance ratio	アミラーゼ/クレアチニンクリアランス比
ACE	angiotensin converting enzyme	アンジオテンシン変換酵素
ACS	acyl-CoA synthetase	アシルCoA合成酵素
ACP	acid phosphatase	酸性ホスファターゼ
ACTH	adrenocorticotropic hormone	副腎皮質刺激ホルモン
ADH	antidiuretic hormone	抗利尿ホルモン，バソプレッシン
AFP	α-fetoprotein	α-フェトプロテイン
1,5AG	1,5-anhydro-D-glutitol	1,5-アンヒドロ-D-グルシトール
AGE	advanced glycation endproduct	糖化反応最終産物
ALP	alkaline phosphatase	アルカリ性ホスファターゼ
ALT	alanine aminotransferase	アラニンアミノトランスフェラーゼ
AMI	acute myocardial infarction	急性心筋梗塞
AMP	adenosine monophosphate	アデノシン一リン酸
AMP	2-amino-2-methyl-1-propanol	2-アミノ-2-メチル-1-プロパノール
AMY	amylase	アミラーゼ
ANP	atrial natriuretic peptide	心房性ナトリウム利尿ペプチド
APCI	atomospheric pressure chemical ionization	大気圧化学イオン化
APTT	activated partial thromboplastin time	活性化部分トロンボプラスチン時間
AST	aspartate aminotrasferase	アスパラギン酸アミノトランスフェラーゼ
AT III	antithrombin III	アンチトロンビンIII
ATP	adenosine triphosphate	アデノシン三リン酸
BAO	basal acid output	基礎酸分泌量
BCAA	branched chain amino acid	分枝鎖アミノ酸
BCG	bromocresol green	ブロモクレゾールグリーン
BCP	bromocresol purple	ブロモクレゾールパープル
BNP	brain natriuretic peptide	脳性ナトリウム利尿ペプチド
BSE	bovine spongiform encephalopathy	牛海綿状脳症
BUN	blood urea nitrogen	血中尿素窒素
CCK	cholecystokinin	コレシストキニン
cDNA	complementary deoxyribonucleic acid	相補的DNA
CE	capillary electrophoresis	キャピラリー電気泳動法
CEA	cartinoembryonic antigen	癌胎児性抗原
ChE	cholinesterase	コリンエステラーゼ
CJD	Creutzfeldt-Jacob disease	クロイツフェルト・ヤコブ病
CK	creatine kinase	クレアチンキナーゼ
CKD	chronic kidney disease	慢性腎臓病
CLEIA	chemiluminescent enzyme immunoassay	化学発光酵素免疫測定法
CLIA	chemiluminescent immunoassay	化学発光免疫測定法
CLIP	corticotropin-like intermediatelobe peptide	コルチコトロピン様中葉ペプチド
CM	chylomicron	カイロミクロン
CMV	cytomegalovirus	サイトメガロウイルス

CNP	C-type natriuretic peptide	C型ナトリウム利尿ペプチド
CRH	corticotropin-releasing hormone	副腎皮質刺激ホルモン放出ホルモン
CRM	certified reference material	認証標準物質
CRP	C-reactive protein	C反応性タンパク質
CS	cerulein secretin	セルレイン セクレチン
cSNP	cording SNP	遺伝子タンパク翻訳部分SNP
CT	computed tomography	コンピューター断層撮影
CYP	cytochrome P450	チトクローム P450
CZE	capillary zone electrophoresis	キャピラリーゾーン電気泳動法
2-DE	two-dimentional electrophoresis	二次元電気泳動法
DHEA	dehydroepiandrosterone	デヒドロエピアンドロステロン
DLIS	digoxin-like-immunoreactive substance	ジゴキシン様免疫反応陽性物質
DNA	deoxyribonucleic acid	デオキシリボ核酸
L-DOAP	3,4-dihydroxyphenylalanine	3,4-ジヒドロキシフェニルアラニン
DWI	diffusion weighted image	拡散強調画像
ECLIA	electro-chemiluminescence immunoassay	電気化学発光免疫測定法
EDTA	ethylenediaminetetraacetic acid	エチレンジアミン四酢酸
eGFR	estimated GFR	推算GFR
EHEC	enterohemorrhagic *E. coli*	腸管出血性大腸菌
EIA	enzyme immunoassay	酵素免疫測定法
ELISA	enzyme-linked immunosorbent assay	酵素結合抗体免疫測定法
EMIT	enzyme multiplied immunoassay technique	競合的酵素免疫測定法
EOF	electroosmotic flow	電気浸透流
EPI	echo planar imaging	エコープラナー法
EQC	external quality control	外部精度管理
ERM	enzyme reference material	酵素標準物質
ESI	electrospray ionization	エレクトロスプレーイオン化
FABP	fatty acid binding protein	脂肪酸結合タンパク質
FDP	fibrin/fibrinogen degradation products	フィブリン/フィブリノーゲン分解産物
FFA	free fatty acid	遊離脂肪酸
fMRI	functional MRI	機能的磁気共鳴撮影
FPIA	fluorescence polarization immunoassay	蛍光偏光免疫測定法
FSH	follicle stimulating hormone	卵胞刺激ホルモン
FTA-ABS	fluorescent treponemal antibody absorption test	梅毒トレポネーマ蛍光抗体吸収試験
GAD	glutamic acid decarboxylase	グルタミン酸デカルボキシラーゼ
GAMT	guanidinoacetate methyltransferase	グアニジノ酢酸メチルトランスフェラーゼ
GAT	glycine amidinotransferase	グリシンアミジノトランスフェラーゼ
GC	gas chromatography	ガスクロマトグラフィー
GDH	glucose dehydrogenase	グルコースデヒドロゲナーゼ
γ-GT	γ-glutamyltranspeptidase	γ-グルタミルトランスペプチダーゼ
GFR	glomerular filtration rate	糸球体濾過量
GH (HGH)	(human) growth hormone	(ヒト)成長ホルモン
GHRH	growth hormone-releasing hormone	成長ホルモン放出ホルモン
GHRIH	growth hormone release-inhibiting hormone	成長ホルモン放出抑制ホルモン
GIP	gastric inhibitory polypeptide	ガストリン抑制ポリペプチド
GK	glyserol kinase	グリセロールキナーゼ
GLDH	glutamate dehydrogenase	グルタミン酸デヒドロゲナーゼ

Gn	gonadotropin	ゴナドトロピン
GOD	glucose oxidase	グルコースオキシダーゼ
G6PDH	glucose-6-phosphatedehydrogenase	グルコース-6-リン酸デヒドロゲナーゼ
GRE	gradient echo	グラジエントエコー法
GTP	guanosine triphosphate	グアノシン三リン酸
HbA1c	hemoglobin A1c	ヘモグロビン A1c
HBs	hepatitis B surface antigen	HBs 抗原
HBV	hepatitis B viruse	B 型肝炎ウイルス
HCG	human chorionic gonadotropin	ヒト絨毛性ゴナドトロピン
HCV	hepatitis C virus	C 型肝炎ウイルス
HDL	high density lipoprotein	高比重リポタンパク質
HEIA	homogeneous enzyme immunoassay	均一酵素免疫測定法
HI	hemagglutination inhibition test	赤血球凝集抑制試験
5HIAA	5-hydroxyindoleacetic acid	5-ヒドロキシインドール酢酸
HIS	hospital information system	病院情報システム
HIV	human immunodeficiency virus	ヒト免疫不全ウイルス
HK	hexokinase	ヘキソキナーゼ
HLA	human leukocyte antigen	ヒト白血球抗原
HPLC	high-performance liquid chromatography	高速液体クロマトグラフィー
HPT	hepaplastin test	ヘパプラスチン試験
HSL	hormone-sensitivity lipase	ホルモン感性リパーゼ
HSV	herpes simplex virus	単純ヘルペスウイルス
HTLV-1	human T-cell leukemia virus type I	ヒト T 細胞白血病ウイルス I
HUS	hemolytic uremic syndrome	溶血性尿毒症症候群
HVA	homovanilic acid	ホモバニリン酸
ICA	islet cell antibody	抗ランゲルハンス島細胞抗体
ICG	indocyanine green	インドシアニングリーン
IDL	intermediate density lipoprotein	中間型比重リポタンパク質
IEMA	immunoenzymometric assay	非競合的酵素免疫測定法
IFA	immunofluorescent assay	蛍光免疫法
IGF	insulin-like growth factor	インスリン様増殖因子
IIF	indirect immunofluorescent assay	間接蛍光免疫法
IP	inorganic phosphorus	無機リン
IQC	internal quality control	内部精度管理
IRMA	immunoradiometric assay	免疫放射定量法
IVR	interventional radiology	血管カテーテル術による治療
17-KS	17-ketosteroid	17-ケトステロイド
LAP	leucine aminopeptidase	ロイシンアミノペプチダーゼ
LAS	laboratory automation system	自動分析システム
LCAT	lecithincholesterol acyltransferase	レシチンコレステロールアシルトランスフェラーゼ
LD	lactate dehydrogenase	乳酸デヒドロゲナーゼ
LDL	low density lipoprotein	低比重リポタンパク質
LH	luteinizing hormone	黄体形成ホルモン
LHRH	luteinizing hormone-releasing hormone	黄体形成ホルモン放出ホルモン
LIS	laboratory information system	検査情報システム
LPL	lipoprotein lipase	リポタンパクリパーゼ
MALDI	matrix assisted laser desorption ionization	マトリックス支援レーザー脱離イオン化法

MAO	maximum acid output	最高酸分泌量
MD	malate dehydrogenase	リンゴ酸デヒドロゲナーゼ
MEN	multiple endocrine neoplasia	多発性内分泌腺腫瘍
MRA	MR angiography	MR血管撮影画像
MRI	magnetic resonance imaging	磁気共鳴撮像法
mRNA	messenger ribonucleic acid	メッセンジャーRNA
MS	mass spectrometry	質量分析法
MSH	melanocyte-stimulating hormone	メラニン色素細胞刺激ホルモン
NADH	nicotinamide adenine dinucleotide	ニコチンアミドアデニンジヌクレオチド
NAG	N-acetyl-β-D-glucosaminidase	N-アセチル-β-D-グルコサミニダーゼ
NAT	nucleic acid amplification test	核酸増幅検査
NMR	nuclear magnetic resonance	核磁気共鳴
NPN	non protein nitrogen	非タンパク質性窒素
NYHA	New York Society of Cardiology	ニューヨーク心臓病学会
OCT	ornithine carbamoyltransferase	オルニチンカルバモイルトランスフェラーゼ
OGTT	oral glucose tolerance test	グルコース経口負荷試験
P-III-P	procollagen III peptide	プロコラーゲンIIIペプチド
PA	prostate antigen	前立腺抗原
PAGE	polyacrylamide gel electrophoresis	ポリアクリルアミドゲル電気泳動
PAH	p-aminohippuric acid	パラアミノ馬尿酸
PAP	prostatic acid phosphatase	前立腺酸性ホスファターゼ
PCA	protocatechuic acid	プロトカテキン酸
PCR	polymerase chain reaction	ポリメラーゼ連鎖反応
PD	pharmacodynamics	薬力学
PET	positron emission tomography	ポジトロン断層撮影(装置)
PFD	pancreatic function diagnostant	膵機能診断試験
PHA	passive hemagglutination	受身赤血球凝集反応
PIVKA-II	protein induced by vitamin K absence or antagonists-II	ビタミンK依存性凝固因子前駆体II
PK	pharmacokinetics	薬物動態学
POCT	point of care testing	ポイント オブ ケア検査
POD	peroxidase	ペルオキシダーゼ
PRL	prolactin	プロラクチン
PRPP	phosphoribosyl pyrophosphate	ホスホリボシルピロリン酸
PS	pancreozymin secretin	パンクレオチミンセクレチン
PSA	prostate specific antigen	前立腺特異抗原
PSP	phenolsulfonphthalein	フェノールスルホンフタレイン
PT	prothrombin time	プロトロンビン時間
PTH	parathyroid hormone	副甲状腺ホルモン
PWI	perfusion weighted image	灌流強調画像
QC	quality control	精度管理
RBF	renal blood flow	腎血流量
RF	radio frequency wave	ラジオ波
RFLP	restriction fragment length polymorphism	制限酵素断片長多型
RIA	radioimmunoassay	放射免疫測定法
RNA	ribonucleic acid	リボ核酸
RPF	renal plasma flow	腎漿流量
RPHA	reversed passive hemagglutination	逆受身赤血球凝集反応

rSNP	regulatory SNP	遺伝子プロモーター領域 SNP
SCCA	squamous cell carcinoma antigen	扁平上皮癌関連抗原
SCE	sister chromatid exchange	姉妹染色分体交換
SDH	sorbitol dehydrogenase	ソルビトールデヒドロゲナーゼ
SDS	sodium dodecyl sulfate	ドデシル硫酸ナトリウム
SE	spin echo	スピンエコー法
SIM	selected ion monitoring	選択イオンモニタリング
SMBG	self monitoring of blood glucose	自己血糖測定
SNP	single nucleotide polymorphism	一塩基多型
SPECT	single photon emission computed tomography	シングルフォトン断層撮影装置
SQC	statistically quality control	統計的精度管理
SRIF	somatotropin-release-inhibiting factor	ソマトスタチン（成長ホルモン放出抑制因子）
SRM	selected reaction monitoring	選択反応モニタリング
SSCP	single strand conformation polymorphism	一本鎖高次構造多型
STS	serological tests for syphilis	脂質抗原法
T_3	triiodothyronine	トリヨードチロニン
T_4	thyroxine	チロキシン
TAE	transcatheter arterial embolization	血管塞栓術
TBG	thyroxine binding globurin	チロキシン結合グロブリン
TBPB	tetrabromophenol blue	テトラブロモフェノールブルー
TC	total cholesterol	総コレステロール
TDM	therapeutic drug monitoring	治療薬物モニタリング
TG	triglyceride	トリグリセリド
TIBC	total iron-binding capacity	総鉄結合能
TOF	time-of-flight	飛行時間型
TP	*Treponema pallidum*	梅毒トレポネーマ
TPHA	*Treponema pallidum* hemagglutination test	梅毒トレポネーマ感作赤血球凝集試験
TQC	total quality control	総合的精度管理
TRH	thyrotropin-releasing hormone	甲状腺刺激ホルモン放出ホルモン
TSH	thyroid stimulating hormone	甲状腺刺激ホルモン
TTT	thymol turbidity test	チモール混濁試験
UIBC	unsaturated iron-binding capacity	不飽和鉄結合能
VIP	vasoactive intestinal polypeptide	血管作動性腸管ポリペプチド
VLDL	very low density lipoprotein	超低比重リポタンパク質
VMA	vanillylmandelic acid	バニリルマンデル酸（バニルマンデル酸）
VP	vasopressin	バソプレッシン
VZV	varicella-zoster virus	水痘・帯状疱疹ウイルス
ZTT	zinc sulfate turbidity test	硫酸亜鉛混濁試験

基準範囲一覧

項　目	慣用単位	SI 単位 *1	換算係数 *2
糖質			
D-グルコース	70〜110 mg/dL	3.9〜6.1 mmol/L	0.05551
アセト酢酸	0.15〜0.72 mg/dL	15〜70 μmol/L	97.97
3-ヒドロキシ酪酸	0.24〜0.67 mg/dL	25〜70 μmol/L	96.07
脂質			
総コレステロール	120〜220 mg/dL	3.10〜5.68 mmol/L	0.02586
エステル型コレステロール	85〜160 mg/dL	2.20〜4.14 mmol/L	0.02586
HDL コレステロール	M: 40〜60 mg/dL F: 50〜70 mg/dL	1.03〜1.55 mmol/L 1.29〜1.81 mmol/L	0.02586
LDL コレステロール	65〜163 mg/dL	1.68〜42.2 mmol/L	0.02586
トリグリセリド	50〜150 mg/dL	0.56〜1.69 mmol/L	0.01129
リン脂質	150〜250 mg/dL	1.94〜3.23 mmol/L	0.01292
遊離脂肪酸	200〜600 μEq/L	200〜600 μmol/L	1
アポ A-I	122〜161 mg/dL	1.22〜1.61 g/L	
アポ A-II	25.1〜34.5 mg/dL	0.251〜0.345 g/L	
アポ B	69〜105 mg/dL	0.69〜1.05 g/L	
アポ C-II	1.6〜4.2 mg/dL	0.016〜0.042 g/L	
アポ C-III	5.5〜9.5 mg/dL	0.55〜0.095 g/L	
アポ E	2.7〜4.5 mg/dL	0.027〜0.045 g/L	
タンパク質			
総タンパク質	6.5〜8.2 g/dL	65〜82 g/L	10
アルブミン	3.9〜4.9 g/dL	39〜49 g/L	10
グロブリン	2.0〜3.0 g/dL	20〜30 g/L	10
A/G 比	1.3〜2.0	1.3〜2.0	
非タンパク質			
BUN（血液尿素窒素）	8〜20 mg/dL	2.9〜7.1 mmol/L	0.3570
クレアチニン	M: 0.6〜1.0 mg/dL F: 0.5〜0.8 mg/dL	53〜88 μmol/L 44〜71 μmol/L	88.40
クレアチン	M: 0.2〜0.6 mg/dL F: 0.4〜0.9 mg/dL	15〜46 μmol/L 30〜69 μmol/L	76.26
NPN（非タンパク質性窒素）	15〜35 mg/dL	10.7〜25.0 mmol/L	0.714
尿酸	M: 3.7〜6.9 mg/dL F: 2.4〜5.3 mg/dL	220〜410 μmol/L 143〜315 μmol/L	59.48
アンモニア（血漿）	20〜50 μg/dL	11.7〜29.4 μmol/L	0.5872
ビリルビン			
総ビリルビン	0.2〜1.2 mg/dL	3.42〜20.52 μmol/L	17.1
直接ビリルビン	0.3 mg/dL 以下	5.13 μmol/L 以下	17.1
間接ビリルビン	0.2〜0.8 mg/dL	3.42〜13.68 μmol/L	17.1

酵素

項目		基準値	測定法
AST (GOT)		5〜25 U/L	JSCC 常用基準法
ALT (GPT)		3〜30 U/L	JSCC 常用基準法
アルカリ性ホスファターゼ (ALP)		80〜260 U/L	JSCC 常用基準法
γ-グルタミルトランスフェラーゼ (γ-GT)		16〜72 U/L	JSCC 勧告法
コリンエステラーゼ (ChE)		168〜470 U/L	JSCC 常用基準法
乳酸デヒドロゲナーゼ (LD)		60〜120 U/L	JSCC 常用基準法
クレアチンキナーゼ (CK)		M: 36〜216 U/L F: 18〜90 U/L	JSCC 常用基準法
アミラーゼ (AMY)		26〜104 U/L	EtG7-pNP 基質法
総酸性ホスファターゼ (総 ACP)		4〜11 U/L	2-クロロ-4-ニトロフェニルリン酸基質法
Pros-ACP (前立腺 ACP)		3.0 U/L 以下	2-クロロ-4-ニトロフェニルリン酸基質法

無機質

項目	従来単位	SI 単位	換算係数
ナトリウム	135〜145 mEq/L	135〜145 mmol/L	1
カリウム	3.5〜5.5 mEq/L	3.5〜5.5 mmol/L	1
塩素（クロリド）	96〜107 mEq/L	96〜107 mmol/L	1
カルシウム	8.5〜10.2 mg/dL	2.12〜2.54 mmol/L	0.2495
無機リン	2.5〜4.8 mg/dL	0.81〜1.55 mmol/L	0.3229
マグネシウム	1.7〜2.5 mg/dL	0.7〜1.0 mmol/L	0.4114
鉄	M: 80〜180 μg/dL F: 70〜160 μg/dL	M: 14.3〜32.2 μmol/L F: 12.5〜28.7 μmol/L	0.1791
不飽和鉄結合能 (UIBC)	90〜250 μg/dL	16.1〜44.8 μmol/L	0.1791
銅	M: 82〜134 μg/dL F: 103〜159 μg/dL	M: 12.9〜21.1 μmol/L F: 16.2〜25.0 μmol/L	0.1574

ホルモン

項目	従来単位	SI 単位	換算係数
ノルアドレナリン	100〜400 pg/mL	590〜2,400 pmol/L	5.911
アドレナリン	100 pg/mL 以下	550 pmol/L 以下	5.458
コルチゾール	7〜25 μg/dL	193〜690 nmol/L	27.59
アルドステロン	3〜16 ng/dL	83〜444 pmol/L	27.74
レニン活性	0.5〜2.5 ng/mL/hr	0.14〜0.69 ng/L・s	0.2778
総 T_3	68〜130 ng/dL	1.0〜2.0 nmol/L	0.01536
総 T_4	5.7〜10.0 μg/dL	73〜129 nmol/L	12.87
遊離 T_3	3.8〜6.1 pg/mL	5.8〜9.4 pmol/L	0.01536
遊離 T_4	0.9〜1.9 ng/mL	1.2〜2.4 ng/L	0.01287
甲状腺刺激ホルモン (TSH)	1.0〜7.3 μU/mL	1.0〜7.3 mU/L	1
インスリン	4.0〜9.2 μU/mL	4.0〜9.2 mU/L	1

[*1] 酵素については SI 単位表記が一般的でないので従来の国際単位表記にし，換算係数欄に測定法を示した．
[*2] 換算係数は，臨床化学 23 巻 40-46 (1994) に記載されている数値および計算で求めた数値を表記した．

参考図書

第1章 総説
臨床検査の手順

1) 前田昌子, 高木 康（編著）：薬剤師のための臨床検査ハンドブック, 第2版, 丸善出版, 東京, 2011.
2) 高木 康, 山田俊幸（編）：標準臨床検査医学, 第4版, 医学書院, 東京, 2013.
3) 高木 康, 田口 進：病院で受ける検査がわかる本 四訂版, 法研, 東京, 2010.
4) 〆谷直人, 松尾収二（編）：POC・OTC検査の広がり, 臨床病理レビュー特集第138号, 宇宙堂八木書店, 東京, 2007.

臨床化学分析法

〈クロマトグラフィー〉

1) 山口政俊ほか（編）：パートナー分析化学Ⅱ, 第2版, 南江堂, 東京, 2012.
2) 日本分析化学会関東支部（編）：高速液体クロマトグラフィーハンドブック, 第2版, 丸善出版, 東京, 2006.
3) 日本質量分析学会出版委員会（訳）：マススペクトロメトリー, シュプリンガー・ジャパン, 東京, 2007.
4) 志田保夫ほか：これならわかるマススペクトロメトリー, 化学同人, 京都, 2001.

〈免疫測定法〉

1) 北川常廣ほか（編）：酵素免疫測定法, 蛋白質核酸酵素別冊, No. 31, 共立出版, 東京, 1987.
2) 石川栄治, 河合 忠, 宮井 潔（編）：酵素免疫測定法, 第3版, 医学書院, 東京, 1987.
3) 前田昌子ほか：特集エンザイムイムノアッセイ（EIA）, 日本臨床 53: 2096-2329, 1995.
4) D. Catty（編）, 豊島 聰（監訳）：抗体の実験技術Ⅰ, 廣川・化学と生物実験ライン 37, 廣川書店, 東京, 1995.
5) D. Catty（編）, 豊島 聰（監訳）：抗体の実験技術Ⅱ, 廣川・化学と生物実験ライン 38, 廣川書店, 東京, 1995.
6) 小林典裕ほか（編）：免疫測定法, 講談社, 東京, 2014.

〈発光法〉

1) 今井一洋（編）：生物発光と化学発光, 廣川書店, 東京, 1989.
2) 辻 章夫, 菅野剛史（編）：化学発光イムノアッセイ, ライフサイエンス出版, 東京, 1992.
3) 前田昌子：発光分析の基礎と応用 発光分析概論, 医学検査 45: 973-978, 1996.

〈その他〉

1) 片山善章, 栢森裕三, 長村洋一（編）：新版 臨床化学, 第3版, 講談社サイエンティフィク, 東京, 2014.
2) 六車仁志：バイオセンサー入門, コロナ社, 東京, 2003.
3) 原 哲郎, 前田正彦：イムノクロマト法の原理と応用, 臨床検査 54: 79, 2010.

〈画像診断〉

1) 河野通雄, 木村修治（編）：放射線診断学, 金芳堂, 京都, 1993.
2) 北畠 顕（総編）：循環機能検査ハンドブック, 中山書店, 東京, 1998.
3) Allen D., Jhonathan H.（著）, 荒木 力（監訳）：MRI「超」講義―Q&Aで学ぶ原理と臨床応用―, 第2版, メディカル・サイエンス・インターナショナル, 東京, 2003.
4) 山下康行（編）：医学生・研修医のための画像診断 FIRST AID ベーシック 222, メディカル・サイエンス・インターナショナル, 東京, 2005.
5) 松本満臣, 土井 司（編）：考える MRI 撮像技術―専門技術者を目指す技師のための一歩進んだ診療技術, 文光堂, 東京, 2007.
6) 栗林幸夫（編）：新・心臓病診療プラクティス 8 画像で心臓を診る―CT・MRI・核医学を中心にして, 文光堂, 東京, 2006.
7) 日本放射線技術学会（監）, 笠井俊夫, 土井 司（編）：放射線技術学シリーズ MR撮像技術学, 第2版, オーム社, 東京, 2008.
8) 日本超音波検査学会（監）, 増田喜一, 遠田栄一（編）：心臓超音波テキスト, 第2版, 医歯薬出版, 東京, 2009.
9) 日本超音波検査学会（監）, 関根智紀, 南里和秀（編）：日超検 腹部超音波テキスト, 第2版, 医歯薬出版, 東京, 2014.

第2章 生体成分の臨床化学

体液成分の検査

〈糖質〉

1) 門脇　孝ほか（編）：糖尿病学 基礎と臨床，西村書店，東京，2007．
2) 弘世貴久ほか（監）：病気がみえる―糖尿病・代謝・内分泌，第4版，メディックメディア，東京，2014．
3) 前田昌子，高木　康（編著）：薬剤師のための臨床検査ハンドブック，第2版，丸善出版，東京，2011．
4) 金井正光（編著）：臨床検査法提要，第34版，金原出版，東京，2015．
5) 日本糖尿病学会（編）：科学的根拠に基づく糖尿病診察ガイドライン2013，南江堂，東京，2013．

〈脂質〉

1) 浦山　修ほか（編）：臨床検査学講座 臨床化学検査学，第3版，医歯薬出版，東京，2010．

〈タンパク質〉

1) 金井正光（編）：臨床検査法提要，第34版，金原出版，東京，2015．
2) 河合　忠ほか（編著）：異常値の出るメカニズム，第6版，医学院，東京，2014．
3) 櫻林郁之介（監）：今日の臨床検査2015-2016，南江堂，東京，2015．

〈NPN〉

1) 金井正光（編）：臨床検査法提要，第34版，金原出版，東京，2015．
2) 河合　忠ほか（編著）：異常値の出るメカニズム，第6版，医学院，東京，2014．
3) 日本痛風・核酸代謝ガイドライン改訂委員会（編）：高尿酸血症・痛風の治療ガイドライン，第2版，メディカルレビュー社，大阪，2010．

〈酵素〉

1) 浦山　修ほか（編）：臨床検査学講座 臨床化学検査学，第3版，医歯薬出版，東京，2010．
2) 片山善章ほか（編）：新版 臨床化学，第3版，講談社サイエンティフィク，東京，2014．
3) 菅野剛史，松田信義（編）：臨床化学，第3版，医学書院，東京，2000．
4) 北村元仕，仁科甫啓（編著）：増補版 実践臨床化学，医歯薬出版，東京，1982．
5) 林　長蔵（監）：臨床化学分析の原理と実施法，サンエース株式会社，京都，1995．

〈無機質〉

1) 片山善章ほか（編）：新版 臨床化学，第3版，講談社サイエンティフィク，東京，2014．

〈ホルモン〉

1) 河合　忠ほか（編）：異常値の出るメカニズム，第6版，医学書院，東京，2013．
2) 高久史麿（監）：臨床検査データブック（2015-2016），医学書院，東京，2015．
3) 櫻林郁之介（監）：今日の臨床検査2015-2016，南江堂，東京，2015．
4) 前田昌子，高木　康（編著）：薬剤師のための臨床検査ハンドブック，第2版，丸善出版，東京，2011．

遺伝子関連検査

1) 金井正光（編）：臨床検査法提要，第34版，金原出版，東京，2015．
2) 宮地勇人，横田浩充（編）：標準臨床検査学 遺伝子検査学，医学書院，東京，2013．
3) 高木　康，山田俊幸（編）：標準臨床検査医学，第4版，医学書院，東京，2013．

微生物検査

1) 竹田美文，加藤　巖（編）：蛋白毒素，医歯薬出版，東京，1983．
2) 吉田眞一ほか（編）：戸田新細菌学，南山堂，東京，第34版，2013．
3) Soto GE, Hultgren SJ: J Bacteriol, 181: 1059-1071, 1999.
4) 曽川一幸，渡邊正治，野村文夫：迅速化する感染症関連検査 質量分析計による微生物迅速同定，臨床病理，61: 44-51, 2013．

感染症検査

1) 中井益代ほか（監）：人体とウィルス，集英社，東京，1996．
2) J.H.L. Playfair, B.M. Chain（著），田中伸幸（訳）：一目でわかる免疫学，第4版，メディカル・サイエンス・インターナショナル，東京，2007．

3) 矢田純一：臨床医のための免疫キーワード 100，第 3 版，日本医事新報社，東京，2013．
　4) 米田孝司ほか：HBV 検査—半定量法と定量法の扱い方，臨床検査 46 (3)，2002．
　5) 山田俊幸ほか（編）：新版 臨床免疫学，第 2 版，講談社，東京，2015．

第 3 章　器官機能と病態

消化管・膵
　1) 金井正光（編著）：臨床検査法提要，第 34 版，金原出版，東京，2015．
　2) 福井次矢，黒川　清（監）：ハリソン内科学，第 4 版（原著第 18 版），メディカル・サイエンスインターナショナル，東京，2013．

肝・胆道
　1) 金井正光（編著）：臨床検査法提要，第 34 版，金原出版，東京，2015．
　2) 日本消化器学会肝機能研究班：肝機能検査法の選択基準 (7 版)，日消誌 103: 1413-1419，2006．
　3) 奥村　恂ほか：（特集）どう読むか肝機能障害，臨牀と研究 80 (2)，2003．
　4) A. Stevens ほか（原著），今井　大ほか（監訳）：カラーアトラス 基礎組織病理学，第 4 版，西村書店，新潟，2004．
　5) 中野昭一（編）：―病態生理・生化学・栄養―図説・病気の成立ちとからだ [I] [II]，医歯薬出版，東京，1998．

腎
　1) 日本腎臓病学会（編）：CKD 診療ガイド 2012，東京医学社，東京，2012．
　2) 北本　清ほか（編著）：腎機能検査の正しい評価―その方法と測定値の解釈，診断と治療社，東京，1998．
　3) 黒川　清（監）：体液異常と腎臓の病態生理，第 3 版，メディカル・サイエンス・インターナショナル，東京，2007．
　4) John Feehally, Jurgen Floege, Richard J. Johnson: Comprehensive Clinical Nephrology. Mosby, 4th edition, 2011.

内分泌
　1) 櫻林郁之介（監）：今日の臨床検査 2015-2016，南江堂，東京，2015．
　2) 阿部好文，久保　明：内分泌・代謝データブック，診断と治療社，東京，1993．
　3) 佐久間康夫（編）：内分泌生理学講義，丸善出版，東京，1999．
　4) 高木　康，山田俊幸（編）：標準臨床検査医学，第 4 版，医学書院，東京，2013．
　5) 寒川賢治：新しい消化管ホルモン，Bio Clinica 18: 16-17，2003．
　6) G. J. Tortora, B. Derrickson（原著），桑木共之ほか（編訳）：トートラ人体の構造と機能，丸善出版，東京，2012．

循環器
　1) 笠貫　宏（編）：不整脈，改訂版，メディカルビュー，東京，2000．
　2) 米田孝司，片山善章：心筋梗塞症における生化学的指標，生物試料分析 17: 289，1994．
　3) 小川　聡，井上　博（編）：標準循環器病学，医学書院，東京，2001．
　4) 医療情報科学研究所（編）：病気がみえる Vol. 2，循環器，メディックメディア，東京，2008．

第 4 章　薬物と臨床化学

治療薬物モニタリング
　1) 伊賀立二，乾　賢一（編）：薬剤師・薬学生のための実践 TDM マニュアル，じほう，東京，2004．
　2) M. E. Burton, L. M. Shaw, J. J. Schentag, W. E. Evans (ed): Applied Pharmacokinetics & Pharmacodynamics. Principles of Therapeutic Drug Monitaring. Lippincott Williams & Wilkins, 4th ed, 2006

薬物代謝障害
　1) 加藤隆一：臨床薬物動態学，第 4 版，南江堂，東京，2010．
　2) 髙折修二ほか（監訳）：グッドマン・ギルマン薬理書―薬物治療の基礎と臨床―，第 12 版，廣川書店，東京，2013．

臨床検査値への薬物干渉
　1) J. E. Knoben, P. O. Anrerson (ed.): Handbook of clinical drug data. Drug intelligence publications, Inc., Hamilton, Illinois, 7th ed., 1993
　2) 村井哲夫，土屋達行：臨床検査値と薬剤，南山堂，東京，1996．
　3) 池田知恵子：薬剤師のための臨床検査の知識，第 5 版，じほう，東京，2000．

4) 厚生省：医薬品副作用情報, No. 135-143, 1997.
5) 三橋知明, Medical Practice 編集委員会 (編)：臨床検査ガイド 2015 年改訂版, 文光堂, 東京, 2015.
6) 高木　康：わかりやすい臨床検査, 第 2 版, じほう, 東京, 2013.
7) 中島　泉 (編)：免疫実験法ハンドブック, 名古屋大学出版会, 名古屋, 2006.

索 引

和文索引

あ

アイソエンザイム　129
アウエルバッハ神経叢　199
アウト　26
アガロースゲル電気泳動法　50, 94
亜急性甲状腺炎　241
アクアポリン2遺伝子　240
アジソン病　161, 165, 243
アシデミア　146
アシドーシス　84, 147
アスコルビン酸　86, 87
　　――オキシダーゼ　86
アスパラギン酸アミノトランスフェ
　ラーゼ　138
N-アセチルグルコサミニダーゼ
　110
アセチル CoA　83
アセト酢酸　84, 92
アセトン　92
アッセイ内・アッセイ間変動試験
　49
S-アデノシンメチオニン　117
アドヘジン　186
アドレナリン　82, 162, 166, 244
　　――分泌　81
アナフィラキシーショック　248
アニーリング　173
アニオンギャップ　146
アルドステロン／レニン比　243
アブレーション　61
アベル・ケンダル法　102
アポ A-I　94
アポ B　95
アポ E　96
アポリポタンパク質　93, 94
アミノ酸代謝　210
アミラーゼ　131
α-アミラーゼ　230
アミラーゼ-クレアチニンクリアラン
　ス比　232
アラニンアミノトランスフェラーゼ
　138
アルカリホスファターゼ　45, 132
アルカレミア　147

い

アルカローシス　147
アルドースレダクターゼ　84
アルドステロン　161, 166, 242
アルブミン　90, 106, 108, 211
アルブミン／グロブリン比　211
アルブミン尿　110
アンジオテンシノーゲン　243
アンジオテンシン I　163, 243
アンジオテンシン II　163, 243
　　――受容体拮抗薬　243
アンジオテンシン変換酵素　243
　　――阻害薬　243
アンドロゲン　161
1,5-アンヒドロ-D-グルシトール
　79, 90, 91
アンモニア　115, 116

イオンセンサー　52
イオン選択(性)電極　52
イオン選択電極法　267
医原性クッシング症候群　239
エコーゼリー　76
エコープラナー　67
移植　191
異所性 ACTH 産生腫瘍　239
異所性 AVP 産生腫瘍　240
異所性ガストリン産生腫瘍　203
一塩基多型　180
1型糖尿病　82
1型糖尿病患者　84
一次スクリーニング検査　4, 5
一次胆汁酸　212
逸脱酵素　213
一般検査　8
遺伝子診断　169, 173
遺伝子多型　175
遺伝性球状赤血球症　126
移動相　32
イヌリンクリアランス　220
イムノアッセイ　39, 257
イムノエンザイモメトリックアッセ
　イ　43
イムノクロマトグラフ法　11, 53,
　54, 168, 189
イムノブロッティング　50

イムノメトリックアッセイ　43
イムノラジオメトリックアッセイ
　43
胃抑制ポリペプチド　82
インクレチン　82, 200
インスリン　81, 159, 165, 231, 232
　　――拮抗ホルモン　81
　　――作用　82, 84
　　――産生腫瘍　165
　　――分泌　81, 82
　　――ポンプ　89
インスリン様成長因子-I　157, 164,
　168
インターロイキン　235
インドシアニングリーン　215
院内感染　189
インバージョンリカバリー法　67
インフルエンザウイルス　194

う

ウイルス抗原測定法　189
ウイルス抗体測定　189
ウイルス性肝炎　215
ウィルソン病　152
ウェスタンブロッティング　50
受身赤血球凝集試験　189
うっ血性心不全　168
うっ滞性黄疸　213
ウリカーゼ　121
ウリカーゼ-カタラーゼ法　122
ウリカーゼ-ペルオキシダーゼ法
　121
ウレアーゼ　115, 201
ウレアーゼ-グルタミン酸デヒドロゲ
　ナーゼ法　116
ウレアーゼ-GLDH 法　267
ウレアーゼ呼気試験法　202
ウレアーゼ-ロイシンデヒドロゲナー
　ゼ法　116
ウロビリノーゲン　124, 212

え

液液抽出　30
液体膜電極　52
エコー検査　72
エコー時間　68

索　引

エコープラナー法　67
エストラジオール　161
エストリオール　161
エストロゲン　157, 161, 166
エストロン　161
エドワード症候群　171
エノラーゼ　85
エピネフリン　162
エフェクター分子　184, 185
エプスタイン・バールウイルス　196
エラスターゼⅠ　233
エレクトロスプレーイオン化　37
遠位尿細管　221
エンケファリン　201
エンザイムイムノアッセイ　42
円柱　226
エンドセリン　235
β-エンドルフィン　158

お

黄色ブドウ球菌　185
黄体形成ホルモン　157, 164, 237, 238
　　──サージ　236
黄体ホルモン　161
黄疸　213
オキサロ酢酸　83
オキシダーゼ反応　267
オキシトシン　157, 158, 165, 238
オキシヘモグロビン　70
オクタデシルシリル基　33

か

概日リズム　236
外注検査　9
外毒素　184
外部精度管理　27
外部精度調査　27
解離定数　40
カイロミクロン　94
化学塞栓術　61
化学発光イムノアッセイ　42
化学発光免疫測定法　257
核医学検査　61
拡散強調画像　69
核酸増幅検査　216
核磁気共鳴映像法　2
喀痰　22
下垂体　238
下垂体機能低下症　168

下垂体茎　238
下垂体後葉ホルモン　235, 237
下垂体腫瘍　239
下垂体静脈洞サンプリング検査　239
下垂体性巨人症　238
下垂体性クレチン病　239
下垂体性性腺刺激ホルモン　157
下垂体性低身長症　164
下垂体腺腫　238
下垂体前葉機能低下症　239
下垂体前葉ホルモン　237
下垂体ホルモン　154, 164
　　──単独欠損症　239
下垂体門脈　237
ガスクロマトグラフィー　32
ガスセンサー　52, 52
ガストリノーマ　166, 201, 203
ガストリン　159, 166, 198, 200, 203
画像検査　1
画像診断　72
家族性高コレステロール血症　101
家族性Ⅲ型高脂血症　101
カタール　130
褐色細胞腫　167, 244
活性型ビタミンD　242
カテーテル　59
カテーテル尿　19
カテコールアミン　32, 162, 244
　　──3分画　166
下部食道括約筋　198
カプセル内視鏡　205
下部内視鏡検査　205
鎌状赤血球症　126
カラードプラ法　73
β-ガラクトシダーゼ　45
D-ガラクトース　79
ガラクトース負荷試験　210
ガラス電極　52
カルシトニン　163, 167
カルシトリオール　163, 168
簡易血糖測定器　88
簡易ベルヌーイ式　73
肝炎ウイルス　192
肝癌　209
肝機能検査　216
還元作用　266
肝硬変　208
肝細胞性黄疸　125, 213
間質細胞刺激ホルモン　157
患者診療　3

肝小葉　207
肝腎症候群　209
肝性昏睡　116
肝性トリグリセリドリパーゼ　95
間接ビリルビン　128, 212
間接蛍光抗体法　191
感染症　189
甘草　242
肝臓　207
肝・胆道機能検査　209
感応液膜電極　52
肝不全　100
灌流強調画像　70

き

偽アルドステロン症　242
キサンチン　120
偽小葉　208
偽性副甲状腺機能低下症　242
基礎酸分泌量　204, 205
基礎酸分泌量/刺激後酸分泌量　204
機能回復可能な部分　70
機能性腺腫　238
機能性タンパク質　110
基本的検査　3, 4
逆位　172
逆相分配クロマトグラフィー　33, 35
キャパシティーファクター　34
キャピラリーゲル電気泳動法　52
キャピラリーゾーン電気泳動法　51
キャピラリー電気泳動法　51
キャリヤー　40
急性肝炎　208
急性冠症候群　11
急性副腎不全　243
吸着・分配モード　33
境界域LDLコレステロール血症　98
競合法　41
狭心症　247
胸水　23
胸部X線撮影検査　56
胸部正面X線写真　57
虚血性心疾患　245
巨人症　118, 164
起立性タンパク質　110
均一系免疫測定法　47
近位尿細管　220
緊急(至急)検査　8
筋原性酵素　241
菌体外多糖体　186

索 引

く

グアジノ酢酸メチルトランスフェラーゼ 117
空腹時低血糖 85
クッシング症候群 159, 165, 242
クッシング病 166, 238, 239
屈折法 111
クッパー細胞 207
クラインフェルター症候群 171
クラウンエーテル膜電極 52
グラジエントエコー法 67
繰り返し時間 68
グリシンアミジノトランスフェラーゼ 117
クリグラー・ナジャー症候群 126, 213
グリケーション 81, 83, 84, 90
グリコアルブミン 90
グリコーゲン 81
グリセロリン脂質 97
グリチルリチン製剤 242
グルカゴン 81, 159, 166, 198, 231
　——産生腫瘍 166
　——分泌 81
グルカゴン様ペプチド-1 82
グルクロン酸転移酵素 123
グルクロン酸抱合 124
D-グルコース 79, 80, 81, 82, 84, 85, 86, 87, 90, 91, 92
グルコース依存性インスリン放出ポリペプチド 82
グルコースオキシダーゼ 86, 88, 89
　——電極法 86, 89
グルコースオキシダーゼ/ペルオキシダーゼ比色法 86
グルコース新生 210
グルコースデヒドロゲナーゼ 87, 88
　——電極法 89
　——UV法 87
D-グルコース排泄閾値 85
グルコース負荷試験 210
D-グルコース 6-リン酸 87, 92
グルコース-6-リン酸デヒドロゲナーゼ 87
グルコキナーゼ 87, 92
グルタミナーゼ 116
γ-グルタミルトランスフェラーゼ 134
グルタミン酸デヒドロゲナーゼ法 115
くる病 168
クレアチニン 116
クレアチニンクリアランス 115, 118, 223
クレアチン 116
クレアチンキナーゼ 117, 135
グレーブス病 240
クレチン病 5, 164, 165
クロス・チェック 27
クロニジン負荷試験 167
クロフィブラート 240
グロブリン 106
クロマトグラフ法 29, 32
クロマトグラム 34
クロム親和性細胞 244
クロライドシフト 145
クンケル試験 211

け

経カテーテル的大動脈弁置換術 61
蛍光イムノアッセイ 42
蛍光 in situ 分子雑種形成法 172
経口グルコース負荷試験 82
蛍光検出器 34
経口消化管用造影剤 68
蛍光偏光イムノアッセイ 47
蛍光偏光免疫測定法 257
経静脈性 MR 造影剤 68
経食道エコー図検査 74
形態学的手法 186
経腟的エコー検査 74
経直腸的エコー検査 74
経頭蓋内ドプラ検査 74
頸動脈血管エコー検査 74
劇症肝炎 208
血液学的検査 8
血液型不適合輸血 126
血液尿素窒素 114
血管エコー検査 73
血管拡張術 61
血管カテーテル術による治療 61
血管造影画像 60
血管造影検査 59
血管塞栓術 61
結合定数 40
血漿 29, 106
血清 29, 107
血清アルドステロン濃度 243
血清膠質反応 211
血清総タンパク質 107
血清タンパク質 106, 107
血清電解質 269
血清尿酸異常 270
血清ペプシノーゲン 204
血清ペプシノーゲン値 206
血栓性血小板減少症 126
欠失 172
血中逸脱酵素 270
血糖 79, 81, 85, 90
血糖コントロール 90, 92
血糖測定法 85
血糖値 85, 89, 90, 92
血餅 107
血流速度 72
ケトアシドーシス 84, 92, 146
ケトアミン 90
ケトーシス 84
解毒機構 260
17-ケトジェニックステロイド 166
17-ケトステロイド 161
ケトン体 83, 84, 90, 92
フェリシアン化物イオン 88
フェロシアン化物イオン 88
検査室情報システム 10
検体検査 1, 6
検体の保存 17
原発性アルドステロン症 161, 242
原発性高 HDL コレステロール血症 101
原発性脂質異常症 100
原発性胆汁性肝硬変 216
原発性副甲状腺機能亢進症 165, 241

こ

コアシェル型充填剤 33
抗核抗体 216
口渇 85
高カリウム血症 243
高カルシウム血症 241
交感神経刺激症状 85
抗凝固剤 16, 257
高血圧 245, 248
高血圧症 168
抗血清 40
高血糖 81, 84, 85, 91
高血糖性糖尿 85
抗原 39
抗原抗体反応 2, 29, 40
抗サイログロブリン抗体 241
交差反応性 2, 40

鉱質コルチコイド　159
膠質浸透圧　106, 108
甲状腺エコー検査　73
甲状腺機能亢進症　240
甲状腺機能低下症　100, 164, 241
甲状腺刺激ホルモン　154, 157, 164, 236, 238
甲状腺刺激ホルモン放出ホルモン　154, 236
甲状腺髄様癌　167
抗甲状腺ペルオキシダーゼ抗体　241
甲状腺ホルモン　158, 165, 237, 241
甲状腺ホルモン値　236
高浸透圧性非ケトン性昏睡　84
酵素　31
酵素イムノアッセイ　42
高速液体クロマトグラフィー　32, 33, 257
高速液体クロマトグラフィー/質量分析法　34, 37
酵素センサー　52, 53
酵素電極法　88
酵素反応　29
酵素比色法　88
酵素法　102, 103, 104, 119, 267
抗体　31, 39, 40
抗体フラグメント　40
高窒素血症　114
抗TSHレセプター抗体　241
高尿酸血症　120
高比重リポタンパク質　94
抗ビリルビン血症　125
抗平滑筋抗体　216
抗ミトコンドリア抗体　216
抗利尿ホルモン　157, 158, 165, 221, 240
高リン血症　242
国際単位　130
国際標準比　212
固相抽出　30
固相法　42
固体膜電極　52
骨粗鬆症　168
固定相　32
ゴナドトロピン単独欠損症　239
個別化医療　☞テーラーメード医療
コリンエステラーゼ　136
コルチコイド結合グロブリン　159
コルチコトロピン　157
コルチコトロピン様中葉ペプチド　158

コルチゾール　81, 159, 166, 242
コルチゾン　161
コレシストキニン　198, 201
フォレスター分類　250
コレステリルエステル　93
　──転送タンパク質　101
コレステロール　97, 102
　──逆輸送系　95
コレラ毒素　185
コントロールサーベイ　27
コンピューター断層撮影　57
コンベックス型　74, 75
コンベンショナルカラム　33

さ

採血時の体位　15
採血部位　15
最高酸分泌量　204, 205
サイトメガロウイルス　196
細胞内分泌　235
サザンブロッティング　50
サザンブロットハイブリダイゼーション法　177
サラセミア　126
サルベージ回路　120
サンガー法　178
酸化LDL　105
酸化ストレス　84
産科胎児のエコー検査　73
酸性ホスファターゼ　132
酸素センサー　52
三大合併症　83
サンドイッチEIA　47
サンドイッチイムノアッセイ　43
残余窒素　114

し

ジアホラーゼ　88
シーハン症候群　165
紫外・可視吸光検出器　34
志賀毒素　185
時間変動　237
磁気共鳴撮像法　65
ジギタリス　255
色調　265
至急検査　8
糸球体　220
糸球体腎　110
糸球体性タンパク尿　110
糸球体濾過量　114, 220
シクロスポリン　257

試験紙法　53, 54, 265
ジゴキシン様免疫反応陽性物質　257
自己血糖測定　88
自己分泌　235
自己免疫性下垂体炎　239
自己免疫性溶血性貧血　126
脂質異常症　93, 98, 245
脂質代謝　210
四重極型　38
視床下部　237
視床下部-下垂体系　237
視床下部ホルモン　154, 164, 237
視床上核　237
次世代シーケンシング技術　179
自然尿　19
持続血糖モニタリング　89
持続的インスリン皮下投与　89
シップル症候群　244
室傍核　237
質量分析法　31, 187
質量分布比　34
自動分析システム　10
ジヌソイド　207
磁場型　38
$1\alpha, 25$-ジヒドロキシビタミンD_3　163, 168
5α-ジヒドロテストステロン　161
ジフテリア　184, 185
シフト　26
ジペプチジルペプチダーゼ-4　82
脂肪肝　209
脂肪酸　83, 93, 97
自由エネルギー　80
集合管機能　221
重複　172
終末糖化産物　84
主細胞　199
手指振戦　241
酒石酸　133
10%病　244
消化管　197
消化管ホルモン　198, 236
消化酵素　229
松果体　236
小腸内視鏡検査　205
上部内視鏡検査　205
静脈採血　13
静脈圧　248
消滅放射線　63
初回通過効果　261
初期診療　3

288　索　引

食後性低血糖　85
女性ホルモン　161, 166
除タンパク　30
ショック　249
試料段階希釈試験　49
ジルベール症候群　126, 213
心因性多飲症　240
心エコー図検査　73
腎外性因子　115
心機能評価　74
心筋梗塞　11, 250
心筋マーカー　250
神経芽細胞腫　167
神経障害　83
神経内分泌　237
腎血漿流量　220
腎血流量　220
進行性筋ジストロフィー　117
診察前検査　8
滲出液　24
腎症　83
腎障害　270
親水性相互作用クロマトグラフィー　33
腎性骨異栄養症　242
腎性糖尿　85
腎性尿崩症　240
腎前性タンパク尿　111
心臓 cine MRI　71
心臓シネ MRI　71
身体診察　3
心タンポナーデ　250
心電図　247
真度　49
腎内因性タンパク尿　110
深部静脈血栓　74
心不全　252
腎不全　100
心房性ナトリウム利尿ペプチド　163
シンメトリー係数　35
親和定数　40

す

随意尿　19
膵液　229
推算糸球体濾過量 ☞ eGFR
膵，消化管ホルモン　159, 165
膵臓　229
膵臓ランゲルハンス島　81
水痘・帯状疱疹ウイルス　196
髄膜炎　23

膵リパーゼ　231
スクロース　81
スピン-格子緩和　66
スピン-スピン緩和　66
スピンエコー法　67
スフィンゴミエリン　98
スフィンゴリン脂質　97

せ

生化学的手法　186
性周期変動　237
性腺刺激ホルモン　154, 157, 164
性腺刺激ホルモン放出ホルモン　154
生体検査　1
生体リズム　236
成長ホルモン　81, 154, 157, 164, 236, 238
成長ホルモン分泌不全性低身長症　239
成長ホルモン放出ホルモン　154, 237
成長ホルモン放出抑制ホルモン　154
精度　49
精度管理　25
精度保証　25
精密(特殊)検査　4, 9
生理学的変動　13
生理活性物質　235
セクタ型　74, 75
セクレチン　198, 201, 203, 233
　　──試験　233
　　──負荷試験　204
赤血球　85
赤血球凝集抑制試験　189
赤血球沈降速度　13
摂食中枢　81
絶対検量線法　36
セミミクロカラム　33
セルロースアセテート膜電気泳動法　50
線維化　208
占拠性病変　74
全血　29
潜血反応　21
センサー　52
染色体異常　171
染色体検査　169
染色体分染法　170
全身性エリテマトーデス　110
選択イオンモニタリング　39
選択的副腎静脈サンプリング　243

選択反応モニタリング　39
全多孔性型充填剤　33
先端巨大症　118, 164, 168, 238
先天性副腎過形成　166
線毛　186
前立腺癌　5

そ

臓器特異的造影剤　68
総合的精度管理　25
相互転座　172
総コレステロール　97
早朝第一尿　19
総鉄結合能　151
挿入(染色体構造異常)　172
続発性副甲状腺機能亢進症　242
ソマトスタチン　154, 201, 231, 235
ソマトトロピン　238
ソマトメジン C　157
ゾリンジャー・エリソン症候群　201, 203

た

ターナー症候群　165, 171
大気圧化学イオン化　38
胎児心エコー図検査　74
胎児赤芽球症　126
体質性黄疸　125, 213
大量デキサメサゾン抑制試験　239, 242
多飲　85
ダウン症候群　171
多価不飽和脂肪酸　97
タクロリムス　257
多層フィルム方式　53, 54
脱水　248
縦緩和　66
多尿　85
多嚢胞性卵巣症候群　164
多発性骨髄腫　108
多発性内分泌腺腫症　244
ダブルバルーン内視鏡　205
胆汁うっ滞　209
　胆外──　209
　胆内──　209
　──黄疸　125
胆外胆汁うっ滞　209
胆汁酸　35, 212
胆汁酸代謝　212
胆内胆汁うっ滞　209
単純ヘルペスウイルス　195

索　引

探触子　72, 75
胆膵内視鏡検査　205
男性化徴候　242
男性ホルモン　161, 166
断層法　72, 73
タンデム質量分析法　38
胆道系酵素　214
胆道閉塞症　100
タンパク質代謝　211
タンパク尿　227
タンパク分画　109

ち

チアノーゼ　245, 248
チトクローム P450　261
チャイルド・ピュー分類　127
中央検査室システム　10
中間比重リポタンパク質　94
中心静脈圧　245
中枢神経症状　85
中枢性尿崩症　240
中性脂肪（中性脂質）　97
中和試験　189
超遠心法　94
超音波検査　72
超音波の原理　72
腸管出血性大腸菌　185
腸肝循環　124
超高速液体クロマトグラフィー　32
超低比重リポタンパク質　94
直接的レニン阻害薬　243
直接ビリルビン　128, 212
直線性　49
治療薬物モニタリング　32, 253
チロキシン　157
チロキシン結合グロブリン　158
チロトロピン　157
チンマーマン反応　166

つ

痛風　120
痛風結節　121
痛風腎　121

て

低アルブミン血症　108
低カリウム血症　242
低カルシウム血症　242
低血糖　81, 84, 85
定着因子　186
ディッセ腔　207

低ナトリウム血症　240, 243
低比重リポタンパク質　94
低リン血症　241
テーラーメード医療　176
テーリング　35
デオキシヘモグロビン　70
テオフィリン　255
デキサメサゾン抑制試験　239
デキストラン炭末法　42
テストステロン　157, 161, 166
テタニー症状　242
テトラゾリウム塩　88
テトラブロモフェノールブルー　112
デヒドロエピアンドロステロン　161
デュビン・ジョンソン症候群　125, 213
添加回収試験　49
電気泳動　107
電気泳動法　49, 94
電気化学検出器　34
電気焼灼治療　61
デンシトメータ　112
デンプン　81
電気浸透流　51

と

頭蓋咽頭腫　239
糖質　79
糖質コルチコイド　159
糖新生　81, 82
糖代謝　210
等電点電気泳動法　51
糖尿病　6, 82, 85, 90, 165, 245
糖尿病合併症　83
頭部 MRI 検査　239
動脈硬化　74, 93
動脈硬化性疾患予防ガイドライン　98
動脈採血　13
洞様血管　207
ドーパミン　162, 166
特異性　31
特殊検査　4, 9
毒素原性大腸菌　186
特定薬剤治療管理料　253, 255
特定健診　103
特発性アジソン病　243
ドデシル硫酸ナトリウム　50
ドプラ法　72
ドライケミストリー　53
トラフ値　256

トランスアミナーゼ　138
トランスコルチン　159
トランスフェリン　150
トランスポーター　200
トリグリセリド　93, 97, 103
トリソミー　171
トリプシン　230, 233
トリヨードチロニン　157
トルコ鞍　238
トレーサビリティ　26
トレンド　26
トロンビン　106

な

内因性脂肪酸　97
内視鏡的粘膜下層剥離術　205
内視鏡的粘膜切除術　206
内毒素　184, 185
内標準法　36
内部精度管理　25
内分泌　235
ナトリウム利尿ペプチド　163, 168

に

2 型糖尿病　82
2 型糖尿病患者　84
二酸化炭素センサー　52
二次元電気泳動法　51
二次性脂質異常症　99
二次胆汁酸　212
日常検査　8
日内変動　236
乳酸デヒドロゲナーゼ　140
乳汁漏出　238
乳腺エコー検査　73
尿細管再吸収極量　221
尿細管性タンパク尿　110
尿細管排泄極量　220
尿酸　120
尿素回路　114
尿素窒素　114
尿タンパク質　110
尿中ケトン体　84
尿沈渣検査　225
尿定性検査　225
尿糖　85, 91
尿毒症　115
尿崩症　165, 240
尿量　224
妊娠糖尿病　82
妊娠の迅速診断　168

ね

ネガティブ・フィードバック 235, 241, 243
ネフェロメトリックイムノアッセイ 49
ネフローゼ症候群 99, 108, 110
ネフロン 220
粘液水腫 241

の

脳機能画像 70
脳性ナトリウム利尿ペプチド 163, 252
脳脊髄液 22
脳・腸ペプチド 236
ノーザンブロッティング 50
ノルアドレナリン 162, 166, 244
ノルエピネフリン 162
ノルメタネフリン 244

は

バイオアベイラビリティー 260, 261
バイオセンサー 52, 53
排泄機能 219
梅毒検査 192
ハイブリダイゼーション法 173
橋本病 164, 241
播種性血管内凝固症候群 126
破傷風 184, 185
バセドウ病 164, 165, 240
バソプレッシン 158, 238, 240
バソプレッシン V_2 受容体遺伝子 240
パトウ症候群 171
バニリルマンデル酸 163
バニルマンデル酸 163, 244
ハプテン 40
ハプトグロビン 126
パラトルモン 158
バリデーション 49
パルス組織ドプラ法 73
パルスドプラ法 73
バレット上皮 198
バレット食道 198
汎下垂体機能低下症 239
パンクレオザイミン 203
半値幅 35

ひ

ピア・グループ 28
非アルコール性脂肪性肝炎 209
ビウレット法 111, 267
比較対照法 103
皮下浮腫 241
非機能性腺腫 238
非競合法 41, 43
非均一系測定法 47
飛行時間型 38
非酵素的糖化 81, 83
微生物検査 8, 38
非タンパク質性窒素 114
必須脂肪酸 97
ヒト絨毛性性腺刺激ホルモン 162, 164, 168
ヒトT細胞白血病ウイルス1 194
ヒト免疫不全ウイルス 194
17-ヒドロキシコルチコステロイド 159
17α-ヒドロキシプロゲステロン 166
3-ヒドロキシ酪酸 92, 84
3-ヒドロキシ酪酸デヒドロゲナーゼ 92
非標識免疫測定法 48
非抱合型ビリルビン 212
びまん性病変 74
病院情報システム 10
標準物質 26
標的細胞 235
表面プラズモン共鳴 53
病理組織検査 8
ピラノース構造 79, 80
ピラノースオキシダーゼ 92
ビリルビン 123
ビリルビン代謝 212
ピルビン酸 83
ピロガロールレッド-Mo(VI)錯体法 112
ビンクリスチン 240

ふ

ファーター乳頭 199
フィードバック 235
フィードバック機構 236
フィッシャー比 210
フィッシュバーグ濃縮試験 221
フィブリノーゲン 106
フィブリン 106

風船状拡大 238
α-フェトプロテイン 212
フェニトイン 253, 257
フェニルケトン尿症 5
フェノールスルホンフタレイン 221
フェノバルビタール 257
フェリチン 150
フォローアップ検査 4, 6
副甲状腺機能低下症 168, 242
副甲状腺機能亢進症 241
副甲状腺ホルモン 158, 165, 241
副腎クリーゼ 243
副腎酵素欠損症 161
副腎髄質ホルモン 162, 166
副腎性アンドロゲン 159, 161
副腎性器症候群 161
副腎性クッシング症候群 239, 242
副腎皮質機能低下症 243
副腎皮質刺激ホルモン 154, 157, 165, 238
副腎皮質刺激ホルモン放出ホルモン 154
副腎皮質ホルモン 159, 166
副腎皮質癌 242
腹水 23
腹部エコー検査 73
腹部大動脈瘤 74
浮腫 108
婦人科領域のエコー検査 73
不整脈 245, 247
フッ化ナトリウム 85
ブドウ球菌 184
不飽和脂肪酸 97
不飽和鉄結合能 151
プラナー像 61
フラノース構造 79, 80
フリードワルド式 98
プリン体 120
フルオロデオキシグルコース 63
D-フルクトース 79, 84, 88
プレカラム法 36
プローブ 72
プロゲステロン 157, 161, 162, 166
プロコラーゲンIIIペプチド 212
プロトロンビン時間 211
プロトン密度強調画像 69
ブロモクレゾールグリーン 111
ブロモクレゾールパープル 111
プロラクチノーマ 164, 238
プロラクチン 154, 157, 164, 236, 238

分枝鎖アミノ酸　210
糞便　21
分離係数　34
分離度　35

へ

壁細胞　199
ヘキソース　79
ヘキソキナーゼ　87
ヘキソキナーゼ/グルコース-6-リン
　　酸デヒドロゲナーゼUV法　87
ヘパプラスチンテスト　211
ペプシノーゲンⅠ　204
ペプシノーゲンⅠ/Ⅱ　204
ペプシノーゲンⅡ　204
ペプチドホルモン　235
ヘモグロビン　90, 248
ヘモグロビンA　90
ヘモグロビンA1c　90
ヘモジデリン　150
ヘリカルCT　58
ヘリコバクター・ピロリ　32, 199
　　——抗体　206
ペルオキシダーゼ　86
ベロ毒素　185
ベンス・ジョーンズタンパク質
　　111
便潜血反応　266
鞭毛　186

ほ

ポイントオブケア検査　11
抱合型ビリルビン　124, 212
芳香族アミノ酸　210
放射性同位元素　61
放射性ヨウ素　44
傍分泌　235
飽和脂肪酸　97
ポーラス型充填剤　33
保持係数　34
保持時間　34
ポジティブ・フィードバック　236
ポジトロン　63
ポジトロン断層法　2
ポジトロンエミッションCT　61
ポジトロン断層撮影　61
ポストカラム法　36
ホスファチジルコリン　98
ホスホリパーゼA₂　231
補体結合反応　189
発作性顔面紅潮　244

発作性夜間ヘモグロビン尿症　126
ボツリヌス　185
　　——中毒　184
ホメオスタシス　235
ホモジニアスEIA　47
ホモジニアスイムノアッセイ　47
ホモジニアス法　103
ホモバニリン酸　163
ポリアクリルアミドゲル電気泳動法
　　50, 94
ポリオール経路　83, 84
ポリクローナル抗体　40
ポリメラーゼ連鎖反応　175
ホルマザン色素　88
ホルモン　235
ホルモン感受性リパーゼ　96
ポンソー3R　49, 112

ま

マイクロサテライトマーカー　176
マキサム・ギルバート法　178
松原法　151
マトリックス支援レーザー脱離イオ
　　ン化　38
マルトース　89
マルファン様体型　244
満月様顔貌　239
慢性肝炎　208
慢性甲状腺炎　164, 241
慢性骨髄性白血病　172
慢性腎臓病　222
慢性腎不全　168, 242
D-マンノース　79, 80, 88
マンノース　89
満腹中枢　81

み

$β_2$-ミクログロブリン　110
ミセル　93
ミセル導電クロマトグラフィー　51

む

無機質　142
ムタロターゼ　86, 87
無痛性甲状腺炎　241

め

迷走神経刺激　200
メタネフリン　166, 244
メタボリックシンドローム　99
メラトニン　236

メラニン色素細胞刺激ホルモン　158
免疫・血清学的検査　8
免疫原性　40
免疫センサー　52, 53
免疫測定法　39, 257
免疫複合体　42
メンケス症候群　152

も

毛細血管採血　13
毛細胆管　207
網赤血球数　126
網内系　107
網膜症　83
モノクローナル抗体　40
モノソミー　171
モノリス型カラム　33
門脈-大循環短絡　208

や

薬物干渉　265
薬物代謝障害　260
薬物代謝能　215
薬物投与設計　253
ヤッフェ法　118, 267

ゆ

融解温度　173
誘導体化　36
誘発性低血糖　85
遊離型ビリルビン　123, 212
遊離コレステロール　93
遊離脂肪酸　93, 104

よ

溶血　16
溶血性黄疸　213
溶血性尿毒症症候群　126
溶血性貧血　126
陽電子　63
横緩和　66

ら

ラジオアイソトープ　61
ラジオイムノアッセイ　42
ラジオ波　65
ラテックス凝集抑制イムノアッセイ
　　48
卵胞(濾胞)刺激ホルモン　157, 165,
　　237, 238
卵胞ホルモン　161

り

リーディング　35
リスク別脂質管理目標値　101
リソソーム　110
リニア型　74, 75
リポタンパク質　93
リポタンパク質リパーゼ　95
リポタンパク質リパーゼ欠損症　101
リポトロピン　158
リポプロテイン (a)　105
硫酸亜鉛混濁試験　211
粒子凝集法　189
良性タンパク質　110
両性電解質　112
リン脂質　93, 97, 104
臨床化学　1
臨床化学検査　1, 6, 13, 245
臨床検査　1, 3
臨床薬物動態学　253
リンパ組織　107

る

類似構造　271
ループス腎炎　110

れ

レシチン-コレステロールアシル転移酵素　95
レニン　163
レニン-アンジオテンシン-アルドステロン系　243
レニン-アンジオテンシン系　161, 163, 168
レムナント　105
レムナント受容体　96
連鎖球菌　184
連続波ドプラ法　73

ろ

ロイシンデヒドロゲナーゼ法　115
漏出液　24
ローター症候群　125, 213
ローマン反応　117
六炭糖　79

欧文索引

A

α（分離係数） 34
A/G 比 109, 111, 211
AAA 210
ABB 243
ABC 検診 206
ablation 61
ACCR 232
ACEI 243
acid phosphatase ☞ ACP
acidosis 84
ACP 132
ACTH 154, 157, 165, 238, 239, 242
──産生下垂体腺（腫） 238, 239
──産生腺腫 238
──単独欠損症 239
Addison 病 161, 243
ADH 157, 158, 165, 221, 240
──不適合分泌症候群 240
adrenaline 162
adrenocorticotropic hormone ☞ ACTH
advanced glycation end-products ☞ AGEs
affinity constant ☞ Ka
AFP 212
1,5-AG 91
AG 146
AGEs 84
AIHA 126
alanine aminotransferase ☞ ALT
albumin 106
aldose reductace 84
aldosterone 161
alkaline phosphatase ☞ ALP
allele 175
ALP 132, 214
ALT 138, 213
amylase creatinine clearance ratio ☞ ACCR
androgen 159
1,5-anhydro-D-glucitol ☞ 1,5-AG
anion gap ☞ AG
ANP 163, 168
antibody 39
antidiuretic hormone ☞ ADH
antigen 39
APCI 38

AQP2 遺伝子 240
aromatic amino acid ☞ AAA
aspartate aminotransferase ☞ AST
AST 138, 213
AST/ALT 比 213
AT₁ 受容体拮抗薬 243
atmospheric pressure chemical ionization ☞ APCI
atrial natriuretic peptide ☞ ANP
autocrine 235
AVP 240
azotemia 114

B

β-VLDL 99
B モード法 72, 73
B/F 分離 41
ballooning 238
BAO 205
Barrett 上皮 198
basal acid output ☞ BAO
Basedow 病 164, 240
BCAA 210
BCAA/チロシンモル比 210
BCG 111
BCP 111
Bence-Jones protein 111
bile salt export pump ☞ BSEP
biosensor 53
biuret 法 111
blood urea nitrogen ☞ BUN
BNP 163, 168, 252
bound（B） 41
brain natriuretic peptide ☞ BNP
branched-chain amino acid ☞ BCAA
broad β パターン 99
bromocresol green ☞ BCG
bromocresol purple ☞ BCP
BSEP 207
BTR 210
BUN 114

C

C-ペプチド 159, 165, 233
C 型肝炎ウイルス 215
calcitonin ☞ CT
capacity factor 34
capillary electrophoresis ☞ CE
capillary zone electrophoresis ☞ CZE
carrier 40

catecholamine 162
CBG 159
Ccr 223
CD36 96
CDC 基準法 103
CDC 勧告法 78
CE（capillary electrophoresis） 51
CE（cholesteryl ester） 93
cerebrospinal fluid ☞ CSF
CETP 101
CF（補体結合反応） 189
CGM 89
chemiluminescent immunoassay ☞ CLIA
Child-Pugh 分類 127
cholesteryl ester ☞ CE
chronic kidney disease ☞ CKD
chronic kidney disease-mineral and bone disorder ☞ CKD-MBD
chylomicron ☞ CM
circadian rhythm 236
CK 117
CKD 222
CKD-MBD 242
CK-MB 251
CLEIA 166
CLIA 42
clinical chemistry 1
clinical pharmacokinetics 253
CLIP 158
clot 107
CM 94
CMV 196
computed assay 41
computed tomography ☞ CT
COMT 163
continuous glucose monitoring ☞ CGM
continuous monitoring assay 131
continuous subcutaneous insulin infusion ☞ CSII
corticoid binding globulin ☞ CBG
corticotropin 157
corticotropin-likeintermediate lobe peptide ☞ CLIP
corticotropin-releasing hormone ☞ CRH
cortisol 159
cortisone 161
CRH 154
Crigler-Najjar 症候群 213

cross reactivity　40
CRP　5
CSF　22
CSII　89
CT（カルシトニン）　163, 167
CT（コンピューター断層撮影）　57
CT 画像　59
CT 値　57
Cushing 症候群　159
CYP　261
CYP1A2　262
CYP2A6　262
CYP2C　262
CYP2C19　262
CYP2C8　262
CYP2C9　262
CYP2D6　263
CYP3A　263
CYP3A4　263
CYP3A43　263
CYP3A5　263
CYP3A7　263

D

2-DE　51
de novo 合成　120
dehydroepiandrosterone ☞ DHEA
deletion　172
densitometer　112
DHEA　161, 166
DHEAS　161
diabetes insipidus　240
diabetes mellitus　82
diaphorase　88
DIC　126
diffusion weighted image ☞ DWI
digoxin-like immunoreactive substance ☞ DLIS
5α-dihydrotestosterone　161
dipeptidyl peptidase-4 ☞ DPP-4
DLIS　257
DNA シーケンシング　173, 178
DNA 診断　169, 173
DNA マイクロアレイ法　183
dopamine　162
Down 症候群　171
DPP-4　82
DRI　243
dry chemistry　53
Dubin-Johnson 症候群　213
duplication　172

DWI　69

E

EBV　196
echo planar imaging ☞ EPI
echo time ☞ ET
Edward 症候群　171
effector molecule　184
eGFR　118, 222, 224
EHEC　185, 186
EIA　42, 45
electroosmotic flow ☞ EOF
electrophoresis　49
electrospray ionization ☞ ESI
ELISA　45, 47
EMIT　47
EMR　206
endocrine　235
endoscopic mucosal resection ☞ EMR
endoscopic submucosal dissection ☞ ESD
endotoxin　184
enterohemorrhagic *E. coli* ☞ ETEC
enzyme immunoassay ☞ EIA
enzyme multiplied immunoassay technique ☞ EMIT
enzyme-linked immunosorbent assay ☞ ELISA
EOF　51
EPI　67
epinephrine　162
ESD　205
ESI　37
estimated GFR ☞ eGFR
estradiol　161
estriol　161
estrogen　157
estrone　161
ET　68
exotoxin　184

F

F(ab')$_2$　40
FA　93
Fab　40
familial hypercholesterolemia ☞ FH
fatty acid ☞ FA
FC　93
FDG　63
feces　21

FFA　93, 96
^{18}F-FDG　63
FH　101
FIA　42
fibrin　106
fibrinogen　106
fimbrillin　186
Fischer 比　210
FISH 法　169, 172
fluorescence *in situ* hybridization 法 ☞ FISH 法
fluorescence polarization immunoassay ☞ FPIA
fluoroimmunoassay ☞ FIA
fMRI　70
folliclestimulating hormone ☞ FSH
formazan 色素　88
Forrester 分類　250
FPIA　48
free (F)　41
free cholesterol ☞ FC
FSH　157, 165, 237, 238
──単独欠損症　239
functional MRI ☞ fMRI

G

γ-GT　214
G 細胞　199
gas chromatography ☞ GC
gas sensor　52
gastric inhibitory polypeptide ☞ GIP
gastroenteropancreatic neuroendocrine tumor ☞ GEPNET
GAT　117
GAMT　117
GC　32
GDH UV 法　87
genetic polymorphism　175
GEPNET　231
GFR　115, 118, 220, 222
GH　154, 157, 164, 236, 237, 238
──産生腺腫　238
──単独欠損症　239
──分泌不全性低身長症　168
GHRH　154, 237
GHRIH　154
Gilbert 症候群　213
GIP　82
GLDH（法）　115, 116
globulin　106
glomerular filtration rate ☞ GFR

GLP-1　82
glucagon-like peptide-1 ☞ GLP-1
glucocorticoid　159
glucokinase　92
gluconeo genesis　81, 210
glucose oxidase-peroxidase ☞
　　GOD-POD
glutamate dehydrogenase ☞ GLDH
glycation　81, 83
glycoalbumin　90
Gn　157
GnRH　154
GOD-POD　266
　──比色法　86, 88
GOD 電極法　86
gonadotropin ☞ Gn
gonadotropin-releasing hormone ☞
　　GnRH
gradient echo ☞ GRE
GRE　67
growth hormone release-inhibiting
　　hormone ☞ GHRIH
growth hormone ☞ GH
growth hormone-releasing hormone
　　☞ GHRH

H

H. pylori　32, 199, 201, 203
HAMA　49
hapten　40
Hashimoto's thyroiditis　241
HB 検査　193
HbA　90
HbA1c　90, 92
HBV　193
hCG　162, 164, 168
HCV　194, 215
　──抗原検査　216
　──抗体検査　216
HCV-RNA 検査　216
HDL　94
　──コレステロール　103
Helicobacter pylori ☞ *H. pylori*
hemoglobin　90
hemoglobin A1c ☞ HbA1c
heochromocytoma　167
hepaplastin test ☞ HPT
hepatic triglyceride lipase ☞ HTGL
hepatitis B 検査　193
hepatitis B virus ☞ HBV
hepatitis C virus ☞ HCV

HGPRT　120
HI（赤血球凝集抑制試験）　189
high-density lipoproteins ☞ HDL
high-performance liquid
　　chromatography ☞ HPLC
HILIC　33
HIS　10
HIV　194
HK-G6PDH 法　88
HK-G6PDH UV 法　87
homeostasis　235
homozygote　175
homovanillic acid ☞ HVA
hormone-sensitive lipase ☞ HSL
hospital information system ☞ HIS
hoterozygote　175
HPLC　32, 33, 257
HPT　211
HSL　96
HSV　195
HTGL　95
HTLV-1　194
human anti-mouse antibody ☞
　　HAMA
human chorionic gonadotropin ☞
　　hCG
human immunodeficiency virus ☞
　　HIV
human T-cell leukemia virus type I
　　☞ HTLV-1
HUS　126, 185
HVA　163, 166
hypersmolar non-ketotic coma　84
hypoglycemia　84

I

IC（イムノクロマトグラフ法）　189
ICG　215
　──試験　215
ICSH　157
IDL　94
IEF　51
IGF-I　157, 164, 168
IgG　40
IIF（間接蛍光抗体法）　191
immunoassay　39
immunometric assay　43
indocyanine green ☞ ICG
INR　212
insertion　172
insulin-like growth factor ☞ IGF-I

intermediate-density lipoproteins ☞
　　IDL
international normalized ratio ☞
　　INR
interstitial cell-stimulating hormone
　　☞ ICSH
interventional radiology ☞ IVR
intracrine　235
Invader 法　182
inversion　172
inversion recovery ☞ IR
ion selective electrode　52
ion sensor　52
IR　67
ischemic penumbra　70
ISCN　169
isoelectric focusing ☞ IEF
IVR　61

J

Jaffe 法　267
jaundice　125

K

k（保持係数）　34
k'（質量分布比）　34
K 細胞　82
K_a（親和定数）　40
ketoacidosis　84, 92
ketone bodies　83
ketosis　84
17-KGS　166
Klinefelter 症候群　171
17-KS　161, 166

L

L 細胞　82
laboratory automation system ☞
　　LAS
laboratory information system ☞
　　LIS
LAP　214
LAS　10
latex agglutination inhibition
　　immunoassay　48
LC/MS　34, 37
LCAT　95
LD　214, 251
LDL　94
　──コレステロール　103
　──受容体　95

lecithin-cholesterol acyltransferase ☞ LCAT
LED（法） 115, 116
LES 198
leucine dehydrogenase ☞ LED
LH 157, 157, 164, 237, 238
LH 単独欠損症 239
lipoprotein lipase ☞ LPL
lipotropin ☞ LPH
LIS 10
low-density lipoproteins ☞ LDL
lower esophageal sphincter ☞ LES
Lp(a) 105
LPH 158
LPL 95
　　——欠損症 101
LPS 185
luteinizing hormone ☞ LH

M

M モード法 73
m/z 37
magnetic resonance cholangiopancreatography ☞ MRCP
magnetic resonance imaging ☞ MRI
MAO 163, 204, 205
Marfan 様体型 244
mass distribution ratio ☞ k'
mAST 214
matrix-assisted laser desorption ionization ☞ MALDI
Maxam-Gilbert 法 178
maximal acid output ☞ MAO
melanocyte-stimulating hormone ☞ MSH
MEN 244
MEN1 遺伝子 244
Merseburg の 3 徴 241
mineralocorticoid 159
mobile phase 32
monoclonal antibody 40
moon face 239
MR angiography ☞ MRA
MRA 69
MRCP 71
MRI 2, 65
　　——の特徴 66
MRP2 207, 213
MR 血管撮影画像 69
MR 胆管膵管撮影 71

MS/MS 38
MSH 158
multidrug resistance-associated protein 2 ☞ MRP2
multiple endocrine neoplasia ☞ MEN
mutarotase 86
myoglobin 251
myosin LC-1 251
myxoedema 241

N

n-3 (ω-3) 系 97
n-6 (ω-6) 系 97
n-9 (ω-9) 系 97
N-acetylglucosaminidase ☞ NAG
NAG 110
NASH 209
NAT 216
negative feedback 236
nephelometric immunoassay 49
neuroblastoma 167
nonalcoholic steatohepatitis ☞ NASH
noncompetitive assay 41
non-HDL-C 99
nonprotein nitrogen ☞ NPN
noradrenaline 162
norepinephrine 162
northern blotting 50
NPN 114
NT（中和試験） 189
NT-proBNP 252
nucleic acid amplification test ☞ NAT

O

ODS 33
OGTT 82, 84
17-OHCS 159, 166
one point assay 131
oral glucose tolerance test ☞ OGTT
OT 157, 158, 165
oxytocin ☞ OT

P

PA（粒子凝集法） 189
PAC 243
PACS 55
PAGE 50
paracrine 235
parathormone 158

parathyroid hormone ☞ PTH
Patau 症候群 171
PBC 216
PCR 175
peer group 28
perfusion weighted image ☞ PWI
PET 2, 61
PHA（受身赤血球凝集試験） 189
phenolsulfonphthalein ☞ PSP
pheochromocytoma 244
phospholipid ☞ PL
picture archiving and communication system ☞ PACS
pilin 186
PIVKA-Ⅱ 212
PL 93
plasma 106
PNH 126
POCT 11, 12, 88
POD 法 121
point of care testing ☞ POCT
poly-acrylamide gel electrophoresis ☞ PAGE
polyclonal antibody 40
polyol pathway 83
positron emission tomography ☞ PET
primary biliary cirrhosis ☞ PBC
PRL 154, 157, 164, 238
　　——産生腺腫 238
PR-Mo（Ⅵ）錯体法 112
prolactin ☞ PRL
protein induced by vitamin K absence or antagonists-Ⅱ ☞ PIVKA-Ⅱ
prothrombin time ☞ PT
PR-PP 120
PSP 221
PT（プロトロンビン時間） 211
PTH 158, 165, 241
PWI 70

Q

QA 25
QC 25
quality assurance ☞ QA
quality control ☞ QC
Q フィルター型 38

R

radio frequency wave ☞ RF

radioimmunoassay ☞ RIA
radioisotope ☞ RI
RBF　220
remnant　105
renal blood flow ☞ RBF
renal osteodystrophy　242
renal plasma flow ☞ RPF
renin–angiotensin 系　161
repetition time ☞ TR
residual nitrogen　114
resolution ☞ R_S
retention factor ☞ k
RET 遺伝子　244
reverse cholesterol transport　95
RF　65
Rh 式血液型不適合妊娠　126
RI　61
RIA　42, 44
rogesterone　157
Rotor 症候群　213
RPF　220
R_S（分離度）　35

S

salvage 回路　120
sAST　251
SD index ☞ SDI
SDI　28
SDS–PAGE　50
SE　67
selected ion monitoring ☞ SIM
selected reaction monitoring ☞ SRM
self–monitoring of blood glucose ☞ SMBG
sensor　52
separation factor　34
serum　107
Sheehan 症候群　165, 239
SIADH　240
SIM　39
single nucleotide polymorphism ☞ SNPs
Sipple 症候群　244
SLS　110
small dense LDL　105
SMBG　88
SNPs　176, 180
SNPs 解析　181
somatostatin　154
southern blotting　50
SPECT 像　61

spin echo ☞ SE
SPR　53
sputum　22
SRM　39
Staphylococcus aureus　185
stationary phase　32
surface plasmon resonance ☞ SPR

T

T_1（縦緩和）　66
T_1 強調画像　69
T_2（横緩和）　66
T_2 強調画像　69
T_3　157, 158, 165, 236, 241
T_4　157, 158, 165, 236, 241
TACE　61
TAE　61
TaqMan 法　181
TAT　10
TAVI　61
TBG　158
TBPB　112
TDM　32
testosterone　157
tetrabromophenol blue ☞ TBPB
tetrazolium 塩　88
TG　93
therapeutic drug monitoring ☞ TDM
thrombin　106
thyroid–stimulating hormone ☞ TSH
thyrotropin–releasing hormone ☞ TRH
thyroxine binding globulin ☞ TBG
thyroxine ☞ T_4
TIBC　151
time–of–flight ☞ TOF
T_{mG}　221
T_{mPAH}　220
TOF　38
total iron–binding capacity ☞ TIBC
total quality control ☞ TQC
TQC　25
t_R　34
TR　68
traceability　26
transcatheter aortic valve implantation ☞ TAVI
transcatheter arterial chemoembolization ☞ TACE
transcatheter arterial embolization ☞ TAE

translocation　172
TRH　154, 236
triglyceride ☞ TG
triiodothyronine ☞ T_3
troponin–I　251
TSH　154, 157, 164, 236, 237, 238, 241
　──産生腺腫　238
　──産生腫瘍　236
　──単独欠損症　239
　──レセプター　240
TTP　126
turnaround time ☞ TAT
Turner 症候群　165, 171
two point assay　131
two–dimensional electrophoresis ☞ 2–DE
two–site イムノメトリックアッセイ　43

U

UDP–グルクロン酸転移酵素 123
UHPLC　32
UIBC　151
ultra high–performance liquid chromatography ☞ UHPLC
unsaturated iron–binding capacity ☞ UIBC
urea cycle　114
urease　115
uric acid　120
uricase　121
urobilinogen　124

V

vanillylmandelic acid　163
vanilmandelic acid ☞ VMA
vasopressin　158
Vater 乳頭　199
vero toxin　185
very low–density lipoproteins ☞ VLDL
VLDL　94
β–VLDL　99
VMA　163, 166, 244
VZV　196

W

western blotting　50

X

x̄-R (x̄-Rs-R) 管理図法 25
X 線 55
X 線 CT 検査 55
X 線検査 55
X 線撮影装置 55

Z

Zimmermann 反応 166
Zinc sulfate turbidity test ☞ ZTT
Zollinger-Ellison 症候群 166, 201, 203
ZTT 211

薬学生のための臨床化学（改訂第4版）

1999年11月25日	第1版第1刷発行
2005年 4月10日	第2版第1刷発行
2010年 8月20日	第3版第1刷発行
2014年12月 5日	第3版第6刷発行
2015年 9月 5日	第4版第1刷発行
2020年 2月20日	第4版第3刷発行

編集者　藤田芳一，眞野成康
発行者　小立鉦彦
発行所　株式会社 南 江 堂
〒113-8410 東京都文京区本郷三丁目42番6号
☎(出版) 03-3811-7235　(営業) 03-3811-7239
ホームページ https://www.nankodo.co.jp/
印刷　研究社印刷／製本　ブックアート

Clinical Chemistry
© Nankodo Co., Ltd., 2015

定価は表紙に表示してあります．
落丁・乱丁の場合はお取り替えいたします．
本書の無断複写を禁じます．

Printed and Bound in Japan
ISBN 978-4-524-40319-6

[JCOPY]〈出版者著作権管理機構 委託出版物〉
本書の無断複写は，著作権法上での例外を除き，禁じられています．複写される場合は，そのつど事前に，出版者著作権管理機構(TEL 03-5244-5088, FAX 03-5244-5089, e-mail: info@jcopy.or.jp)の許諾を得てください．

本書をスキャン，デジタルデータ化するなどの複製を無許諾で行う行為は，著作権法上での限られた例外（「私的使用のための複製」など）を除き禁じられています．大学，病院，企業などにおいて，内部的に業務上使用する目的で上記の行為を行うことは私的使用には該当せず違法です．また私的使用のためであっても，代行業者等の第三者に依頼して上記の行為を行うことは違法です．